普通高等教育"十二五"应用型专科规划教材

人体解剖生理学基础

主　审　赵海军
主　编　马丽娟　宋瑞佳　刘雪来
副主编　王　征　王　珏　丁明星　高　玲
编　者（以姓氏笔画为序）
　　　　丁明星（金华职业技术学院）
　　　　马丽娟（浙江医学高等专科学校）
　　　　王　征（浙江医学高等专科学校）
　　　　王　珏（浙江医学高等专科学校）
　　　　王光亮（邢台医学高等专科学校）
　　　　艾　恒（浙江医学高等专科学校）
　　　　刘丹丹（浙江医学高等专科学校）
　　　　刘明慧（邢台医学高等专科学校）
　　　　刘雪来（香港大学深圳医院）
　　　　孙凤侠（浙江医学高等专科学校）
　　　　孙国铨（浙江医学高等专科学校）
　　　　安国防（浙江医学高等专科学校）
　　　　朱祖明（浙江医学高等专科学校）
　　　　宋瑞佳（邢台医学高等专科学校）
　　　　张雨薇（黑龙江中医药大学）
　　　　陈　健（浙江医学高等专科学校）
　　　　陈　曦（长春医学高等专科学校）
　　　　季　华（浙江医学高等专科学校）
　　　　赵岫峰（东北师范大学人文学院）
　　　　赵海军（厦门医学高等专科学校）
　　　　唐　红（长春医学高等专科学校）
　　　　钱令波（浙江医学高等专科学校）
　　　　高　玲（长春医学高等专科学校）
　　　　薛　红（邢台医学高等专科学校）

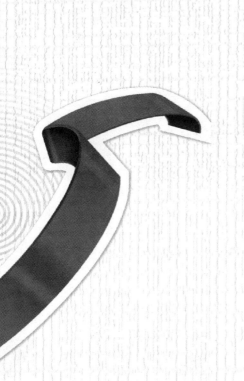

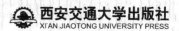

西安交通大学出版社
XI'AN JIAOTONG UNIVERSITY PRESS

图书在版编目(CIP)数据

人体解剖生理学基础/马丽娟,宋瑞佳,刘雪来主编.
—西安:西安交通大学出版社,2015.1
普通高等教育"十二五"应用型专科规化教材
ISBN 978-7-5605-7089-1

Ⅰ.①人… Ⅱ.①马… ②宋… ③刘… Ⅲ.①人体
解剖学-人体生理学-高等学校-教材 Ⅳ.①R324

中国版本图书馆 CIP 数据核字(2015)第 030138 号

书　　名	人体解剖生理学基础
主　　编	马丽娟　宋瑞佳　刘雪来
责任编辑	宋伟丽　杜玄静

出版发行	西安交通大学出版社
	(西安市兴庆南路 10 号　邮政编码 710049)
网　　址	http://www.xjtupress.com
电　　话	(029)82668357　82667874(发行中心)
	(029)82668315(总编办)
传　　真	(029)82668280
印　　刷	陕西时代支点印务有限公司

开　　本	787mm×1092mm　1/16	印张　26.625	字数　651 千字
版次印次	2015 年 5 月第 1 版　　2015 年 5 月第 1 次印刷
书　　号	ISBN 978-7-5605-7089-1/R·765
定　　价	55.00 元

读者购书、书店添货、如发现印装质量问题,请与本社发行中心联系、调换。
订购热线:(029)82665248　(029)82665249
投稿热线:(029)82665546
读者信箱:xjtumpress@163.com

版权所有　侵权必究

前　言

　　《人体解剖生理学基础》第一版教材即将面世,根据 2014 年 1 月 18 日在北京召开的全国十二五高职高专规划教材主编人会议的精神,我们组建了《人体解剖生理学基础》第一版教材的编写委员会,编写委员会由全国 7 所医学院校和香港大学深圳医院的 24 位常年工作在教学和临床第一线的解剖学和生理学教授及副教授和讲师组成。

　　为了适应高层次医药学及健康管理学人才培养的需要,结合当前学科发展以及教学改革趋势,编委员会确立了本教材的编写思想:即坚持教材编写历来所倡导的"三基"(基础理论、基本知识、基本技能)、"五性"(思想性、科学性、先进性、启发性、适用性)的基本原则,帮助学生在了解人体基本结构的基础上,掌握人体生理学的基本功能原理,作用机制及研究方法,同时突出以下特点:一是将人体解剖学和人体生理学知识有机整合,即将形态结构和功能融为一体阐述,更便于学生理解和掌握;二是将人体解剖生理学知识与医药学专业和健康管理学专业思想有机结合,如将细胞的基本结构和功能与药物可能作用的靶点结合,以提高学生的学习兴趣,树立专业思想,为学习专业的其他相关课程及将来从事药物的研制、开发奠定坚实的基础。三是突出启发式教学的思想,为此,各章节都设计了"思而学"和"学而思",方便学生预习、自学和复习。

　　本教材寓教于乐,通俗易懂;适用于人体解剖生理学初学者,医药学和健康管理学等专业教学使用。

　　该教材编写前后历时一年多的时间。在此期间,全体编写人员倾注了大量的时间、精力,以认真负责的态度投入工作,力求编写出更适合医药学和健康管理学专业的学生需求、符合时代特色的精品教材。但鉴于编者水平有限,本教材仍有很多不尽人意的地方,恳请大家不吝指正。

马丽娟　刘雪来　赵海军

2014 年 12 月于杭州

目　录

第一章　绪论

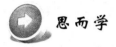

思而学

人体是如何构成的？生命活动有哪些？

第一节　人体解剖生理学的研究内容和方法

一、人体解剖生理学的研究内容

人体解剖生理学是研究正常人体形态结构、胚胎发生发展及功能活动规律的一门科学。人体是不可分割的有机整体，其结构和功能的基本单位是细胞。细胞之间存在一些不具细胞形态的物质，称为细胞间质。许多形态和功能相似的细胞与细胞间质共同构成组织。人体组织分为上皮组织、结缔组织、肌肉组织和神经组织。它们是构成人体各器官和系统的基础，故称为基本组织。由几种组织互相结合，成为具有一定形态和功能的结构，称为器官，如心、肝、脾、肺、肾等。在结构和功能上密切相关的一系列器官联合起来，共同执行某种生理活动，便构成一个系统(图1-1)。人体可分为运动、消化、呼吸、泌尿、生殖、循环、内分泌、感觉及神经九个系统。各系统在神经系统的支配和调节下，既分工又合作，实现各种复杂的生命活动，使人体成为一个完整统一的有机体。

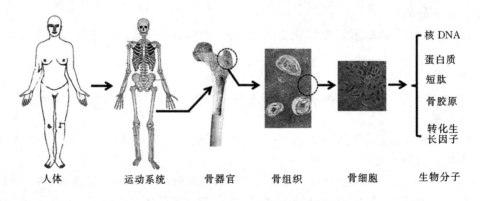

图1-1　细胞—组织—器官—系统构成了人体

二、人体解剖学姿势及常用方位术语

(一)人体解剖学姿势

身体直立,两眼向前平视,下肢靠拢,足尖朝前,双上肢自然下垂于躯干两侧,手掌朝前。在观察和说明人体各部的位置及其相互关系时,都应按照统一的人体解剖学姿势(图1-2)。

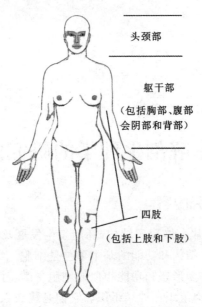

头颈部

躯干部

(包括胸部、腹部
会阴部和背部)

四肢

(包括上肢和下肢)

图1-2　人体的分部及解剖学姿势

(二)常用方位术语

1. 上、下;前、后

以统一的人体解剖学姿势为准,近头者为上(inferior),近足者为下(lower);近腹者为前(anterior),也称腹侧(ventral);近背者为后(posterior),也称背侧(dorsal)。

2. 内侧、外侧

以正中矢状切面为准,近正中矢状切面者为内侧(medial);远离正中矢状切面者为外侧(lateral)。

3. 内、外

凡有内腔的器官,以内腔为准,近内腔者为内(interior);远离内腔者为外(exterior)。

4. 浅、深

以体表为准,近体表者为浅(superficial),反之则为深(profound)。

5. 四肢结构的方位

在描述四肢各结构的方位时,以接近躯干的一端为近侧(proximal);远离躯干的一端为远侧(distal)。在前臂,因为桡骨位于尺骨的外侧,所以前臂的外侧又称桡侧(radial),其内侧又称尺侧(ulnar)。在小腿,因为腓骨位于胫骨的外侧,所以小腿的外侧又称腓侧(fibular);其内侧又称胫侧(tibial)。

（三）常用轴与面

1. 轴

轴是按照人体解剖学姿势，分为三种互相垂直的轴（图1-3）。轴在描述人体某些器官的形态，特别是叙述关节运动时非常重要。每一关节的运动都可假设它围绕着一定的轴来进行。

（1）垂直轴（vertical axis）　与身体长轴平行，垂直于地面。

（2）矢状轴（sagittal axis）　呈前后方向，与身体的长轴和冠状轴垂直相交。

（3）冠状轴（coronal axis）　也称额状轴，呈左右方向，与身体的长轴和矢状轴垂直相交。

2. 面

常用的有三种切面：矢状面、水平面、冠状面（图1-3）。

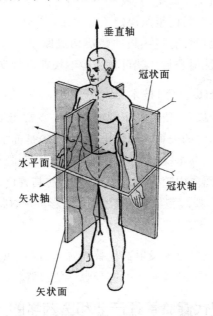

图1-3　人体轴与面

（1）矢状面（sagittal plane）　即从前后方向，将人体或器官纵切为左、右两部分的切面。如将人体纵切为左、右完全等分的两半，则称为正中矢状切面（mediansagittal plane）。

（2）水平面（horizontal plane）　也称横切面，即与人体长轴成直角的切面，将人体分为上、下两部分。同样，某一器官或结构的横切面，则指与其长轴成直角的切面。

（3）冠状面（coronal plane）　也称额状面，即与矢状面垂直，从左、右方向，将人体纵切为前、后两部分的切面。

三、研究技术和方法

（一）人体标本的制作技术

为了学习和研究正常人体的形态结构，需要把人的遗体制作成示教标本和陈列标本。人体标本首先要进行固定，常用固定液为10％甲醛（福尔马林）溶液，经血管灌注后，把标本浸泡在10％甲醛（福尔马林）溶液中长久保存。在标本上正确暴露各种器官、组织的形态结构，如神经、脉管、肌肉、内脏器官等,能使学习者正确掌握人体的形态结构;制作好的解剖标本,可作为临床应用,尤其为外科手术提供直观的参考依据;通过标本制作,可以发现形态结构的异常,如血管、神经变异和器官畸形等。

(二)光学显微镜技术

利用光学显微镜,可将物体放大到 40~1500 倍,可以观察到细胞、组织的微细结构,观察各种不同的正常细胞形态结构,研究病变状态下损伤和变异的组织、细胞形态结构。应用光学显微镜技术时,需将组织制成薄片,以便光线透过,才能看到组织结构,最常用的是石蜡切片,其制备程序需经过以下几个步骤。

(1)取材、固定　将新鲜组织切成小块,放入 10% 甲醛的固定液。

(2)脱水、透明和包埋　固定后的组织块经乙醇脱水,二甲苯透明,石蜡包埋。

(3)切片、染色　用切片机把埋有组织块的蜡块切成厚度为 $4\sim7\mu m$ 的薄片,黏附于载玻片上,经脱蜡、染色,最后用中性树胶封片就可在光镜下长期反复观察。

(三)苏木精-伊红染色(HE 染色)技术

染色是用染料使组织切片染色,便于镜下观察的方法。常用染色称苏木精-伊红染色(又称 HE 染色),含有碱性助色基团的染料称碱性染料,常用的是苏木精;含有酸性助色基团的染料是酸性染料,常用的是伊红。苏木精与细胞核亲和力强,使细胞核着色,染成蓝紫色,称嗜碱性;伊红与细胞质、细胞基质、间质内胶原纤维亲和力强,使其着色,染成粉红色,称嗜酸性。用 HE 染料对组织切片进行染色,使细胞核浆对比分明、色彩鲜艳、层次丰富。

(四)电子显微镜技术

电镜基本原理类似光镜,是以电子发射器代替光源,以电子束代替光线,以电磁透镜代替光学透镜,最后将放大的物象投射到荧光屏上进行观察的仪器。

四、人体解剖生理学与现代健康管理产业和医药学的关系

社会在进步,科技在发展,人们的经济条件在不断改善,但是健康危机不断涌现,医疗费用负担在不断加剧。如何更科学地管理健康,更规范合理地用药成为人们关注的焦点,更好地推进健康管理学和药学知识的发展需要人体解剖生理学领域的研究。人体解剖生理学是生命科学的重要分支,是学习健康管理学和药学专业的重要医学基础学科,只有掌握正常人体的形态结构和生命活动规律,才能更好地管理健康,研制出更适合人体的药物。作为一名健康管理专业和药学专业的学生,如果想把本专业学好,就必须很好地掌握并灵活运用人体解剖生理学知识。

第二节　生命活动的基本特征

生命与非生命的本质区别是生命科学最基本的问题。人类生命活动的基本特征主要包括以下几个方面。

一、新陈代谢

机体和周围环境不断地进行着物质和能量的交换。机体不断地自我更新,破坏和清除已经衰老结构,重新构筑新结构的过程,称为新陈代谢(metabolism)。新陈代谢包括两个过程:①合成代谢(anabolism),是指机体从环境中不断摄取营养物质,合成自身物质的过程。②分解代谢(catabolism),是指机体分解其自身成分并将分解产物排出体外的过程。当物质合成时,需要摄取和利用能量;而物质分解时,又需要将蕴藏在化学键内的能量释放出来,用于维持体温和产生机体各种生命活动的能量。物质代谢和能量代谢是新陈代谢过程中两个密不可分的过程。新陈代谢是一切生物体生命活动的最基本特征,当新陈代谢停止时,生命就意味着结束。

二、兴奋性

兴奋性(excitability)是指机体感受刺激产生反应的能力和特征。生理学中将能够引起机体发生反应的内外环境条件的变化称为刺激(stimulus)。按照刺激性质的不同,可以将刺激划分为:物理性刺激、化学性刺激、生物性刺激和社会心理性刺激等。刺激引起机体功能活动的变化称为反应(reaction)。机体的反应有两种表现形式,即兴奋(excitation)和抑制(inhibition)。机体由相对静止状态转化为活动状态或活动状态加强的过程称为兴奋,抑制是指机体由活动状态转化为相对的静止状态或活动状态减弱的过程。

刺激引起机体反应需要具备三个基本条件,分别是刺激强度、刺激作用时间和刺激强度-时间的变化率。在单位时间内,刚刚能够引起组织细胞产生反应的最小刺激强度称为阈强度,简称阈值(threshold)。我们把刺激强度等于阈强度的刺激称为阈刺激,刺激强度高于阈强度的刺激称为阈上刺激,刺激强度低于阈强度的刺激称为阈下刺激。不同组织或同一组织在不同的功能状态下,会有不同的阈值。要引起组织兴奋,一次刺激的强度必须大于或等于该组织的阈值。阈值的大小和组织兴奋性的高低呈反变关系。引起组织兴奋的阈值愈大说明其兴奋性愈低,组织的阈值越小说明该组织的兴奋性越高。神经组织、肌肉组织和腺体组织的兴奋性较高,对刺激产生的反应迅速而明显,习惯上称它们为可兴奋组织。

在机体对于外界环境变化(刺激)所发生的反应中,需要不断地调整机体内部各部分的功能活动和相互关系。我们把机体这种调整功能称为适应性(adaptability)。机体的适应分为行为性适应和生理性适应两种情况。行为性适应是生物界普遍存在的本能,人类的行为性适应更具有主动性。生理性适应是指身体内部的协调性反应,以体内各器官、系统的活动变化为主。

三、生殖

生殖(reproduction)使得人类得以延续。虽然并非每一个生物体都会留下后代,但是每个生物体都是其祖代生命的延续。生命的个体终究都会死亡,但是生命永存。人类生殖是在人体发育到一定阶段后,通过男性和女性发育成熟的生殖细胞相结合,产生子代个体的过程。生殖是人类繁衍后代,种族延续的基本生命特征之一。

第三节　机体与环境

一、机体对外环境的适应

人体生存的外部环境即外环境(external environment),包括自然环境和社会环境。

自然环境随气温、气压、光照和放射线的变化,对人体都会产生不同的刺激,人体也会不断地做出反应,以适应自然环境的变化,取得人体与环境的平衡统一。例如,在炎热的夏季,通过增加汗液的蒸发来降温,保持体温相对稳定。反之,人体会通过减少散热量、增加产热量维持体温的稳定。

社会环境对人体影响越来越明显。社会环境的影响包括社会因素和心理因素。人是生理、心理、社会等多方面因素构成的统一整体,故社会心理因素在影响人类健康问题中起着很重要的作用。因此,如何通过改善社会环境、提高人们的心理素质以增进人类健康,将是 21 世纪健康学和医药学的重要课题。

二、机体的内环境和稳态

(一)内环境

人体内绝大部分的细胞并不与外环境直接接触,而是生活在一个液体环境即细胞外液中。相对于外环境而言,由细胞外液构成的细胞生存的环境称为内环境(internal environment)。内环境对细胞的生存以及维持细胞的正常生理功能十分重要。

细胞外液和细胞内液共同组成体液,体液总量约占体重的 60%。细胞外液约占体重的 20%,主要包括组织液和血浆。组织液约占体重的 15%,而血浆约占体重的 5%。分布在细胞内的液体称为细胞内液,约占体重的 40%。

(二)稳态

内环境是细胞进行新陈代谢的场所,细胞代谢所需要的 O_2 和各种营养物质只能从内环境中摄取,而细胞代谢产生的 CO_2 和代谢产物也需要直接排到细胞外液中。此外,内环境还必须创造一个适宜的环境,为细胞生活和活动提供合适的理化条件。

正常机体,其内环境的各项物理、化学因素(如温度、酸碱度、渗透压、各种离子和营养成分浓度等)保持相对的恒定状态,称为稳态(homeostasis)。内环境稳态一方面是指细胞外液的理化特性在一定范围内保持相对稳定,不随外环境的变化而发生明显的改变。另一方面,内环境稳态并不是说内环境的理化因素静止不变,由于细胞不断地进行新陈代谢,需要不断和内环境进行物质交换,因此就不断地破坏或扰乱内环境的相对稳定状态。外界环境的变化也会干扰内环境稳态,例如气温急剧升高或降低能够影响内环境的温度。那么,内环境如何维持其理化性质的相对稳定状态?机体各个器官、系统、组织的作用都是从某一个侧面参与维持内环境的稳态。如呼吸活动可以吸入 O_2,排出 CO_2,维持细胞外液 O_2 和 CO_2 分压的相对恒定;肾的排泄功能将体内的药物、毒素和各种代谢产物排出体外,维持细胞外液营养物质和代谢产物浓度的相对恒定等等。保持内环境稳态是一个复杂的生理过程,人体的生命活动就是在内环境稳态不断破坏和不断恢复过程中得以进行和保持的。如果稳态不能保持,细胞外液的理化特性发生较大变化,当其超出人体最大调节能力时,就会损害机体的正常生理功能,进而发生疾病。

内环境的稳态是细胞维持正常生理功能的必要条件,也是机体维持正常生命活动的必要条件。从广泛意义上讲,稳态已不仅指内环境理化特性的动态平衡,也可以泛指从细胞到整个人体各个层次功能状态的相对稳定。

第四节 人体功能活动的调节

当机体内、外环境发生变化时,体内的某些器官、组织的功能活动也发生相应的改变,以维持内环境的稳态。人体的这种适应过程,称为生理功能的调节。

通过机体各部分功能活动的相互协调和配合,可使机体适应各种不同的生理情况和外界环境的变化,也可使被扰乱的内环境重新得到恢复。机体对各种功能活动的调节方式主要有三种,即神经调节(nervous regulation)、体液调节(humoral regulation)和自身调节(autoregulation)。

一、神经调节

通过神经系统的活动对机体功能进行的调节称为神经调节。神经调节在机体的所有调节方式中占主导地位。神经调节的基本方式是反射(reflex)。反射是指在中枢神经系统的参与下,机体对刺激产生的规律性应答。反射活动的结构基础是反射弧,由五个基本成分组成,即感受器、传入神经纤维、神经中枢、传出神经纤维和效应器。感受器能够感受体内外的各种刺激,并将刺激能量转变成体内可传导的电信号(动作电位),通过传入神经纤维传至相应的神经中枢,中枢对传入信号进行分析、处理或整合后,发出指令(电信号——动作电位),通过传出神经纤维到达效应器,效应器完成反射动作。例如:当肢体皮肤受到外界伤害性刺激时,皮肤感受器将信息通过传入神经到达中枢。中枢经过整合后发出神经冲动沿传出神经纤维到达肢体有关肌肉,使屈肌收缩产生逃避反应。反射的完成有赖于反射弧结构的完整和功能的正常,其五个组成部分的任何一个部分结构被破坏或功能障碍均可导致反射不能完成。

生理学将反射分为条件反射和非条件反射两种。非条件反射是机体固有的,出生后便存在的一系列反射,如吸吮反射、减压反射等。条件反射是人体在生活过程中,在一定条件下通过后天学习产生的。前苏联生理学家巴甫洛夫在这一领域研究中做出了杰出贡献。

神经调节的特点是产生效应迅速、调节精确、作用时间较短暂。

二、体液调节

体液调节是指由内分泌细胞或某些组织细胞生成并分泌的特殊化学物质,经由体液运输,到达全身或局部的组织细胞,调节其活动。化学物质有内分泌细胞分泌的激素、某些组织细胞分泌的肽类、细胞因子、CO_2 和腺苷等。化学物质经血液这种体液途径运输到达特定组织发挥作用是体液调节的主要方式。有些化学物质可不经过血液运输,而是经由组织液扩散作用于邻近的细胞,调节这些细胞的活动。另外,某些激素可由非内分泌细胞合成和分泌,如下丘脑和心血管系统的一些细胞也能合成激素。体液调节的特点是产生效应较缓慢、作用广泛、持续时间较长。

我们很难将神经调节和体液调节两种调节方式截然分开。人体的内分泌腺体大多是受神经系统的支配和调节。从某种意义上讲,体液调节实际上是神经调节的一个传出环节,是反射传出通路的延伸。生理学上将这种复合的调节方式称为神经-体液调节(neuro-humoral regulation)。

三、自身调节

自身调节是指机体的器官、组织、细胞不依赖于神经和体液调节,而由自身对刺激产生适应性反应的过程。例如,血管壁的平滑肌在受到牵拉刺激时,会发生收缩反应;心肌被拉长后,收缩前的初长度直接影响其收缩力量。自身调节是一种局部调节,其特点是调节幅度较小、灵敏度较低,但在某些器官和组织仍具有重要的生理意义。

四、功能调节的反馈控制系统

利用控制论理论来研究、分析人体的功能调节,发现人体内从分子、细胞水平到整体功能调节存在着各种各样的"控制系统"。生理学常常借用工程技术中控制论的术语来解释人体功能调节的控制调节系统。控制系统由控制部分和受控部分组成,可以把中枢神经系统和内分泌腺看作控制部分,效应器或靶细胞看作受控部分。多数情况下,控制部分和受控部分之间并不是单向信息联系。按照它们的作用方式和作用机理将控制系统分为以下几种不同情况。

(一)非自动控制系统

控制部分发出的信息影响受控部分,而受控部分不能返回信息,控制方式是单向的开环系统,即非自动控制系统。非自动控制系统没有自动控制的特征,在人体功能调节中比较少见。

(二)自动控制系统

自动控制系统又称为反馈控制系统,是指在控制部分发出指令管理受控部分的同时,受控部分又反过来影响控制部分的活动。这种控制方式是一种双向的闭环系统,受控部分反过来影响控制部分的活动称为反馈(feedback)(图1-4)。

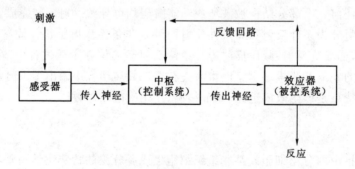

图1-4 自动控制系统模式图

多数情况下,反馈信号能够降低控制部分的活动,称为负反馈。如体内多种激素正常水平的维持,人体正常血压的相对稳定都是通过负反馈调节实现的。正反馈是指受控部分的反馈信息加强控制部分的活动,控制部分进一步增强受控部分的活动。正反馈在体内是比较少见的,血液凝固、排尿反射和分娩的过程中含有正反馈调节作用。

（三）前馈控制系统

正常人体功能调节过程中，除了常见的反馈控制系统外，前馈（feed forward）是另一种形式的调节方式。即在控制部分向受控部分发出信息的同时，通过另一快捷的通路向受控部分发出前馈信号，及时调节受控部分的活动更加准确、适时和适度。一般说来，反馈控制需要的时间要长些，而前馈控制更为迅速。例如，大脑通过传出神经向骨骼肌发出收缩信号的同时，又通过前馈控制系统制约相关肌肉的收缩，使其适时、适度，从而使肢体活动更准确、更协调。某些条件反射也是一种人体调节的前馈控制，如进食前的唾液分泌，比食物进入口中直接刺激唾液腺分泌唾液发生得更早，可使机体的反应具有超前性和预见性。

 学而思

如何保持机体的健康态？

（马丽娟　孙国铨　赵海军）

第二章　细胞的基本结构与功能

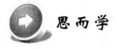 **思而学**

构成人体结构的基本单位是什么？其功能有哪些？

地球上的生物体除病毒外，都是由细胞(cell)构成的。人体大约有 1800 万亿个细胞，刚出生的新生儿的机体约有 200 亿个细胞。细胞是生物体结构和功能的基本单位。生物体的一切生理活动、生命特征都是以细胞为单位体现的。对细胞的研究有助于揭示生命活动的本质，理解整个人体及各器官、系统的基本生命活动的规律。

第一节　细胞的基本结构

人体细胞的形态多种多样，有球形、多边形、长梭形、扁平形、立方形、圆柱形和多突状星形等。如血液中的白细胞呈球形、红细胞呈双凹圆盘形；上皮细胞多呈扁平形、立方形或多边形；肌细胞呈长梭形或圆柱形；神经细胞则为多突起细胞。此外，还有一些细胞常形成纤毛和微绒毛等特殊结构，具有其特定的生理功能。人体内的各种细胞，其大小不一。如：小脑的颗粒细胞，直径只有 $4\mu m$；成熟的卵细胞，直径约 $135\mu m$；最大的细胞是神经细胞，其突起最长可超过 1m；最小的是血小板，直径只有约 $2\mu m$。细胞的形态、大小可因其不同的功能状态而改变。例如：骨骼肌细胞可因锻炼而变粗大；成年妇女子宫平滑肌的长度约为 $50\mu m$，但在妊娠期可增大到 $500\mu m$。

细胞尽管千变万化，但其构造基本相同。细胞生物根据其构成细胞的进化程度与复杂程度，可分为原核细胞生物和真核细胞生物。原核细胞生物通常为单细胞生物，如细菌、蓝绿藻等。真核生物既有单细胞生物（如酵母菌）又有多细胞生物（如人和动物）。在电子显微镜下，可将真核细胞的结构分为膜相结构和非膜相结构两大类。膜相结构包括细胞膜、内质网、高尔基复合体、线粒体、溶酶体、核膜等；非膜相结构包括核糖体、中心体、核仁、染色质等（图2-1）。

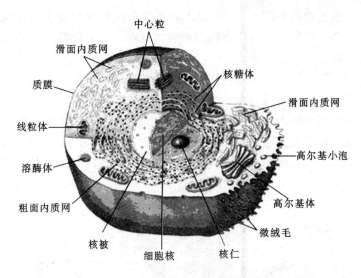

图 2-1　真核细胞的超微结构图

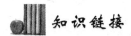

最早发现细胞的人

英国物理学家和天文学家胡克(R. Hooke,1635—1703)是第一个发现植物细胞的伟大学者,也是人类历史上第一个发现了细胞的人。伟大的学者胡克出生于赖特岛,自小就有创造的才能,自制过许多机械玩具。胡克勤恳好学,他在机械方面的天赋,引起了学者们的注意。约从 1655 年起,他被解剖学家威利斯(T. Willis)和物理学家、化学家波义耳(H. R. Boyle)雇为研究助手。胡克观察天体,也从事生理学实验,还致力于仪器制造。他曾制成显微镜、望远镜等仪器。细胞的发现是胡克观察显微镜的结果。他用显微镜观察的对象很多,从跳蚤、虱子到针尖,无所不包。他描绘的微小世界图鉴《显微图谱》(1665 年),就是这样完成的。胡克把软木切成薄片,用自制显微镜仔细观察。他发现,软木薄片上有许多孔和洞,很象蜂巢。胡克首次称为"细胞"(Cell),即"小室"的意思,从此"细胞"与生理学有了不解之缘。

一、细胞膜

细胞膜(cell membrane)是包围在细胞质外周的一层薄膜,又称质膜。厚度大约为 7～10nm,在电子显微镜下,呈现出典型的"两暗夹一明"的三层结构,即两个电子密度高的深色致密外层,中间夹着一电子密度低的浅色疏松层,这三层结构称为单位膜。细胞膜和细胞内各种膜相结构均有着上述共同的特征,人们将这些膜结构统称为生物膜。

(一)细胞膜的结构

细胞膜主要由脂类、蛋白质、糖类组成。脂类约占 50%,蛋白质约占 40%～50%,糖类约占 1%～10%。构成膜的脂类分子均由一个亲水的头部和一个疏水的尾部组成。细胞膜中的蛋白质称膜蛋白。根据蛋白质在膜中的位置,分为外在膜蛋白和内在膜蛋白。外在膜蛋白约占膜蛋白的 20%～30%,附着于膜的内外表面,与膜的结合力较弱,易与膜分离。内在膜蛋白又名镶嵌蛋白,约占膜蛋白的70%~80%,以不同形式嵌入脂质双分子层中或贯穿于整个脂质双分子层,与膜结合十分紧密。真核细胞膜表面均含有一定的糖类,结合于细胞膜的外表面的膜蛋白和膜脂上,被称为细胞外被。

目前被人们普遍接受的细胞膜结构模型是液态镶嵌模型(图2-2),由Singer和Nicolson于1972年提出。该理论的基本内容为:①细胞膜是以液态的脂质双分子层为基架,其间镶嵌着许多结构不同、功能各异的蛋白质;②流动的脂质分子排列成双层,脂质分子的极性端向外,非极性端向内,构成生物膜大的基本骨架;③蛋白质分子以不同的方式镶嵌或结合于脂质双层中;④膜的两侧结构是不对称的;⑤构成生物膜的膜脂和膜蛋白具有一定的流动性。

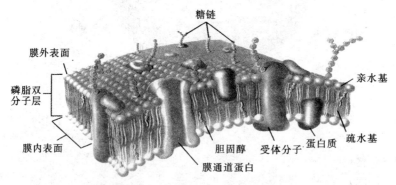

图2-2 细胞膜的液态镶嵌模型

(二)细胞膜的特性

细胞膜具有流动性和不对称性两个明显的特性。细胞膜的流动性主要体现在脂质的流动性和膜蛋白的流动性。膜脂有侧向运动、旋转运动、左右摆动、伸缩振动、翻转运动等运动方式。膜蛋白有旋转运动和横向扩散两种方式。膜的流动性受膜本身组分特点的影响,如蛋白质越多,膜的流动性就越小,而不饱和脂肪酸含量增高则膜的流动性就增大。细胞膜的不对称性是指以脂质双分子层的疏水端为界,细胞膜被分隔为近胞质面和非胞质面的内外两层。其内外两层的组成成分和功能有很大差异。

二、细胞质

细胞质(cytoplasm)是位于细胞膜和细胞核之间的部分,包括细胞器、细胞基质、包含物和细胞骨架。细胞器是位于细胞质中,具有一定化学组成和形态特征,并表现特殊生理功能的结构,包括线粒体、核糖体、内质网、高尔基复合体、溶酶体、过氧化物酶体和中心体等。各种细胞器的功能既是独立的,又是相互协调统一的。细胞基质是无定形的胶状物,其主要成分由水、无机盐、糖类、脂类和蛋白质等组成,它是细胞进行物质代谢的场所,构成细胞的内环境。包含物主要是细胞基质中含有的各种代谢产物和储存物质,包括分泌颗粒、色素颗粒、糖原、脂滴等。

(一)内质网

内质网(endoplasmic reticulum,ER)是分布于细胞基质中的多功能膜管系统。在电镜下观察,它由互相连通的囊泡或管状结构组成,在细胞基质中纵横交错连接成网,故名内质网(图2-3)。根据其表面是否附有核糖体,内质网分为粗面内质网和滑面内质网两类。粗面内质网多为扁平囊结构，表面附着大量核糖体，主要参与蛋白质的合成和运输。滑面内质网多为管状、泡状，表面无核糖体附着，主要参与糖原、激素、脂类的合成，又与肌纤维中的 Ca^{2+} 的摄取和释放、肝细胞的解毒等功能有关。

内质网向外与细胞质膜相连，向内与核膜、高尔基复合体相连，在细胞内形成了复杂的内膜系统，既扩大了细胞内膜的表面积，又将细胞质分成不同的区域，使细胞内各种代谢活动在一定区域内高效率进行，同时，也大大提高了细胞内物质交换的效率，并保证了细胞内物质的定向流动。

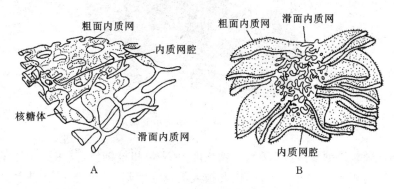

图 2-3 内质网立体结构图

(二)高尔基复合体

高尔基复合体(golgi complex)(图 2-4)为网状囊泡样结构。在电镜下，高尔基复合体由扁平囊泡、大囊泡、小囊泡构成，其中扁平囊泡是主体，通常有 3～10 个相互连通的扁平囊泡平行重叠排列在一起，面向细胞核的一面称形成面，面向细胞外的一面称成熟面，小囊泡主要分布于形成面，大囊泡主要分布于成熟面。

高尔基复合体的主要功能有：一是将内质网合成和转运来的多种分泌蛋白质及脂类进行加工、分类和包装，然后分门别类地运送到细胞特定的部位或分泌到细胞外。二是合成和运输多糖、糖脂和糖蛋白。

目前研究认为，高尔基复合体与神经退行性疾病、朊蛋白病以及脑血管疾病有着密切的关系。在许多神经退行性疾病中，神经细胞发生了萎缩，代谢活性低下。高尔基复合体的大小是检验神经元代谢活性的重要指标。研究发现，在朊蛋白病患者的病变神经元中，高尔基复合体发生了碎裂。

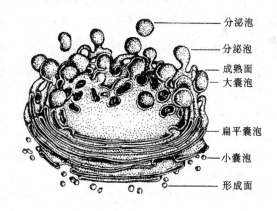

图 2-4 高尔基复合体立体结构图

(三)线粒体

除了红细胞外，线粒体(mitochondria)普遍存在于各种细胞的胞质中。光镜下，线粒体(图 2-5)呈小杆状和颗粒状，电镜观察呈长椭圆形，由双层单位膜围成囊状结构。外膜平滑、较厚，内膜向内折叠，形成许多板状或管状结构，成为线粒体嵴。两层单位膜之间的间隙称为膜间腔,内膜内侧的间隙称为嵴间腔。线粒体嵴上附着有许多球形的基粒,基粒是线粒体进行化学反应的场所。

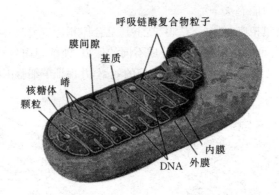

图 2-5 线粒体结构示意图

线粒体含有脱氧核糖核酸(DNA)、核糖核酸(RNA)和核糖体,其主要功能是为细胞提供能量。细胞能量的 95% 来自于线粒体,因此被人们称为细胞的"供能站"。线粒体能独立合成蛋白质,参与细胞性状的表达。

(四)核糖体

核糖体(ribosome)又称为核蛋白体,化学成分为 rRNA 和蛋白质,由两个大小不同的亚单位组成,为直径约 15～25nm 的球形颗粒。核糖体的功能是合成蛋白质。核糖体分为游离核糖体和附着核糖体两类。前者分散于细胞基质中,它合成的蛋白质主要供细胞生长发育的需要;后者附着于内质网的表面,主要是合成某些分泌蛋白等。一般情况下,细胞分裂旺盛时,游离核糖体较多。当正常细胞转化为肿瘤细胞时,因细胞内内质网减少,附着核糖体随之减少,游离核糖体增加,两种核糖体的比例发生变化,是辨别肿瘤细胞的标志之一。

(五)溶酶体

溶酶体(lysosome)是由一层单位膜围成的圆形或卵圆形囊状结构,直径约 $0.25～0.5\mu m$,是由高尔基复合体所形成的一种特殊囊泡。溶酶体内含有多种酸性水解酶,具有极强的消化、分解物质的能力。

溶酶体可分解细胞内衰老的细胞器和被吞噬到细胞内的细菌等物质,所以被称为细胞的"消化"器官。溶酶体的消化作用分为三种,分别是异溶作用、自体吞噬和自溶作用。

1. 异溶作用

异溶作用是指溶酶体对进入细胞内的大分子物质消化、分解为小分子物质扩散到细胞质中,对细胞起营养作用的过程。

2. 自体吞噬

自体吞噬是指溶酶体可以消化细胞内衰老的细胞器,其降解的产物重新被细胞利用。

3. 自溶作用

自溶作用是指在一定条件下,溶酶体膜破裂,其内的水解酶释放到细胞质中,从而使整个细胞被酶水解、消化,甚至死亡,发生细胞自溶。细胞自溶在个体正常发生过程中有重要作用。溶酶体参与了生物的器官退化过程,如蝌蚪变态过程中尾部消失以及雌性哺乳动物子宫内膜的周期性萎缩等。溶酶体还参与激素分泌,如甲状腺球蛋白在被滤泡上皮细胞内溶酶体中的蛋白酶水解后生成甲状腺激素。

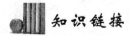 **知识链接**

溶酶体异常

　　溶酶体异常会导致疾病。溶酶体中某些酶的先天性缺乏造成吞噬溶酶体内的底物不能被消化降解而致代谢性疾病,称为先天性溶酶体病。泰-萨氏病(Tay-Sachs disease)是一种先天性溶酶体病,患者细胞的溶酶体内先天性缺乏氨基己糖苷脂酶 A,致神经节苷脂 M_2 不能被降解而储积于脑组织中,引起失明、痴呆、瘫痪,故又名黑矇性白痴。类风湿性关节炎是一种自身免疫性疾病,溶酶体膜破裂导致组织细胞损伤是引起该病临床症状的原因。肺结核、恶性肿瘤的发生也与溶酶体有关。细胞的溶酶体在某种情形下破裂亦可引发疾病,例如矽肺就是吸入肺组织的矽尘颗粒(二氧化硅)被吞入巨噬细胞后导致溶酶体破裂形成的。

(六)中心体

　　中心体(centrosome)是球形小体,位于细胞核附近,接近细胞中央,故名中心体。光镜下的中心体是由中心粒和中心球构成的复合体,在间期细胞中,中心体不易见到,但在细胞进行有丝分裂时特别明显。中心球是位于中心粒周围的一团比较致密的物质。中心粒一般有 1～2 个,在电子显微镜下观察发现中心粒是由九组微管组成的圆筒状结构,每组微管又由三个微管构成,两个圆筒状的中心粒互成直角。中心体与纺锤体的形成、染色体的移动有关,并参与某些细胞的纤毛与鞭毛的形成。在细胞进行分裂时,中心粒复制成两对,并借纺锤丝与染色体相连,引导染色体向细胞两极移动。

(七)过氧化物酶体

　　过氧化物酶体(peroxisome)也称微体,是细胞的防毒小体。电镜下,过氧化物酶体是由一层单位膜围成的圆形或椭圆形小体。过氧化物酶体内含有多种酶,主要有氧化酶、过氧化物酶、过氧化氢酶等,可清除细胞内的过氧化物和过氧化氢,对细胞起到保护作用。

(八)细胞骨架

　　细胞骨架(cytoskeieton)普遍存在于细胞质中,是由蛋白质纤维组成的网架结构,包括微管、微丝、中间丝和微梁网格。它们对细胞有支持、固定作用,同时与细胞内的物质运输、细胞器的移动以及细胞的收缩等有关。

三、细胞核

　　细胞核(nucleus)是细胞中的一个独立结构,是细胞内最大的细胞器,一般靠近细胞的中央,是贮存遗传物质的区域,是细胞遗传、代谢、生长及繁殖的控制中心,在细胞生命活动中起着决定性作用。原核细胞与真核细胞的主要区别就在于有没有真正的细胞核。细胞核通常为圆形或者卵圆形,每个细胞通常一个核,也有二个或多个的。细胞核(图 2-6)的形态在细胞周期不同阶段,变化很大。在细胞间期,细胞核主要有核膜、核仁、染色质和核基质构成。细胞分裂期,核膜、核仁消失,染色质高度螺旋化形成染色体。

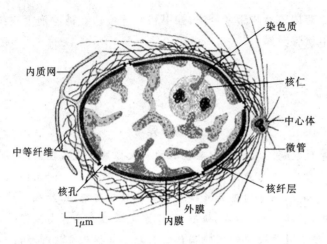

图 2-6 细胞核

（一）核膜

核膜（nuclear membrane）是包裹在细胞核表面的膜结构。在电子显微镜下观察，由双层单位膜构成，分别称为核外膜和核内膜，在核外膜和核内膜之间存在着腔隙，称为核周隙。核外膜的外表面常附着有核糖体，其形态与粗面内质网颇为相似，并且它的一些部位也与粗面内质网相连。核内膜比核外膜稍厚，表面光滑。

核膜上还有许多散在的小孔，称为核孔。核孔是内外膜在局部融合形成的圆环状结构，核孔的数目随细胞的种类和细胞生理状态的不同有很大的差异。核孔的直径约为 50～70nm。核孔的功能是细胞核和细胞质进行物质交换的孔道。

（二）核仁

核仁（nucleolus）是真核细胞特有的核结构，绝大多数真核细胞具有一个或者一个以上的核仁，在光镜下观察一般呈圆球形，遮光性强；在电镜下观察到的核仁是无膜包绕的疏松的海绵状结构。核仁的化学成分主要是 RNA 和蛋白质，具有加工和装配核糖体亚单位的功能。因此核仁是细胞合成核糖体的场所。

（三）染色质

染色质（chromatin）是指细胞间期核内分布不均匀，易被碱性染料着色的物质。染色质的化学成分包括 DNA、组蛋白、非组蛋白和 RNA 等。DNA 是遗传信息的载体，含量稳定。真核细胞的 DNA 为双链的线性结构，细胞中组蛋白与 DNA 的含量十分相近。组蛋白有 H_1、H_2A、H_2B、H_3 和 H_4 五种类型。

根据螺旋化程度不同，染色质分为常染色质和异染色质两种类型（图 2-7）。常染色质（euchromatin）是间期细胞核中呈解螺旋状态，结构疏松、染色较浅、具有转录活性的染色质。异染色质（heterchromatin）是指间期细胞核中高度螺旋化、结构紧密、着色较深、一般无转录活性的染色质。异染色质呈颗粒状或团块状，散布于细胞核中。异染色质又可分为结构异染色质和兼性异染色质两类。结构异染色质是指各种类型的细胞中除 S 期之外所有时期，均处于凝集状态的染色质。结构异染色质多位于着丝粒附近和染色体两臂的末端，是异染色质的主要类型。兼性异染色质是指在特定细胞的一定发育阶段，高度螺旋化而凝集的染色质，例如性染色质，人类性染色质包括 X 染色质和 Y 染色质两种。

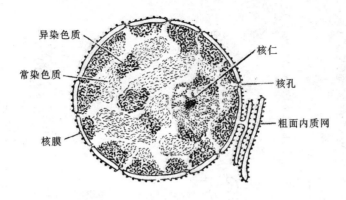

图 2-7　核染色质结构图

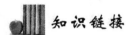

染色质的基本结构

1874 年 Kornberg 等人根据染色质的酶切降解和电镜观察,发现核小体是染色质包装的基本结构单位,提出了染色质结构的"串珠"模型。

核小体是染色质的基本结构单位。一个核小体的结构包括长约 200 碱基对的 DNA、一个八聚体、一个组蛋白 H_1 分子。八聚体分子由四种组蛋白(H_2A、H_2B、H_3 和 H_4)各两分子聚合而成,构成核小体的核心颗粒,其外缠绕 1.75 圈 DNA,形成直径约 11nm 的核小体。相邻核小体之间由 60 个左右碱基对的 DNA 相连。组蛋白 H_1 在核心颗粒外结合核小体进出端的 DNA,起着稳定核小体的作用。许多核小体彼此连接,形成直径约 11nm 的串珠链,即核小体链,构成了染色质的一级结构,也就是基本结构。

(四)染色体

染色体和染色质是同一物质在细胞周期的不同时期的两种表现。染色体是存在于细胞前期由染色质高度螺旋化、盘曲折叠而成为光镜下可见具有一定形态的结构。在细胞分裂末期,染色体又解除螺旋化,重新形成染色质。

染色体(chromosome)是在细胞前期由间期的染色质一级级螺旋化形成的。核小体链构成了染色质的一级结构。在细胞有丝分裂时,染色质丝螺旋化变粗变短形成直径约 30nm 的螺线管,即为染色质的二级结构;螺线管进一步螺旋盘绕,形成直径约 400nm 的超螺线管,此为染色质的三级结构;超螺线管进一步盘曲折叠,形成直径约 $2\sim10\mu m$ 的染色单体,此为染色质的四级结构。因此,一条 DNA 分子经过四个等级的螺旋化、盘绕折叠、压缩而最后成为一条染色单体,DNA 的长度总共被压缩了大约 8400~10000 倍(图 2-8)。染色质的一级结构和二级结构已得到广泛承认,但从直径 30nm 的螺线管如何进一步包装成染色体则存在不同的看法,有的学者提出了染色体的袢环结构模型。该模型认为由非组蛋白构成了染色体支架,两条染色体单体非组蛋白的支架在着丝粒区相连,直径 30nm 的螺线管一端与支架结合,另一端向外伸出形成放射环状,末端又回到结合处,这样的环状结构成为袢环。每个 DNA 袢环约含有 63000 个碱基对,每 18 个袢环呈放射平面排列形成微带,再由微带纵轴构建成染色单体。

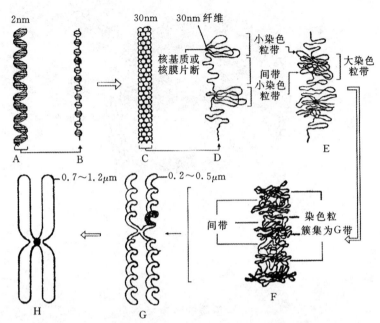

A. DNA B. 核小体链 C. 螺线管 D. 染色粒和带间染色质 E. 染色粒簇体
F. 染色体带 G. 折叠的染色体 H. 分裂早期染色体

图 2-8　染色体结构图

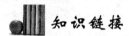 知识链接

细胞的增殖、衰老与凋亡

　　细胞增殖是细胞生命活动中的一个重要部分,对于多细胞生物体的生长发育以及生物种群的延续都具有十分重要的意义。例如,一个成年人约由 10^{14} 个细胞构成,而如此多的细胞均来源于同一个受精卵,是通过大量的、连续不断地细胞分裂增殖以及细胞分化才形成人体的。此外,每个人体平均每秒钟还要增补产生几十万个新细胞,来补偿体内各种衰亡细胞的损失,维持机体细胞数量的相对平衡。生命要不断的更新,种族要不断的繁衍,死亡是不可避免的。细胞的衰老与凋亡又称老化,通常指生物发育成熟后,在正常情况下随着年龄的增加,机能减退,内环境稳定性下降,结构中心组分退行性变化,趋向死亡的不可逆的现象。衰老和死亡是生命的基本现象,衰老过程发生在生物界的整体水平、种群水平、个体水平、细胞水平以及分子水平等不同层次。

第二节　细胞膜的物质转运功能

　　细胞在新陈代谢过程中所需的营养物质,以及细胞产生的代谢产物,都必须跨越细胞膜这一屏障才能进行。细胞在新陈代谢过程中需要不断选择性地摄入和排出多种多样的物质,这些物质的跨膜转运途径大体是:脂溶性小分子物质可通过物理扩散透过细胞膜;水溶性小分子物质和带电离子需要借助于一系列相关膜蛋白的介导来完成转运;大分子物质或物质颗粒则通过细胞膜的整装转运进出细胞。根据物质进出细胞膜是否消耗能量及进出细胞膜的方式,物质跨膜转运功能可以分成被动转运、主动转运及入胞和出胞三种形式。

一、被动转运

(一)单纯扩散

单纯扩散(simple diffusion)是指脂溶性物质由膜的高浓度一侧向低浓度一侧移动的过程。由于细胞膜的基架是脂质双层,因而只有脂溶性物质才能以单纯扩散的方式通过细胞膜。如 CO_2、O_2 等气体分子,属于脂溶性物质,因而可以靠各自的浓度差以单纯扩散的形式通过细胞膜或肺泡膜。水分子虽然是极性分子,但它的分子极性小,又不带电荷,所以膜对它仍是高度通透的。水分子除了以单纯扩散透过细胞膜之外,还可通过水通道跨膜转运。

影响单纯扩散的因素有两个:①膜两侧分子的浓度差(又称浓度梯度)。在一般情况下,扩散量与膜两侧溶质分子的浓度差成正比;若为电解质溶液,离子的扩散不仅取决于该离子的浓度,还受离子所在的电场力影响,即电位差。②膜对该物质的通透性(permeability)。所谓通透性是指细胞膜对某物质通过的阻力大小或难易度。通透性越大,物质越容易通过,扩散通量就大;反之,则扩散通量小。

(二)易化扩散

非脂溶性或脂溶性甚小的物质在膜上特殊蛋白质的帮助下,由膜的高浓度一侧向低浓度一侧转运的过程,称为易化扩散(facilitated diffusion)。根据膜上蛋白质的作用和形态不同,易化扩散可以分为载体转运和通道转运两种类型。

1. 载体转运

通过细胞膜中的载体蛋白构型变化,将物质由膜的高浓度一侧向低浓度一侧转运的过程称为载体转运(carrier transport)。载体在把物质由高浓度的一侧转运到浓度低的另一侧后,载体与被转运物质分离并恢复其原来的构型(图 2-9)。葡萄糖、氨基酸等一些小分子亲水物质就是依靠载体运输进入细胞内的。

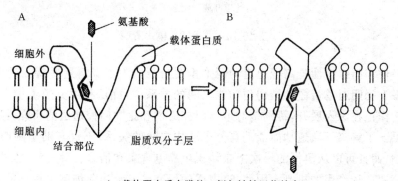

A. 载体蛋白质在膜的一侧与被转运物结合
B. 载体蛋白质在膜的另一侧与被转运物分离

图 2-9　载体转运模式图

载体运转具有以下特点。①特异性:一种载体与它所转运的物质之间具有结构特异性,即一种载体一般只能转运某种特定结构或结构相似的物质。②饱和现象:由于膜表面载体蛋白数量有限或载体上能与该物质结合位点的数目是相对固定的,故当转运物质超过一定的限度时,转运量则不再增加,这种现象称为饱和现象。③竞争性抑制:如果一个载体可以同时转运A和B两种物质,而且物质通过细胞膜的总量又是一定的,因此当A物质转运量增多时,由于A物质更多地占据了有限的载体,B物质的转运量就会减少。

2. 通道转运

物质借细胞膜中通道蛋白质的帮助,将物质由膜的高浓度一侧向低浓度一侧转运的过程称为通道转运(channel transport)。通道蛋白质就像贯通细胞膜并带有闸门装置的一条管道,在一定条件下迅速开放(激活)或关闭(失活)。开放时,物质从膜的高浓度一侧向低浓度一侧移动;关闭时,虽然膜两侧存在浓度差或电位差,物质也不能通过细胞膜(图2-10)。通道的开放或关闭是通过"闸门"来调控的,故又称为门控通道。根据引起通道开关的条件不同,将通道分为两类:①化学门控通道(chemically-gated channel)是由化学物质如细胞外液中某种递质、激素或Ca^{2+}浓度等改变来控制通道的开或关,这种通道主要分布在神经细胞的突触后膜和骨骼肌细胞终板膜上。②电压门控通道(voltage-gated channel)由膜两侧电位差改变控制其开或关。当膜两侧电位差变化到某一临界值时,通道蛋白质分子的结构发生变化,允许某物质从通道通过,该物质即可顺浓度差移动。如Na^+通道、K^+通道、Ca^{2+}通道等,主要分布在神经纤维和肌细胞膜中,是可兴奋性细胞产生生物电的基础。

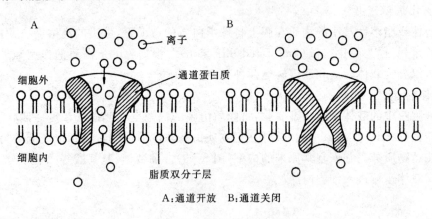

图2-10 通道转运模式图

离子选择性和门控特性是离子通道的两个重要特征。为了了解这些特征的发生机制,需要从分子水平上阐明通道蛋白的结构与功能之间的关系。目前,利用分子生物学和电生理学技术的研究工作正在深入展开,特别是对电压门控通道和化学门控通道的研究,已经取得了许多明确的结果。了解离子通道功能活动与分子结构之间的关系,不仅有助于阐明离子本身的跨膜转运机制,而且可以从更深的层次上来认识生物电现象和信号转导过程,也有助于揭示许多疾病的发病和药物作用的机制。因此,这方面的研究已成为当前细胞生理学的一个热点。

上述的单纯扩散与易化扩散,由于物质分子都是顺浓度差跨膜移动的,就像水从高处依靠势能流向低处一样,所以不需要消耗能量,因而统属于被动转运(passive transport)。

二、主动转运

细胞膜通过本身的耗能过程,将物质分子或离子由膜的低浓度一侧转运到高浓度一侧的过程称为主动转运(active transport)。这种逆浓度差的转运方式就像"水泵"泵水一样,因此主动转运也称为"泵"转运。"泵"是镶嵌在膜脂质双层中具有 ATP 酶活性的一种特殊蛋白质。体内不同类型的细胞膜或细胞内的膜性结构上存在着不同功能的"泵",但目前研究最多和最清楚的是转运 Na^+ 和 K^+ 的钠-钾泵(sodium potassium pump),简称钠泵(sodium pump)。它能被细胞内 Na^+ 增高和细胞外 K^+ 增高所激活,因而又称 $Na^+ - K^+$ 依赖式 ATP 酶。当细胞内 Na^+ 增高和细胞外 K^+ 增高时,钠泵被激活,发挥其 ATP 酶的作用,分解 ATP 并释放能量,将 Na^+ 从细胞内泵出,同时将细胞外的 K^+ 泵入。通常每分解 1 个 ATP 分子,可将 3 个 Na^+ 泵出膜外,同时将 2 个 K^+ 泵入膜内(图 2-11)。

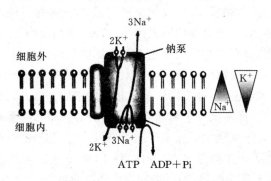

图 2-11 钠-钾泵作用机制模式图

钠泵活动的生理意义:①维持细胞内高 K^+ 和细胞外高 Na^+ 的不均衡分布,这是细胞兴奋性的基础,是细胞生物电现象的必要条件。②形成势能储备,用于其他物质的逆浓度差跨膜转运。如葡萄糖、氨基酸等营养物质的跨膜转运,其所需的能量就来自于钠泵活动所形成的细胞上 Na^+ 的高势能,而不是直接来自 ATP 的分解。因此,这类转运形式的物质转运称为继发性主动转运(secondary active transport)。③细胞内高 K^+ 是许多细胞代谢反应的必要条件,细胞外高 Na^+ 对维持细胞内、外渗透压平衡具有重要作用。

钠泵广泛存在于机体各细胞膜上,其活动是机体最重要的物质转运方式。除钠泵外,目前了解较多的还有钙泵($Ca^{2+} - Mg^{2+}$ 依赖式 ATP 酶),$H^+ - K^+$ 泵($H^+ - K^+$ 依赖式 ATP 酶),I^- 泵等,它们对细胞的功能活动亦起着重要作用。

继发性主动转运通常是由一种称为转运体的膜蛋白利用细胞膜两侧的 Na^+ 浓度梯度完成的跨膜转运。转运体和载体具有相似的转运机制,因而其转运速率也在同一水平,也会出现饱和现象,它们之间没有严格的界线,但通常转运体总是同时转运两种或更多的物质。如果被转运的离子或分子都向同一方向运动,称为同向转运,相应的转运体也称为同向转运体;如果被转运的离子或分子彼此向相反方向运动,则称为反向转运或交换,相应的转运体称为反向转运体或交换体。葡萄糖和氨基酸在小肠黏膜上皮的吸收以及在肾小管上皮被重吸收的过程,神经递质在突触间隙被神经末梢重摄取的过程,甲状腺上皮细胞的聚碘过程,细胞普遍存在的 $Na^+ - H^+$ 交换和 $Na^+ - Ca^{2+}$ 交换等过程,均属于继发性主动转运。

三、入胞和出胞

进出细胞的物质中还涉及到一些大分子物质,如多肽、蛋白质或物质团块等,这些大分子物质或团块类物质进出细胞,除涉及膜机制外,还需细胞膜更为复杂的结构和功能变化才能实现。

入胞作用(endocytosis)指大分子或团块物质从细胞外进入细胞内的过程。若进入的物质为固体物称为吞噬(phagocytosis),如白细胞或巨噬细胞将异物或细菌吞噬到细胞内部的过程。吞噬时,首先是细胞膜对某些异物(如细菌)进行识别,然后细胞向异物周围伸出伪足逐渐将异物包围起来,形成吞噬小体,再通过膜的融合和断裂,最后将吞噬物移入细胞内。若所进入的物质为液体称为吞饮(pinocytosis),如小肠上皮细胞对营养物质的吸收过程。吞饮又可分为液相入胞和受体介导入胞两种。液相入胞是指细胞外液及其所含的溶质连续不断地进入胞内,是细胞本身固有的活动,进入细胞的溶质量和溶质的浓度成正比。受体介导入胞则是通过被转运物与膜受体的特异性结合,选择性地促进其进入细胞的一种入胞方式。被转运物质的分子首先与膜上的受体结合,结合部位的膜内陷、离断,在胞质内形成吞饮泡。在细胞内,受体与其结合的转运物分离,只含有受体的小泡再与细胞膜的内侧接触、融合,成为膜的组分,因此膜受体可反复利用,而膜的表面积也能保持相对恒定。受体介导入胞是一种非常有效的转运方式,溶质选择性地进入细胞时,并不同时进入较多的细胞外液,而且即使溶质的浓度很低,也不影响有效的入胞过程。许多大分子物质都是以这种方式进入细胞的,如结合 Fe^{2+} 的运铁蛋白、低密度脂蛋白等。人体血浆中的低密度脂蛋白(LDL)就是在细胞膜上的 LDL 受体介导下入胞而被利用的。某些人由于缺乏 LDL 受体,使 LDL 不能正常利用,血浆中 LDL 的浓度升高,LDL 的颗粒中含有大量胆固醇,因而造成高胆固醇血症。

出胞作用(exocytosis)是指大分子或团块类物质由细胞内排放到细胞外的过程。如消化腺分泌消化液、内分泌腺分泌激素、神经递质的释放,都是通过出胞作用完成的。入胞和出胞作用均需要消耗能量,能量来自于细胞内的 ATP(图 2-12)。

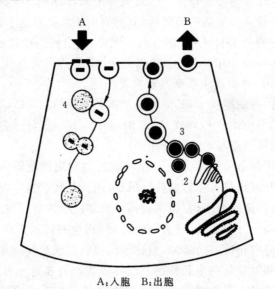

A:入胞 B:出胞

1. 粗面内质网 2. 高尔基复合体 3. 分泌颗粒 4. 溶酶体

图 2-12 入胞和出胞作用示意图

第三节 细胞的生物电现象

一切活细胞无论在安静状态下还是活动过程中都伴随有电的变化,我们把这种电现象称为生物电现象(bioelectrcty)。它是一种普遍存在而又十分重要的生命现象,与细胞兴奋的产生和传导有着密切关系。生物电现象在临床上已广泛应用,对疾病的诊断和监控都具有重要的辅助作用。临床上所做的心电图、脑电图、肌电图等检查,都是对生物电现象的应用。细胞的生物电现象是由细胞膜两侧不同离子跨膜扩散产生的,故称跨膜电位,简称膜电位。膜电位包括细胞处于安静状态时的静息电位和受刺激后出现的动作电位,现以单个神经细胞为例加以叙述。

知识链接

生物电的发现

2000多年前,人类就发现动物体带电的事实,并利用电鳐所发生的生物电治疗精神病。18世纪末,L·伽伐尼发现蛙肌与不同金属所构成的环路相接触时发生收缩的现象,提出"动物电"的观点。但被伏打推翻证明蛙肌的收缩只是由于蛙肌中含有导电液体,将绑在青蛙肌肉两端的不同金属连接成闭合回路,这才是产生电的关键。以后C·马蒂乌奇、E·H·杜布瓦-雷蒙和L·黑尔曼等的工作,都证明了生物电的存在。20世纪初,W·艾因特霍芬用灵敏的弦线电流计,直接测量到微弱的生物电流。1922年,H·S·加瑟和J·埃夫兰格首先用阴极射线示波器研究神经动作电位,奠定了现代电生理学的技术基础。1939年,A·L·霍奇金和A·F·赫胥黎将微电极插入枪乌贼大神经,直接测出了神经纤维膜内外的电位差。这一技术上的革新,推动了电生理学理论的发展。1960年,电子计算机开始应用于电生理的研究,使诱发电位能从自发性的脑电波中清晰地区分出来,并可对细胞发放的参数精确地分析计算。

一、静息电位

(一)静息电位的概念

静息电位(resting potential)是指细胞在安静时存在于细胞膜两侧的电位差。静息电位是一切生物电现象产生的基础,其可用示波器进行观察测量。将示波器的两个测量电极放置在神经细胞外表面任意两点(图2-13A)或均插入细胞膜内时(图2-13B),示波器上的光点在零位线上作横向扫描,说明细胞膜外表面和内表面任意两点间不存在电位差。若将其中一个电极置于细胞膜外表面,另一个电极插入细胞膜内,则示波器光点立即从零位向下移动,并停留在一个较稳定的水平上(图2-13C)。这一现象说明细胞膜内外存在着电位差,且膜内电位低于膜外电位。一般而言,大多数细胞的静息电位在-10mV~-100mV之间。如:枪乌贼巨大神经细胞轴突的静息电位在-50mV~-70mV;哺乳类动物的神经细胞和骨骼肌细胞的静息电位范围一般在-70mV~-90mV之间;平滑肌细胞在-50mV~-60mV之间。应该注意的是,静息电位的数值是指膜内电位低于膜外电位,也可以理解为细胞膜内带有负电荷,细胞膜外带有正电荷。若细胞不受任何刺激,保持安静状态,静息电位数值基本不变。这种细胞膜内带负电荷,膜外带正电荷,两侧电位维持内负外正的稳定状态,称为极化(polarization)。

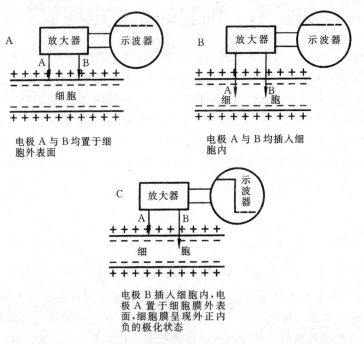

图 2-13　测定静息电位示意图

以静息电位为准,当细胞接受刺激,膜内电位的值向负值增大方向变化,称为超级化(hyperpolarization);若膜内电位向负值减小方向变化,称为去极化(depolarization);细胞膜去极化后,膜电位又恢复到原来静息时的极化状态,称为复极化(repolarization)。一个活的细胞,膜电位不会总是保持在静息电位水平,若可兴奋细胞在接受一次有效的刺激后,膜电位将在静息电位的基础上发生去极化、复极化等变化,将在动作电位产生机制中详细阐述。

(二)静息电位的产生机制

细胞处于静息状态时为何膜两侧存在电位差呢?此问题可用离子流学说来解释。此学说认为,膜电位的产生是由于细胞膜对各种离子的通透性不同及细胞膜内外两侧离子分布不均匀造成的。研究表明,细胞在安静状态下,膜对 K^+ 的通透性较高,而膜内 K^+ 浓度又高于膜外(细胞内 K^+ 浓度是细胞外 K^+ 浓度的 28～30 倍),于是细胞内的 K^+ 就顺着浓度差向膜外扩散,细胞膜外带有的正电荷增多。细胞内带负电荷的蛋白质(A)在电荷异性相吸引的作用下,虽有随同 K^+ 外流的倾向,但因 A^- 分子量较大,膜对 A^- 无通透性,A^- 被阻隔在膜的内侧面,因此就形成了细胞膜外带正电荷,细胞膜内带负电荷的内负、外正的极化状态。但是 K^+ 外流并不是无限制地进行下去,随着 K^+ 外流的增多,所形成的内负外正的电场力会阻止带正电荷的 K^+ 继续外流。当促使 K^+ 外流的浓度差和阻止 K^+ 外流的电场力达到平衡时,K^+ 外流就会停止。此时,由 K^+ 外流所造成的电位差也相对地稳定于某一数值,所以,静息电位主要是由 K^+ 外流产生的电-化学平衡电位。静息电位实测值略小于 K^+ 平衡电位的理论值,这是因为静息时,不仅只是 K^+ 的内流,也有少量的 Na^+ 和 Cl^- 内流,从而抵消一部分 K^+ 外流所造成的膜内负外正极化状态的原因(表 2-1)。

表 2 - 1　哺乳动物神经轴突膜内外离子浓度(mmol/L)及流动趋势

	K^+	Na^+	Cl^-
细胞内	140	10	4
细胞外	5	130	120
细胞内外浓度比	28：1	1：13	1：30

由此可见,静息电位的大小主要受细胞内外 K^+ 浓度的影响,当细胞外 K^+ 浓度增高时,细胞内外 K^+ 浓度差减少,推动 K^+ 外流的力量减小,K^+ 外流减少,因而使静息电位变小;反之,细胞外 K^+ 浓度降低,细胞膜内外两侧 K^+ 浓度差增大,K^+ 外流增多,可使静息电位变大。极化状态与静息电位都是细胞处于安静状态的标志。

二、动作电位

(一)动作电位的概念

动作电位(action potential)是指一切可兴奋细胞受有效刺激后,在静息电位的基础上发生一次短暂的、可扩布性的电位变化过程。动作电位和静息电位的主要区别在于:动作电位一旦产生将会向四周传播,而静息电位则不能;动作电位是细胞兴奋的标志,而静息电位是细胞处于安静状态的标志;动作电位的电位差变化是连续的,而静息电位是一个稳定的电位差。

在静息电位的基础上,若给神经纤维一个有效刺激,可在示波器显示屏上观察到一个动作电位波形。动作电位是一个连续的膜电位变化过程,波形分为上升支和下降支,如图 2 - 14 神经纤维动作电位波形模式图所示。上升支由膜电位的去极化和反极化过程组成,是膜内电位迅速升高的过程,上升支超过零电位的部分,称为超射(overshoot)。如果静息电位为 -70mV,超射为 +35mV,则动作电位的幅度为 105mV。下降支也称复极化过程,是膜内电位迅速下降的过程。动作电位的去极化与复极化过程都非常短暂,历时不超过 2ms,因其波形尖锐,呈尖锋状,故又称为锋电位(spike potential)。在锋电位恢复到静

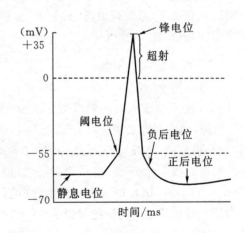

图 2 - 14　神经纤维动作电位波形模式图

息电位之前,还要经历一段微小而缓慢的电位变化,称为后电位(after potential)。后电位包括正后电位和负后电位两部分。在锋电位之后,即 0mV 起,膜内电位缓慢下降回到静息电位的过程称为负后电位,也称去极化后电位;负后电位之后,膜内电位低于静息电位的过程称为正后电位,也称超极化后电位。只有在后电位结束之后,膜电位才能恢复到静息电位的水平。

动作电位有以下特点:①脉冲式传导,如当神经纤维的中间受到刺激后,产生的动作电位可同时向神经纤维的两端传导,同时由于不应期的存在,动作电位的不可能重叠,两个动作电位之间总会有一定的间隔,形成脉冲样图形。②不衰减性传导,即动作电位的幅度不会因传导距离的增加而减小。③"全或无"现象,即达不到刺激强度就不产生动作电位(无),一旦产生就是最大值(全)。

(二)动作电位产生的机制

动作电位产生的机制与静息电位基本相似,也可以用离子流学说来解释,都与细胞膜的通透性及离子膜内外转运有关。当细胞受刺激时,受刺激部位膜内的 Na^+ 通道激活而开放,膜对 Na^+ 的通透性增大。由于细胞外 Na^+ 的浓度比细胞内高,且细胞膜外带有正电荷,Na^+ 顺浓度差和电位差从细胞外向细胞内扩散。Na^+ 的内流结果使膜内电位迅速升高,转而出现正电位,形成动作电位上升支。当 Na^+ 离子内流,细胞膜内形成正电位时,我们称为反极化。Na^+ 内流所造成的膜内电位变正,阻碍 Na^+ 的内流,当促使 Na^+ 内流的浓度梯度与阻碍 Na^+ 内流的两种拮抗力量达到平衡时,Na^+ 内流停止。由此可见,动作电位的上升支(即去极化)是由 Na^+ 内流引起的。动作电位上升支中,零电位线以上的部分的值称为超射值。钠通道开放时间很短,很快失活关闭,使膜对 Na^+ 通透性变小。与此同时,受电压门控通道的控制,钾通道激活而开放,膜对 K^+ 的通透性增大,由于膜内 K^+ 浓度高于膜外(膜内:膜外=$28\sim30:1$),加之膜内电位较正,于是 K^+ 借助浓度差和电位差快速外流,使膜内电位迅速降低,直到恢复到静息电位的水平。因此,动作电位下降支(即复极化)是 K^+ 外流引起的。

神经纤维和其他可兴奋细胞每发生一次动作电位,都会使膜内的 Na^+ 浓度和膜外的 K^+ 浓度稍有增加,那为何细胞内总是可以维持高 K^+,细胞膜外高 Na^+ 呢?这种细胞内外离子浓度的改变,可以使钠泵激活。于是 $Na^+ - K^+$ 泵开始主动转运两种离子,将进入膜内的 Na^+ 泵出,同时将逸出膜外的 K^+ 泵入,使细胞内的 K^+ 浓度和细胞外的 Na^+ 离子浓度恢复到静息电位时的原有水平,以维持细胞的兴奋性。可见,$Na^+ - K^+$ 泵活动在维持细胞内外的离子浓度及细胞的兴奋性中有重要作用。

(三)动作电位的引起

刺激作用于细胞时可以产生动作电位,但不是所有的刺激都能触发动作电位。当神经纤维受到一次阈刺激或阈上刺激时,先是引起受刺激部位细胞膜上少量 Na^+ 通道开放及少量 Na^+ 内流,使膜轻度去极化,造成静息电位绝对值减小。当静息电位绝对值减小到某一临界值时,便会引起膜上 Na^+ 通道大量开放,出现大量 Na^+ 内流,从而触发动作电位。这种能引起膜 Na^+ 通道突然大量开放,造成 Na^+ 大量内流并爆发动作电位的临界膜电位,称为阈电位(threshold potential,TP),简单的说,阈电位就是指刚能引起动作电位的临界膜电位。阈电位的数值一般比静息电位的绝对值小 $10\sim20mV$,例如,神经细胞的静息电位为 $-70mV$,阈电位约为 $-55mV$。有人将阈电位称为燃点,这是非常形象化的术语。因为动作电位的幅度是由膜电位、Na^+ 通道和 Na^+ 电流间的正反馈过程决定的,外加刺激仅起触发(点燃)这一过程的作用。这也是动作电位表现为"全或无"特征的原因所在。

静息电位去极化达到阈电位是产生动作电位的必要条件,而细胞兴奋性的高低则和静息电位与阈电位之间的差值成反比关系,即两者的差值越大,细胞的兴奋性越低;差值越小,细胞的兴奋性越高。如在细胞处于超极化状态时,此时的膜电位和阈电位的差值比静息电位与阈电位的差值大,此时的状态就不容易引发动作电位,可见细胞在处于超极化状态时,兴奋性较低。

三、动作电位的传导与局部电流

动作电位的传导是可兴奋细胞的特征之一。动作电位一旦在细胞膜某一点产生,就会沿细胞膜向周围传播,直到整个细胞膜都产生动作电位为止。这种动作电位在同一细胞上的传播,称为传导(conduction)。在神经纤维上传导的动作电位又称为神经冲动(nerve impulse)。

动作电位的传导机制目前常采用局部电流学说来解释,如图 2-15 动作电位在神经纤维上的传导所示。以无髓神经纤维为例,当细胞某一处受刺激而兴奋时,兴奋部位的膜电位发生短暂的电位倒转,呈膜内为正膜外为负的状态,而相邻近的静息部位,仍处于膜外为正、膜内为负的状态。这样兴奋的部位与邻近静息部位之间产生了电位差,由于细胞膜两侧的溶液都是导电的,可发生电荷移动,便形成了局部电流。局部电流的电荷流动的方向是:膜外由未兴奋部位流向兴奋部位,膜内由兴奋部位流向未兴奋部位。局部电流这样流动的结果,便会造成邻近未兴奋部位膜外电位降低,膜内电位升高,产生去极化。当去极化达到阈电位水平时,即爆发动作电位。这样的过程在膜表面连续进行下去,就表现为兴奋在整个神经纤维的传导。

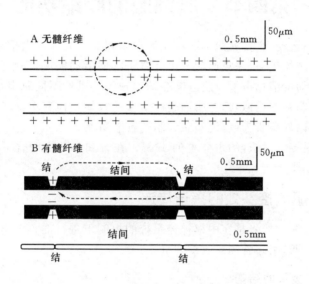

图 2-15 动作电位在神经纤维上的传导

兴奋在有髓神经纤维上的传导与无髓神经纤维有所不同。有髓神经纤维外包有一层厚的髓鞘,不允许离子通过,具有绝缘性。因此,有髓神经纤维在受到刺激时,局部电流只能在朗飞结处产生,兴奋的传导也只能在两个相邻的朗飞结之间进行,即兴奋由一个朗飞结跳到下一个朗飞结,称为跳跃式传导(saltatory conduction)。所以有髓神经纤维的传导速度要比无髓神经纤维快得多。

可兴奋细胞在兴奋时有多种外在的表现形式,例如,肌细胞的收缩、神经纤维的神经冲动、腺细胞的分泌等。但他们都有一个本质的特点,那就是受到一个有效的刺激时,都会产生动作电位。

四、局部电位

局部电位(local potential)是可兴奋细胞受到阈下刺激时,由于刺激强度小,只能引发少量 Na^+ 通道开放,少量 Na^+ 内流而达不到阈电位水平,因而不能触发动作电位,只能引起受刺激局部出现一个较小的去极化,这种受刺激膜局部出现的微小去极化称为局部反应(local response)或局部电位,也称局部兴奋。

与动作电位相比,局部电位具有以下特点:①不是"全"或"无":即在一定的范围内,局部电位的大小随刺激强度增大而增大。②电紧张性传播:局部电位不能远传,随着传播距离增加,其电位变化逐渐减小,这种方式称为电紧张性传播。③可叠加:即几个阈下刺激相继或同时引起的局部电位,可以叠加起来,使细胞内电位增大,当达到阈电位时,即可爆发动作电位。相距较近的局部反应,只要在彼此的电紧张传播范围内,就可以发生叠加或总和,称为空间总和;连续发生的局部反应,当频率较高时,后一次反应可以在前一次反应尚未完全消失的基础上发生,这种形式的叠加称为时间总和。体内许多部位的电信号都具有上述局部反应的特征,如肌细胞的终板电位、感受器细胞的感受器电位和神经元突触处的突触后电位等。

可见,要引起兴奋,刺激需达到阈电位或者多个阈下刺激叠加的总和达到阈电位时,即可以爆发动作电位。

第四节　肌细胞的收缩功能

人体各种形式的运动,主要靠肌肉的舒缩活动来完成。人体肌肉依结构和功能分为骨骼肌、心肌、平滑肌,如肢体运动、呼吸运动等由骨骼肌舒缩活动完成,心脏的射血活动由心肌舒缩活动完成,胃肠运动由消化道平滑肌舒缩活动实现等。虽然不同肌肉在结构和功能上各有不同,但其舒缩的机制基本相似,都与肌细胞内所含的收缩蛋白有关,收缩和舒张的控制也有很多相似之处,本节以骨骼肌为例,说明肌细胞的收缩功能。

骨骼肌是体内最多的组织,约占体重的 40%。在骨和关节的配合下,借助骨骼肌的收缩和舒张来完成各种动作。

一、骨骼肌神经-肌肉接头处的兴奋传递

人体骨骼肌的收缩和舒张是在中枢神经系统的控制下进行的。中枢神经的兴奋,通过躯体运动神经传到骨骼肌,引起骨骼肌收缩和舒张。

(一)神经-肌肉接头的结构

运动神经纤维在达到末梢时失去髓鞘,以裸露的轴突末梢嵌入肌细胞膜终板的凹陷中,但运动神经的末梢和终板膜并不是直接接触,两者直接充满了细胞外液。运动神经与骨骼肌之间的连接部位称为神经-肌肉接头。它由接头前膜、接头间隙和接头后膜三部分组成。接头前膜是裸露的运动神经纤维末梢嵌入肌细胞膜的部位,即神经轴突的细胞膜,内含许多直径约 50nm 的无特殊构造的囊泡,每个囊泡内约含有大量乙酰胆碱(acetylcholine,ACh)分子。接头后膜又称运动终板或终板膜,是与接头前膜相对应的肌细胞膜,在接头后膜上有与ACh 特异性结合的 N 型乙酰胆碱受体,它是化学门控通道的一部分,属于离子通道耦联受体。接头前膜与终板膜之间的间隙称为接头间隙,两者之间充满了细胞外液(图2-16)。

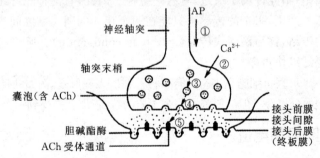

①AP 到达神经轴突末梢
②细胞外 Ca^{2+} 进入轴突末梢
③囊泡向接头前膜方向移动
④囊泡与接头前膜融合并破裂,释放 ACh
⑤ACh进入接头间隙与接头后膜上的 ACh 受体通道结合

图 2-16　神经-肌肉接头结构模式图

(二) 神经-肌肉接头处兴奋传递过程

神经-肌肉接头处兴奋传递的过程和神经纤维上兴奋传导过程大不相同,后者只是电传导的过程,而前者要复杂得多,神经-肌肉接头兴奋传递的过程可概括为一个"电-化学-电"变化的过程。当神经冲动沿神经纤维传到轴突末梢时,引起接头前膜上电压门控式钙通道开放,Ca^{2+} 从细胞外液顺电-化学梯度进入轴突末梢,触发轴浆中的囊泡向接头前膜方向移动并与接头前膜融合,使囊泡内的 ACh 通过出胞作用释放入接头间隙中(电变化)。据测定一次动作电位到达末梢,能使 200~300 个囊泡内的 ACh 全部释放,有 100 多个 ACh 分子进入接头间隙,ACh 的这种释放形式称为量子式释放(quantal release)。这里 Ca^{2+} 的进入量直接决定了囊泡释放的数目。ACh 通过接头间隙到达终板膜时,立即与终板膜上的 N 型乙酰胆碱受体结合,使终板膜上特殊化学门控通道开放(化学变化),引起终板膜对 Na^+、K^+ 通透性增大,但以 Na^+ 内流为主,总的结果使终板膜去极化,产生终板电位(电变化)。终板电位属于局部电位,不具有"全或无"性质,无不应期,可以总和叠加,其大小与接头前膜释放的 ACh 的多少呈正变关系。当终板电位引起邻近的肌细胞膜去极化达到阈电位时,便使肌细胞膜上的电压门控性 Na^+ 通道大量开放,爆发动作电位,从而完成兴奋从神经轴突末梢到肌细胞的传递。运动神经末梢一次动作电位所释放 ACh 的量,大约超出引起肌细胞动作电位需要量的 3~4 倍。所以,神经-肌肉接头处的兴奋传递是一对一的,即一次神经冲动便引起一次肌肉兴奋及收缩。保证神经-肌肉接头一对一传递的另一条件是:接头前膜释放的 ACh 在引起肌细胞兴奋及收缩后,随即被位于终板膜上的胆碱酯酶迅速水解而终止其作用,否则它将持续作用于终板膜使其持续去极化,引起肌细胞持续兴奋、收缩而发生痉挛。

神经-肌肉接头处传递的特点有:①单向传递,即兴奋只能由接头前膜传向接头后膜;②时间延搁,每次过程大概需要 0.5~1.0ms,因为在兴奋的传递过程中,化学递质的传递速度要比神经冲动慢的多;③易受环境变化的影响,传递过程中容易受到 Ca^{2+} 浓度、外界药物(如新斯的明、筒箭毒等)影响。

许多药物可作用于神经-肌肉接头,影响其兴奋传递过程。例如,筒箭毒(也称美洲箭毒)和 α 银蛇环毒能与 ACh 竞争受体,使之不能引发终板电位,从而抑制肌细胞兴奋,使骨骼肌松弛,故筒箭毒又称为 ACh 受体阻断剂;有机磷农药及新斯的明能够抑制胆碱酯酶的活性,使 ACh 不能及时水解而在终板膜处堆积,导致骨骼肌持续兴奋和收缩,故有机磷农药中毒时会出现肌肉震颤;氯解磷定和碘解磷定可恢复胆碱酯酶的活性,是治疗有机磷农药中毒的特效药物。

二、骨骼肌细胞的微细结构

骨骼肌细胞含有大量的肌原纤维和丰富的肌管系统,这些结构排列高度规则,是骨骼肌细胞在结构上最突出的特点,也是进行收缩、舒张及做功的基础。

(一) 肌原纤维与肌小节

每个肌细胞或肌纤维都包含有大量直径为 1~2μm 的纤维状结构,称肌原纤维(myofibril)。它们平行排列,纵贯肌纤维全长,在一个肌细胞中可以有上千条之多,并显现出有规则的明带和暗带交替。明带中央有一条与肌原纤维垂直的横线,称为 Z 线。暗带的中央有一段相对透亮区,称为 H 带,其中央有一条暗线,称为 M 线。两条相邻 Z 线之间的区域称为肌小节(sarcomere),通常肌小节的长度在 2.0~2.2μm,但在骨骼肌收缩和舒张时,肌小节的长度有所变化,可变动于 $1.5 \sim 3.5 \mu m$ 之间。肌小节由中间的暗带和两侧的各 1/2 明带所组成,是肌肉收缩和舒张的最基本结构与功能单位(图 2-17)。用电子显微镜观察,肌小节的明带和暗带由不同的肌丝组成。暗带主要由粗肌丝组成,其中 H 带只有粗肌丝,粗肌丝借助 M 线相连,明带只有细肌丝,借助 Z 线相连。由于细肌丝的一部分伸入到相邻的粗肌丝之间,故在 H 带的两侧各有一个粗、细肌丝的重叠区。

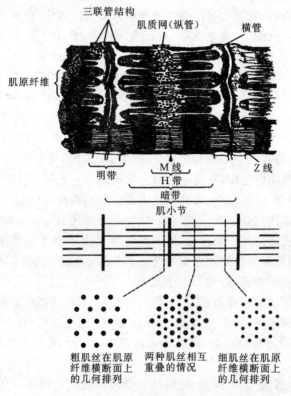

图 2-17 骨骼肌超微结构模式图

(二)肌丝的分子组成

研究表明,粗肌丝主要由肌凝蛋白(myosin,亦称肌球蛋白)所组成。每一个肌凝蛋白又分为头部和杆状部。杆状部相互聚合朝向 M 线构成粗肌丝的主干;头部则有规律地伸出粗肌丝主干的表面,形成横桥(cross bridge)。横桥具有 ATP 酶的活性,当它分解 ATP 释放能量后,可以发生扭动,拖动细肌丝向暗带中央滑行。

细肌丝由三种蛋白质所组成。①肌纤蛋白(actin)亦称肌动蛋白,占细肌丝的 60%,构成细肌丝的主干,上有能与横桥结合的位点,与肌凝蛋白一起被称为收缩蛋白。②原肌凝蛋白(tropmyosin):在肌肉舒张时,原肌凝蛋白的位置正好处于肌纤蛋白与横桥之间,起着掩盖肌纤蛋白作用点、阻止横桥与肌纤蛋白结合的作用,称为位阻效应。③肌钙蛋白(troponin):与 Ca^{2+} 有很强的亲和力,是 Ca^{2+} 的受体蛋白。当与 Ca^{2+} 结合后,则将信息传给原肌凝蛋白,使其构象和位置发生改变,解除原肌凝蛋白的位阻效应(图 2-18)。

综上所述,肌凝蛋白和肌纤蛋白是直接参与肌肉收缩的蛋白质,所以称为收缩蛋白;原肌凝蛋白和肌钙蛋白因不直接参与肌肉收缩,而是对收缩过程起调控作用,故称为调节蛋白。

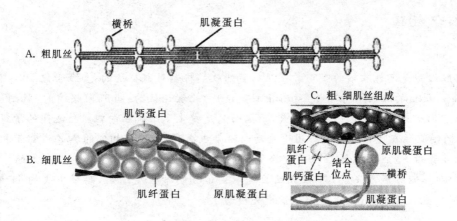

图 2-18 粗肌丝和细肌丝的分子结构示意图

(三)肌管系统

肌管系统是指包绕在每一条肌原纤维周围的膜性囊管状结构。包含两部分,一部分是走行方向与肌原纤维垂直的管道,称为横管。它由肌膜在 Z 线处向细胞内凹陷而形成,并与细胞外液相通。当肌膜兴奋时,动作电位可沿横管传入肌细胞内部。另一种是走行方向与肌原纤维平行的管道,称为纵管,又称肌质网。它纵向地包绕在肌原纤维的周围。在肌小节两端的 Z 线附近,即靠近横管的部位,纵管管腔膨大,形成终池。终池内有大量的 Ca^{2+} 储存,其膜上有钙泵。一个横管与两侧肌小节的终池一起合称三联体结构(图 2-19),其作用是把从横管传来的电信息(动作电位)和终池释放的 Ca^{2+} 联系起来,完成横管向纵管的信息传递,而终池释放的 Ca^{2+} 则是引起肌细胞收缩的直接动因。

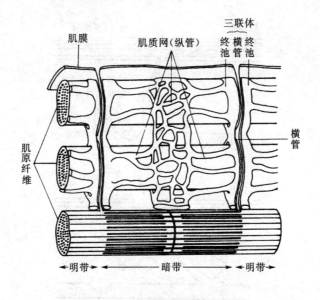

图 2-19 肌管系统结构模式图

知识链接

骨骼肌收缩滑行学说

骨骼肌细胞是怎样收缩的呢？骨骼肌细胞的收缩机制目前公认的是20世纪50年代初期 Huxley 等人提出的肌丝滑行理论（sliding theory）。此理论认为：当肌肉收缩时，肌细胞内并无肌丝或它们所含的分子结构的缩短或卷曲，而只是发生了细肌丝向粗肌丝之间的滑行，即由 Z 线发出的细肌丝在某种力量的作用下主动向暗带中央移动，结果相邻的各 Z 线都互相靠近，肌小节长度变短，造成肌原纤维以至整个肌细胞和整块肌肉的收缩。本学说有力的证明是：①肌肉收缩时，暗带长度不变，即粗肌丝长度不变。②明带长度缩短，暗带中央的 H 带也缩短，即细肌丝也没有缩短，只能是向暗带中央移动了。

三、骨骼肌细胞的收缩机制与收缩的形式

（一）骨骼肌细胞的收缩机制

近年来，由于肌肉生物化学及其他细胞生物学技术的发展，肌丝的组成以及肌丝滑行的机制已基本上得到阐明。当肌细胞兴奋时，终池膜对 Ca^{2+} 的通透性增大，Ca^{2+} 由终池释放入肌浆网，Ca^{2+} 与细肌丝上的肌钙蛋白结合，引起肌钙蛋白分子构象发生改变，牵拉原肌凝蛋白发生移位，解除其位阻效应，暴露肌纤蛋白与横桥结合的位点，使横桥与肌动蛋白结合，同时横桥的 ATP 酶活性增加，分解 ATP，释放能量，使横桥发生扭动，牵拉细肌丝向粗肌丝中央滑行，结果肌小节缩短，出现肌肉收缩。反之，当肌浆中 Ca^{2+} 浓度下降时，Ca^{2+} 与肌钙蛋白分离，肌钙蛋白恢复安静时的构象，原肌凝蛋白复位，位阻效应重新出现，横桥与肌纤蛋白脱离，细肌丝滑出，肌小节恢复原长度，出现肌肉舒张（图2-20）。从上述的肌丝滑行过程可以看出，触发与终止肌肉收缩的关键因素是 Ca^{2+}，而 Ca^{2+} 与肌钙蛋白是结合还是分离取决于肌浆中的 Ca^{2+} 浓度。

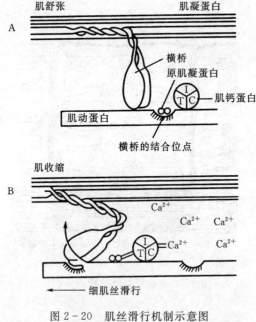

图2-20　肌丝滑行机制示意图

(二)骨骼肌细胞收缩的形式

骨骼肌的主要功能是收缩,它收缩时可以表现两种状态:一是长度缩短,二是张力增加。在体内,骨骼肌受神经支配,在不同情况下,肌肉收缩有不同的表现形式。

1. 等长收缩和等张收缩

等长收缩(isometric contraction)是指肌肉收缩时长度不变而张力增加。等长收缩虽然产生了很大的张力,但肌肉的长度没有缩短,肌肉作用的物体也不会发生移位。在正常人体内,等长收缩的主要作用是保持一定的肌张力和位置,维持人体姿势。如在弯腰移动某一物体时,在物体未被移动前,肌肉先张力增加,这时手臂屈肌、腰部肌肉的收缩便是等张收缩,表现为肌肉长度不变,但张力增加。等张收缩(isotonic contraction)是指肌肉收缩时张力不变而长度缩短。等张收缩是在肌肉产生的张力等于或大于所承受的负荷时才发生的。等张收缩时,由于长度缩短,被肌肉作用的物体产生移位,所以能够做功。

人体骨骼肌的收缩大多情况下是混合式的,既有张力增加又有长度缩短,而且总是张力增加在前,长度缩短在后。

2. 单收缩和强直收缩

单收缩(single contraction)是指肌肉受到一次有效刺激时,先是产生一次动作电位,接着发生一次迅速的收缩。单收缩曲线可分为潜伏期、收缩期和舒张期。根据肌肉所承受的负荷不同,单收缩可以是等长收缩,也可以是等张收缩。正常人体内,由于运动神经传到骨骼肌的兴奋冲动都是快速连续的过程,因此,体内骨骼肌的收缩都属强直收缩,但持续时间长短不一。强直收缩(tetanic contration)是指肌肉受到连续的有效刺激时,出现的强而持久的收缩。强直收缩又可分为不完全强直收缩(incomplete tetanus)和完全强直收缩(complete tetanus)。前者是指肌肉受到连续的有效刺激后,每一个新刺激落在前一收缩过程的舒张期,收缩曲线为锯齿状;后者是指肌肉受到连续的有效刺激后,每一个新刺激都落在前一收缩过程的收缩期,各次收缩完全融合在一起,收缩曲线呈一平直线。强直收缩所产生的张力可达到单收缩的3～4倍(图2-21)。

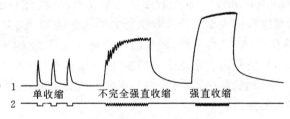

1. 收缩曲线　2. 刺激记号

图 2-21　不同频率刺激对肌肉收缩形式的影响

3. 影响骨骼肌收缩的主要因素

影响骨骼肌收缩的主要因素有前负荷、后负荷及肌肉收缩能力。前、后负荷是作用于肌肉的外力,肌肉的收缩能力是骨骼肌的功能状态。

(1)前负荷(preload)　前负荷是指肌肉开始收缩之前所承受的外力,它主要影响肌肉的初长度。前负荷使肌肉收缩前就处于某种被拉长的状态,肌肉这时所处的长度称为肌肉的初长度(initial length)。若其他因素不变,在一定范围内,前负荷增加,初长度增加,肌张力亦增加。肌肉收缩时能产生最大张力的前负荷或初长度,称为肌肉的最适前负荷或最适初长度。

若超过肌肉的最适前负荷或最适初长度,肌肉的张力不但不增加,反而会减小,这是因为肌肉只有在最适初长度下收缩时,粗、细肌丝才处于最理想的重叠状态,粗肌丝上的横桥与细肌丝上的结合点数量才最多,肌肉收缩的效果才会最好(图 2-22)。

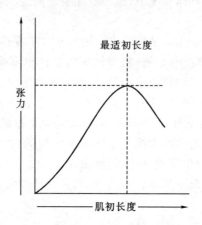

图 2-22　肌肉初长度与肌张力的关系

骨骼肌在体内所处的自然长度,大致等于它们的最适初长度,因此,能产生最佳的收缩效果。

(2)后负荷(afterload)　后负荷是指肌肉开始收缩时所遇到的阻力,它不影响肌肉的初长度,只影响肌肉缩短的速度和程度。肌肉在有后负荷作用的情况下收缩,总是先有张力的增加以克服后负荷的阻力,然后才有长度的缩短。后负荷越大,肌肉收缩产生的张力越大,而肌肉缩短出现得越晚,缩短速度越慢。因此,后负荷的大小影响肌肉收缩的张力、时间和缩短速度。当后负荷超过肌肉所产生的最大张力时,肌肉的缩短速度为零,所以适度的后负荷才能获得肌肉做功的最佳效率。

(3)肌肉收缩能力(contractility)　肌肉收缩能力是在前、后负荷不变的情况下,由肌肉内部的功能状态所决定的肌肉收缩效率。肌肉收缩能力的大小主要决定于兴奋-收缩耦联期间肌质中 Ca^{2+} 的水平和横桥的 ATP 酶活性,而与前负荷和后负荷无关。在其他条件不变的情况下,肌肉收缩能力增强,可使肌肉收缩的张力增加、收缩速度加快,做功效率增加。肌肉收缩能力受环境因素的影响,如缺氧、酸中毒、疲劳时肌肉收缩能力降低,而钙离子、咖啡因、肾上腺素等则能显著提高肌肉收缩能力。

 学而思

细胞膜的分子结构及物质转运特点包括哪些?

(宋瑞佳)

第三章 基本组织形态与功能

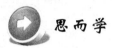 思而学

组织是如何构成的？人体有几大基本组织？

第一节 上皮组织

上皮组织(epithelial tissue)简称上皮,主要由上皮细胞紧密排列组成。上皮细胞具有明显的极性,即细胞的不同表面在结构和功能上具有明显差别。它们朝向身体的表面或有腔器官的腔面,称游离面;与游离面相对的朝向深部结缔组织的一面,称基底面;而上皮细胞之间的连接面为侧面。上皮基底面附着于基膜上,并借此与结缔组织相连。上皮内有丰富的神经末梢,但一般无血管,所需营养依靠结缔组织内的血管提供,营养物质透过基膜渗透到上皮细胞间隙中。上皮组织主要可分为被覆上皮、腺上皮和特殊上皮,具有保护、吸收、分泌、排泄和感觉、生殖等特殊功能。

一、被覆上皮

被覆上皮(covering epithelium)覆盖于身体表面或衬贴在体腔和有腔器官内表面,根据其构成细胞的层数和在垂直切面上的形状可分为两大类:单层上皮和复层上皮。单层上皮又可分为单层扁平上皮、单层立方上皮、单层柱状上皮、假复层纤毛柱状上皮;复层上皮可分为复层扁平上皮和变移上皮(表3-1)。

表3-1　被覆上皮的分类、分布及功能

细胞层数	上皮分类	分布	功能
单层	扁平上皮	心血管、淋巴管内表面(内皮);体腔、浆膜腔表面(间皮)	润滑
	立方上皮	肾小管、甲状腺滤泡等	分泌、吸收
	柱状上皮	胃肠道、子宫和输卵管等	保护、吸收、分泌
假复层	纤毛柱状上皮	呼吸道	保护和分泌
	角化扁平上皮	皮肤表皮	保护、耐摩擦
复层	未角化扁平上皮	口腔、食管和阴道等	保护
	变移上皮	泌尿道	保护

（一）单层上皮

1. 单层扁平上皮

单层扁平上皮（simple squamous epithelium），又称单层鳞状上皮，由一层扁平细胞组成。从上皮表面观察，细胞呈不规则形或多边形，核椭圆形，位于细胞中央；细胞边缘呈锯齿状或波浪状，互相嵌合。从垂直切面观察，细胞扁薄，胞质很少，只有含核的部分略厚（图3-1）。衬贴在心血管和淋巴管腔面的单层扁平上皮称内皮；分布在胸膜、腹膜和心包膜表面的单层扁平上皮称间皮。其功能主要是保持器官表面光滑，减少器官间摩擦，有利于血液、淋巴流动以及物质通透。

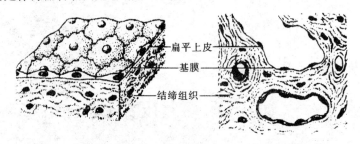

图3-1　单层扁平上皮模式图

2. 单层立方上皮

单层立方上皮（simple cuboidal epithelium）由一层近似立方形的细胞组成。从上皮表面观察，细胞呈六角形或多角形；在垂直切面上，细胞呈立方形，核圆、居中（图3-2）。该上皮分布于甲状腺滤泡、肾小管和某些腺的导管等处，有分泌和吸收功能。

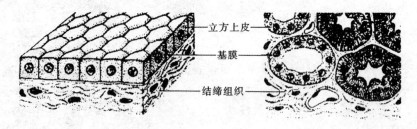

图3-2　单层立方上皮模式图

3. 单层柱状上皮

单层柱状上皮（simple colunmar epithelium）由一层棱柱状细胞组成。从表面观察，细胞呈六角形或多角形；在垂直切面上，细胞为柱状，核长圆形，常位于细胞近基底部，其长轴与细胞长轴一致（图3-3）。该上皮分布在胃肠、胆囊和子宫等器官，有吸收或分泌功能。肠道的单层柱状上皮中夹有杯状细胞。杯状细胞形似高脚酒杯，具有分泌黏液的功能。

4. 假复层纤毛柱状上皮

假复层纤毛柱状上皮（pseudostratified ciliated columnar epithelium）主要分布在呼吸管道，由柱状细胞、梭形细胞、锥形细胞和杯状细胞组成，其中柱状细胞最多，表面有大量纤毛。这些细胞形态不同、高矮不一，核的位置不在同一水平上，但基底部均附着于基膜，因此在垂直切面上观察貌似复层，而实为单层（图3-4）。

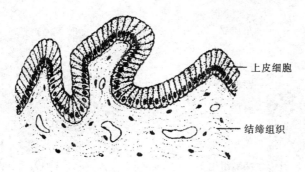

图 3-3 单层柱状上皮模式图

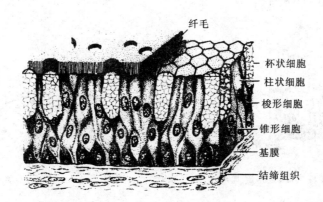

图 3-4 假复层纤毛柱状上皮模式图

(二)复层上皮

1. 复层扁平上皮

复层扁平上皮(stratified squamous epithelium)由多层细胞组成,因表层细胞是扁平鳞片状,又称复层鳞状上皮。在上皮的垂直切面上,细胞形状不一。紧靠基膜的一层基底细胞为矮柱状,为具有增殖分化能力的干细胞,部分干细胞向浅层移动。基底层以上是数层多边形细胞,再上为几层梭形或扁平细胞。最表层的扁平细胞已退化,逐渐脱落。这种上皮与深部结缔组织的连接凹凸不平,可增加两者的连接面积,既保证上皮组织的营养供应,又使连接更加牢固。位于皮肤表皮的复层扁平上皮,浅层细胞的核消失,胞质充满角蛋白,细胞干硬,并不断脱落,称角化的复层扁平上皮(图 3-5),如皮肤表皮。衬贴在口腔和食管等腔面的复层扁平上皮,浅层细胞有核,含角蛋白少,称未角化的复层扁平上皮(图 3-6),如口腔、食管、肛管、阴道等腔面和角膜表面。复层扁平上皮具有耐摩擦和阻止异物侵入等作用,受损伤后有很强的再生修复能力。

2. 变移上皮

变移上皮(transitional epithelium)分布于排尿管道,可分为表层细胞、中间层细胞和基底细胞。变移上皮的特点是细胞形状和层数可随器官的空虚与扩张状态而变化。如膀胱空虚时,上皮变厚,细胞层数增多,细胞呈大的立方形(图 3-7);膀胱扩张时,上皮变薄,细胞层数减少,细胞呈扁梭形(图 3-8)。其表层细胞大而厚,称盖细胞。一个盖细胞可覆盖几个中间层细胞。

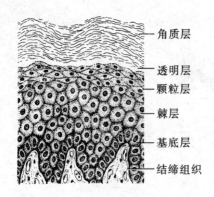

图 3-5 角化的复层扁平上皮

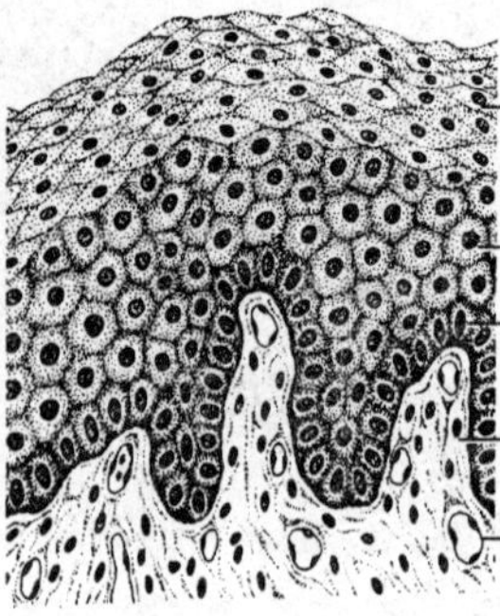

角质层
透明层
颗粒层
棘层
基底层
结缔组织

图 3-6 未角化的复层扁平上皮

扁平细胞
多边形细胞
低柱状细胞
结缔组织
血管

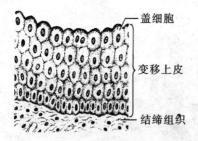

图 3-7 变移上皮(空虚膀胱)

盖细胞
变移上皮
结缔组织

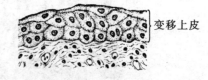

图 3-8 变移上皮(充盈膀胱)

变移上皮

(三)细胞表面的特化结构

1. 上皮细胞的游离面

(1)微绒毛(microvillus) 是上皮细胞游离面伸出的微细指状突起,微绒毛直径约0.1μm,在电镜下清晰可见。微绒毛的胞质中有许多纵行的微丝,其收缩可使微绒毛伸长或变短。光镜下,密集的微绒毛整齐排列形成纹状缘(小肠)或刷状缘(肾小管)。微绒毛使细胞的表面积显著增大,有利于细胞的吸收功能。

(2)纤毛(cilium) 是上皮细胞游离面伸出的粗而长的突起,一般长 5~10μm,直径0.2μm。纤毛中轴的胞质中含有纵向排列的微管,包括 2 条中央微管和周围的 9 组双联微管。纤毛具有节律性定向摆动的能力,把上皮表面的黏液及其黏附的颗粒物质定向推送。

2. 上皮细胞的侧面

上皮细胞的侧面是细胞的相邻面,细胞间隙很窄,没有明显的细胞外基质,相邻细胞以钙黏蛋白互相结合。在细胞侧面的特化结构为细胞连接,只有在电镜下才能观察到(图 3-9)。

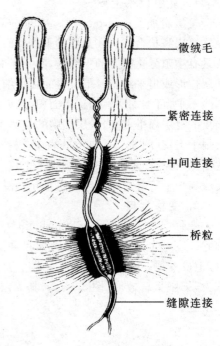

微绒毛
紧密连接
中间连接
桥粒
缝隙连接

图 3-9 上皮细胞间的连接结构

（1）紧密连接（tight junction）　又称闭锁小带，位于细胞的侧面顶端。在超薄切片上，此处相邻细胞膜形成约 2～4 个点状融合，融合处细胞间隙消失，非融合处有极窄的细胞间隙。在紧密连接处的膜内，蛋白颗粒排列成 2～4 条线性结构，它们又交错形成网格，带状环绕细胞。紧密连接可阻挡物质穿过细胞间隙，具有屏障作用。

（2）中间连接（intermediate junction）　又称黏着小带，多位于紧密连接下方，环绕上皮细胞顶部。相邻细胞之间有 15～20nm 的间隙，内有中等电子密度的丝状物连接相邻细胞的膜，膜的胞质内面有薄层致密物质和微丝附着，微丝组成终末网。这种连接也见于心肌细胞间的闰盘。中间连接除有黏着作用外，还有保持细胞形状和传递细胞收缩力的作用。

（3）桥粒（desmosome）　呈斑状连接，大小不等，此处细胞间隙宽 20～30nm，其中有低密度的丝状物，间隙中央有一条与细胞膜相平行而致密的中间线，由丝状物质交织而成。细胞膜的胞质面有较厚的致密物质构成的附着板，胞质中有许多直径 10nm 的角蛋白丝（张力丝）附着于板上，并常折成袢状返回胞质，起固定和支持作用。桥粒是一种很牢固的连接，像铆钉般把细胞相连，在易受摩擦的皮肤、食管等部位的复层扁平上皮中尤其发达。

（4）缝隙连接（gap junction）　又称通讯连接。在超薄切片上，连接处相邻细胞膜高度平行，细胞间隙仅约 3nm，内有许多间隔大致相等的连接点。用冷冻蚀刻复型等方法显示，缝隙连接处的胞膜中有许多规律分布的柱状颗粒，称连接小体，它们聚集为大小不等的斑状。每个连接小体直径 7～9nm，由 6 个杆状的连接蛋白分子围成，中央有直径约 2nm 的管腔。管腔通连，成为细胞间直接交通的管道。

以上四种细胞连接，只要有两个或两个以上紧邻存在，则称连接复合体。

3. 上皮细胞的基底面

（1）基膜（basement membrane）　是上皮细胞基底面与深部结缔组织之间共同形成的薄膜。由于很薄，在 HE 染色切片一般不能分辨；但假复层纤毛柱状上皮和复层扁平上皮的基膜较厚，可见呈粉红色。用镀银染色，基膜呈黑色。在电镜下，基膜分为两部分，靠近上皮的部分为基板，与结缔组织相接的部分为网板。基膜的功能除具有支持、连接和固着作用外，还是半透膜，有利于上皮细胞与深部结缔组织进行物质交换。基膜还能引导上皮细胞移动，影响细胞的增殖和分化。

（2）质膜内褶（plasma membrane infolding）　是上皮细胞基底面的细胞膜折向胞质所形成的许多内褶，内褶与细胞基底面垂直，内褶间含有与其平行的长杆状线粒体。质膜内褶主要见于肾小管，扩大了细胞基底部的表面积，有利于水和电解质的迅速转运。

（3）半桥粒（hemidesmosome）　位于上皮细胞基底面，半桥粒为桥粒结构的一半，质膜内也有附着板，张力丝附着其上，折成袢状返回胞质，主要作用是将上皮细胞固着在基膜上。

二、腺上皮和腺

腺上皮（glandular epithelium）是由腺细胞组成的以分泌功能为主的上皮。腺（gland）是以腺上皮为主要成分的器官。腺细胞的分泌物有酶类、黏液和激素等。有的腺分泌物经导管排至体表或器官腔内，称外分泌腺（exocrine gland），如汗腺、唾液腺等。有的腺没有导管，分泌物（为激素）释入血液，称内分泌腺（endocrine gland），如甲状腺、肾上腺等。本章只介绍外分泌腺的一般结构。

外分泌腺由分泌部和导管两部分组成。根据导管有无分支，外分泌腺可分为单腺和复腺。

分泌部的形状为管状、泡状或管泡状。因此,外分泌腺的形态分为单管状腺、单泡状腺、复管状腺、复泡状腺和复管泡状腺等。

(一)分泌部

分泌部一般由一层腺细胞组成,中央有腔。泡状和管泡状的分泌部常称腺泡。腺细胞多呈锥形,由于分泌物不同而形态各异。在消化系统和呼吸系统中的腺细胞一般可分为浆液性细胞和黏液性细胞两种。浆液性细胞的核为圆形,位于细胞偏基底部;基底部胞质呈强嗜碱性染色,顶部胞质含许多嗜酸性的分泌颗粒,称酶原颗粒。黏液性细胞的核扁圆形,居细胞基底部;除在核周的少量胞质呈嗜碱性染色外,大部分胞质几乎不着色,呈泡沫或空泡状。这两种腺细胞可以分别组成浆液性腺泡和黏液性腺泡。由这两种腺细胞共同组成的腺泡,称混合性腺泡。而分泌部完全由浆液性腺泡构成的腺体,称浆液性腺,如腮腺;完全由黏液性腺泡构成的腺体称黏液性腺,如十二指肠腺;由三种腺泡共同构成的腺体称混合性腺,如下颌下腺和舌下腺。大部分混合性腺泡主要由黏液性细胞组成,少量浆液性细胞位于腺泡的底部,在切片中呈半月形结构,称浆半月。

(二)导管

导管直接与分泌部通连,由单层或复层上皮构成,将分泌物排至体表或器官腔内。有的导管上皮细胞还可分泌或吸收水和电解质。

第二节 结缔组织

结缔组织(connective tissue)由细胞和大量细胞外基质构成。其细胞外基质包括无定形的基质、丝状的纤维和不断循环更新的组织液。细胞散在分布于细胞外基质内,细胞无极性。狭义的结缔组织指固有结缔组织,包括疏松结缔组织、致密结缔组织、脂肪组织和网状组织。广义的结缔组织还包括液态的血液和淋巴、坚硬的软骨组织和骨组织。结缔组织在体内分布广泛,具有连接、支持、营养、运输、保护等多种功能。

结缔组织均由胚胎时期的间充质演化而来。间充质由间充质细胞和无定形的基质构成,不含纤维。间充质细胞呈星状,细胞间以突起相互连接成细胞网。细胞核大,核仁明显,胞质呈弱嗜碱性。间充质细胞分化程度低,有很强的增殖分化能力。在胚胎时期能分化成多种结缔组织细胞、内皮细胞和平滑肌细胞等。成体的结缔组织内仍保留少量未分化的间充质细胞。

一、固有结缔组织

(一)疏松结缔组织

疏松结缔组织(loose connective tissue)又称蜂窝组织(areolar tissue),其特点是细胞种类较多,纤维数量较少,排列稀疏。疏松结缔组织广泛分布于器官之间和组织之间,具有连接、支持、防御和修复等功能。

1. 细胞

疏松结缔组织内有成纤维细胞、巨噬细胞、浆细胞、肥大细胞、脂肪细胞、未分化的间充质细胞和白细胞(图3-10)。各类细胞的数量和分布随存在的部位和功能状态而不同。

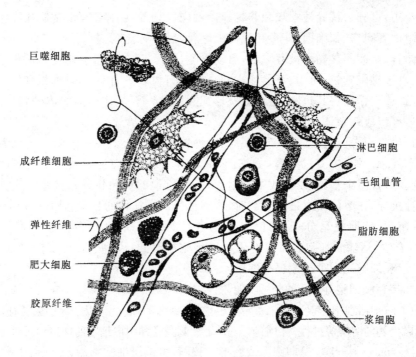

巨噬细胞

成纤维细胞

弹性纤维

肥大细胞

胶原纤维

淋巴细胞

毛细血管

脂肪细胞

浆细胞

图 3-10　疏松结缔组织模式图

（1）成纤维细胞（fibroblast）　是疏松结缔组织中最主要的细胞，常附着在胶原纤维上。功能活跃时，细胞较大，多突起；胞核较大，卵圆形，着色浅，核仁明显；胞质较丰富，呈弱嗜碱性（图 3-11）。成纤维细胞的分泌物构成了疏松结缔组织的各种纤维和基质（见后述）。成纤维细胞功能处于静止状态时，称纤维细胞（fibrocyte）。细胞较小，呈长梭形；胞核小而细长，着色深；胞质少，呈嗜酸性。在创伤等情况下，纤维细胞可转变为成纤维细胞，并向受损部位迁移，形成新的细胞外基质成分。

（2）巨噬细胞（macrophage）　是体内广泛存在的一种免疫细胞，具有强大的吞噬功能，在机体防御疾病中发挥重要作用。巨噬细胞形态多样，随功能状态而改变，功能活跃者，常伸出较长的伪足而形态不规则。胞核较小，圆或肾形，着色深。胞质丰富，多呈嗜酸性，可含有异物颗粒和空泡。电镜下，细胞表面有许多皱褶、微绒毛和少数球形隆起。胞质内含大量溶酶体、吞噬体、吞饮泡和残余体。细胞膜内侧有较多微丝和微管，参与细胞的运动。

在疏松结缔组织内固定的巨噬细胞又称组织细胞，常沿胶原纤维散在分布。当巨噬细胞周围出现细菌的产物、炎症变性蛋白等物质时，巨噬细胞受刺激伸出伪足，沿这些化学物质的浓度梯度朝浓度高的部位定向移动，聚集到产生和释放这些化学物质的部位，巨噬细胞因而变为游走的活化细胞。巨噬细胞的这种特性称趋化性，而这类化学物质称趋化因子。巨噬细胞的主要功能如下：

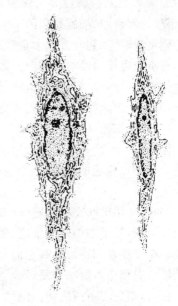

图 3-11　成纤维细胞结构模式图

①吞噬作用:可分为特异性吞噬和非特异性吞噬。特异性吞噬的前提是有抗体等识别因子识别和黏附被吞噬物,如细菌、病毒和异体细胞等,巨噬细胞通过其表面的抗体受体与识别因子特异性结合,从而间接黏附被吞噬物,启动吞噬过程。非特异性吞噬则无需识别因子的中介,巨噬细胞直接黏附碳粒、粉尘、衰老死亡的自体细胞和某些细菌等,进而吞噬。巨噬细胞黏附被吞噬物后,伸出伪足将其包围,摄入胞质形成吞噬体。吞噬体与溶酶体融合,吞噬物被溶酶体酶分解后可形成残余体。

②抗原提呈作用:抗原包括蛋白质、多肽、多糖等生物分子。每一个体的免疫系统能够识别自身抗原和外来抗原,主要对后者(如细菌、病毒等)以及表面抗原发生了变异的自身细胞(如肿瘤细胞和病毒感染细胞)发动攻击。因此,一般所说的抗原指外来抗原。当巨噬细胞吞噬了蛋白质性抗原,在溶酶体内进行分解时,能够把其最特征性的分子基团(称抗原决定基,为短肽)予以保留,与抗原提呈分子,即巨噬细胞自身的 MHC-II 类分子结合,形成抗原肽-MHC 分子复合物,运输到细胞表面。当 T 淋巴细胞接触到抗原肽后,便受到激活,发生免疫应答。因此,巨噬细胞是一种抗原提呈细胞。

③分泌功能:巨噬细胞有活跃的分泌功能,能合成和分泌上百种生物活性物质,包括溶菌酶、补体、多种细胞因子(如白细胞介素-1)等。溶菌酶能分解细菌的细胞壁,以杀灭细菌。补体参与炎症反应、对病原微生物的溶解等过程。白细胞介素-1 能刺激骨髓中白细胞的增殖和释放入血。

(3)浆细胞(plasma cell) 呈卵圆形或圆形。核圆,多偏居细胞一侧,异染色质常成粗块状,从核中心向核被膜呈辐射状分布。胞质丰富,呈嗜碱性,核旁有一浅染区。电镜下,浆细胞胞质内含大量平行排列的粗面内质网,浅染区内有高尔基复合体。浆细胞在一般的结缔组织内很少,而在病原微生物易于侵入的部位,如消化管、呼吸道的结缔组织及慢性炎症部位较多。浆细胞合成与分泌免疫球蛋白(immunoglobulin,Ig),即抗体(antibody)。抗体能与抗原相结合,形成抗原抗体复合物。因此,抗体能抑制或杀灭细菌与病毒,促进巨噬细胞对抗原的特异性吞噬。

(4)肥大细胞(mast cell) 细胞较大,圆形或卵圆形。胞核小而圆,染色深,位于中央。胞质内充满粗大的嗜碱性异染颗粒,颗粒易溶于水,故在切片上难以辨认该细胞。颗粒内含肝素、组胺、嗜酸性粒细胞趋化因子等。在一般情况下,肥大细胞很少进行分泌活动。当肥大细胞受到刺激时,以胞吐方式大量释放颗粒内物质(常称为脱颗粒),同时,胞质内还合成白三烯。肝素有抗凝血作用。组胺和白三烯可使皮肤的微静脉和毛细血管扩张,通透性增加,血浆蛋白和液体溢出,导致组织水肿,形成荨麻疹;可使支气管平滑肌痉挛,导致哮喘;可使全身小动脉扩张,导致血压急剧下降,引起休克。这些病症统称过敏反应。

(5)脂肪细胞(fat cell) 单个或成群存在。细胞体积大,常呈圆球形或相互挤压成多边形。胞质被一大脂滴挤到细胞周缘,成为很薄的一层包绕脂滴;核被挤压成扁圆形,位于细胞一侧。在 HE 染色的标本中,脂滴已被溶解,细胞呈空泡状。脂肪细胞可合成和贮存脂肪,参与脂类代谢。

(6)未分化的间充质细胞(undifferentiated mesenchymal cell) 分布在小血管,尤其是毛细血管周围,其形态似纤维细胞,是成体结缔组织内的干细胞,保留着间充质细胞多向分化的潜能。在炎症及创伤修复时它们大量增殖,可分化为成纤维细胞、内皮细胞和平滑肌细胞,参与结缔组织和小血管的修复。

(7)白细胞 血液内的白细胞,如中性粒细胞、嗜酸性粒细胞、淋巴细胞等,常以变形运动穿出毛细血管和微静脉,游走到疏松结缔组织内,行使防御功能。

2. 纤维

纤维分为胶原纤维、弹性纤维和网状纤维三种。

(1)胶原纤维(collagenous fiber) 在三种纤维中,数量最多,新鲜时呈白色,有光泽,故又名白纤维。于 HE 染色切片中呈嗜酸性。纤维粗细不等,直径 $0.5\sim10\mu m$,呈波浪形,有分支并交织成网。胶原纤维的生化成分为 I 型胶原蛋白。胶原蛋白由成纤维细胞分泌,干细胞外聚合为胶原原纤维,再经少量黏合质黏结成胶原纤维。电镜下胶原原纤维呈明暗交替的周期性横纹。胶原纤维的韧性大,抗拉力强。

(2)弹性纤维(elastic fiber) 直径 $0.2\sim1.0\mu m$,含量较胶原纤维少,但分布却很广。新鲜状态下呈黄色,又名黄纤维。在 HE 染色切片中,着色淡红,不易与胶原纤维区分;用醛复红能将弹性纤维染成紫色。弹性纤维较细,断端常卷曲,可有分支,交织成网。电镜下,弹性纤维主要由弹性蛋白组成。强烈的日光可使皮肤的弹性纤维断裂,导致皮肤失去弹性而产生皱纹。弹性纤维富于弹性,与胶原纤维混合交织在一起,使疏松结缔组织兼有弹性和韧性,有利于所在器官和组织保持形态和位置的相对恒定,又具有一定的可变性。

(3)网状纤维(reticular fiber) 直径 $0.5\sim2.0\mu m$,分支多,交织成网。网状纤维主要由 III 型胶原蛋白构成,表面被覆糖蛋白,于 HE 染色切片呈粉红色,镀银染色切片呈黑色。网状纤维主要存在于网状组织(见后述),也分布在结缔组织与其他组织交界处,如基膜的网板。

3. 基质

基质是由生物大分子构成的无定形胶状物,具有一定黏性,孔隙中有组织液。其生物大分子主要为蛋白多糖和纤维黏连蛋白。

(1)蛋白多糖(proteoglycan) 又称黏多糖,为基质的主要成分,是由多糖分子与蛋白质结合成的复合物,是人体内分子量最大的成分。多糖部分为氨基己糖多糖,又称糖胺多糖,主要分硫酸化和非硫酸化两种类型。前一类有硫酸软骨素、硫酸角质素和硫酸肝素等;后一类为透明质酸。自然状态的透明质酸是曲折盘绕的长链大分子,它构成蛋白多糖复合物的主干,其他糖胺多糖与蛋白质(核心蛋白)结合,并以核心蛋白为中心向外呈辐射状排列,形成蛋白多糖亚单位,后者再通过结合蛋白结合于透明质酸长链分子,形成蛋白多糖聚合体。大量蛋白多糖聚合体形成有许多微小孔隙的分子筛,小于孔隙的水和营养物、代谢产物、激素、气体分子等可以通过,大于孔隙的大分子物质、细菌等不能通过,使基质成为限制细菌等有害物扩散的防御屏障。溶血性链球菌和癌细胞等能产生透明质酸酶,分解蛋白多糖,破坏基质结构,得以扩散。

(2)纤维黏连蛋白(fibronectin) 是结缔组织基质中最主要的黏连性糖蛋白。这种大分子表面具有与多种细胞、胶原及蛋白多糖相结合的部位(即化学基团),因此是将这三种成分有机连接的媒介,对于细胞的分化和迁移也具有一定作用。

(3)组织液(tissue fluid) 在毛细血管动脉端,溶解有电解质、单糖、气体分子等小分子的水通过毛细血管壁,渗入基质内,成为组织液。在毛细血管静脉端,组织液的大部分又回到血液中,小部分则进入毛细淋巴管成为淋巴液,最后也回流入血。组织液不断更新,有利于血液与组织中的细胞进行物质交换,成为细胞赖以生存的体液环境。当组织液的产生和回流失去平衡时,或机体电解质和蛋白质代谢发生障碍时,基质中的组织液含量可增多或减少,导致组织水肿或脱水。

(二)致密结缔组织

致密结缔组织(dense connective tissue)以纤维为主要成分,纤维粗大,排列致密,以支持和连接为其主要功能。根据纤维的性质和排列方式,可分为以下几种类型。

1. 规则致密结缔组织

规则致密结缔组织主要构成肌腱和腱膜,使骨骼肌附着于骨。其大量密集的胶原纤维顺着受力方向平行排列成束。纤维束之间有腱细胞,为一种形态特殊的成纤维细胞,胞体伸出多个薄翼状突起插入纤维束之间。

2. 不规则致密结缔组织

不规则致密结缔组织主要见于真皮、硬脑膜、巩膜及许多器官的被膜内,其特点是粗大的胶原纤维纵横交织、形成致密的板层结构,纤维之间含少量基质和成纤维细胞。

3. 弹性组织

弹性组织是以弹性纤维为主的致密结缔组织。粗大的弹性纤维或平行排列成束,如项韧带和黄韧带,以适应脊柱运动;或编织成膜状,如弹性动脉的中膜,以缓冲血流压力。

(三)脂肪组织

脂肪组织(adipose tissue)主要由大量群集的脂肪细胞构成,被疏松结缔组织分隔成小叶。根据脂肪细胞结构和功能的不同,脂肪组织分为两类。

1. 黄色脂肪组织

黄色脂肪组织为通常所说的脂肪组织(在某些哺乳动物为白色)。其脂肪细胞内只有一个大的脂滴,故又称单泡脂肪细胞(图 3-12)。黄色脂肪组织主要分布在皮下、网膜和系膜等处,是体内最大的贮能库,还具有维持体温、缓冲、保护和填充等作用。

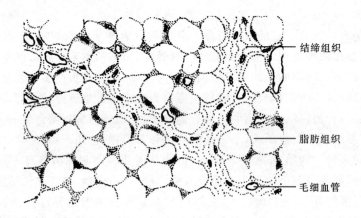

图 3-12 脂肪组织

2. 棕色脂肪组织

棕色脂肪组织其特点是组织中有丰富的毛细血管,脂肪细胞内散在许多小脂滴,线粒体大而丰富,核位于中央,称多泡脂肪细胞。棕色脂肪组织在成人极少,在新生儿及冬眠动物较多,主要分布在新生儿的肩胛间区、腋窝及颈后部。棕色脂肪组织在寒冷的刺激下,其脂肪细胞内的脂类分解、氧化,产生大量热能。

(四)网状组织

网状组织(reticular tissue)由网状细胞和网状纤维构成。网状细胞是有突起的星形细胞,相邻细胞的突起连接成网。胞核较大,圆形或卵圆形,着色浅,常见 1~2 个核仁。胞质较多,粗面内质网较丰富。网状纤维由网状细胞产生。网状纤维交织成网,并可深陷于网状细胞的胞体和突起内,成为网状细胞依附的支架(图3-13)。在体内网状组织不单独存在,而是构成造血组织和淋巴组织的基本组成成分,为血细胞发生和淋巴细胞发育提供适宜的微环境。

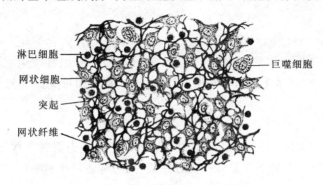

图3-13　网状组织

二、软骨组织

(一)软骨组织

软骨组织(cartilage tissue)由软骨细胞和细胞间质构成,间质呈均质状,由半固体凝胶状基质和纤维构成,基质主要成分为蛋白多糖和水分,其中水占90%。软骨间质无血管、淋巴管和神经,软骨细胞所需营养由软骨膜血管渗出供给。

(二)软骨

软骨由软骨组织及其周围的软骨膜构成,软骨组织由软骨细胞、基质及纤维构成。根据软骨组织内所含纤维成分的不同,可将软骨分为透明软骨、弹性软骨和纤维软骨三种,其中以透明软骨的分布较广,结构也较典型。

1. 透明软骨

透明软骨(hyaline cartilage)间质内仅含少量胶原原纤维,基质较丰富,新鲜时呈半透明状。主要分布于关节软骨、肋软骨等处。

(1)软骨细胞　软骨细胞位于软骨基质内的软骨陷窝中。在陷窝的周围,有一层染色深的基质,称软骨囊。软骨细胞在软骨内的分布有一定的规律性,靠近软骨膜的软骨细胞较幼稚,体积较小,呈扁圆形,单个分布。当软骨生长时,细胞渐向软骨的深部移动,并具有较明显的软骨囊,细胞在囊内进行分裂,逐渐形成有2~8个细胞的细胞群,称为同源细胞群。软骨细胞核椭圆形,细胞质弱嗜碱性,在HE切片中,因胞质的收缩,胞体变为不规则形,使软骨囊和细胞之间出现空隙(图3-14)。

(2)基质　透明软骨基质的化学组成主要为大分子的软骨黏蛋白,其主要成分是酸性糖胺多糖,染色呈碱性。

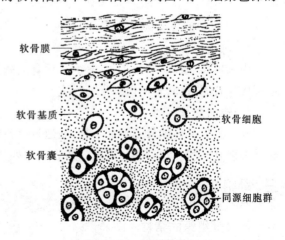

图3-14　透明软骨

（3）纤维　透明软骨中无胶原纤维，但有许多细小的无明显横纹的胶原原纤维，纤维排列不整齐。胶原约占软骨有机成分的 40%，软骨囊含胶原少而含有较多的硫酸软骨素，故嗜碱性强。

2. 纤维软骨

纤维软骨（fibrous cartilage）分布于椎间盘、关节盘及耻骨联合等处。基质内富含胶原纤维束，呈平行或交错排列。软骨细胞较小而少，成行排列于胶原纤维束之间。HE 染色切片中，纤维被染成红色，故不易见到软骨基质，仅在软骨细胞周围可见深染的软骨囊及少量淡染的嗜碱性基质（图 3-15）。

3. 弹性软骨

弹性软骨（elastic catilage）分布于耳廓及会厌等处。结构类似透明软骨，仅在间质中含有大量交织成网的弹性纤维，纤维在软骨中部较密集，周边部较稀少（图 3-16）。这种软骨具有良好的弹性。

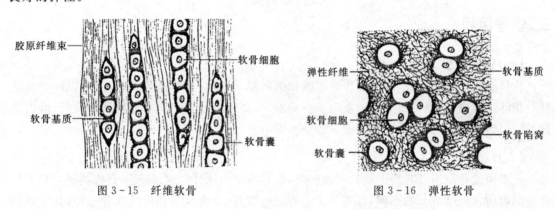

图 3-15　纤维软骨　　　　　　　　图 3-16　弹性软骨

（三）软骨膜

除关节面的软骨表面以外，软骨的周围均覆有一层较致密的结缔组织，即软骨膜。其外层纤维较致密，主要为保护作用；内层较疏松，富含细胞、神经及一些小血管。在紧贴软骨处的软骨膜内还有一种能形成骨或软骨的幼稚细胞（干细胞），呈梭形，可增殖分化为软骨细胞。软骨膜能保护及营养软骨，同时对软骨的生长有重要作用。

（四）软骨的生长方式

1. 内积生长

内积生长又称膨胀式生长，是通过软骨内软骨细胞的长大和分裂增殖，进而继续不断地产生基质和胶原，使软骨从内部生长增大。

2. 外加生长

外加生长又称软骨膜附加生长，是通过软骨膜内层的骨祖细胞向软骨表面不断添加新的软骨细胞，产生基质和纤维，使软骨从表面向外扩大。

三、骨组织

（一）骨组织的结构

骨组织（osseous tissue）由大量钙化的细胞间质及数种细胞组成。钙化的细胞间质称为骨基质。细胞有骨原细胞、成骨细胞、骨细胞及破骨细胞四种。骨细胞最多,位于骨基质内,其余三种细胞均位于骨组织的边缘。

1. 骨基质

骨基质(bone matrix)即骨的细胞间质,由有机成分和无机成分构成,含水极少。有机成分由成骨细胞分泌形成,包括大量胶原纤维(占有机成分的95％)及少量无定形基质。无机成分又称骨盐,主要为羟磷灰石结晶,属不溶性中性盐,呈细针状,沿胶原原纤维长轴规则排列并与之结合。有机成分与无机成分的紧密结合使骨十分坚硬。

骨基质结构呈板层状,称为骨板(bone lamella),成层排列的骨板犹如多层木质胶合板。同一骨板内的纤维相互平行,相邻骨板的纤维则相互垂直,这种结构形式有效地增强了骨的支持力。

2. 骨组织的细胞

(1)骨细胞(osteocyte) 单个分散于骨板内或骨板间。骨细胞是有许多细长突起的细胞,胞体较小,呈扁椭圆形,其所在空隙称骨陷窝,突起所在的空隙称骨小管(图3-17)。相邻骨细胞的突起以缝隙连接相连,骨小管则彼此连通。骨陷窝和骨小管内含组织液,可营养骨细胞和输送代谢产物。骨陷窝周围的薄层骨基质钙化程度较低,并可不断更新,对维持血钙的恒态水平有一定作用。

(2)骨祖细胞(osteoprogenitor cell) 是骨组织中的干细胞,位于骨外膜及骨内膜贴近骨

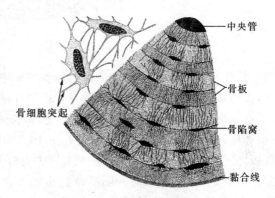

图3-17 骨细胞模式图

处。细胞较小,呈梭形,核椭圆形,细胞质少,弱嗜碱性。当骨组织生长或改建时,骨原细胞能分裂分化为成骨细胞。

(3)成骨细胞(osteoblast) 分布在骨组织表面,成年前较多,常排成一层,成年后较少。成骨细胞是具有细小突起的细胞,胞体呈矮柱状或椭圆形,其突起常伸入骨质表层的骨小管内,与表层骨细胞的突起形成连接。核圆形,多位于细胞的游离端。成骨时,成骨细胞分泌骨基质的有机成分,称为类骨质。当成骨细胞被类骨质包埋后,便成为骨细胞。

(4)破骨细胞(osteoclast) 主要在骨组织表面,数目较少。破骨细胞是一种多核的大细胞,目前认为它由多个单核细胞融合而成,无分裂能力。破骨细胞有溶解和吸收骨基质的作用。

(二)长骨的结构

长骨由骨松质、骨密质、骨膜、关节软骨及血管、神经等构成。

1. 骨松质

骨松质(spongy bone)分布于长骨的骨骺和骨干的内侧份,是大量针状或片状骨小梁相互连接而成的多孔隙网架结构,网孔即骨髓腔,其中充满骨髓。

2. 骨密质

骨密质(compact bone)分布于长骨骨干和骨骺的外侧份。骨密质内的骨板排列很有规律,按骨板排列方式可分为环骨板、骨单位和间骨板(图3-18)。

(1)环骨板 分布于长骨干的外侧面及近骨髓腔的内侧面,分别称为外环骨板及内环骨

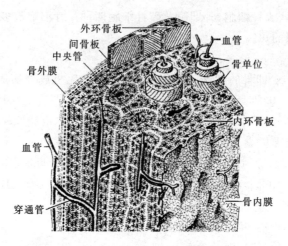

图 3 - 18　长骨骨干结构模式图

板。外环骨板较厚,约有 10～40 层,较整齐地环绕骨干排列。内环骨板较薄,仅由数层骨板组成,排列不甚规则。外环骨板及内环骨板均有横向穿越的小管,统称穿通管。

(2)骨单位(osteon)　又称哈弗系统,是长骨干起支持作用的主要结构单位。骨单位位于内、外环骨板之间,数量较多,呈筒状,由 10～20 层同心圆排列的骨板(哈弗骨板)围成。各层骨板之间有骨细胞。骨单位的中轴有一中央管,或称哈弗管,内含骨膜组织、毛细血管和神经。

各个骨单位表面都有一层厚约 $2\mu m$ 的黏合质,是一层含骨盐多而胶原纤维少或缺如的骨基质,在骨的横磨片上呈折光较强的轮廓线,称黏合线。

(3)间骨板　是填充在骨单位之间的一些不规则的平行骨板,它们是原有的骨单位或内外环骨板未被吸收的残留部分,其中除骨陷窝及骨小管外,无其他管道。

3. 骨膜

除关节面以外,骨的内、外表面分别覆以骨内膜和骨外膜。骨外膜分为两层:外层较厚,为致密结缔组织,纤维粗大而密集,有的纤维横向穿入外环骨板,称穿通纤维,起固定骨膜和韧带的作用;内层较薄,结缔组织疏松,含骨祖细胞和成骨细胞及小血管和神经。在骨髓腔面、骨小梁的表面、中央管及穿通管的内表面均衬有薄层结缔组织,即骨内膜。骨内膜的纤维细而少,细胞常排列成一层,这些细胞能分裂分化为成骨细胞。

(三)骨发生

骨由胚胎时期的间充质分化而来。在其发生过程中经历了不断的生长和改建,骨组织的形成与吸收交替进行,相辅相成。骨的发生有两种方式:膜内成骨和软骨内成骨。

1. 膜内成骨

膜内成骨又称膜性骨发生,由间充质先分化为原始结缔组织膜,再在此膜内成骨。额骨、顶骨、颞骨及锁骨等以此种方式发生。

2. 软骨内成骨

软骨内成骨又称软骨性骨发生。软骨内成骨先由间充质形成软骨雏形,此软骨不断生长,并逐渐被骨组织所替换。同时,在骨外膜的内层又并存着膜内成骨。颅底、躯干、四肢骨等主要是以此方式发生。现以长骨的发生为例说明软骨性骨发生的过程。

(1)软骨雏形的形成　间充质在将要形成长骨的部位分化出骨原细胞,进一步分化为软骨细胞;软骨细胞的不断生长,逐渐形成与长骨形状大致相似的透明软骨,其外被覆软骨膜。

（2）软骨周骨化（骨龄形成）。

（3）软骨内骨化 ①软骨退化及初级骨化中心形成;②骨髓腔的形成;③次级骨化中心出现与骺板形成。

（四）骨的再生及影响骨生长的因素

骨组织的再生能力较强。骨折以后,只要及时采取正确的措施,一般均可完全愈合。影响骨生长的因素很多,其中包括内因和外因两个方面。内因如遗传因素、母体妊娠期间的身体及营养状况等。外因如营养成分供应情况等。

四、血液

（一）血液的组成

血液（blood）约占体重的 7%,在成人循环血容量约 5L。血液由血浆（plasma）和血细胞（blood cell）组成。从血管取少量血液加入适量抗凝剂（如肝素或枸橼酸钠）,有形成分经自然沉降或离心沉淀后,血液可分出三层:上层为淡黄色的血浆,下层为红细胞,中间的薄层为白细胞和血小板。血浆相当于结缔组织的细胞间质,约占血液容积的 55%,其中 90% 是水,其余为血浆蛋白（白蛋白、球蛋白、纤维蛋白原）、脂蛋白、脂滴、无机盐、酶、激素、维生素和各种代谢产物。血液流出血管后,溶解状态的纤维蛋白原转变为不溶解状态的纤维蛋白,于是凝固成血块。血块静置后即析出淡黄色清明的液体,称血清（serum）。血细胞约占血液容积的 45%,包括红细胞、白细胞和血小板。在正常生理情况下,血细胞和血小板有一定的形态结构,并有相对稳定的数量。血细胞形态结构的光镜观察,通常采用 Wright 或 Giemsa 染色的血涂片标本。血细胞分类和计数的正常值见表 3-2。

表 3-2 血细胞分类和正常值

血细胞	正常值	白细胞	正常值
红细胞	男:$(4.0\sim5.5)\times10^{12}$/L	中性粒细胞	50%~70%
	女:$(3.5\sim5.0)\times10^{12}$/L	嗜酸性粒细胞	0.5%~3.0%
白细胞	$(4.0\sim10.0)\times10^{9}$/L	嗜碱性粒细胞	0%~1.0%
		单核细胞	3.0%~8.0%
血小板	$(100\sim300)\times10^{9}$/L	淋巴细胞	25%~30%

血细胞形态、数量、比例和血红蛋白含量的测定称为血象。患病时,血像常有显著变化,故检查血像对了解机体状况和诊断疾病十分重要。

（二）血细胞

1. 红细胞

红细胞（erythrocyte,red blood cell）直径 7~8.5μm,呈双凹圆盘状,中央较薄（1.0μm）,周缘较厚（2.0μm）,故在血涂片标本中呈中央染色较浅、周缘较深。在扫描电镜下,可清楚地显示红细胞这种形态特点。红细胞的这种形态使它具有较大的表面积（约 140μm²）,从而能最大限度地适应其携带 O_2 和 CO_2 的功能。新鲜单个红细胞为黄绿色,大量红细胞使血液呈猩红色,而且多个红细胞常叠连一起呈串钱状,称红细胞缗线。红细胞有一定的弹性和可塑性,细胞通过毛细血管时可改变形状。

成熟红细胞无细胞核,也无细胞器,胞质内充满血红蛋白(hemoglobin,Hb)。血红蛋白是含铁的蛋白质,它具有结合与运输 O_2 和 CO_2 的功能,所以红细胞能供给全身组织和细胞所需的 O_2,带走所产生的部分 CO_2。

正常成人红细胞数的平均值,男性约 $(4.0\sim5.5)\times10^{12}/L$,女性约 $(3.5\sim5.0)\times10^{12}/L$。血液中血红蛋白含量,男性约 $120\sim150g/L$,女性约 $110\sim140g/L$。一般说,红细胞数少于 $3.0\times10^{12}/L$,血红蛋白低于 $100g/L$ 则为贫血。此时常伴有红细胞的直径及形态的改变,如大红细胞贫血的红细胞平均直径 $>9\mu m$,小红细胞贫血的红细胞平均直径 $<6\mu m$。缺铁性贫血的红细胞,由于血红蛋白的含量明显降低,以致中央淡染区明显扩大。

红细胞的渗透压与血浆相等,使出入红细胞的水分维持平衡。当血浆渗透压降低时,过量水分进入细胞,细胞膨胀成球形,甚至破裂,血红蛋白逸出,称为溶血(hemolysis);溶血后残留的红细胞膜囊称为血影(ghost)。反之,若血浆的渗透压升高,可使红细胞内的水分析出过多,致使红细胞皱缩。凡能损害红细胞的因素,如脂溶剂、蛇毒、溶血性细菌等均能引起溶血。

红细胞的细胞膜,除具有一般细胞膜的共性外,还有其特殊性,例如红细胞膜上有 ABO 血型抗原。

外周血中除大量成熟红细胞以外,还有少量未完全成熟的红细胞,称为网织红细胞(reticulocyte),在成人约为红细胞总数的 $0.5\%\sim1.5\%$,新生儿较多,可达 $3\%\sim6\%$。网织红细胞的直径略大于成熟红细胞,在常规染色的血涂片中不能与成熟红细胞区分。用煌焦蓝作体外活体染色,可见网织红细胞的胞质内有染成蓝色的细网或颗粒,它是细胞内残留的核糖体。核糖体的存在,表明网织红细胞仍有一些合成血红蛋白的功能。红细胞完全成熟时,核糖体消失,血红蛋白的含量即不再增加。贫血患者如果造血功能良好,其血液中网织红细胞的百分比值增高。因此,网织红细胞的计数有一定临床意义,它是贫血等某些血液病的诊断、疗效判断和估计预后的指标之一。

红细胞的平均寿命约 120 天。衰老的红细胞多在脾、骨髓和肝等处被巨噬细胞吞噬,同时由红骨髓生成和释放同等数量红细胞进入外周血液,维持红细胞数的相对恒定。

2. 白细胞

白细胞(leukocyte,white blood cell)为无色有核的球形细胞,体积比红细胞大,能做变形运动,具有防御和免疫功能。成人白细胞的正常值为 $(4.0\sim10)\times10^9/L$。男女无明显差别。婴幼儿稍高于成人。血液中白细胞的数值可受各种生理因素的影响,如劳动、运动、饮食及妇女月经期,均略有增多。在疾病状态下,白细胞总数及各种白细胞的百分比值皆可发生改变。

光镜下,根据白细胞胞质有无特殊颗粒,可将其分为有粒白细胞和无粒白细胞两类。有粒白细胞又根据颗粒的嗜色性,分为中性粒细胞、嗜酸性粒细胞及嗜碱性粒细胞。无粒白细胞有单核细胞和淋巴细胞两种。

(1)中性粒细胞(neutrophilic granulocyte,neutrophil) 占白细胞总数的 $50\%\sim70\%$,是白细胞中数量最多的一种。细胞呈球形,直径 $10\sim12\mu m$,核染色质呈团块状。核的形态多样,有的呈腊肠状,称杆状核;有的呈分叶状,叶间有细丝相连,称分叶核。细胞核一般为 $2\sim5$ 叶,正常人以 $2\sim3$ 叶者居多。在某些疾病情况下,核 $1\sim2$ 叶的细胞百分率增多,称为核左移;

核 4～5 叶的细胞增多,称为核右移。一般说核分叶越多,表明细胞越接近衰老,但这不是绝对的,在有些疾病情况下,新生的中性粒细胞也可出现细胞核为 5 叶或更多叶的。杆状核粒细胞则较幼稚,约占粒细胞总数的 5%～10%,在机体受细菌严重感染时,其比例显著增高。

中性粒细胞的胞质染成粉红色,含有许多细小的淡紫色及淡红色颗粒,颗粒可分为嗜天青颗粒和特殊颗粒两种。嗜天青颗粒较少,呈紫色,约占颗粒总数的 20%,光镜下着色略深,体积较大;电镜下呈圆形或椭圆形,直径 $0.6～0.7\mu m$,电子密度较高,它是一种溶酶体,含有酸性磷酸酶和过氧化物酶等,能消化分解吞噬的异物。特殊颗粒数量多,淡红色,约占颗粒总数的 80%,颗粒较小,直径 $0.3～0.4\mu m$,呈哑铃形或椭圆形,内含碱性磷酸酶、吞噬素、溶菌酶等。吞噬素具有杀菌作用,溶菌酶能溶解细菌表面的糖蛋白。

中性粒细胞具有活跃的变形运动和吞噬功能。当机体某一部位受到细菌侵犯时,中性粒细胞对细菌产物及受感染组织释放的某些化学物质具有趋化性,能以变形运动穿出毛细血管,聚集到细菌侵犯部位,大量吞噬细菌,由此可见,中性粒细胞在体内起着重要的防御作用。中性粒细胞吞噬细菌后,自身也常坏死,成为脓细胞。中性粒细胞在血液中停留约 6～7 小时,在组织中存活约 1～3 天。

(2)嗜酸性粒细胞(eosinophilic granulocyte,eosinophil)　占白细胞总数的 0.5%～3%。细胞呈球形,直径 $10～15\mu m$,核常为 2 叶,胞质内充满粗大(直径 $0.5～1.0\mu m$)、均匀、略带折光性的嗜酸性颗粒,染成橘红色。电镜下,颗粒多呈椭圆形,有膜包被,内含颗粒状基质和方形或长方形晶体。颗粒含有酸性磷酸酶、芳基硫酸酯酶、过氧化物酶和组胺酶等,因此它也是一种溶酶体。

嗜酸性粒细胞也能做变形运动,并具有趋化性。它能吞噬抗原抗体复合物,释放组胺酶灭活组胺,从而减弱过敏反应。嗜酸性粒细胞还能借助抗体与某些寄生虫表面结合,释放颗粒内物质,杀灭寄生虫。故而嗜酸性粒细胞具有抗过敏和抗寄生虫作用。在过敏性疾病或寄生虫病时,血液中嗜酸性粒细胞增多。它在血液中一般仅停留数小时,在组织中可存活 8～12 天。

(3)嗜碱性粒细胞(basoophilic granulocyte,basophil)　数量最少,占白细胞总数的 0～1.5%。细胞呈球形,直径 $10～12\mu m$。胞核分叶或呈 S 形或不规则形,着色较浅。胞质内含有嗜碱性颗粒,大小不等,分布不均,染成蓝紫色,可覆盖在核上。颗粒具有异染性,甲苯胺蓝染色呈紫红色。电镜下,嗜碱性颗粒内充满细小微粒,呈均匀状或螺纹状分布。颗粒内含有肝素和组胺,可被快速释放;而白三烯则存在于细胞基质内,它的释放较前者缓慢。肝素具有抗凝血作用,组胺和白三烯参与过敏反应。嗜碱性粒细胞在组织中可存活 12～15 天。

嗜碱性粒细胞与肥大细胞,在分布、胞核的形态以及颗粒的大小与结构上,均有所不同。但两种细胞都含有肝素、组胺和白三烯等成分,故嗜碱性粒细胞的功能与肥大细胞相似,但两者的关系尚待研究。

(4)单核细胞(monocyte)　占白细胞总数的 3%～8%。它是白细胞中体积最大的细胞,直径 $14～20\mu m$,呈圆形或椭圆形。胞核形态多样,呈卵圆形、肾形、马蹄形或不规则形等。核常偏位,染色质颗粒细而松散,故着色较浅。胞质较多,呈弱嗜碱性,含有许多细小的嗜天青颗粒,使胞质染成深浅不匀的灰蓝色。颗粒内含有过氧化物酶、酸性磷酸酶、非特异性酯酶和溶菌酶,这些酶不仅与单核细胞的功能有关,而且可作为与淋巴细胞的鉴别点。电镜下,细胞表面有皱褶和微绒毛,胞质内有许多吞噬泡、线粒体和粗面内质网,颗粒具溶酶体样结构。

单核细胞具有活跃的变形运动、明显的趋化性和一定的吞噬功能。单核细胞是巨噬细胞的前身,它在血流中停留 1~5 天后,穿出血管进入组织和体腔,分化为巨噬细胞。单核细胞和巨噬细胞都能消灭侵入机体的细菌,吞噬异物颗粒,消除体内衰老损伤的细胞,并参与免疫,但其功能不及巨噬细胞强。

(5)淋巴细胞(lymphocyte) 占白细胞总数的 20%~30%,圆形或椭圆形,大小不等。直径 6~8μm 的为小淋巴细胞,9~12μm 的为中淋巴细胞,13~20μm 的为大淋巴细胞。小淋巴细胞数量最多,细胞核圆形,一侧常有小凹陷,染色质致密呈块状,着色深,核占细胞的大部,胞质很少,在核周成一窄缘,嗜碱性,染成蔚蓝色,含少量嗜天青颗粒。其中淋巴细胞和大淋巴细胞的核呈椭圆形,染色质较疏松,故着色较浅,胞质较多,胞质内也可见少量嗜天青颗粒。少数大、中淋巴细胞的核呈肾形,胞质内含有较多的大嗜天青颗粒,称为大颗粒淋巴细胞。电镜下,淋巴细胞的胞质内主要是大量的游离核糖体,其他细胞器均不发达。血液中的淋巴细胞至少可分为 T 细胞、B 细胞、杀伤(K)细胞和自然杀伤(NK)细胞等四类。

血液中的 T 细胞约占淋巴细胞总数的 75%,它参与细胞免疫,如排斥异体移植、抗肿瘤等,并具有免疫调节功能。B 细胞约占血中淋巴细胞总数的 10%~15%。B 细胞受抗原刺激后增殖分化为浆细胞,产生抗体,参与体液免疫。

3. 血小板

血小板(blood platelet)或称血栓细胞(thrombocyte),正常数值为 $(100~300)×10^9/L$。它是骨髓中巨核细胞胞质脱落下来的小块,故无细胞核,表面有完整的细胞膜。血小板体积甚小,直径 2~4μm,呈双凸扁盘状;当受到机械或化学刺激时,则伸出突起,呈不规则形。在血涂片中,血小板常呈多角形,聚集成群。血小板中央部分有着蓝紫色的颗粒,称颗粒区(granulomere);周边部分呈均质浅蓝色,称透明区(hyalomere)。电镜下,血小板的膜表面有糖衣,细胞内无核,但有小管系、线粒体、微丝和微管等细胞器,以及血小板颗粒和糖原颗粒等。血小板在止血和凝血过程中起重要作用。血小板的表面糖衣能吸附血浆蛋白和凝血因子Ⅲ,血小板颗粒内含有与凝血有关的物质。当血管受损害或破裂时,血小板受刺激,由静止相变为机能相,迅即发生变形,表面黏度增大,凝聚成团;同时在表面第Ⅲ因子的作用下,使血浆内的凝血酶原变为凝血酶,后者又催化纤维蛋白原变成丝状的纤维蛋白,与血细胞共同形成凝血块止血。血小板颗粒物质的释放,则进一步促进止血和凝血。血小板还有保护血管内皮、参与内皮修复、防止动脉粥样硬化的作用。血小板寿命约 7~14 天。血液中的血小板数低于 $100×10^9/L$ 为血小板减少,低于 $50×10^9/L$ 则有出血危险。

(三)骨髓和血细胞发生

人的血细胞最初是在胚胎时期卵黄囊壁的血岛中生成,随着卵黄囊血管的出芽成网并与胚体的血管连通,血岛的造血干细胞便迁移到胚体内,先后播散到肝脏和骨髓等器官内,造血干细胞增殖分化成各种血细胞,从胚胎后期至出生后,骨髓成为主要的造血器官。

1. 骨髓的结构

骨髓是人体最大的造血器官,占体重的 4%~6%,分为红骨髓(red bone marrow)和黄骨髓(yellow bone marrow)。胎儿及婴儿时期的骨髓都是红骨髓,从 5 岁开始,长骨骨干内的骨髓出现脂肪组织,并随年龄增长而逐渐增多,最后成为黄骨髓,这时,红骨髓则主要分布在扁骨、不规则骨和长骨骺端的骨松质中,造血功能活跃。黄骨髓内仅有少量幼稚血细胞,当机体需要时,这些有分化潜能的造血细胞可转变为红骨髓进行造血。在组织结构上,红骨髓主要由造血组织和血窦组成。

(1)造血组织 由网状组织构成的支架和堆积在上面的各发育阶段的造血细胞所组成。网状组织包括网状细胞和网状纤维;网孔中除各种造血细胞外,还有少量造血干细胞、巨噬细胞、脂肪细胞和间充质细胞等,它们形成骨髓中的基质细胞,与骨髓内的神经成分、微血管、基质等成分一起构成血细胞生长的造血诱导微环境,调节造血细胞的增殖和分化。

(2)血窦 骨髓内扩大的毛细血管,腔大而迂曲,形状不规则。窦壁衬贴有孔内皮,内皮基膜不完整,呈断续状,基膜外有扁平多突的周细胞覆盖。当造血功能活跃,覆盖面减小,利于血细胞穿过。血窦壁内外的单核细胞和巨噬细胞,有吞噬清除血流中异物、细菌及衰老细胞的功能。

2. 造血干细胞和造血祖细胞

在骨髓内,造血干细胞(hematopoietic stem cell)又称多能干细胞(multipotial stem cell),经微环境的调节增殖分化成造血祖细胞(hematopoietic progenitor),失去了多能分化能力,但能向一个或多个细胞系定向分化,故称定向干细胞(committed stem cell)。

(1)造血干细胞 源于受精3周时的人胚卵黄囊血岛,随血岛四周出芽血管的建立并与胚体循环连通,经血流迁入胚肝,开始造血。出生后,造血干细胞则主要存在于红骨髓,其基本特征是:有很强的增殖潜能;有多向分化能力;有自我复制能力。造血干细胞的形态结构,至今尚无定论,说法不一。

(2)造血祖细胞 由造血干细胞分化而来,形成的分化方向确定的干细胞,也称定向干细胞,能分化成不同的、形态可辨认的幼稚细胞系。目前已确认的造血祖细胞有:①红细胞系造血祖细胞。②中性粒细胞-巨噬细胞系造血祖细胞。③巨核细胞系造血祖细胞。

3. 血细胞发生过程的形态演变

血细胞的发生从幼稚到成熟大致可分为三个时期:原始阶段、幼稚阶段(又分为早、中、晚三期)和成熟阶段。每个阶段都有自己的形态结构特点,是血液病诊断的重要依据。一般规律大致如下:①胞体由大变小,而巨核细胞的发生则由小变大。②胞核由大变小,红细胞核最后消失,粒细胞核由圆形逐渐变成杆状乃至分叶状,巨核细胞的核由小变大呈分叶状;染色质逐渐变粗密,核仁渐消失。③胞质由少增多,嗜碱性逐渐变弱,但单核细胞和淋巴细胞仍保持嗜碱性;胞质内的特殊结构如血红蛋白、特殊颗粒、嗜天青颗粒等均由无到有,并逐渐增多。④细胞分裂能力逐渐减弱到消失,但淋巴细胞仍有很强的潜在分裂能力。

第三节 肌组织

肌组织(muscle tissue)主要由肌细胞构成。肌细胞间有少量结缔组织、血管、淋巴管及神经。肌细胞因呈细长纤维形,故又称肌纤维(muscle fiber),其细胞膜称肌膜(sarcolemma),细胞质称肌浆(scacoplasm)。肌组织分为骨骼肌、心肌和平滑肌三种,前两种属横纹肌。骨骼肌受躯体神经支配,属随意肌;心肌和平滑肌受自主神经支配,为不随意肌。

一、骨骼肌

骨骼肌(skeletal muscle)一般借肌腱附于骨骼。致密结缔组织包裹在整块肌肉外面形成肌外膜(epimysium)。肌外膜的结缔组织伸入肌肉内,将其分隔形成肌束,包裹肌束的结缔组织称肌束膜（perimysium）。分布在每条肌纤维外面的结缔组织称肌内膜（endomysium）（图 3-19）。结缔组织对骨骼肌具有支持、连接、营养和功能调整作用。除骨骼肌纤维外，骨骼肌中还有一种扁平、有突起的肌卫星细胞，附着在肌纤维表面；当后者受损伤后，肌卫星细胞可增殖分化，参与肌纤维的修复，因此具有干细胞性质。

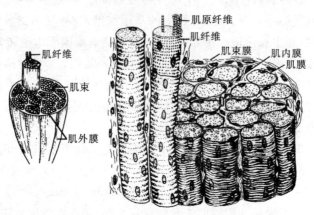

图 3-19 骨骼肌模式图

（一）骨骼肌纤维的光镜结构

骨骼肌纤维呈长圆柱状，直径 $10\sim100\mu m$，长 $1\sim40mm$，肌膜外面有基膜贴附。骨骼肌纤维是多核细胞，一条肌纤维内含有几十个甚至几百个核，核呈扁椭圆形，位于肌膜下方。在肌浆中有沿肌纤维长轴平行排列的肌原纤维，呈细丝样，直径 $1\sim2\mu m$。每条肌原纤维上都有明暗相间的带，各条肌原纤维的明带和暗带都准确地排列在同一平面上，因而构成了骨骼肌纤维明暗相间的周期性横纹（图 3-20）。明带又称 I 带，暗带又称 A 带。用油镜观察，可见暗带中央有一条浅色窄带，称 H 带，H 带中央有一条深色的 M 线，明带中央有一条深色的 Z 线。相邻两条 Z 线之间的一段肌原纤维称为肌节（sarcomere）。每个肌节由 1/2 I 带＋A 带＋1/2 I 带组成（图 3-21）。暗带的长度恒定，为 $1.5\mu m$；明带的长度依骨骼肌纤维的收缩或舒张状态而异，最长可达 $2\mu m$；而肌节的长度介于 $1.5\sim3.5\mu m$，在一般安静状态约为 $2\mu m$。肌节递次排列构成肌原纤维，是骨骼肌纤维结构和功能的基本单位。

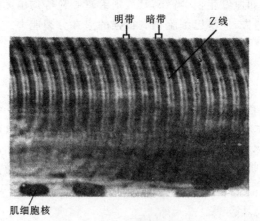

图 3-20 骨骼肌的纵切面

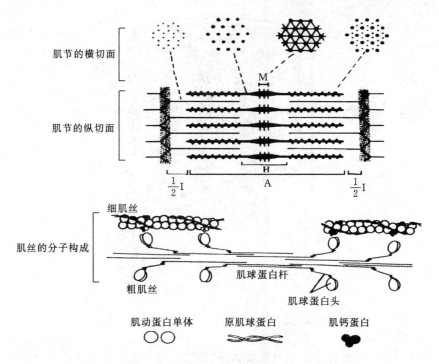

肌节的横切面

肌节的纵切面

M

H

$\frac{1}{2}$I　　A　　$\frac{1}{2}$I

肌丝的分子构成

细肌丝

肌球蛋白杆

粗肌丝

肌球蛋白头

肌动蛋白单体　　原肌球蛋白　　肌钙蛋白

图 3-21　骨骼肌肌原纤维超微结构及肌丝分子构成示意图

(二)骨骼肌纤维的超微结构

1. 肌原纤维

肌原纤维(myofibril)由粗、细两种肌丝构成,沿肌原纤维的长轴排列。粗肌丝位于肌节中部,两端游离,中央借 M 线固定。细肌丝位于肌节两侧,一端附着于 Z 线,另一端伸至粗肌丝之间,与之平行走行,其末端游离,止于 H 带的外侧。明带仅由细肌丝构成,H 带仅有粗肌丝,H 带两侧的暗带部分两种肌丝皆有。在横断面上可见每 1 根粗肌丝的周围排列着 6 根细肌丝,每 1 根细肌丝周围有 3 根粗肌丝(图 3-22)。细肌丝由肌动蛋白、原肌球蛋白和肌钙蛋白组成。肌动蛋白由球形肌动蛋白单体连接成串珠状,并形成双股螺旋链,每个肌动蛋白单体都有一个可与粗肌丝的肌球蛋白头部相结合的位点,但在肌纤维处于非收缩状态时,该位点被原肌球蛋白掩盖。原肌球蛋白是由两条多肽链相互缠绕形成的双股螺旋状分子,首尾相连,嵌于肌动蛋白双股螺旋链的浅沟内。肌钙蛋白为球形,附着于原肌球蛋白分子上,可与 Ca^{2+} 相结合。粗肌丝由肌球蛋白分子组成。后者形如豆芽,可以屈动。大量肌球蛋白分子平行排列,集合成束,组成一条粗肌丝。分子尾端朝向 M 线,头部朝向 Z 线,并突出于粗肌丝表面,形成电镜下可见的横桥。

2. 横小管

横小管(transverse)是肌膜向肌浆内凹陷形成的管状结构,其走向与肌纤维长轴垂直,位于暗带与明带交界处。同一平面上的横小管分支吻合,环绕每条肌原纤维(图 3-22),可将肌膜的兴奋迅速传导至肌纤维内部。

3. 肌浆网

肌浆网(sarcoplasmic)是肌纤维中特化的滑面内质网,位于横小管之间。其中纵行包绕每

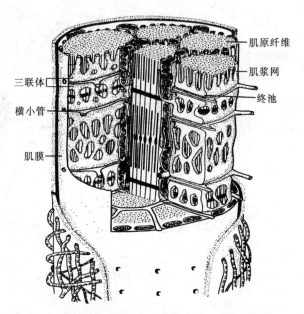

图 3-22　骨骼肌纤维超微结构立体模式图

条肌原纤维的,称纵小管;两端扩大呈扁囊状,称终池。每条横小管与两侧的终池组成三联体,在此部位将兴奋从肌膜传递到肌浆网膜(图 3-22)。肌浆网膜上有钙泵和钙通道。钙泵能逆浓度差把肌浆中的 Ca^{2+} 泵入肌浆网内贮存,使其内的 Ca^{2+} 浓度为肌浆中的上千倍。当肌浆网膜接受兴奋后,钙通道开放,大量 Ca^{2+} 涌入肌浆。此外,肌原纤维之间有大量线粒体、糖原及少量脂滴,肌浆内还有可与氧结合的肌红蛋白。

(三)骨骼肌纤维的收缩原理

骨骼肌纤维的收缩机制为肌丝滑动原理,其主要过程为:①运动神经末梢将神经冲动传递给肌膜;②肌膜的兴奋经横小管传递给肌浆网,大量 Ca^{2+} 涌入肌浆;③Ca^{2+} 与肌钙蛋白结合,肌钙蛋白、原肌球蛋白发生构型或位置变化,暴露出肌动蛋白上与肌球蛋白头部的结合位点,二者迅速结合;④ATP 被分解并释放能量,肌球蛋白的头及杆发生屈动,将肌动蛋白向 M 线牵引;⑤细肌丝在粗肌丝之间向 M 线滑动,明带缩短,肌节缩短,肌纤维收缩。⑥收缩结束后,肌浆内的 Ca^{2+} 被泵回肌浆网,肌钙蛋白等恢复原状,肌纤维松弛。

二、心肌

心肌(cardiac muscle)分布于心壁和临近心脏的大血管壁上,其收缩有自动节律性。

(一)心肌纤维的光镜结构

心肌纤维呈不规则的短圆柱状,有分支,互连成网。连接处染色较深,称闰盘。多数心肌纤维有一个核,少数有双核,核呈卵圆形,位于细胞中央。心肌纤维也呈明暗相间的周期性横纹,核周围的胞质内可见脂褐素,随年龄增长而增多(图 3-23)。

(二)心肌纤维的超微结构

心肌纤维的超微结构与骨骼肌纤维相似,也含有粗、细两种肌丝及其组成的肌节(图

3-24)。心肌纤维的特点是：①肌原纤维的粗细不等、界限不分明，肌原纤维间有极为丰富的线粒体以及横小管、肌浆网等。②横小管较粗，位于 Z 线水平。③肌浆网稀疏，纵小管不发达，终池少而小，多见横小管与一侧的终池紧贴形成二联体。因此，心肌纤维的贮钙能力低，收缩前尚需从细胞外摄取 Ca^{2+}。④闰盘的横位部分位于 Z 线水平，有中间连接和桥粒，使心肌纤维间的连接牢固；在闰盘的纵位部分存在缝隙连接，便于细胞间化学信息的交流和电冲动的传导，分别使心房肌和心室肌整体的收缩和舒张同步化。

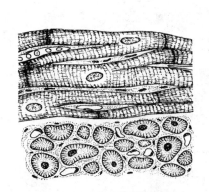

图 3-23　心肌纤维光镜结构图

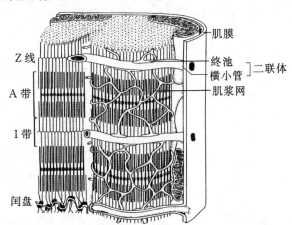

图 3-24　心肌纤维超微结构立体模式图

三、平滑肌

平滑肌（smooth muscle）广泛分布于消化管、呼吸道、血管等中空性器官的管壁内。

（一）平滑肌纤维的光镜结构

平滑肌纤维呈长梭形，细胞中央有一个杆状或椭圆形的核，常呈扭曲状，胞质嗜酸性，无横纹（图 3-25）。平滑肌纤维一般长 $200\mu m$，直径 $8\mu m$；但大小不均，如小血管壁上的平滑肌纤维短至 $20\mu m$，妊娠末期的子宫平滑肌纤维可长达 $500\mu m$。

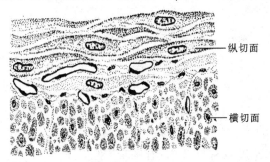

图 3-25　平滑肌纤维光镜结构图

（二）平滑肌纤维的超微结构

平滑肌细胞内无肌原纤维，可见大量密斑、密体、中间丝、细肌丝和粗肌丝。密斑和密体的电子密度较高，前者位于肌膜下，后者位于肌浆中，为梭形小体。中间丝由结蛋白构成，直径

10nm,连接于密斑、密体之间,形成梭形的细胞骨架(图 3-26)。粗、细肌丝的数量比约为1∶12。细肌丝主要由肌动蛋白组成,一端附着于密斑或密体,另一端游离,环绕在粗肌丝周围。粗肌丝由肌球蛋白构成,呈圆柱状,表面有成行排列的横桥,相邻的两行横桥屈动方向相反。若干条粗肌丝和细肌丝聚集形成肌丝单位,又称收缩单位。细胞内只有少量肌浆网,细胞收缩时也需从细胞外摄取 Ca^{2+}。平滑肌纤维的收缩也是以粗、细肌丝间的滑动为基础。由于细肌丝以及细胞骨架的附着点密斑呈螺旋状分布,当肌丝动时,肌纤维呈螺旋状扭曲,长轴缩短。平滑肌纤维之间有较发达的缝隙连接,可传递信息和电冲动,引起相邻肌纤维的同步收缩。

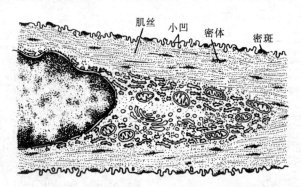

图 3-26　平滑肌纤维超微结构模式图

第四节　神经组织

神经组织(nervous tissue)由神经细胞和神经胶质细胞组成,是神经系统中最主要的组织成分。神经细胞也称神经元(neuron),每个神经元都具有接受刺激、整合信息和传导冲动的能力;通过神经元之间的联系,把接受的信息加以分析或贮存,并可传递给骨骼肌、内脏平滑肌和腺体等,以产生效应;此外,它们也是意识、记忆、思维和行为调节的基础。神经胶质细胞(neuroglial cell)的数量为神经元的 10～50 倍,对神经元起支持、保护、营养和绝缘等作用。

一、神经元

神经元的形态不一,但都可分为胞体、树突和轴突三部分(图 3-27)。

(一)神经元的结构

1. 胞体

胞体是神经元的营养和代谢中心,主要位于大脑和小脑的皮质、脑干和脊髓的灰质以及神经节内;有圆形、锥形、梭形和星形等;其大小相差悬殊,均由细胞膜、细胞质和细胞核构成。

(1)细胞膜　是可兴奋膜,具有接受刺激、处理信息、产生和传导神经冲动的功能。神经元细胞膜的性质取决于膜蛋白,其中有些是离子通道,如 Na^+ 通道、K^+ 通道、Ca^{2+} 通道

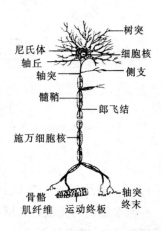

图 3-27　神经元模式图

和 Cl^- 通道等;有些膜蛋白是受体,与相应的神经递质结合后,可使某种离子通道开放。

(2)细胞质 在光镜下,其特征性结构为尼氏体和神经原纤维。尼氏体具强嗜碱性,均匀分布;于大神经元,如脊髓运动神经元,呈粗大的斑块状,于小神经元,如神经节内的神经元,呈细颗粒状。电镜下,尼氏体由发达的粗面内质网(图3-28)和游离核糖体构成,表明神经元具有活跃的蛋白质合成功能,主要合成更新细胞器所需的结构蛋白、合成神经递质所需的酶类以及肽类的神经调质。神经递质(neurotransmitter)是神经元向其他神经元或效应细胞传递化学信息的载体,一般为小分子物质,在神经元的轴突终末合成。神经调质(neuromodulator)一般为肽类,能增强或减弱神经元对神经递质的反应,起调节作用。神经原纤维(neurofibril):在 HE 染色切片中无法分辨。在镀银染色切片中,呈棕黑色细丝,交错排列成网,并伸入树突和轴突内。电镜下由神经丝和微管构成。神经丝是由神经丝蛋白构成的一种中间丝。它们除了构成神经元的细胞骨架外,微管还参与物质运输。胞质中还含有线粒体、高尔基复合体、溶酶体等细胞器,此外也含有随年龄而增多的脂褐素。

(3)细胞核 位于胞体中央,大而圆,核被膜明显,常染色质多,故着色浅,核仁也大而圆。

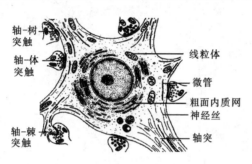

图3-28 多级神经元结构模式图

2. 树突

每个神经元有一至多个树突(dendrite),形如树枝状,即从树突干发出许多分支。在分支上常可见大量短小突起,称树突棘。树突内胞质的结构与胞体相似。树突的功能主要是接受刺激。树突和树突棘极大地扩展了神经元接受刺激的表面积。因此,神经元整合信息的能力与其树突的分支程度以及树突棘的数目有密切关系。

3. 轴突

每个神经元只有一个轴突(axon),一般由胞体发出,短者仅数微米,长者可达 1m 以上。光镜下胞体发出轴突的部位常呈圆锥形,称轴丘,此区无尼氏体,故染色淡。轴突一般比树突细,直径较均一,有侧支呈直角分出。轴突末端的分支较多,形成轴突终末。轴突表面的胞膜称轴膜(axolemma),内含的胞质称轴质(axoplasm)。轴质内有大量神经丝和微管,还有滑面内质网、微丝、线粒体和小泡。轴突内无粗面内质网和游离核糖体,故不能合成蛋白质。轴突起始段的轴膜较厚,膜下有电子密度高的致密层。此段轴膜易引起电兴奋,常是神经元产生神经冲动的起始部位,神经冲动形成后沿轴膜向终末传递,因此轴突的主要功能是传导神经冲动。轴突内的物质运输称轴突运输。胞体内新形成的神经丝、微丝和微管缓慢地向轴突终末延伸,称为慢速轴突运输(axonal transport)。此外还有快速轴突运输(双向)。如轴膜更新所需的蛋白质、合成神经递质所需的酶、含神经调质的小泡、线粒体等,由胞体向轴突终末输送,称快速顺向轴突运输。轴突终末内的代谢产物或由轴突终末摄取的物质(蛋白质、小分子物质或由邻近细胞产生的神经营养因子等)逆向运输到胞体,称快速逆向轴突运输。某些病毒或毒素(如狂犬病毒、脊髓灰质炎病毒和破伤风毒素)也可通过逆向轴突运输迅速侵犯神经元胞体。微管在轴突运输中起重要作用。

(二)神经元的分类

1. 按神经元的突起数量分类

按神经元的突起数量,可分为三类(图 3-29)。

(1)多极神经元(multipolar neuron) 有一个轴突和多个树突。

(2)双极神经元(bipolar neuron) 有树突和轴突各一个。

(3)假单极神经元(pseudounipolar neuron) 从胞体发出一个突起,但在不远处呈 T 形分为两支,一支进入中枢神经系统,称中枢突;另一支分布到周围的其他器官,称周围突。中枢突传出冲动,是轴突;周围突接受刺激,故为树突。

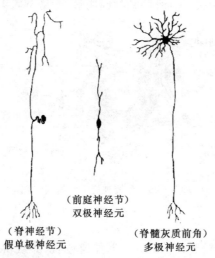

(脊神经节)
假单极神经元

(前庭神经节)
双极神经元

(脊髓灰质前角)
多极神经元

图 3-29 神经元(形态)分类

2. 按神经元轴突的长短分型

按神经元轴突的长短,可分为两型:

(1)高尔基 I 型神经元 是具有长轴突的大神经元。

(2)高尔基 II 型神经元 是具有短轴突的小神经元。

3. 按神经元的功能分类

按神经元的功能,可分为三类(图 3-30):

(1)感觉神经元(sensoryneuron) 又称传入神经元,多为假单极神经元,可接受体内、外的化学或物理性刺激,并将信息传向中枢。

(2)运动神经元(motor neuron) 又称传出神经元,一般为多极神经元,负责把神经冲动传递给肌细胞或腺细胞。

(3)中间神经元(interneuron) 主要为多极神经元,位于前两种神经元之间,起信息加工和传递作用。

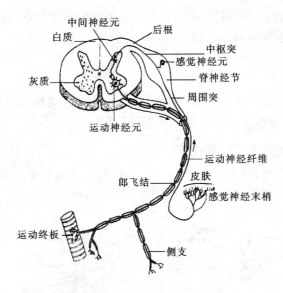

图 3 - 30　神经元(功能)分类

4. 按神经元释放的神经递质和神经调质的化学性质进行分类

(1)胆碱能神经元　释放乙酰胆碱。

(2)去甲肾上腺素能神经元　释放去甲肾上腺素。

(3)胺能神经元　释放多巴胺、5 -羟色胺等。

(4)氨基酸能神经元　释放 γ -氨基丁酸、甘氨酸、谷氨酸等。

(5)肽能神经元　释放脑啡肽、P 物质、神经降压素等,常统称神经肽。

另外,一氧化氮(NO)也是一种神经递质。一般一个神经元只释放一种神经递质,同时还可释放一种神经调质。

二、突触

神经元与神经元之间,或神经元与效应细胞之间传递信息的部位称突触(synapse)。突触也是一种细胞连接方式,最常见的是一个神经元的轴突终末与另一个神经元的树突、树突棘或胞体连接,分别形成轴-树突触、轴-棘突触或轴-体突触。突触可分为化学突触和电突触两类。化学突触以神经递质作为传递信息的媒介,是一般所说的突触。电突触实际是缝隙连接,以电流作为信息载体,于某些低等动物较发达,于哺乳动物及人很少。电镜下,突触由突触前成分、突触间隙和突触后成分三部分构成。突触前、后成分彼此相对的胞膜,分别称突触前膜和突触后膜,两者之间有宽 15～30nm 的突触间隙。突触前成分一般是神经元的轴突终末,呈球状膨大。突触前成分(突触小体)内含许多突触小泡,还有少量线粒体、微丝和微管等。突触小泡内含神经递质或神经调质。突触小泡表面附有一种蛋白质,称突触素(synapsin),它把小泡与细胞骨架连接在一起。突触前膜和突触后膜均较一般细胞膜略厚。突触后膜中有特异性的神经递质和调质的受体及离子通道。当神经冲动沿轴膜传导到轴突终末时,可引起突触前膜上的 Ca^{2+} 通道开放,Ca^{2+} 由细胞外进入突触前成分,在 ATP 的参与下使突触素发生磷酸化。磷酸化的突触素降低了它与突触小泡的亲和力而与小泡分离,致使突触小泡脱离细胞骨架,移至突触前膜并与之融合,通过出胞作用释放小泡内容物到突触间隙。突触后膜中的受体与特异性神经递质结合后,膜内离子通道开放,改变突触后膜两侧的离子分布,使突触后神经元(或效应细胞)出现兴奋性或抑制性突触后电位。

三、神经胶质细胞

在神经元与神经元之间,神经元与非神经细胞之间,除了突触部位以外,一般都被神经胶质细胞分隔、绝缘,以保证信息传递的专一性并不受干扰。

(一)中枢神经系统的神经胶质细胞

脑和脊髓的神经胶质细胞有四种(图3-31),在HE染色切片中,除室管膜细胞外,不易区分,用不同的镀银染色法则能显示各种细胞的全貌。

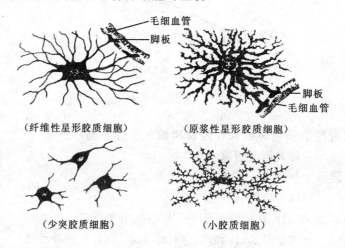

图 3-31　中枢神经系统神经胶质细胞模式图

1. 星形胶质细胞

星形胶质细胞(astrocyte)是最大的一种神经胶质细胞,胞体呈星形,核圆或卵圆形、较大、染色较浅。从胞体发出的突起伸展充填在神经元胞体及其突起之间,起支持和绝缘作用。有些突起末端扩大形成脚板,在脑和脊髓表面形成胶质界膜(glial limitans),或贴附在毛细血管壁上,构成血-脑屏障的神经胶质膜。星形胶质细胞能分泌神经营养因子和多种生长因子,对神经元的分化、功能的维持以及创伤后神经元的可塑性变化有重要的影响。此细胞可分为两种:

(1)纤维性星形胶质细胞　多分布于脑和脊髓的白质,其突起长而直,分支较少,胶质丝丰富。

(2)原浆性星形胶质细胞　多分布在脑和脊髓的灰质,突起较短粗,分支多,胶质丝较少。

2. 少突胶质细胞

少突胶质细胞(oligodendrocyte)分布于神经元胞体附近及轴突周围。胞体较星形胶质细胞小,核卵圆形、染色质致密。在镀银染色标本中,少突胶质细胞的突起较少。它是中枢神经系统的髓鞘形成细胞。

3. 小胶质细胞

小胶质细胞(microglia)是最小的神经胶质细胞。其胞体细长或椭圆,核小、呈扁平或三角形,染色深。当神经系统损伤时,小胶质细胞可转变为巨噬细胞,吞噬死亡细胞的碎屑。

4. 室管膜细胞

室管膜细胞(ependymal cell)衬在脑室和脊髓中央管的腔面,形成单层上皮,称室管膜。在脉络丛的室管膜细胞可产生脑脊液。

(二)周围神经系统的神经胶质细胞

1. 施万细胞

施万细胞(Schwann cell)又称神经膜细胞,参与周围神经系统中神经纤维的构成,有髓神经纤维和无髓神经纤维中的施万细胞的形态和功能有所差异。施万细胞的外表面有基膜,也能分泌神经营养因子,促进受损伤的神经元存活及其轴突再生。

2. 卫星细胞

卫星细胞(satellite cell)是神经节内包裹神经元胞体的一层扁平或立方形细胞,其核圆或卵圆形,染色质较浓密。

血-脑屏障(blood brain-barrier)是存在于血液和脑组织之间的一种屏障,它由连续形毛细血管内皮及其基膜和包绕毛细血管的神经胶质膜等共同组成,具有限制某些物质进入脑神经组织的作用。

四、神经纤维

(一)神经纤维

神经纤维(nerve fiber)由神经元的长轴突及包绕它的神经胶质细胞构成。根据神经胶质细胞是否形成髓鞘,可将其分为有髓神经纤维(myelinated nerve fiber)和无髓神经纤维(unmyelinated)两类。

1. 有髓神经纤维

(1)周围神经系统的有髓神经纤维　施万细胞为长卷筒状,它们一个接一个地套在轴突外面。相邻的施万细胞不完全连接,于神经纤维上这一部位较狭窄,称郎飞结,在这一部位的轴膜部分裸露。相邻两个郎飞结之间的一段神经纤维称结间体,因此,一个结间体的外围部分即为一个施万细胞。电镜下见髓鞘呈明暗相间的板层状。髓鞘的化学成分主要是脂蛋白,称髓磷脂。HE 染色标本制备时,髓鞘中类脂被溶解,仅见少量残留的网状蛋白质。在有髓神经纤维的形成过程中,首先是伴随轴突生长,施万细胞表面凹陷成纵沟,轴突陷入纵沟,沟两侧的细胞膜贴合形成轴突系膜。此后轴突系膜不断伸长并旋转卷绕轴突,结果在轴突周围形成许多同心圆环绕的板层膜,即髓鞘(图 3 - 32)。

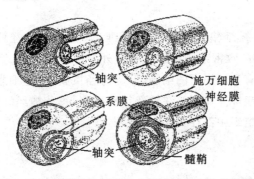

图 3 - 32　周围神经系统的有髓神经纤维形成模式图

(2)中枢神经系统的有髓神经纤维　其结构基本与周围神经系统的有髓神经纤维相同,但形成髓鞘的细胞是少突胶质细胞。少突胶质细胞的多个突起末端的扁平薄膜可包卷多个轴突,其胞体位于神经纤维之间。中枢神经系统的有髓神经纤维外表面无基膜,髓鞘内也无切迹(图3-33)。

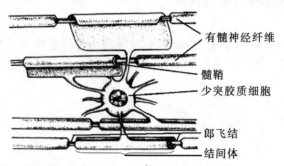

图3-33　中枢神经系统的有髓神经纤维形成模式图

2. 无髓神经纤维

(1)周围神经系统的无髓神经纤维　其施万细胞为不规则的长柱状,表面有数量不等、深浅不同的纵行凹沟,纵沟内有较细的轴突,施万细胞的膜不形成髓鞘包裹它们。因此,一条无髓神经纤维可含多条轴突。由于相邻的施万细胞衔接紧密,故无郎飞结(图3-34)。

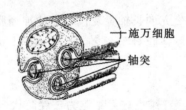

图3-34　周围神经系统的无髓神经纤维形成模式图

(2)中枢神经系统的无髓神经纤维　轴突外面没有特异性的神经胶质细胞包裹,轴突裸露地走行于有髓神经纤维或神经胶质细胞之间。

神经纤维的功能是传导神经冲动,这种电流的传导是在轴膜进行的。有髓神经纤维的神经冲动呈跳跃式传导,故传导速度快。无髓神经纤维神经冲动只能沿轴膜连续传导,故传导速度慢。

(二)神经

周围神经系统的神经纤维集合形成神经纤维束,若干条神经纤维束又聚集构成神经(nerve)。包裹在神经表面的致密结缔组织称神经外膜。神经外膜的结缔组织延伸到神经纤维束间。神经纤维束表面有几层扁平的细胞,形成神经束膜,这些细胞间有紧密连接,对进入神经纤维束的大分子物质起屏障作用。在神经纤维束内,每条神经纤维表面的薄层结缔组织称神经内膜。在这些结缔组织中都存在小血管和淋巴管。

五、神经末梢

神经末梢是周围神经纤维的终末部分,它们遍布全身,形成各种末梢装置,按功能分为感觉神经末梢和运动神经末梢两大类。

（一）感觉神经末梢

感觉神经末梢是感觉神经元（假单极神经元）周围突的末端，它们通常和周围的其他组织共同构成感受器，把接收的内、外环境刺激转化为神经冲动，通过感觉神经纤维传至中枢，产生感觉（图 3-35）。

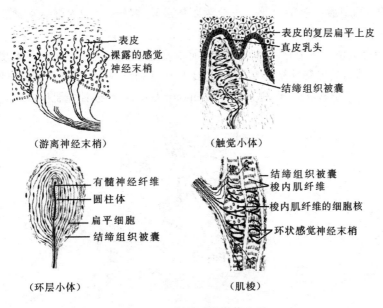

（游离神经末梢）　　　　　（触觉小体）

（环层小体）　　　　　（肌梭）

图 3-35　各种感觉神经末梢

1. 游离神经末梢

游离神经末梢（free nerve ending）由较细的有髓或无髓神经纤维的终末反复分支而成。其细支裸露，广泛分布在表皮、角膜和毛囊的上皮细胞之间，或分布在各型结缔组织内，如真皮、骨膜、脑膜、血管外膜、关节囊、肌腱、韧带、筋膜和牙髓等处，感受温度、应力和某些化学物质的刺激，参与产生冷、热、轻触和痛的感觉。

2. 触觉小体

触觉小体（tactile corpuscle）分布在皮肤的真皮乳头处，以手指掌侧皮肤内最多，数量随年龄递减。触觉小体呈卵圆形，长轴与皮肤表面垂直，小体内有许多扁平横列的细胞，外包结缔组织被囊。有髓神经纤维进入小体前失去髓鞘，然后盘绕在扁平细胞之间。触觉小体感受应力刺激，参与产生触觉。

3. 环层小体

环层小体（lamellar corpuscle）广泛分布在皮下组织、腹膜、肠系膜、韧带和关节囊等处。环层小体较大，呈卵圆形或圆形，中央有一条均质状的圆柱体，周围有许多层同心圆排列的扁平细胞。有髓神经纤维进入小体时失去髓鞘，裸露的轴突进入小体中央的圆柱体内。环层小体感受较强的应力，参与产生压觉和振动觉。

4. 肌梭

肌梭（muscle spindle）是分布在骨骼肌内的梭形结构。表面有结缔组织被囊，内含若干条较细的骨骼肌纤维,称梭内肌纤维。感觉神经纤维进入肌梭前失去髓鞘,其轴突分成多支,分别呈环状包绕梭内肌纤维中段的含核部分,或呈花枝样附着在接近中段处。此外,肌梭内也有运动神经末梢,分布在肌纤维的两端。肌梭属于本体感受器,在调控骨骼肌的活动中起重要作用。

(二)运动神经末梢

运动神经末梢(motor nerve ending)是运动神经元的轴突在肌组织和腺体的终末结构,支配肌纤维的收缩,调节腺细胞的分泌。可分为躯体运动神经末梢和内脏运动神经末梢两类。

1. 躯体运动神经末梢

躯体运动神经末梢分布于骨骼肌位于脊髓前角或脑干的运动神经元胞体发出的长轴突,抵达骨骼肌时失去髓鞘,其轴突反复分支;每一分支形成葡萄状终末,并与骨骼肌纤维建立突触连接,此连接区域呈椭圆形板状隆起,称运动终板(motor end plate)或神经肌连接(图3-36)。

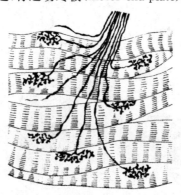

图3-36 运动终板

2. 内脏运动神经末梢

内脏运动神经末梢分布于心肌、各种内脏及血管的平滑肌和腺体等处。其神经纤维较细,无髓鞘,分支末段呈串珠样膨体,贴附于肌纤维表面或穿行于腺细胞之间,与效应细胞建立突触。

 学而思

基本组织有何作用? 肌组织的类型有哪些? 各有何异同点?

(刘丹丹 马丽娟 赵岫峰)

第四章　运动系统结构与功能

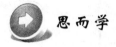

思而学

人体有多少块骨组成？肌肉的作用是什么？

运动系统（locomotor system）由骨、骨连结和骨骼肌三部分组成，约占人体体重的 70%，构成人体的基本形态。运动系统对人体具有支持、保护和运动的功能。全身各骨借骨连结相连构成人体的支架，称骨骼（图 4-1）。骨骼肌附着于骨，在神经系统的支配下收缩，从而牵拉骨骼产生运动。运动中，骨起杠杆作用，骨连结是运动的枢纽，骨骼肌则为运动的动力器官。

第一节　骨与骨连结

一、概述

（一）骨

骨（bone）是一种器官，具有一定的形态和构造，坚硬而有弹性，含有丰富的血管和神经，能不断进行新陈代谢和生长发育，并具有改建、修复和再生的能力。在一定的环境中，骨具有可塑性。

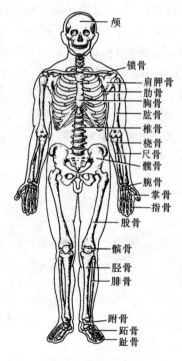

图 4-1　全身骨骼

1. 骨的分类和形态

成人共有 206 块骨，按部位不同可分为颅骨、躯干骨和四肢骨；按形态不同可分为长骨、短骨、扁骨和不规则骨 4 类。

（1）长骨（long bone）　呈长管状，分一体两端。体又称骨干（diaphysis shaft），为中间较细的部分，其内部的空腔称髓腔（medullary cavity），容纳骨髓。骨干表面常有 1～2 个血管出入的小孔，称滋养孔。长骨两端的膨大部分称骺（epiphysis），具有光滑的关节面，关节面上被覆有关节软骨。长骨多分布于四肢，如肱骨、股骨等（图 4-2）。

（2）短骨（short bone）　一般呈立方形，有多个关节面，多成群连结在一起，分布于手和足部，如腕骨、跗骨等。

（3）扁骨（flat bone） 呈板状，主要构成颅腔、胸腔和盆腔的壁，起保护作用，如顶骨、胸骨和肋骨等。

（4）不规则骨（irregular bone） 形状不规则，主要分布于躯干、颅底和面部，如椎骨、颞骨和上颌骨等。有的不规则骨内含有与外界相通的空腔，称含气骨（pneumatic bone），如上颌骨和筛骨等。

另外，在手、足、膝等部位的肌腱和韧带内，有一些形如豆状的小骨，称籽骨（sesamoid bone），在运动中有改变力的方向及减少对肌腱摩擦的作用。

2. 骨的构造

骨由骨质、骨膜和骨髓三部分构成（图4－3）。

（1）骨质（bony substance） 是骨的主要成分，由骨组织构成，按结构分为骨密质和骨松质两种。骨密质（compact bone）致密坚实，耐压性强，由不同排列方式的骨板构成，分布于骨的表层。骨松质（spongy bone）呈海绵状，由大量片状的骨小梁（trabeculae）交错排列而成，分布于长骨两端和短骨、扁骨的内部。颅盖骨内、外表层的骨密质分别称内板和外板，内板薄而松脆，外板厚而坚韧，富有弹性，故颅盖骨骨折多发生于内板。两板之间的骨松质称板障（diploe），有板障静脉通过。

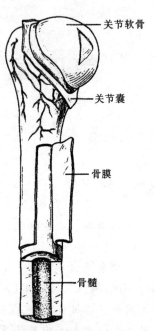

图4－2 长骨的构造

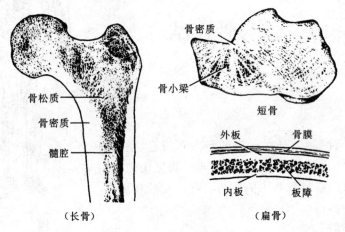

图4－3 骨的内部构造

（2）骨膜（periosteum） 为一层致密结缔组织膜，淡红色，覆盖于除关节面以外的骨表面，含有丰富的血管、神经和淋巴管，对骨的营养、再生和感觉有重要作用。骨膜内还含有成骨细胞和破骨细胞，分别具有产生新骨质和破坏旧骨质的功能，对骨的生长和损伤后的修复起重要作用。此外，衬在髓腔内面及骨松质骨小梁表面的膜称骨内膜（endosteum），是一层较薄的结缔组织膜，也含有成骨细胞和破骨细胞。

（3）骨髓（bone marrow） 充填于髓腔和骨松质的间隙内，分红骨髓和黄骨髓两种。红骨髓（red bone marrow）含有大量不同发育阶段的红细胞和其他幼稚的血细胞，有造血功能。胎儿及 5 岁以前幼儿的骨髓均为红骨髓,从 6 岁开始,长骨骨干内的红骨髓逐渐被脂肪组织所代替,呈黄色,称黄骨髓(yellow bone marrow),失去了造血功能。但在大量失血或慢性失血过多的情况下,黄骨髓可代偿性地转化为红骨髓,恢复其造血功能。在椎骨、髋骨、肋骨、胸骨及长骨两端松质内的骨髓,终生都是红骨髓。临床上常选用髋骨和胸骨进行骨髓穿刺,取红骨髓进行检查。

3. 骨的化学成分和物理特性

骨含有有机质和无机质两种化学成分。有机质主要是骨胶原纤维和黏多糖蛋白,使骨具有弹性和韧性;无机质主要是碱性磷酸钙为主的无机盐类,使骨坚硬而具有脆性。骨的化学成分、物理性质可随年龄的增长而发生变化。幼儿的骨有机质和无机质各占一半,故弹性和韧性较大,在外力影响下,易发生变形而不易骨折。成人骨化学成分有机质占 35%,无机质占 65%,此比例使骨既有较大的硬度,又有一定的弹性和韧性,能承受较大的压力而不变形。老年人的骨无机质所占比例更大,因而骨的脆性增大,易发生骨折。

4. 骨的发生和生长

骨由间充质发育而成,它的发生有两种方式,即膜内成骨和软骨内成骨。

(1)膜内成骨　先由间充质增殖成结缔组织膜,然后由膜改建成骨,开始成骨的部位称为骨化中心,骨化中心不断向周围扩大骨化范围。最初形成的骨为骨松质,之后内、外骨膜也产生骨质,形成骨密质,包围骨松质。颅顶各骨及多数面颅骨等都为膜内成骨。

(2)软骨内成骨　由间充质先形成与成年骨相似的软骨,再由软骨改建为骨。四肢骨和躯干骨等多由软骨内成骨形成。

胚胎早期,软骨干中部出现一个原发骨化点,骨化点内的软骨组织退化消失,成骨细胞积极活动,形成骨组织,这一变化称骨化。随着胚胎的发育,骨化的范围不断向软骨的两端扩展,到胎儿出生前,骨干已基本形成。与此同时,软骨干周围的软骨膜内,成骨细胞不断增生也形成骨领,骨领继续发育,使骨不断增粗,形成将来的骨干。原有的骨质又不断被破骨细胞破坏,形成髓腔。

胎儿出生前后,在骨两端的软骨内也先后出现骨化点,称继发骨化点。由继发骨化点形成的骨结构称骺。骨干临近骺的一端称干骺端(metaphysis),在干骺端与骺之间仍有一层软骨,称骺软骨。骺软骨细胞不断分裂增殖,形成的软骨又不断被骨化,因此,骨的长度不断增加。至 17~25 岁,骺软骨停止增殖并完全骨化,骨干与骺融合,形成薄层较致密的骨质,称骺线(epiphysial line)。骺线形成后,骨的长度就不再增加。成年后,骨的生长进入相对的静止期。

5. 骨的血液供应

骨的血液供应十分丰富,分布到长骨的动脉有滋养动脉、干骺端动脉、骺动脉和骨膜动脉。滋养动脉是长骨的主要动脉,多在骨干中段穿滋养孔进入髓腔后立即分成上支和下支,再继续分成细支,分布于骨髓、干骺端和骨干骨密质,并与干骺端动脉及骺动脉的分支吻合。干骺端动脉和骺动脉由邻近动脉发出后穿入骨质。骨膜动脉丰富,幼儿期尤其显著。短骨、扁骨和不规则骨的动脉来自骨膜动脉或滋养动脉。

骨的静脉多与动脉伴行,但靠近长骨的两端,常有较大的静脉单独穿出。

(二)骨连结

骨与骨之间的连结装置称骨连结。根据连结形式的不同,骨连结可分为直接连结和间接连结两种。

1. 直接连结

直接连结是指骨与骨之间借致密结缔组织、软骨或骨直接相连,因骨与骨之间无间隙,故运动范围极小或完全不能运动。根据连结组织的不同可分为纤维连结、软骨连结和骨性结合三种类型(图4-4)。

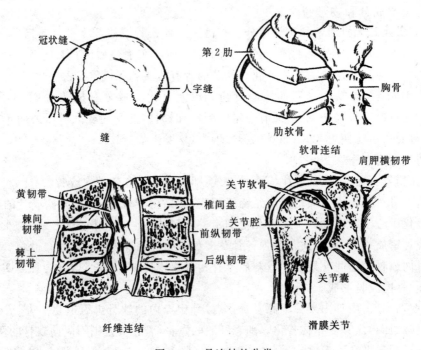

图 4-4　骨连结的分类

(1)纤维连结　骨与骨之间借致密结缔组织直接相连,其间无间隙,称纤维连结。如椎骨之间的韧带连结、前臂骨之间的骨间膜和颅骨之间的缝等。

(2)软骨连结　骨与骨之间借软骨相连,其间无间隙,称软骨连结。如椎体之间的椎间盘、耻骨之间的耻骨联合等。

(3)骨性结合　两骨之间借骨组织相连,称骨性结合。一般由纤维连结和一些软骨连结骨化而成,无活动性。如髂骨、坐骨、耻骨之间的结合等。

2. 间接连结

间接连结又称关节(articulation)或滑膜关节(synovial joint),是骨与骨之间借膜性的结缔组织囊相连,相对的骨面之间具有腔隙的一种连结。关节是人体骨连结的主要形式(图4-5)。

(1)关节的基本结构　每个关节都具有关节面、关节囊和关节腔三种基本结构。

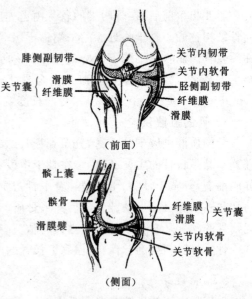

图 4-5　滑膜关节的构造

1）关节面（articular surface）：是构成关节各骨的邻接面，多为一凸一凹，分别称关节头和关节窝。关节面上覆有薄层透明软骨称关节软骨，表面光滑，具有弹性，能承受压力，减轻运动时的震荡和冲击。

2）关节囊（articular capsule）：为包绕在关节周围的结缔组织囊，分内、外两层。外层厚而坚韧，由致密结缔组织构成，称纤维层（fibrous layer）。内层薄而柔软，由疏松结缔组织构成，称滑膜层（synovial layer）。滑膜层紧贴纤维层内面，边缘附着于关节软骨周缘，能产生滑液，营养关节软骨和润滑关节，减少关节运动时的摩擦。

3）关节腔（articular cavity）：为关节软骨和关节囊滑膜层共同围成的密闭腔隙。腔内为负压，含少量滑液，对维持关节的稳固性具有一定作用。

（2）关节的辅助结构　关节除具备上述基本结构外，某些关节还具有韧带、关节盘和关节唇等辅助结构，以增加关节的灵活性和增强关节的稳固性。

1）韧带（ligaments）：为连于相邻两骨之间的致密结缔组织束，具有加强关节的稳固性和限制关节过度运动的作用。位于关节囊内的称囊内韧带，位于关节囊外的称囊外韧带。

2）关节盘（articular disc）：是位于两关节面之间的纤维软骨板，多呈盘状，其周缘附着于关节囊内面，将关节腔分为两部。关节盘可使关节面之间相互适应，以增加关节的稳固性和灵活性。

3）关节唇（articular labrum）：为附着于关节窝周缘的纤维软骨环，具有加深关节窝，加大关节面，增强关节稳固性的作用。

（3）关节的运动　主要有屈和伸、内收和外展、旋内和旋外、环转几种运动形式。

1）屈和伸：是关节沿冠状轴进行的一组运动。运动时两骨相互靠拢，角度减小，称屈（flexion）；相反，角度增大，称伸（extension）。在踝关节，足上抬，足背向小腿前面靠拢为伸，又称背屈，足尖下垂为屈，又称跖屈。

2）内收和外展：是关节沿矢状轴进行的一组运动。运动时骨向正中矢状面靠拢，称内收或收（adduction）；反之，骨远离正中矢状面，称外展或展（abduction）。

3）旋内和旋外：是关节沿垂直轴进行的一组运动，统称旋转。骨向前内侧旋转，称旋内（medial rotation）；反之，向后外旋转，称旋外（lateral ratotion）。在前臂，将手背转向前的运动称旋前（pronation），将手背转向后的运动称旋后（supination）。

4）环转：即近端关节头在原位转动，骨的远侧端做圆周运动，运动时全骨描绘出一圆锥形轨迹，是屈、展、伸、收的连续运动。

关节运动幅度的大小，主要取决于相邻关节面大小的差别。关节面大小差别愈大，运动幅度也愈大；反之，运动幅度则较小。此外，关节囊的松紧、厚薄及关节韧带的发达程度等，对关节的运动幅度也有一定的影响。

二、躯干骨及其连结

躯干骨共 51 块，由 24 块椎骨、12 对肋、1 块胸骨、1 块骶骨和 1 块尾骨组成。它们借骨连结构成脊柱和胸廓。

（一）脊柱

1. 椎骨

幼年时椎骨有 33 块，即颈椎 7 块、胸椎 12 块、腰椎 5 块、骶椎 5 块和尾椎 4 块。成年后 5 块骶椎融合成 1 块骶骨，4 块尾椎融合成 1 块尾骨。

(1)椎骨的一般形态　椎骨(vertebrae,图4-6)由前方的椎体(vertebral body)和后方的椎弓(vertebral arch)两部分构成,两者围成的孔称椎孔(vertebral foramen)。所有椎孔相连构成椎管(vertebral canal),容纳脊髓。椎体呈短圆柱状,主要由骨松质构成,表面为极薄的骨密质,故受暴力外伤时易引起压缩性骨折。椎弓呈半环形,与椎体相连缩细的部分称椎弓根。椎弓根上、下缘各有一切迹,相邻椎骨的上、下切迹共同围成椎间孔(intervertebral foramina),孔内有脊神经和血管通过。椎弓的后部较宽大称椎弓板。由椎弓板发出7个突起:向上发出的一对称上关节突,向下发出的一对称下关节突,向两侧发出的一对称横突(transverse process),向后或后下方发出的一个称棘突(spinous process)。

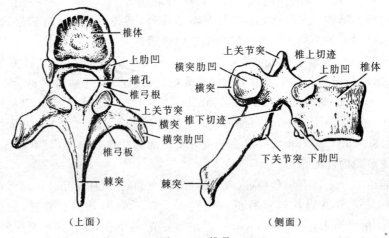

图4-6　椎骨

(2)各部椎骨的形态特征

1)颈椎(cervical vertebrae,图4-7):椎体较小,椎孔较大,呈三角形。横突根部有横突孔,孔内有椎动脉和椎静脉通过。第2~6颈椎棘突短,末端分叉。第3~7颈椎体上面的两侧缘向上微突,称钩突,若过度增生,可使椎间孔狭窄,压迫脊神经。

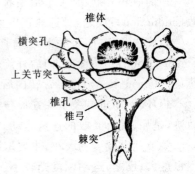

图4-7　颈椎(上面)

第1颈椎又称寰椎(atlas,图4-8),呈环状,无椎体、棘突和关节突,由前弓、后弓和两个侧块构成。前弓后面正中有齿突凹,与第2颈椎的齿突相关节。侧块连接前、后两弓,上面有椭圆形的关节面与枕髁相关节,下面有圆形关节面与枢椎上关节面相关节。

第2颈椎又称枢椎(axis,图4-9),由椎体向上发出的指状突起称齿突,与寰椎的齿突凹相关节。

第7颈椎又称隆椎(vertebrae prommens,图4-10),棘突较长,末端不分叉,活体易于触及,常作为计数椎骨的标志。

2)胸椎(thoracic vertebrae):在椎体侧面后份的上、下缘各有一浅凹,分别称上肋凹和下肋凹,与肋头相关节。在横突末端的前面,有圆形的横突肋凹,与肋结节相关节。胸椎棘突较长,伸向后下方。相邻棘突呈叠瓦状排列(图4-6)。

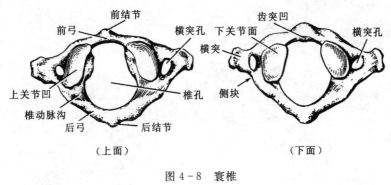

图 4-8 寰椎

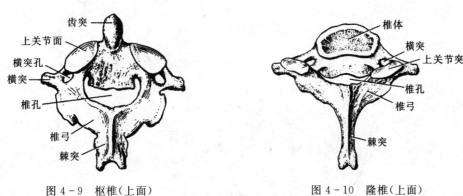

图 4-9 枢椎(上面)　　　　　图 4-10 隆椎(上面)

3)腰椎(lumbar vertebrae,图 4-11):椎体大,椎弓发达,棘突宽短,呈板状,水平伸向后方。

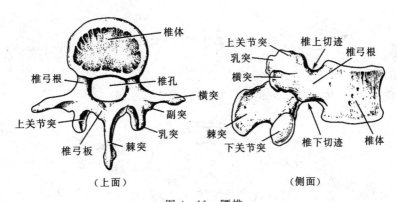

图 4-11 腰椎

4)骶骨(sacrum,图 4-12 和图 4-13):由 5 块骶椎融合而成,略呈倒置的等腰三角形。上缘中部向前突出称岬(promontory),女性骶骨岬是产科测量骨盆上口大小的重要标志。下端接尾骨。骶骨侧面各有一关节面,称耳状面,与髂骨的耳状面构成骶髂关节。骶骨前面光滑微凹,有 4 对骶前孔。后面粗糙隆凸,有 4 对骶后孔。骶骨内有纵行的骶管,与骶前孔、骶后孔相通。骶管上接椎管,下端的开口称骶管裂孔(sacral hiatus),裂孔两侧各有一向下的突起,称骶角(sacral cornu),可在体表触及,是骶管麻醉时,确定进针部位的标志。

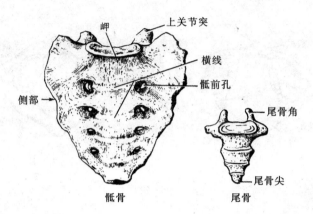

图4-12　骶骨和尾骨(前面)

5)尾骨(coccyx,图4-12和图4-13):由4块退化的尾椎融合而成,上接骶骨,下端游离。

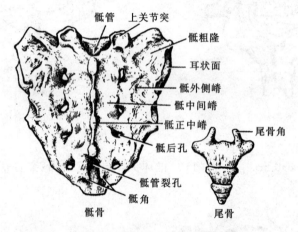

图4-13　骶骨和尾骨(后面)

2. 椎骨间的连结

椎骨之间借椎间盘、韧带和关节相连(图4-14和图4-15)。

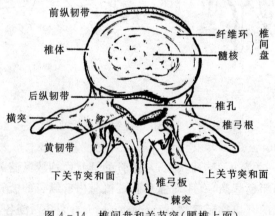

图4-14　椎间盘和关节突(腰椎上面)

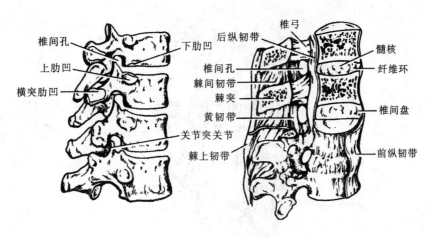

图 4 - 15　椎骨间的连结

（1）椎间盘（interverbral disc）　是连结相邻两个椎体之间的纤维软骨盘。由周围部的纤维环（anulus fibrosus）和中央部的髓核（nucleus pulposus）构成。纤维环为多层纤维软骨按同心圆排列构成，牢固连结相邻两个椎体，保护髓核并限制髓核向周围膨出。髓核为富有弹性的胶状物质，当脊柱运动时，髓核在纤维环内可发生轻微的变形和运动。椎间盘承受压力时被压缩，去除压力后复原，具有弹簧垫样缓冲震荡的作用。各部椎间盘厚薄不一，腰部最厚，颈部次之，中胸部最薄，因此，腰、颈部活动度较大。

（2）韧带

1）前纵韧带（anterior longitudinal ligament）：是位于椎体和椎间盘前面的长韧带，宽而坚韧，上起枕骨大孔前缘，下至第 1 或第 2 腰椎，其纤维与椎体和椎间盘连结紧密，具有防止脊柱过度后伸和椎间盘向前脱出的作用。

2）后纵韧带（posterior longitudinal ligament）：是位于椎体和椎间盘后面的长韧带，细而坚韧，起自枢椎，向下至骶管，有限制脊柱过度前屈的作用。

3）棘上韧带（supraspinal ligament）：是连于各棘突尖端的细长韧带，前方与棘间韧带融合，有限制脊柱过度前屈的作用。第 7 颈椎以上，韧带从颈椎棘突尖向后扩展成三角形，形成项韧带（nuchae ligament）。

4）棘间韧带（interspinal ligament）：为连结相邻两棘突之间的短韧带，前接黄韧带，后方移行为棘上韧带或项韧带。

5）黄韧带（ligamenta flava，图 4 - 16）：为连结相邻两椎弓板之间的短韧带，与椎弓板共同构成椎管后壁。有限制脊柱过度前屈并维持脊柱直立姿势的作用。

（3）关节　相邻椎骨的上、下关节突构成关节突关节，运动幅度很小。寰椎和枢椎构成寰枢关节，可使头部做旋转运动。寰椎两侧块的上关节面和枕髁构成寰枕关节，左、右两侧寰枕关节联合运动，可使头做前俯、后仰和侧屈运动。

3. 脊柱的整体观

（1）脊柱前面观　从前面观察脊柱（图 4 - 17），可见椎体自上而下逐渐增大，第 2 腰椎为最大，这与椎体承受的重力不断增加有关。自骶骨耳状面以下，由于重力经髋关节传至下肢骨，椎体已不负重，体积逐渐变小。

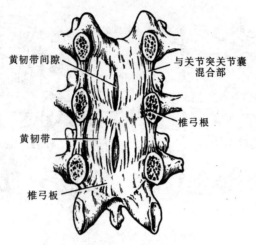

黄韧带间隙

与关节突关节囊
混合部

椎弓根

黄韧带

椎弓板

图 4-16 黄韧带

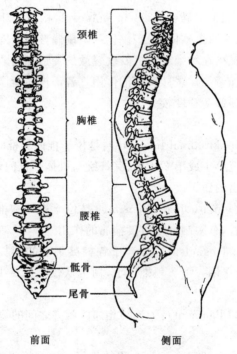

颈椎

胸椎

腰椎

骶骨

尾骨

前面

侧面

图 4-17 脊柱

（2）脊柱后面观 从后面观察脊柱，各椎骨棘突连成纵嵴，居背部正中，其两侧与横突之间形成脊椎沟，容纳竖脊肌。颈椎棘突短而分叉，近水平位。胸椎棘突长，斜向后下方，呈叠瓦状排列，棘突间隙窄。腰椎棘突呈板状，水平向后伸，棘突间隙较宽。

（3）脊柱侧面观 从侧面观察脊柱(图 4-17)，可见脊柱有颈、胸、腰、骶 4 个生理性弯曲。其中颈曲和腰曲凸向前，胸曲和骶曲凸向后。脊柱的这些弯曲增大了脊柱的弹性，对维持人体重心的平衡，缓冲震荡，保护脑和胸、腹、盆腔器官有着重要的意义。

4. 脊柱的功能

脊柱是躯干的支柱,具有支持体重、传递重力的作用;脊柱有保护脊髓和脊神经根的作用;脊柱参与胸腔、腹腔和盆腔的构成,具有支持和保护腔内器官的作用;脊柱具有运动功能,可做前屈、后伸、侧屈、旋转和环转等运动。

(二)胸廓

胸廓(thorax)由12块胸椎、12对肋和1块胸骨连结而成,具有支持、保护胸、腹腔器官和参与呼吸运动等功能。

1. 胸骨

胸骨(sternum)位于胸前壁正中,为长方形扁骨。自上而下由胸骨柄(manuhrium sterni)、胸骨体(body of sternum)和剑突(xiphoid process)三部分组成。胸骨柄上缘中部凹陷,称颈静脉切迹,两侧有锁切迹,与锁骨相连结。胸骨柄与胸骨体相连处稍向前突,形成胸骨角(sternal angle),平对第2肋软骨,可在体表触及,是计数肋的重要标志。胸骨体呈长方形,外侧缘有与第2~7肋软骨相连的肋切迹。剑突扁而薄,下端游离(图4-18)。

2. 肋 (ribs)

肋(ribs)共12对,第1~7对肋前端与胸骨相连,称真肋;第8~10对肋前端不直接与胸骨相连,称假肋;第11、12对肋前端游离,称浮肋。

肋由肋骨(costal bone,图4-19)和肋软骨(costal cartilage)两部分组成,肋骨属扁骨,细长呈弓形。后端膨大称肋头,与胸椎的上、下肋凹相关节。肋头外

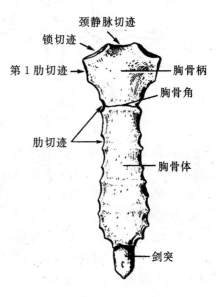

图4-18 胸骨(前面)

侧稍细的部分称肋颈,肋颈外侧的隆起称肋结节,其关节面与胸椎的横突肋凹相关节。肋骨后份急转处称肋角。肋骨内面近下缘处有一浅沟称肋沟,内有肋间神经和肋间后血管走行。第1~10肋骨的前端与肋软骨相接。第1肋骨扁宽,分上、下面和内、外缘,无肋角和肋沟。内缘前份有前斜角肌结节,为前斜角肌附着处。

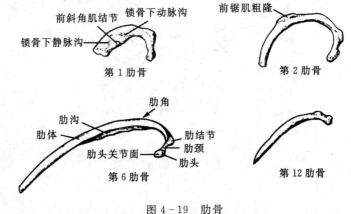

图4-19 肋骨

3. 肋的连结

(1)肋椎关节　为肋后端与胸椎之间构成的关节,包括肋头关节和肋横突关节。肋头关节由肋头与相应胸椎体的上、下肋凹构成,能做轻微运动。肋横突关节由肋结节与相应胸椎横突肋凹构成,属于微动关节(图4-20)。

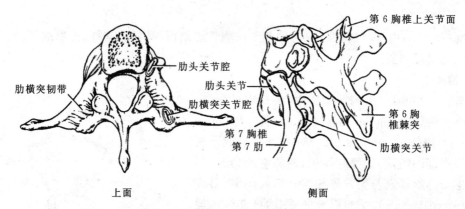

图4-20　肋椎关节

(2)胸肋关节　由第2~7肋软骨与胸骨相应的肋切迹构成,属微动关节。第1肋与胸骨柄之间为软骨连结,第8~10肋软骨的前端依次与上位肋软骨下缘构成软骨连结,形成肋弓(costal arch)。第11、12肋前端游离于腹壁肌层中。

4. 胸廓的整体观

胸廓(图4-21)呈前后略扁的圆锥形,上窄下宽,有上、下两口。胸廓上口较小,由胸骨柄上缘、第1肋和第1胸椎围成,向前下方倾斜。胸廓下口较大,由剑突、肋弓、第11肋、第12肋及第12胸椎围成。左右两侧肋弓之间的夹角称胸骨下角。相邻两肋之间的间隙称肋间隙。

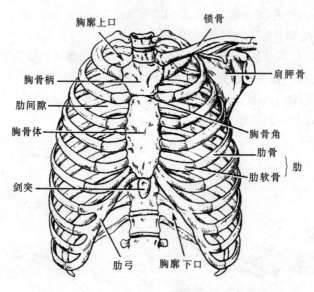

图4-21　胸廓

5. 胸廓的运动

胸廓的主要运动是参与呼吸。吸气时,在肌的作用下,肋前端上提,胸骨前移,肋体向外扩展,胸腔容积增大。呼气时,胸廓做相反的运动,使胸腔容积减小。

三、上肢骨及其连结

(一)上肢骨

锁骨每侧 32 块,共 64 块,由锁骨、肩胛骨、肱骨、桡骨、尺骨和手骨组成。

1. 锁骨

锁骨(clavicle)(图 4-22)位于胸廓前上部,略呈"～"形,全长均可在体表摸到。锁骨内侧端粗大,称胸骨端,与胸骨柄相关节。外侧端扁平,称肩峰端,与肩胛骨的肩峰相关节。内侧 2/3 凸向前,外侧 1/3 凸向后。锁骨骨折易发生在中、外 1/3 交界处。

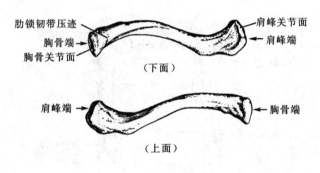

图 4-22 锁骨

2. 肩胛骨

肩胛骨(scapula)(图 4-23)位于胸廓后面的外上方,平对第 2～7 肋之间,为三角形扁骨。肩胛骨前面微凹称肩胛下窝。后面有一横嵴称肩胛冈(spine of scapula)。肩胛冈的外侧端突起,称肩峰(acromion),是肩部的最高点。肩胛冈上、下方的浅窝,分别称冈上窝和冈下窝。肩胛骨上缘较短,其外侧有一指状突起,称喙突(coracoid process)。内侧缘较薄,邻近脊柱,又称脊柱缘。外侧缘较厚,邻近腋窝,又称腋缘。肩胛骨的上角平对第 2 肋,下角平对第 7 肋,是计数肋的标志。外侧角肥厚,有一朝向外侧的浅窝,称关节盂(glenoid cavity),与肱骨头相关节。关节盂的上、下方各有一小隆起,分别称盂上结节和盂下结节。

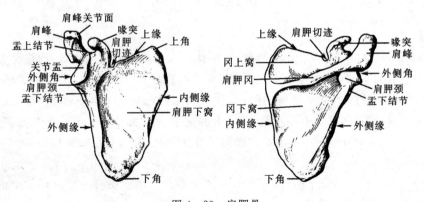

图 4-23 肩胛骨

3. 肱骨

肱骨（humerus）（图 4-24）位于臂部，是典型的长骨。可分为肱骨体和上、下两端。上端膨大，内上部为半球状，称肱骨头（head of humerus），与肩胛骨的关节盂相关节。头周围的环行浅沟，称解剖颈。肱骨头的前、外侧各有一个隆起，分别称小结节和大结节，两结节向下延伸，分别形成小结节嵴和大结节嵴。上端与体交界处稍细，称外科颈（surgical neck），是易发生骨折的部位。肱骨体外侧面中部，有粗糙的三角肌粗隆（deltoid tuberosity）。后面中部有一从内上斜向外下的浅沟，称桡神经沟（sulcus for radial nerve），有桡神经通过，肱骨中段骨折，易损伤此神经。肱骨下端略扁，其内、外侧各有一突起，分别称内上髁（medial epicondyle）和外上髁（lateral epicondyle），均可在体表摸到。内上髁后方有一浅沟，称尺神经沟，有尺神经通过，肱骨内上髁骨折易伤及此神经。肱骨下端的远侧面，外侧部有半球状的肱骨小头，与桡骨相关节，内侧部有形如滑车的肱骨滑车，与尺骨相关节。滑车前面上方的窝，称冠突窝。滑车后面上方的窝，称鹰嘴窝。

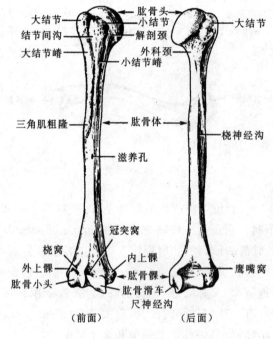

图 4-24　肱骨

4. 桡骨

桡骨（radius）（图 4-25）位于前臂外侧，分一体两端。上端呈短圆柱状，称桡骨头（head of radius），其上面有关节凹，与肱骨小头相关节；头周围有环状关节面，与尺骨相关节。头下方略细，称桡骨颈。颈的内下方有粗糙的隆起，称桡骨粗隆（radial tuberosity）。桡骨体呈三棱柱形，内侧缘锐薄，称骨间缘。下端较宽，下面有腕关节面与腕骨相关节。下端外侧向下的突起，称桡骨茎突（styloid process）。下端内面的关节面称尺切迹，与尺骨头相关节。

5. 尺骨

尺骨（ulna）（图 4-25）位于前臂内侧，分一体两端。上端前面有一半月形关节面，称滑车切迹，与肱骨滑车相关节。滑车切迹的上、下方各有一突起，分别称鹰嘴（olecranon）和冠突

（coronoid process）。冠突外侧面有一凹面，称桡切迹，与桡骨头相关节。尺骨体的外侧缘较薄，称骨间缘，与桡骨骨间缘相对。下端称尺骨头（head of ulna），头后内侧向下的突起，称尺骨茎突（styloid process）。

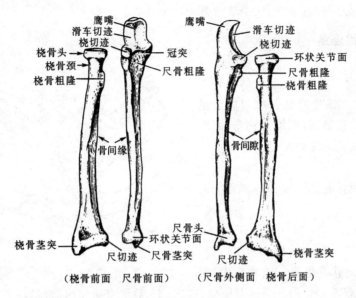

图 4－25　桡骨和尺骨

6. 手骨

手骨（图 4－26）包括腕骨、掌骨和指骨。

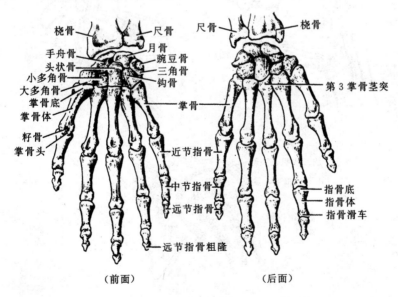

图 4－26　手骨

（1）腕骨（carpal bones）　共 8 块，均属短骨，排成两列。近侧列由外侧向内侧依次为：手舟骨、月骨、三角骨和豌豆骨；远侧列由外侧向内侧依次为：大多角骨、小多角骨、头状骨和钩骨。

（2）掌骨（metacarpal bones） 共 5 块，属于长骨。由外侧向内侧依次为第 1～5 掌骨。掌骨的近侧端为底，与腕骨相接；远侧端为头，与指骨相接；中间部为体。

（3）指骨（phalanges of fingers） 共 14 块，属于长骨。除拇指为 2 块外，其余各指均为 3 块，由近侧向远侧分别称近节指骨、中节指骨和远节指骨。

（二）上肢骨的连结

1. 胸锁关节

胸锁关节（图 4-27）是上肢骨与躯干骨之间的唯一关节，由锁骨的胸骨端与胸骨的锁切迹构成。关节囊坚韧，周围有韧带加强，关节囊内有关节盘。运动幅度小。

2. 肩锁关节

肩锁关节由锁骨的肩峰端和肩胛骨的肩峰构成，活动度小。

3. 肩关节

肩关节（shoulder joint）（图 4-28）由肱骨头与肩胛骨的关节盂构成。肱骨头大，关

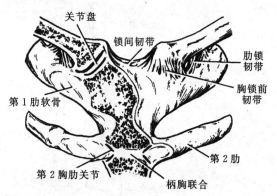

图 4-27 胸锁关节

节盂小而浅，周围有盂唇。关节囊薄而松弛，其前、上、后部有肌和肌腱加强，下部薄弱，故肩关节脱位时，肱骨头易脱向下方。囊内有起自盂上结节的肱二头肌长头腱越过肱骨头上方。

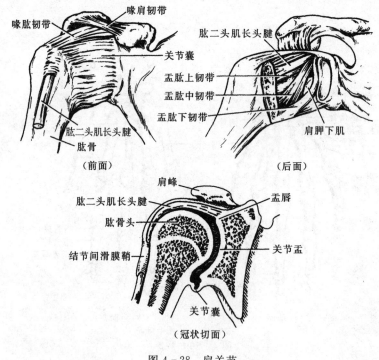

图 4-28 肩关节

肩关节运动灵活，活动幅度大，可做前屈、后伸、内收、外展、旋内、旋外和环转运动。

4. 肘关节

肘关节(elbow joint,图 4-29):由肱骨下端和桡、尺骨上端构成,包括 3 个关节。

(1)肱尺关节 由肱骨滑车与尺骨滑车切迹构成。

(2)肱桡关节 由肱骨小头与桡骨头关节凹构成。

(3)桡尺近侧关节 由桡骨的环状关节面与尺骨的桡切迹构成。

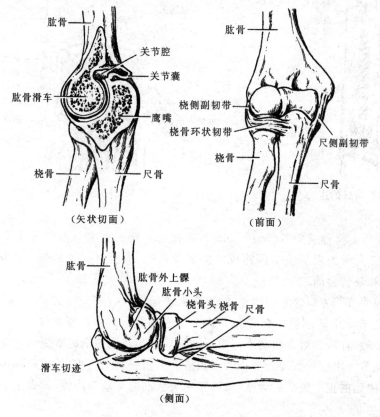

图 4-29 肘关节

以上 3 个关节包在一个关节囊内,形成复合关节。关节囊的前、后壁薄而松弛,后壁尤为薄弱,故肘关节脱位时,桡、尺骨易脱向后方。关节囊两侧壁厚而紧张,有尺侧副韧带和桡侧副韧带加强。桡骨环状韧带环绕在桡骨头周围,可防止桡骨头脱出。小儿桡骨头发育不全,易发生桡骨头半脱位。

肘关节可做屈、伸运动。

5. 桡骨和尺骨的连结

(1)桡尺近侧关节 在结构上属于肘关节的一部分,在功能上须与桡尺远侧关节联合运动。

(2)桡尺远侧关节 由桡骨的尺切迹与尺骨头构成。

(3)前臂骨间膜(图 4-30) 为坚韧的致密结缔组织膜,连于桡骨与尺骨的骨间缘之间。

桡尺近侧关节和桡尺远侧关节联合运动时,可使前臂做旋前和旋后运动。

6. 手关节

手关节(图 4 - 31)包括桡腕关节、腕骨间关节、腕掌关节、掌指关节和指骨间关节。

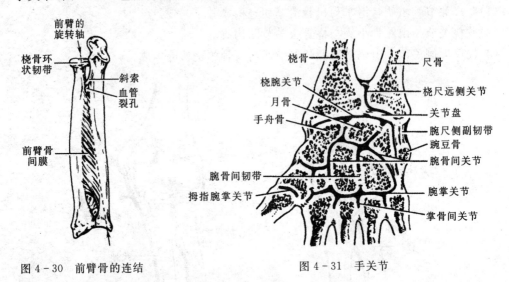

图 4 - 30　前臂骨的连结　　　　　　　　　　　　图 4 - 31　手关节

(1)桡腕关节　又称腕关节(wrist joint),由桡骨下端的腕关节面和尺骨下方的关节盘与手舟骨、月骨、三角骨的近侧关节面构成。关节囊松弛,周围有韧带加强。桡腕关节可做屈、伸、内收、外展和环转运动。

(2)腕骨间关节　为腕骨之间的连结,可做微小运动。

(3)腕掌关节　由远侧列的腕骨和 5 块掌骨底构成。其中拇指腕掌关节运动灵活,可作屈、伸、内收、外展、环转和对掌运动。对掌运动是拇指与其他各指的掌侧面相对的运动。

(4)掌指关节　由掌骨头与近侧指骨底构成。可做屈、伸、内收、外展和环转运动。指的内收和外展是以中指的正中矢状面为准,靠近正中矢状面的运动为内收,远离正中矢状面的运动为外展。

(5)指骨间关节　由各指相邻两节指骨构成。可做屈、伸运动。

四、下肢骨及其连结

(一)下肢骨

每侧 31 块,共 62 块,由髋骨、股骨、髌骨、胫骨、腓骨和足骨组成。

1. 髋骨

髋骨(hip bone,图 4 - 32 和图 4 - 33)位于盆部,是不规则扁骨,由髂骨、耻骨和坐骨融合而成。髂骨位于髋骨的上部,耻骨和坐骨分别位于髋骨的前下部和后下部。3 骨融合处的外面有一大窝,称髋臼(acetabulum),髋臼下缘缺损处,称髋臼切迹。髋臼前下方的大孔,称闭孔(obturater foramen)。

(1)髂骨(ilium)　分髂骨体和髂骨翼两部分。髂骨体肥厚,构成髋臼的上部。髂骨翼扁阔,位于髂骨体的上方,上缘称髂嵴(iliac crest),两侧髂嵴最高点的连线,平对第 4 腰椎棘突,是腰椎穿刺时确定穿刺部位的标志。髂嵴的前、后端的突起分别称髂前上棘和髂后上棘,两棘下方各有一突起,分别称髂前下棘和髂后下棘。髂嵴前部,骨缘向外突出,形成髂结节(tubercle of iliac crest),是重要的体表标志。髂骨翼内面凹陷处,称髂窝(iliac fossa)。髂窝下界有一圆钝骨嵴,称弓状线(arcuate line),其后端有耳状面,与骶骨耳状面相关节。

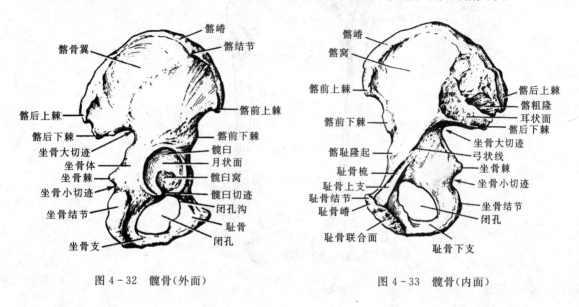

图 4-32　髋骨(外面)　　　　　　　图 4-33　髋骨(内面)

（2）耻骨(pubis)　分耻骨体和耻骨上、下支 3 部分。耻骨体肥厚,构成髋臼的前下部。耻骨体向前内伸出耻骨上支,其末端急转向下形成耻骨下支,转折处的内侧面称耻骨联合面。耻骨上支上面锐利的骨嵴,称耻骨梳(pecten pubis),向后与弓状线相续,向前终止于耻骨结节(pubic tubercle)。耻骨结节到耻骨联合面上缘之间的骨嵴,称耻骨嵴。

（3）坐骨(ischium)　分坐骨体和坐骨支两部分。坐骨体粗厚,构成髋臼的后下部。坐骨体下部的粗大隆起,称坐骨结节(ischial tuberosity),其后上方的三角形突起,称坐骨棘(ischial spine)。坐骨棘的上、下方各有一切迹,分别称坐骨大切迹和坐骨小切迹。坐骨结节向前延伸为坐骨支,与耻骨下支相接,共同构成闭孔的下界。

2. 股骨

股骨(femur,图 4-34)位于大腿,为人体最长的长骨,约占身高的 1/4,分一体和两端。上端伸向内上方的球状膨大,称股骨头(femoral head),与髋臼相关节。股骨头关节面近中央处有一小凹,称股骨头凹,有股骨头韧带附着。股骨头外下方缩细的部分,称股骨颈(neck of femur)。颈与体之间形成的钝角,称颈干角。颈与体交界处有两个隆起,内下方的较小称小转子(lesser trochanter),外上方的较大称大转子(greater trochanter),大转子可在体表摸到,是测量下肢长度,判断股骨颈骨折或髋关节脱位的重要体表标志。大、小转子之间,前面有转子间线,后面有转子间嵴。

股骨体略弓向前,后面有纵形的骨嵴,称粗线。粗线上端的外侧部粗糙,称臀肌粗隆(gluteal tuberosity)。

股骨下端突向后的两个骨髁,分别称内侧髁和外侧髁,两髁之间的深窝,称髁间窝,两髁前面的关节面,称髌面,与髌骨相关节。两髁侧面的最突出部,分别称内上髁和外上髁,是重要的体表标志。

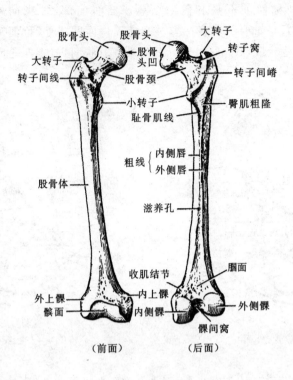

图 4 - 34　股骨

3. 髌骨

髌骨（patella，图 4 - 35）位于膝关节前方的股四头肌肌腱内，是人体最大的籽骨。髌骨上宽下尖，前面粗糙，后面为光滑的关节面，与股骨髌面相对。

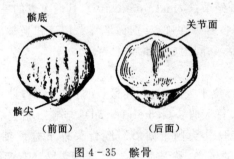

图 4 - 35　髌骨

4. 胫骨

胫骨（tibia，图 4 - 36）位于小腿内侧，为粗大的长骨，分一体两端。上端粗大，有与股骨内、外侧髁相对应的内侧髁和外侧髁。两髁之间的隆起，称髁间隆起。外侧髁的后外侧有一小关节面，称腓关节面，与腓骨头相关节。上端与体移行处的前面有粗糙的隆起，称胫骨粗隆（tibial tuberosity）。胫骨体呈三棱柱形，其前缘和内侧面均可在体表摸到，外侧缘称骨间缘。胫骨下端内侧有向下的突起，称内踝（medial malleolus），外侧有腓切迹，与腓骨相接，下面有关节面与距骨相关节。

5. 腓骨

腓骨(fibula,图 4 - 36)位于小腿外侧,细长,分一体两端。上端膨大称腓骨头(fibular head),头下方缩细称腓骨颈。体内侧缘锐利,称骨间缘。下端膨大称外踝(lateral malleolus)。

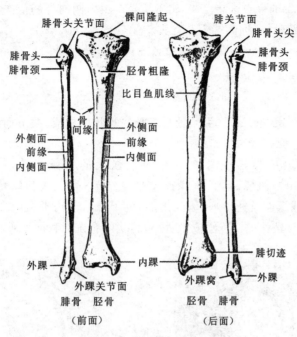

图 4 - 36　胫骨和腓骨

6. 足骨

足骨(图 4 - 37)包括跗骨、跖骨和趾骨。

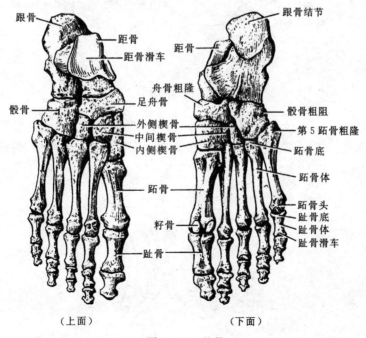

图 4 - 37　足骨

（1）跗骨（tarsal bones）　共 7 块，属于短骨，排成 3 列。后列有上方的距骨和下方的跟骨；中列为位于距骨前方的足舟骨；前列由内侧向外侧依次为内侧楔骨、中间楔骨、外侧楔骨和骰骨。距骨上面的关节面称距骨滑车。跟骨后端的隆凸称跟骨结节（calcaneal tuberosity）。

（2）跖骨（metatarsal bones）　共 5 块，属于长骨。由内侧向外侧依次称第 1～5 跖骨。跖骨近侧端为底，中间为跖骨体，远侧端为跖骨头。

（3）趾骨（phalanges of toes）：共 14 块，命名方式与指骨相同。

（二）下肢骨的连结

1. 髋骨的连结

（1）骶髂关节（sacroiliac joint）　由骶骨与髂骨的耳状面构成，关节面结合紧密，关节囊紧张，活动甚微。

（2）韧带连结　骶、尾骨与髋骨之间有两条强大的韧带相连，一条为骶结节韧带（sacrotuberous ligament），由骶、尾骨侧缘连至坐骨结节；另一条为骶棘韧带（sacrospinous ligament），由骶、尾骨侧缘连至坐骨棘，呈三角形，位于骶结节韧带的前方。两条韧带与坐骨大切迹围成坐骨大孔，与坐骨小切迹围成坐骨小孔，孔内有血管和神经通过（图 4-38）。

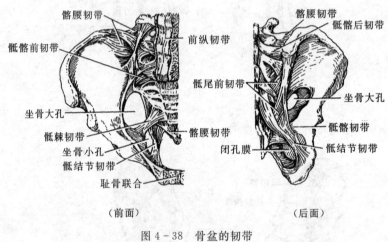

（前面）　（后面）

图 4-38　骨盆的韧带

（3）耻骨联合（pubic symphysis，图 4-39）　由两侧的耻骨联合面借耻骨间盘连结而成。耻骨间盘由纤维软骨构成，内部正中有一矢状位裂隙。女性耻骨间盘较厚，裂隙较宽，分娩时稍分离，有利于胎儿的娩出。

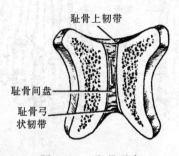

图 4-39　耻骨联合

（4）骨盆（pelvis） 由骶骨、尾骨和左右髋骨借骨连结连结而成。由骶骨岬向两侧经弓状线、耻骨梳、耻骨结节、耻骨嵴至耻骨联合上缘连成的环形线，称界线（terminal line）。骨盆以界线为界分为上方的大骨盆和下方的小骨盆。大骨盆较宽大，参与腹腔的构成。小骨盆的上口称骨盆上口，由界线围成；骨盆下口由尾骨尖、骶结节韧带、坐骨结节、坐骨支、耻骨下支和耻骨联合下缘围成。两侧坐骨支和耻骨下支连成耻骨弓，两弓之间的夹角称耻骨下角。小骨盆的内腔称骨盆腔。

自青春期开始，男、女性骨盆出现差异。女性骨盆的形态特点与妊娠和分娩有关，主要有以下特征：骨盆外形宽短，骨盆上口近似圆形，骨盆下口较宽，耻骨下角较大，盆腔宽短，呈圆桶形。

骨盆具有传递重力、支持和保护盆腔器官的作用。在女性，骨盆还是胎儿娩出的产道。

2. 髋关节

髋关节（hip joint，图 4 - 40 和图 4 - 41）由髋臼与股骨头构成。髋臼深，其周缘附有髋臼唇，髋臼切迹被髋臼横韧带封闭。关节囊厚而坚韧，股骨颈的前面全部包在囊内，后面内侧2/3位于囊内，外侧 1/3 露于囊外，所以股骨颈骨折分囊内骨折和囊外骨折。关节囊周围有韧带增强，后下部相对薄弱，故髋关节脱位时，股骨头多脱向后下方。关节囊内有股骨头韧带，连于股骨头凹与髋臼横韧带之间，内含有营养股骨头的血管。

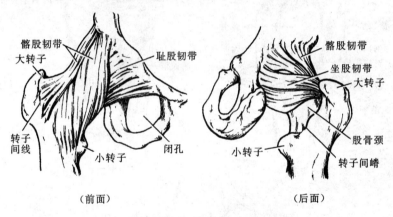

（前面） （后面）

图 4 - 40 髋关节

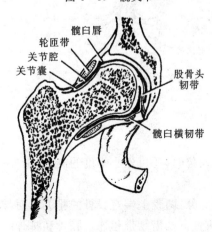

图 4 - 41 髋关节（冠状切面）

髋关节可做屈、伸、内收、外展、旋内、旋外和环转运动。但由于股骨头深陷髋臼内,关节囊坚厚紧张,因此,髋关节的运动幅度较肩关节小,稳固性较肩关节大。

3. 膝关节

膝关节(knee joint,图4-42和图4-43)由股骨的内、外侧髁和胫骨的内、外侧髁及髌骨构成。关节囊宽阔而松弛,周围韧带发达。关节囊前壁有股四头肌肌腱及其向下延续而成的髌韧带(patellar ligament)加强,内、外两侧分别有胫侧副韧带和腓侧副韧带加强。关节囊内有连于股骨与胫骨之间的膝交叉韧带。膝交叉韧带有前、后两条,前交叉韧带(anterior cruciate ligament)可防止胫骨向前移位,后交叉韧带(posterior cruciate ligament)可防止胫骨向后移位。关节腔内,在股骨与胫骨相对的关节面之间,垫有两块纤维软骨板,分别称内侧半月板(medial meniscus)和外侧半月板(lateral meniscus)。内侧半月板较大,呈"C"形,外侧半月板较小,呈"O"形。两半月板上面凹陷,下面平坦,内缘薄,外缘厚,并与关节囊紧密相连,从而增强了关节的灵活性和稳固性。

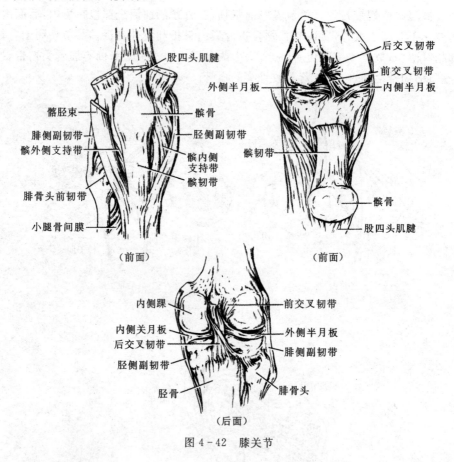

图4-42 膝关节

膝关节可做屈、伸运动,半屈位时,还可作小幅度的旋内、旋外运动。

4. 胫骨和腓骨的连结

胫骨和腓骨的连结包括三部分:两骨上端有胫骨的腓关节面与腓骨头构成的胫腓关节;两骨干之间借小腿骨间膜相连;两骨下端借韧带相连。胫骨和腓骨间活动度很小。

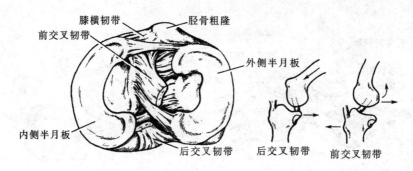

图 4 - 43 膝关节半月板(上面)

5. 足关节

足关节(图 4 - 44)包括距小腿关节、跗骨间关节、跗跖关节和趾骨间关节。

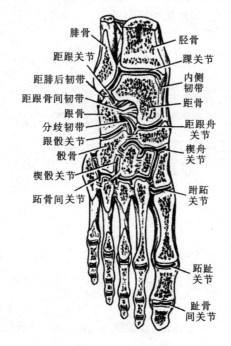

图 4 - 44 足关节

(1)距小腿关节 又称踝关节(ankle joint),由胫、腓骨下端与距骨构成。关节囊前、后部松弛,两侧有韧带加强。内侧韧带较厚,外侧韧带较薄弱,足过度内翻时易引起外侧韧带损伤(图 4 - 45)。

距小腿关节可做背屈(伸)和跖屈(屈)运动,跖屈时,还可做轻度的侧方运动。

(2)跗骨间关节 为各跗骨之间的关节。

(3)跗跖关节 由 3 块楔骨及骰骨与 5 块跖骨底构成,运动微小。

(4)跖趾关节 由跖骨头与近节趾骨底构成,可做屈、伸、内收和外展运动。

(5)趾骨间关节 类似指骨间关节,能做屈、伸运动。

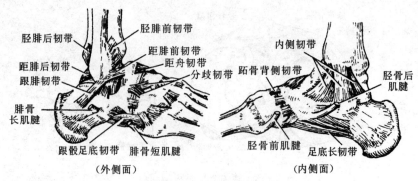

图 4 - 45 踝关节周围韧带

足弓(arches of foot，图 4 - 46)是跗骨和跖骨借关节和韧带紧密连结而成的凸向上的弓。可分为前后方向的内、外侧纵弓和内外方向的横弓。足弓增加了足的弹性，有利于行走和跳跃，并能缓冲震荡、保护足底血管、神经免受压迫等。

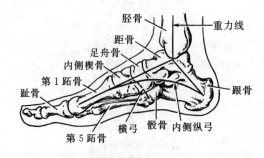

图 4 - 46 足弓

五、颅骨及其连结

颅骨(cranial bones)共 23 块(3 对听小骨未包括在内)，彼此借骨连结相连构成颅。颅借寰枕关节与脊柱相连。

(一)颅的组成

颅(skull，图 4 - 47 和图 4 - 48)由后上部的脑颅和前下部的面颅两部分组成。

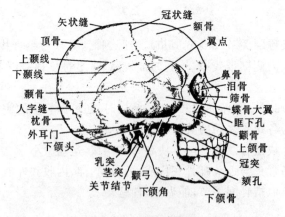

图 4 - 47 颅的侧面观

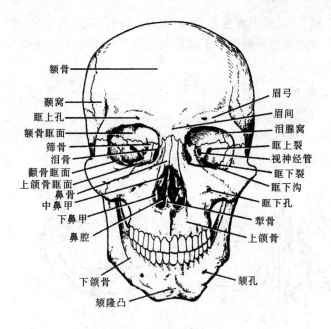

图 4-48　颅的前面观

（图中标注）
额骨
颞窝
眶上孔
额骨眶面
筛骨
泪骨
颧骨眶面
上颌骨眶面
鼻骨
中鼻甲
下鼻甲
鼻腔
下颌骨
颏隆凸
眉弓
眉间
泪腺窝
眶上裂
视神经管
眶下裂
眶下沟
眶下孔
犁骨
上颌骨
颏孔

1. 脑颅

脑颅由 8 块颅骨构成，包括成对的颞骨（temporal bone）和顶骨（parietal bone），不成对的额骨（frontal bone，图 4-49）、筛骨（ethmoid bone）、蝶骨（sphenoid bone）和枕骨（occipital bone），它们共同围成颅腔，支持和保护脑。颅腔的顶称颅盖，颅盖由前向后依次由额骨、左右顶骨和枕骨构成。颅腔的底称颅底，由颅底中部的蝶骨、前部的筛骨和额骨、两侧的颞骨和后部的枕骨构成。

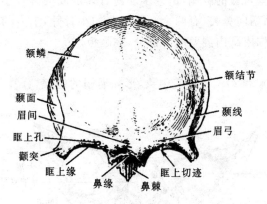

图 4-49　额骨（前面）

（图中标注）
额鳞
颞面
眉间
眶上孔
颧突
眶上缘
鼻缘
鼻棘
额结节
颞线
眉弓
眶上切迹

2. 面颅

面颅由 15 块颅骨构成，成对的有上颌骨（maxilla）、腭骨（palatine bone）、颧骨（zygomatic bone）、鼻骨（nasal bone）、泪骨（lacrimal bone）和下鼻甲（inferior nasal concha），不成对的有犁骨（vomer）、下颌骨（mandible）和舌骨（hyoid bone），它们构成面部支架，并围成眶、骨性鼻腔和骨性口腔，容纳视觉、嗅觉和味觉器官。上颌骨位于面颅中央，与大部分面颅骨相接。上颌骨的内上方为长方形的鼻骨,外上方为颧骨,下方为下颌骨,后方为腭骨,后下方为舌骨。眶内侧壁的前份为泪骨。骨性鼻腔外侧壁的下部连有下鼻甲。下鼻甲的内侧为犁骨,其参与鼻中隔的形成。

(二)部分颅骨的形态

1. 筛骨

筛骨(图4-50)位于两眶之间,蝶骨体的前方,构成鼻腔上部和鼻腔外侧壁的一部分。在冠状切面上,筛骨呈"巾"字形,分筛板、垂直板和筛骨迷路三部分。

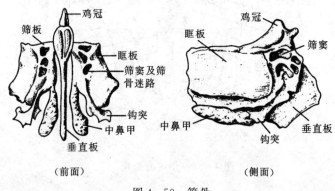

图4-50 筛骨

(1)筛板 为多孔的水平骨板,构成鼻腔的顶,为颅底的一部分。筛板向上伸出的骨嵴称鸡冠。

(2)垂直板 是由筛板正中向下垂直伸入鼻腔的矢状位骨板,与犁骨相接,构成骨性鼻中隔的上部。

(3)筛骨迷路 位于垂直板的两侧,由许多菲薄骨片围成的含气小腔构成,这些小腔总称筛窦。筛骨迷路的内侧面朝向鼻腔,有两个向下卷曲的小骨片,上方的称上鼻甲,下方的称中鼻甲。外侧面骨质极薄,构成眶内侧壁的一部分,称眶板。

2. 蝶骨

蝶骨(图4-51和图4-52)位于颅底中央,形如展翅的蝴蝶,分蝶骨体、大翼、小翼和翼突四部分。

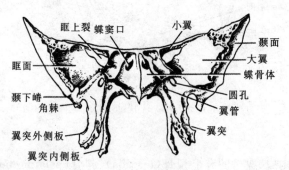

图4-51 蝶骨(前面)

(1)蝶骨体 位于蝶骨的中部,呈立方形,内有一对空腔,称蝶窦。

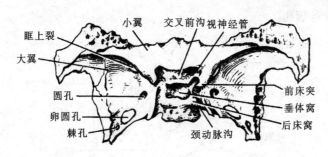

图 4-52 蝶骨(上面)

(2)小翼和大翼　是蝶骨体向两侧伸出的两对突起,前上方的一对为小翼,后下方的一对为大翼。

(3)翼突　是由体和大翼结合处向下方伸出的一对突起,由内侧板和外侧板构成。

3. 颞骨

颞骨(图 4-53 和图 4-54)位于颅腔侧壁和颅底,其外面下部有一圆孔,称外耳门,向内通入外耳道。颞骨以外耳门为中心分为鳞部、鼓部和岩部。

(1)鳞部　位于外耳门的上方,呈鳞片状,骨质较薄,内面有脑膜中动脉沟。鳞部前下方伸出的突起称颧突,与颧骨的颞突构成颧弓,颧突根部下面的深窝称下颌窝(mandibular fossa),窝的前缘隆起称关节结节(articular tubercle)。

(2)鼓部　位于下颌窝的后方,为弯曲的骨片,参与围成外耳道。

(3)岩部　为鳞部内面下部向前内伸出的突起,呈三棱锥形,位于蝶骨和枕骨之间,参与颅底的构成。外耳门后方向下的突起称乳突(mastoid process),内有许多含气小腔,称乳突小房。

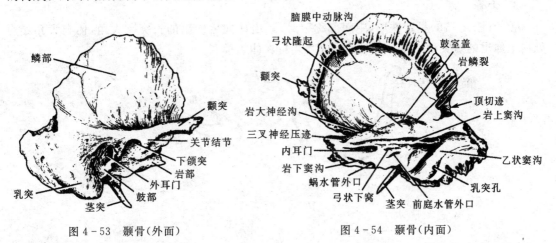

图 4-53 颞骨(外面)　　　　　　图 4-54 颞骨(内面)

4. 下颌骨

下颌骨(图 4-55)呈蹄铁形,分中部的下颌体及两侧的下颌支。下颌体呈凸向前的弓形,上缘为牙槽弓,有容纳下颌牙的牙槽,下缘称下颌底。下颌体的前外侧有一对颏孔(mental foramen),后面正中有一对颏棘。下颌支呈长方形,上端有两个突起,前方的称冠突,后方的称髁突,髁突上端膨大称下颌头(head of mandible),下方缩细称下颌颈。下颌支后缘与下颌底相交处,称下颌角(angle of mandible)。下颌支内面的中央有一开口,称下颌孔(mandibular foramen),经下颌管通颏孔。

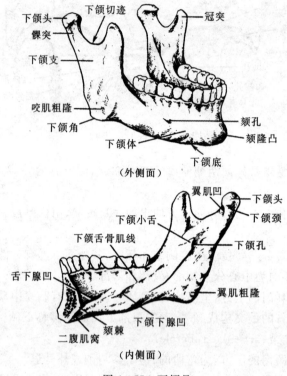

图4-55 下颌骨

5. 舌骨

舌骨(图4-56)呈蹄铁形,中间部称舌骨体,由体向后伸出的长突称大角,体与大角结合处向上伸出的短突称小角。舌骨体和大角均可在体表摸到。

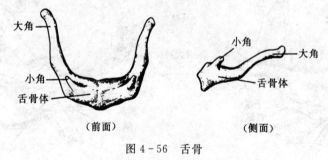

图4-56 舌骨

(三)颅的整体观

1. 颅的上面观

颅的上面呈卵圆形,光滑隆凸。颅盖各骨之间借缝相连,位于额骨与顶骨之间的称冠状缝(coronal suture);两侧顶骨之间的称矢状缝(sagittal suture);位于顶骨与枕骨之间的称人字缝(lambdoid suture)。顶骨中央最隆凸处,称顶结节。颅顶内面的正中线处有上矢状窦沟,沟两侧有许多颗粒小凹。在矢状缝后部两侧常有小孔,称顶孔,有导静脉通过。

2. 颅的侧面观

颅的侧面中部有外耳门,向内通向外耳道。外耳门前方的弓形骨桥称颧弓(zygomatic arch),后下方的突起为乳突,二者均可在体表摸到。颧弓将颅侧面分为上方的颞窝和下方的颞下窝。在颞窝前下部,额骨、顶骨、颞骨和蝶骨会合形成"H"形的缝,称为翼点(pterion),此处骨质薄弱,其内面有脑膜中动脉前支经过,骨折时易损伤该血管引起颅内出血。颞下窝是上颌骨体和颧骨后方的不规则间隙,容纳咀嚼肌和血管、神经等,向上通颞窝。

3. 颅的前面观

颅的前面中央有一大孔,称梨状孔,向后通骨性鼻腔。梨状孔的外上方为眶,下方为骨性口腔。

(1)眶(orbit) 为一对四棱锥体形的腔,容纳眼球及眼副器。眶口朝向前,略呈方形,由4缘围成。眶上缘的内、中1/3交界处有眶上孔或眶上切迹,眶下缘的中点下方有眶下孔。眶尖朝向后内,尖端有视神经管(optic canal),向后与颅中窝相通。眶有4个壁,上壁前部外侧面有一深窝,称泪腺窝,容纳泪腺。内侧壁最薄,前下部有泪囊窝,容纳泪囊,此窝向下经鼻泪管通向鼻腔。外侧壁较厚,与上壁交界处的后部有眶上裂(superior orbital fissure),向后通颅中窝,与下壁交界处的后部有眶下裂(inferior orbital fissure),向后通颞下窝。

(2)骨性鼻腔(bony nasal cavity,图4-57) 位于面颅中央,由犁骨和筛骨垂直板构成的骨性鼻中隔将其分为左右两半。骨性鼻腔的上壁为筛板,下壁为骨腭,外侧壁由上颌骨和筛骨等构成,自上而下有3个向下弯曲的骨片,分别为上鼻甲、中鼻甲和下鼻甲,鼻甲的下方有相应的鼻道,分别称上鼻道、中鼻道和下鼻道。上鼻甲的后上方与蝶骨体之间有一浅窝,称蝶筛隐窝。骨性鼻腔前方的开口为梨状孔,后方的开口成对,称鼻后孔,通鼻咽。

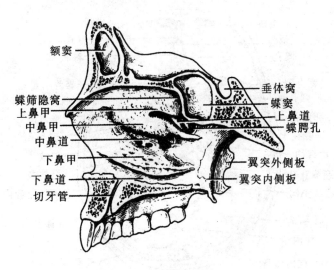

图4-57 骨性鼻腔

(3)鼻旁窦(paranasal sinuses) 是位于鼻腔周围颅骨内的含气空腔。包括上颌窦、额窦、蝶窦和筛窦,它们均开口于鼻腔(图4-58)。额窦(frontal sinus)位于额骨内,居眉弓深面,左右各一,开口于中鼻道;蝶窦(sphenoidal sinus)位于蝶骨体内,被薄骨板分为左右两腔,向前开口于蝶筛隐窝;筛窦(ethmoidal sinus)位于筛骨内,呈蜂窝状,分前、中、后3群筛小房,前、中群开口于中鼻道,后群开口于上鼻道;上颌窦(maxillary sinus)最大,位于上颌骨体内,开口于中鼻道。鼻旁窦具有发音共鸣和减轻颅骨重量的作用。

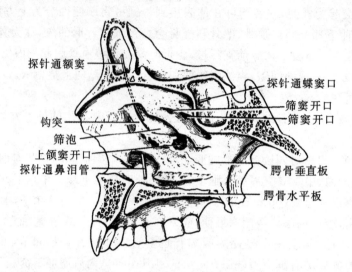

探针通额窦

探针通蝶窦口
筛窦开口
筛窦开口

钩突
筛泡
上颌窦开口
探针通鼻泪管

腭骨垂直板

腭骨水平板

图4-58　鼻腔外侧壁(切除部分鼻甲)

(4)骨性口腔　由上颌骨、腭骨和下颌骨围成,向后通口咽。

4.颅底内面观

颅底内面(图4-59)凹凸不平,由前向后可分为颅前窝、颅中窝和颅后窝三部分。

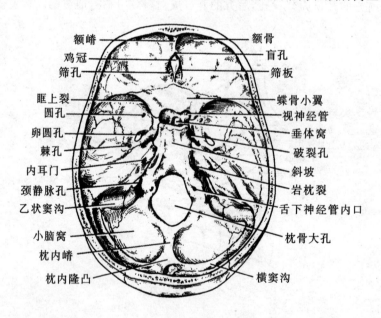

额嵴
鸡冠
筛孔

眶上裂
圆孔
卵圆孔
棘孔
内耳门
颈静脉孔
乙状窦沟

小脑窝
枕内嵴
枕内隆凸

额骨
盲孔
筛板

蝶骨小翼
视神经管
垂体窝
破裂孔
斜坡
岩枕裂
舌下神经管内口

枕骨大孔

横窦沟

图4-59　颅底内面观

(1)颅前窝(anterior cranial fossa)　较浅,中部凹陷处为筛板,板上有许多小孔称筛孔,向下与骨性鼻腔相通。筛板正中向上的突起为鸡冠。筛板的外侧为额骨,构成眶上壁。

(2)颅中窝(middle cranial fossa)　中部隆起,由蝶骨体构成。蝶骨体上面呈马鞍状,称蝶鞍。蝶鞍中部的凹窝称垂体窝,容纳垂体。垂体窝的前外侧有视神经管,管的外侧有眶上裂,均与眶相通。垂体窝后界高耸的方形骨板称鞍背。蝶骨体两侧由前内向后外依次有圆孔、卵圆孔和棘孔。卵圆孔和棘孔后方的三棱锥形骨突为颞骨岩部。颞骨岩部外侧较平坦称鼓室盖,为中耳鼓室的上壁。

(3)颅后窝(posterior cranial fossa) 较深,中央有枕骨大孔,向下通椎管。枕骨大孔的前外侧缘上有舌下神经管内口,前上方的平坦斜面称斜坡,后上方的隆起称枕内隆凸,此凸向上延续为上矢状窦沟,向两侧延续为横窦沟,继转向前下内改称乙状窦沟,末端终于颈静脉孔(jugular foramen)。颞骨岩部后面的中央有一孔称内耳门,通入内耳道。

5. 颅底外面观

颅底外面(图4-60)可分前、后两部。前部较低,牙槽弓围绕的部分称骨腭,由上颌骨和腭骨水平板构成。骨腭后上方的一对孔为鼻后孔,孔两侧的垂直骨板为翼突,翼突根部的后外侧依次有卵圆孔和棘孔。

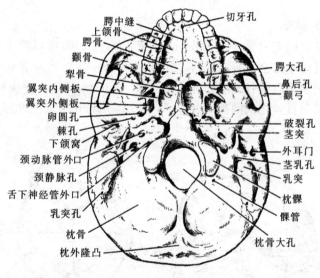

图4-60 颅底外面观

后部中央为枕骨大孔,其后上方的隆起称枕外隆凸,隆凸两侧的弓形骨嵴称上项线。枕骨大孔两侧有椭圆形的关节面称枕髁,与寰椎构成关节。枕髁前方有破裂孔,外侧有颈静脉孔。颈静脉孔的前方有颈动脉管外口,向内通颈动脉管。颈静脉孔的后外侧有细长的突起,称茎突,茎突根部后方有茎乳孔,向内通面神经管。枕髁根部前外侧有舌下神经管外口。颧弓根部的后方有下颌窝,窝前的横行突起为关节结节。

(四)颅骨的连结

1. 颅骨的纤维连结和软骨连结

颅骨的连结大多为缝和软骨连结。随着年龄增长,有些缝和软骨连结可转化为骨性结合。舌骨与颞骨茎突之间为韧带连结。

2. 颞下颌关节

颞下颌关节(temporomandibular joint,图4-61)又称下颌关节,由颞骨的下颌窝、关节结节与下颌骨的下颌头构成。关节囊松弛,前部较薄弱,外侧有韧带加强。关节囊内有关节盘,将关节腔分为上、下两部分。

颞下颌关节属于联合关节,两侧联合运动可使下颌骨上提、下降、向前、向后和侧方运动。

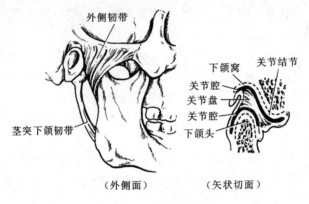

（外侧面）　　　　（矢状切面）

图 4-61　颞下颌关节

(五)新生儿颅的特征

由于胎儿咀嚼器官的发育晚于脑的发育,鼻旁窦尚不发达,所以新生儿的脑颅远大于面颅。新生儿颅顶各骨尚未完全发育,骨与骨之间仍保留有一定面积的结缔组织膜,面积较大者称颅囟。其中位于两顶骨与额骨之间的称前囟(anterior fontanelle),呈菱形,最大,约 1～2 岁时闭合。位于两顶骨与枕骨之间的称后囟(posterior fontanelle),呈三角形,出生后 2～3 个月闭合(图 4-62)。

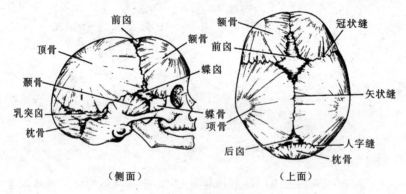

（侧面）　　　　　（上面）

图 4-62　新生儿颅

第二节　肌　学

一、概　述

(一)人体肌的分类

根据肌组织结构和功能的不同可将人体的肌分为平滑肌、心肌和骨骼肌三种。平滑肌主要构成内脏和血管的管壁,心肌构成心壁;两者都不随人的意志收缩,故称不随意肌。骨骼肌分布于头、颈、躯干和四肢,通常附着于骨,称随意肌(图 4-63)。

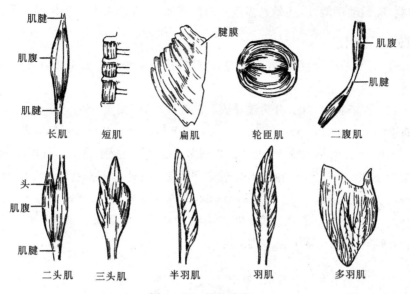

图 4-63 肌的分类

根据肌的形态的不同可概括地分为长肌、短肌、扁肌和轮匝肌 4 种。长肌多见于四肢,收缩时肌显著缩短而引起大幅度的运动。有的长肌有两个以上的起始头,依其头数被称为二头肌、三头肌和四头肌。短肌多分布于躯干的深层,具有明显的节段性,收缩时运动幅度较小。扁肌扁而薄,多分布于胸、腹壁,收缩时除运动躯干外,还对内脏起保护和支持作用。轮匝肌多呈环形,位于孔、裂的周围,收缩时使孔裂关闭。

(二)肌的构造

每块骨骼肌都由肌腹和肌腱两部分构成。肌腹(belly of muscle)主要由大量的肌纤维构成,色红、柔软而有收缩能力。肌腹的外面被薄层结缔组织构成肌外膜包裹。肌腱(tendon)主要由腱纤维构成,是胶原纤维束,色白、强韧而无收缩力,位于肌腹的两端,能抵抗很大的牵引力。肌腹以肌腱附着于骨面。长肌的肌腹呈梭形,两端的腱较细小,呈索条状。阔肌的肌腹和腱均呈薄片状,阔肌的肌腱称为腱膜。

(三)肌的起止和作用

肌一般都以两端附着于骨,中间跨过一个或几个关节。肌收缩时,通常一骨的位置相对固定,另一骨的位置相对移动。肌在固定骨的附着点,称定点;在移动骨的附着点,称动点。通常把接近身体正中矢状面或四肢近侧端的附着点看做起点,把远离身体正中矢状面或四肢远侧端的附着点看做止点(图 4-64)。

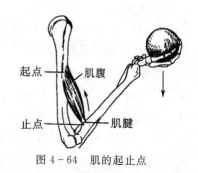

图 4-64 肌的起止点

肌有两种作用,一种是静力作用,肌具有一定张力,使身体各部之间保持一定姿势,取得相对平衡,如站立、坐位和体操中的静动作。另一种是动力作用,使身体完成各种动作。如伸手取物、行走和跑跳等。

全身的肌,除运动功能外,还是人体进行新陈代谢、储存能源和产生体温的重要器官。

(四)肌的辅助装置

肌的辅助装置有筋膜、滑膜囊和腱鞘等,这些结构有保护和辅助肌活动的作用。

1. 筋膜

筋膜(fascia)位于肌的表面,分为浅筋膜和深筋膜两种(图4-65)。

(1)浅筋膜(superficial fascia) 位于皮下,又称皮下筋膜,由疏松结缔组织构成,其内含脂肪、浅静脉、皮神经及浅淋巴结和淋巴管等。皮下脂肪的多少因个体、性别、身体部位及营养状况而不同。此筋膜有维持体温和保护深部结构的作用。临床常做皮下注射,即将药物注入浅筋膜内。

(2)深筋膜(deep fascia) 位于浅筋膜深面,又称固有筋膜,由致密结缔组织构成,遍于全身且互相连续。深筋膜包被肌或肌群、腺体、大血管和神经等形成筋膜鞘。四肢的深筋膜,伸入肌群之间与骨膜相连,分隔肌群,称肌间隔。

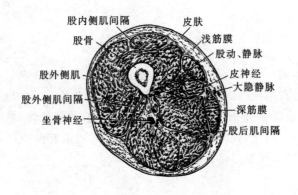

图4-65 大腿中部水平切面(示筋膜)

2. 滑膜囊

滑膜囊(synovial bursa)为一密闭的结缔组织扁囊,内有少量滑液。其直径几毫米至几厘米,有的独立存在,有的与关节腔相通。多位于肌腱与骨面之间,可减少两者之间的摩擦,促进肌腱运动的灵活性。滑膜囊在慢性损伤和感染时,形成滑膜囊炎。

3. 腱鞘

腱鞘(tendinous sheath)为套在长腱周围的鞘管。多位于手足摩擦较大的部位,如腕部、踝部、手指掌侧和足趾跖侧等处。

腱鞘(图4-66)分为两层。外层为纤维层(腱纤维鞘),由增厚的深筋膜和骨膜共同构成,呈管状并附着于骨面,它容纳肌腱并对其有固定作用。内层为滑膜层(腱滑膜鞘),由滑膜构成,呈双层筒状,又分脏、壁两层。脏层(内层)紧包于肌腱的表面;壁层(外层)紧贴于腱纤维鞘的内面。脏、壁两层之间含有少量滑液,这两层在肌腱的深面相互移行的部分,称腱系膜,内有血管、神经通过。腱鞘可起约束肌腱的作用,并可减少肌腱在运动时与骨面的摩擦。临床上常见腱鞘炎,严重时局部呈结节性肿胀,引起局部疼痛和活动受限。

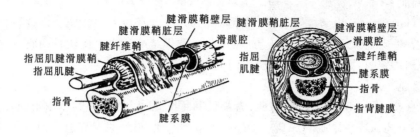

图 4 - 66 腱鞘

二、躯干肌

(一)背肌

背肌(muscles of back)为位于躯干后面的肌群,可分为浅、深两群。浅层主要有斜方肌、背阔肌、肩胛提肌和菱形肌;深群主要有竖脊肌。竖脊肌被胸腰筋膜包围着(图 4 - 67)。

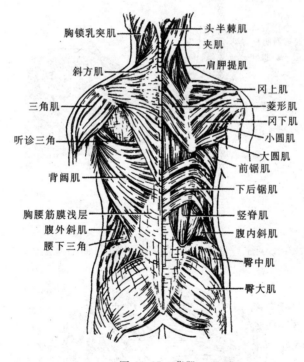

图 4 - 67 背肌

1. 斜方肌

斜方肌(trapezius),位于项部和背上部的浅层。为三角形的阔肌,两侧相合成斜方形。起于枕外隆凸、项韧带及全部胸椎棘突,上部的肌束斜向外下方,中部的平行向外,下部的斜向外上方;止于锁骨的外侧端及肩胛骨的肩峰和肩胛冈。全肌收缩牵引肩胛骨向脊柱靠拢;上部肌束可上提肩胛骨;下部肌束可使肩胛骨下降。

2. 背阔肌

背阔肌(latissimus dorsi),位于背下部和胸侧部,为全身最大的阔肌。以腱膜主要起于下6个胸椎和全部腰椎棘突,肌束向外上方,集中止于肱骨结节间沟。使肱骨内收、旋内和后伸;当上肢上举被固定时,则上提躯干(如引体向上)。

3. 竖脊肌

竖脊肌(erector spinae)又称骶棘肌,为背肌中最长、最大的肌,纵列于躯干的背面,脊柱两侧的沟内,居上述四块浅层肌的深部。从外向内由髂肋肌、最长肌及棘肌三列肌束组成。起自骶骨背面及髂嵴的后部,向上分出许多肌束,沿途止于椎骨和肋骨,并到达颞骨乳突。使脊柱后伸和仰头,是强有力的伸肌,对保持人体直立姿势有重要作用。

4. 胸腰筋膜

胸腰筋膜(thoracolumbar fascia,图4-68),包裹在竖脊肌的周围,可以分浅、深两层。浅层在竖脊肌的表面,向内侧附于棘突,其腰部显著增厚且与背阔肌的腱膜紧密结合,此部于竖脊肌的外侧缘与深层会合而构成竖脊肌鞘;深层分隔竖脊肌与腰方肌,位于第12肋与髂嵴之间,向内侧附于腰椎横突。

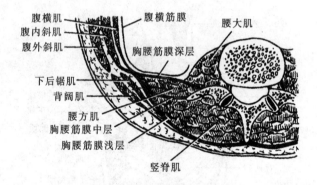

图4-68 胸腰筋膜

(二)胸肌

胸肌(muscles of thorax,图4-69)可分为胸上肢肌和胸固有肌。

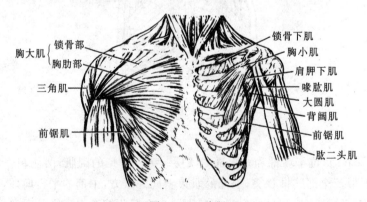

图4-69 胸肌

1. 胸上肢肌

胸上肢肌均起自胸廓外面,止于上肢带骨或肱骨,主要有胸大肌、胸小肌、前锯肌。

(1)胸大肌(pectoralis major) 位置表浅,覆盖胸廓前壁的大部,呈扇形,宽而厚。起自锁骨的内侧半、胸骨和第1~6肋软骨等处,各部肌束聚合向外以腱膜止于肱骨大结节嵴。使肱骨内收和旋内,如上肢上举并固定,可牵引躯干向上,并上提肋骨,协助吸气。

(2)胸小肌(pectoralis minor,图4-70) 位于胸大肌深面,呈三角形。起自第3~5肋,止于肩胛骨喙突。牵拉肩胛骨向前下方,如肩胛骨固定,可上提第3~5肋,协助吸气。

(3)前锯肌(serratus anterior) 位于胸廓侧面,以肌齿起自上8或9个肋骨外面,肌束向后内行,经肩胛骨前面,止于肩胛骨内侧缘。可拉肩胛骨向前,并使肩胛骨紧贴胸廓,如肩胛骨固定,则可提肋,助吸气。前锯肌瘫痪时,肩胛骨内侧缘翘起,称为"翼状肩胛"。

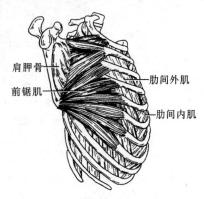

图4-70 前锯肌

2. 胸固有肌

胸固有肌参与构成胸壁,在肋间隙内,主要包括肋间内、外肌。

(1)肋间外肌(intercostales externi) 位于各肋间隙的浅层。起自肋骨下缘,肌束斜向前下,止于下一肋骨的上缘。提肋助吸气。

(2)肋间内肌(intercostales interni) 位于各肋间外肌的深面。肌束方向与肋间外肌相反。降肋助呼气。

(三)腹肌

腹肌(muscles of abdomen)可分为前外侧群(形成腹腔的前外侧壁,包括腹直肌、腹外斜肌、腹内斜肌和腹横肌等,图4-71和图4-72)和后群(有腰大肌和腰方肌,腰大肌将在下肢中叙述)。

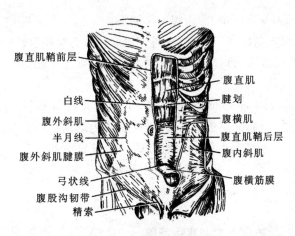

图4-71 腹前外侧壁肌

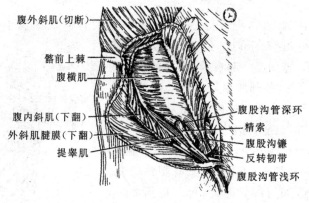

图 4-72 腹前外侧壁肌（下部）

1. 腹直肌

腹直肌（rectus abdominis）位于腹前壁正中线的两旁，居腹直肌鞘中，为上宽下窄的带形肌。起自耻骨联合与耻骨结节之间，肌束向上止于胸骨剑突及第 5～7 肋软骨的前面。肌的全长被 3～4 条横行的腱划分成多个肌腹，腱划由结缔组织构成，与腹直肌鞘的前层紧密结合。

2. 腹外斜肌

腹外斜肌（obliquus externus abdominis）位于腹前外侧壁浅层，为一阔肌。起自下 8 肋外面，肌束由后外上方斜向前内下方，一部分止于髂嵴，而大部分在腹直肌外侧缘处移行为腹外斜肌腱膜。腱膜向内侧参与腹直肌鞘前层的构成，腱膜的下缘卷曲增厚连于髂前上棘与耻骨结节之间，形成腹股沟韧带。在耻骨结节外上方，腱膜形成一小三角形裂隙，称为腹股沟管浅环（皮下环）。

3. 腹内斜肌

腹内斜肌（obliquus internus abdominis）位于腹外斜肌深面，起自腹股沟韧带上缘外1/2、髂嵴前 2/3 及胸腰筋膜，肌束呈扇形展开，在腹直肌外侧缘移行为腹内斜肌腱膜，并参与形成腹直肌鞘。腱膜下内侧部与腹横肌腱膜形成联合腱，止于耻骨，又称腹股沟镰。

4. 腹横肌

腹横肌（transyersus abdominis）位于腹内斜肌深面。起自下 6 肋内面、胸腰筋膜、髂嵴和腹股沟韧带外侧部，肌束向前内横行，在腹直肌外侧缘移行为腹横肌腱膜，参与构成腹直肌鞘。腹横肌的最下部肌束及其腱膜下内侧部分，分别参与提睾肌和腹股沟镰的构成。

5. 腹直肌鞘

腹直肌鞘（sheath of rectus abdominis，图 4-73），包裹腹直肌，分为前、后两层，前层由腹外斜肌腱膜与腹内斜肌腱膜的前层愈合而成；后层由腹内斜肌腱膜后层与腹横肌腱膜愈合而成。在脐下 4～5cm 以下，腹内斜肌腱膜后层与腹横肌腱膜全部转至腹直肌前面参与构成鞘的前层，并与其结合。后层的下缘呈凸向上的弓形，称弓状线（半环线）。由于弓状线以下缺乏鞘的后层，故腹直肌后面直接与腹横筋膜相贴。

6. 腹筋膜

腹筋膜包括腹浅筋膜、腹深筋膜和腹内筋膜。

（1）腹浅筋膜　在腹上部为一层，在脐以下分浅、深两层。浅层含有脂肪，称脂肪层（Camper 筋膜）；深层内有弹性纤维，称为膜性层（Scarpa 筋膜）。

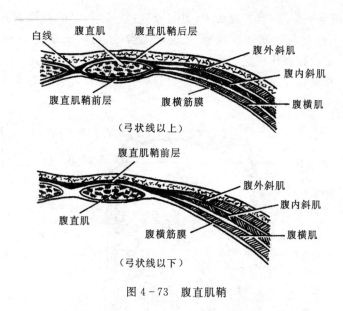

图 4-73　腹直肌鞘

（2）腹深筋膜　可分数层，分别覆盖在前外侧群各肌的表面和深面。

（3）腹内筋膜　贴附在腹腔与盆腔各壁的内面，各部筋膜的名称与所覆盖的肌相同，如膈筋膜、腹横筋膜、髂腰筋膜、盆筋膜等。其中腹横筋膜范围较大，贴附于腹横肌内面，腹直肌鞘及弓状线以下的腹直肌的后面。

7. 白线

白线（linea alba），位于两侧腹直肌之间，为两侧 3 层腹壁阔肌腱膜的纤维在正中线交织而成，其上方起自剑突，下抵耻骨联合，约在白线中部有一脐环。在胎儿时期，有脐血管通过，此处也是腹壁的薄弱处，如小肠由此膨出可成脐疝。

8. 腹股沟管

腹股沟管（inguinal canal），位于腹前外侧壁的下部，在腹股沟韧带内侧半的上方，长约 4.5cm，由外上斜向内下方。管的内口称腹股沟管深环（腹环）。在腹股沟韧带中点上方约 1.5cm 处为腹横筋膜随精索或子宫圆韧带向外的突口。管的外口即腹股沟管浅环（皮下环）。男性有精索通过，女性有子宫圆韧带通过。腹股沟管 4 个壁：前壁是腹外斜肌腱膜和部分腹内斜肌；后壁是腹横筋膜和腹股沟镰；上壁是腹内斜肌和腹横肌的弓状下缘；下壁为腹股沟韧带。

腹前外侧群肌的作用：共同保护和支持腹腔脏器，收缩时可以缩小腹腔，增加腹压，以协助呼气、排便、分娩、呕吐及咳嗽等活动。该肌群还可使脊柱前屈、侧屈及旋转等运动。

9. 腰方肌

腰方肌位于腹后壁，呈长方形，位于腰椎两侧，其后方有竖脊肌，起自髂嵴，向上止于第 12 肋。有降第 12 肋，并使脊柱腰部侧屈的作用。

(四)膈

膈（diaphragm）封闭胸廓下口，介于胸腔与腹腔之间，为圆顶形的阔肌。其周围为肌腹，起自胸廓下口内面及腰椎前面，各部肌束向中央集中移行于中心腱。其作用主要有：①膈为主要的呼吸肌,收缩时,圆顶下降,胸腔容积扩大,引起吸气;舒张时,膈的圆顶上升恢复原位,胸腔容积减小,引起呼气;②膈与腹肌同时收缩,则能增加腹压,可协助排便、呕吐及分娩等活动。膈上有3个裂孔:①主动脉裂孔在膈与脊柱之间,有主动脉及胸导管通过;②食管裂孔位于主动脉裂孔的左前方,有食管和迷走神经通过;③腔静脉孔位于食管裂孔右前方的中心腱内,有下腔静脉通过(图4-74和图4-75)。

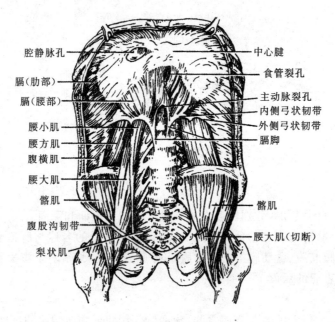

图4-74 膈与腹后壁肌

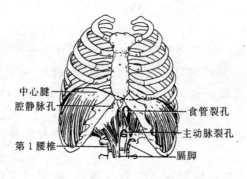

图4-75 膈的位置

三、头颈肌

(一)头肌

头肌(muscles of head 图4-76和图4-77)可分为面肌(表情肌)和咀嚼肌两部分。

1. 面肌

面肌(facial muscles)又称表情肌,为扁薄的皮肌,位置浅表,大多起自颅骨的不同部位,止于面部皮肤,并主要在口裂、眼裂和鼻孔的周围,可分为环形肌和辐射状肌两种,可闭合或开大

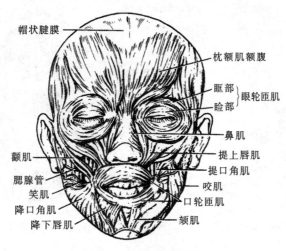

图 4-76 头肌(前面)

上述孔裂,同时牵动面部皮肤显出喜、怒、哀、乐等各种表情。如眼轮匝肌位于眼裂周围,成扁椭圆形,使眼裂闭合。颊肌紧贴于口腔侧壁的黏膜外面,可使唇、颊紧贴牙齿,帮助咀嚼和吸吮。口轮匝肌环绕口裂,收缩时闭口。

颅顶肌(epicranius)由枕额肌(occipitofrontalis)组成,覆盖于颅盖外面。阔而薄,由成对的枕腹和额腹及中间的帽状腱膜组成。枕腹(枕肌)起自枕骨,止于帽状腱膜,可向下牵拉腱膜;额腹(额肌)起自帽状腱膜,止于额部皮肤,收缩时可扬眉、皱额。

2. 咀嚼肌

咀嚼肌(masticatory muscles)主要有咬肌、颞肌、翼内肌和翼外肌。位于颞下颌关节周围,主要是上提下颌骨,使上、下颌牙咬合(图 4-77 和图 4-78)。

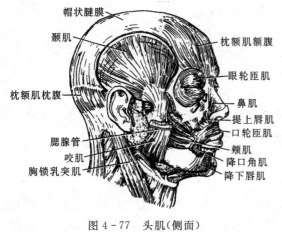

图 4-77 头肌(侧面)

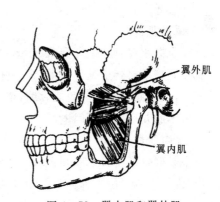

图 4-78 翼内肌和翼外肌

(二)颈肌

颈肌(muscles of neck)按其位置可分为颈浅肌群、颈中肌群和颈深肌群(图 4-79、图 4-80和图 4-81)。

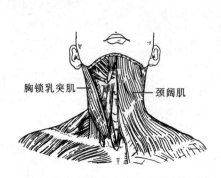

图 4-79　颈前肌和颈外侧肌(前面)

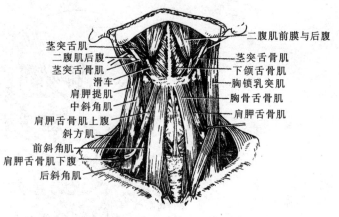

图 4-80　颈肌(前面)

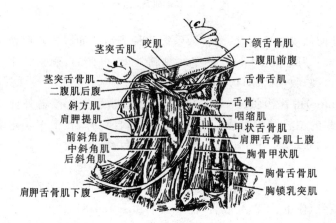

图 4-81　颈肌(侧面)

1. 颈浅肌群

颈浅肌群主要有胸锁乳突肌(sternocleidomastoid)。

胸锁乳突肌斜列于颈部两侧,为一强有力的肌。起自胸骨柄前面和锁骨的胸骨端,肌束斜向后上方,止于颞骨乳突。两侧收缩,仰头;单侧收缩,使头歪向同侧,面转向对侧。单侧胸锁乳突肌可因胎儿产伤等原因造成肌挛缩,导致斜颈畸形。

2. 颈中肌群

颈中肌群包括舌骨上肌和舌骨下肌。

(1)舌骨上肌　位于舌骨与下颌骨和颅底之间,是一群小肌,共 4 对。除二腹肌之外,都以起止命名。包括二腹肌(digastric)、茎突舌骨肌(stylohyoid)、下颌舌骨肌(mylohyoid)和颏舌骨肌(geniohyoid)。上提舌骨,如舌骨固定,前三者可下拉下颌骨,协助张口。

(2)舌骨下肌　位于颈前部,在舌骨与胸骨之间,居喉、气管和甲状腺的前方,分浅、深两层排列,均依据起止点命名。

1)胸骨舌骨肌(sternohyoid):在颈部正中线两侧。

2)肩胛舌骨肌(omohyoid):在胸骨舌骨肌的外侧,可分上、下两腹。

3）胸骨甲状肌（sternothyroid）：位于胸骨舌骨肌深面。

4）甲状舌骨肌（thyrohyoid）：位于胸骨甲状肌的上方，被胸骨舌骨肌遮盖。

4 对舌骨下肌可牵拉舌骨和喉向下。甲状舌骨肌在吞咽时还可提喉向上，使其靠近舌骨。

3. 颈深肌群

颈深肌群（图 4－82）位于颈椎两侧，包括前斜角肌（scalenus anterior）、中斜角肌（scalenus medius）和后斜角肌（scalenus posterior），三者均起自颈椎横突。前、中斜角肌向下止于第 1 肋骨；后斜角肌止于第 2 肋骨。在前、中斜角肌和第 1 肋骨之间，形成三角形裂隙，称斜角肌间隙，有臂丛和锁骨下动脉通过，故临床上将麻药注入此间隙，进行臂丛阻滞麻醉。在病理情况下，可造成此间隙狭窄，引起臂丛神经、血管受压。斜角肌的作用为上提第 1、2 肋，助深吸气，如肋骨固定，一侧收缩可使颈屈向同侧；两侧同时收缩，使颈前屈。

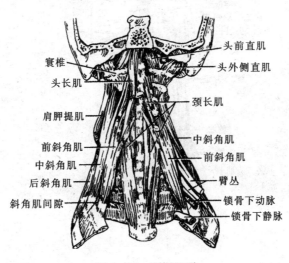

图 4－82 颈深肌群

四、上肢肌

（一）肩肌

肩肌配布于肩关节周围，均起自上肢带骨，跨越肩关节，止于肱骨的上端，有稳定和运动肩关节的作用，包括三角肌、冈上肌、冈下肌、小圆肌、大圆肌、肩胛下肌。肩胛下肌、冈上肌、冈下肌和小圆肌在经过肩关节的前方、上方和后方时，与关节囊紧贴，且有许多腱纤维编织入关节囊壁，所以这些肌肉的收缩，对稳定肩关节起着重要的作用。三角肌和冈上肌可使肩关节外展。三角肌前部肌束、大圆肌和肩胛下肌可使肩关节内收和旋内。三角肌起自锁骨外侧端、肩峰和肩胛冈，从前、后、外三面包绕肩关节，止于肱骨体外侧的三角肌粗隆。后部肌束、冈下肌和小圆肌可使肩关节旋外。此外，三角肌后部肌束还可使肩关节后伸，前部肌束还可使其前屈。

（二）臂肌

臂肌位于肱骨周围。臂肌可分前、后群。前群为屈肌，后群为伸肌。

1. 前群

前群(图4-83)位于肱骨前方,有浅层的肱二头肌,上方的喙肱肌和下方深层的肱肌。主要为肱二头肌(biceps brachii)。

肱二头肌位于臂前部,呈梭形。起端有两个头。长头以长腱起自肩胛骨关节盂的上方,通过肩关节囊,经大、小结节之间下降;短头在内侧,起自肩胛骨喙突,两头会合成一肌腹,以肌腱经肘关节前方,止于桡骨粗隆。另从腱上分出腱膜,向内下越过肘窝,移行于前臂筋膜。此肌肌腹的内、外侧各有一沟,分别称为肱二头肌内侧沟和肱二头肌外侧沟。内侧沟内通过重要的血管和神经。主要作用为屈肘关节,此外,长头协助屈肩关节,使已旋前的前臂作旋后动作。

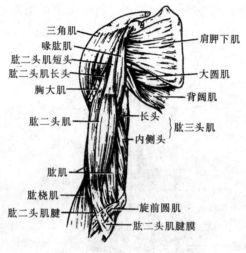

图4-83 上肢带肌与臂肌前群

2. 臂肌后群

臂肌后群(图4-84)位于肱骨后方,主要为肱三头肌(triceps brachii)。

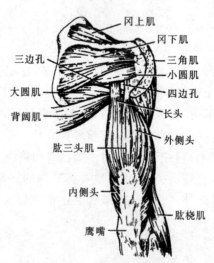

图4-84 上肢带肌与臂肌后群

肱三头肌在臂后部,有三个头,即长头、内侧头、外侧头。长头起自肩胛骨关节盂的下方内侧头起自桡神经沟的内下方;三头合为一个肌腹,以扁腱止于尺骨鹰嘴。主要作用为伸肘关节,长头尚可使肩关节后伸。

(三)前臂肌

前臂肌位于尺、桡骨周围,分为前、后两群。每群又分为浅、深两层,各层肌的肌腹大部分在前臂的上半部,向下形成细长的肌腱,主要作用于肘关节、腕关节和手关节。

1. 前臂肌前群

前臂肌前群(图4-85)位于前臂的前部共9块,主要为屈腕、屈指和使前臂旋前的肌,称为屈肌群,分为浅、深两层。浅层有6块肌,自桡侧向尺侧依次为:肱桡肌、旋前圆肌、桡侧腕屈肌、掌长肌、尺侧腕屈肌和指浅屈肌。深层有3块肌,在桡侧有拇长屈肌、尺侧有指深屈肌,在桡尺骨远段的前面有旋前方肌。

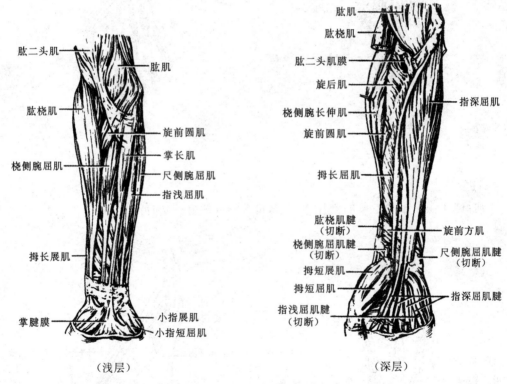

图4-85 前臂肌前群

2. 前臂肌后群

前臂肌后群(图4-86)位于前臂的后部,共11块肌,包括伸肘、伸腕、伸指和旋后的肌,称为伸肌群,也分浅、深两层。浅层有6块肌,由桡侧向尺侧依次为桡侧腕长伸肌、桡侧腕短伸肌、指伸肌、小指伸肌、尺侧腕伸肌及在肘后部的肘肌。深层有5块肌,由近侧向远侧依次为旋后肌、拇长展肌、拇短伸肌、拇长伸肌和示指伸肌。

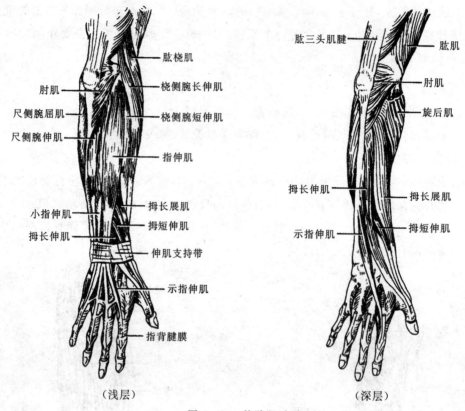

肱桡肌

桡侧腕长伸肌

桡侧腕短伸肌

指伸肌

拇长展肌

拇短伸肌

伸肌支持带

示指伸肌

指背腱膜

肘肌

尺侧腕屈肌

尺侧腕伸肌

小指伸肌

拇长伸肌

（浅层）

肱三头肌腱

拇长伸肌

示指伸肌

肱肌

肘肌

旋后肌

拇长展肌

拇短伸肌

（深层）

图 4 - 86 前臂肌后群

(四)手肌

手肌(图 4 - 87 和图 4 - 88)都在手掌面,可分为外侧群、中间群和内侧群。

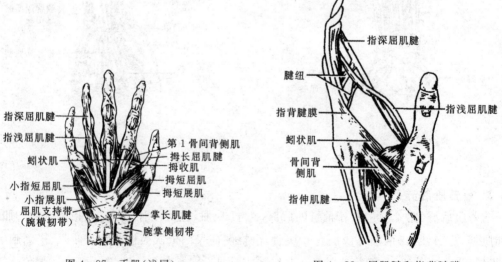

指深屈肌腱

指浅屈肌腱

蚓状肌

小指短屈肌

小指展肌

屈肌支持带
（腕横韧带）

第 1 骨间背侧肌

拇长屈肌腱

拇收肌

拇短屈肌

拇短展肌

掌长肌腱

腕掌侧韧带

图 4 - 87 手肌(浅层)

指深屈肌腱

腱纽

指背腱膜

蚓状肌

骨间背侧肌

指伸肌腱

指浅屈肌腱

图 4 - 88 屈肌腱和指背腱膜

1. 外侧群

外侧群在拇指侧构成一隆起,称为鱼际,有4块肌,这些肌使拇指做屈、收、对掌等动作。

2. 内侧群

内侧群在小指侧,构成小鱼际,有3块小肌,使小指做屈、外展和对掌等动作。

3. 中间群

中间群位于大小鱼际之间,共11块,包括4块蚓状肌和3块骨间掌侧肌及4块骨间背侧肌。蚓状肌可屈第2~5掌指关节,伸手指指间关节。骨间掌侧肌可使第2、4、5指内收(向中指靠拢)。骨间背侧肌可使第2、4指外展(离开中指)和第3指左右倾斜。如果骨间掌侧肌群瘫痪,则手指夹纸无力。

(五)上肢的局部间隙

1. 腋窝

腋窝(axillary fossa)为锥形腔隙,位于臂上部和胸外侧壁之间,内含脂肪、血管、神经、淋巴结和淋巴管等。

2. 肘窝

肘窝(cubital fossa)位于肘关节前方呈三角形的间隙。

3. 腕管（carpal canal）

位于腕部掌侧面,由腕骨沟和屈肌支持带共同构成。管内有拇长屈肌腱,指浅、深屈肌腱和正中神经通过。在外伤、炎症、水肿等病理情况下,管内的结构可能受压和损伤,造成手功能障碍。

五、下肢肌

(一)髋肌

髋肌主要起自骨盆的内面或外面,跨越髋关节,止于股骨,能运动髋关节,可分为前、后两群。

1. 髋肌前群

髋肌前群(图4-89)主要有髂腰肌(iliopsoas)。

髂腰肌由腰大肌(psoas major)和髂肌(iliacus)组成。腰大肌主要起自腰椎体侧面和横突;髂肌起自髂窝。两肌向下互相结合,经腹股沟韧带深面和髋关节的前内侧,止于股骨小转子。使髋关节前屈和旋外;下肢固定时,可使躯干和骨盆前屈。

2. 髋肌后群

髋肌后群(图4-90)主要位于臀部,有臀大肌、臀中肌、臀小肌和梨状肌等。

(1)臀大肌(gluteus maximus) 位于臀部

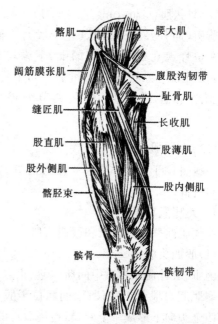

图4-89 髋肌、大腿肌前群及内侧群(浅层)

皮下,人类由于直立姿势的影响,故大而肥厚,形成特有的臀部膨隆。臀大肌起于髂骨外面和骶、尾骨的后面,肌束斜向下外,止于股骨的臀肌粗隆和髂胫束。臀大肌肌束肥厚,其外上部又无重要的血管和神经,故为肌肉注射的常用部位。臀大肌是髋关节有力的伸肌,此外,尚可使髋关节旋外。

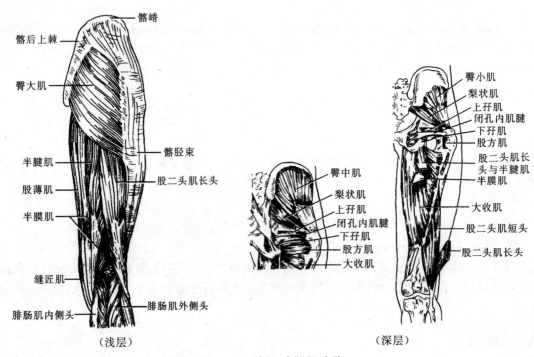

（浅层）　　　　　　　　　　　　（深层）

图 4-90　髋肌、大腿肌后群

（2）梨状肌（piriformis,图 4-91）　起于骶骨前面,向外经坐骨大孔,止于股骨大转子。在坐骨大孔处,梨状肌的上、下缘均有空隙,分别称为梨状肌上孔和梨状肌下孔,均有血管和神经通过。使髋关节外展和外旋。

（二）大腿肌

大腿肌位于股骨周围,可分为前群、内侧群和后群。

1. 大腿肌前群

大腿肌前群有缝匠肌和股四头肌。

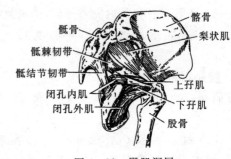

图 4-91　臀肌深层

（1）股四头肌（quadriceps femoris）　是全身中体积最大的肌,有 4 个头,分别称为股直肌、股内侧肌、股外侧肌和股中间肌。起、止点:股直肌位于大腿前面,起自髂前下棘;股内侧肌和股外侧肌起自股骨粗线;股中间肌位于股直肌的深面,在股内、外侧肌之间,起自股骨体的前面。四个头向下形成一个肌腱,包绕髌骨的前面和两侧缘,向下延续为髌韧带,止于胫骨粗隆。

作用:股四头肌是膝关节强有力的伸肌,股直肌还有屈髋关节的作用。

(2)缝匠肌(sartorius)　是全身中最长的肌,呈扁带状,起自髂前上棘,经大腿前面,转向内下侧,止于胫骨上端的内侧面。作用:屈髋关节和膝关节,并使小腿旋内。

2. 大腿肌内侧群

大腿肌内侧群(图4-92)有5块肌。位于大腿内侧,浅层有耻骨肌、长收肌和股薄肌,中层有短收肌,深层有大收肌。上述肌均起自耻骨和坐骨,除股薄肌止于胫骨上端的内侧以外,其他各肌都止于股骨粗线。主要作用是内收髋关节,故又称内收肌群。

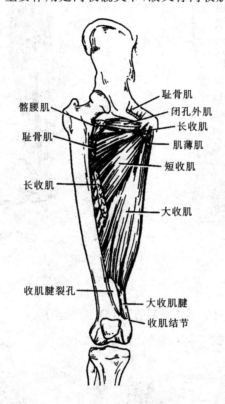

髂腰肌
耻骨肌
长收肌
收肌腱裂孔

耻骨肌
闭孔外肌
长收肌
肌薄肌
短收肌
大收肌
大收肌腱
收肌结节

图4-92　大腿肌内侧群(深层)

3. 大腿肌后群

大腿肌后群位于大腿的后面,有股二头肌、半腱肌和半膜肌。后群的3块肌可以屈膝关节和伸髋关节。

(三)小腿肌

小腿肌(图4-93)分为前群、外侧群和后群。

1. 小腿肌前群

小腿肌前群位于小腿骨前方,主要有3块肌,自胫侧向腓侧依次为胫骨前肌、姆长伸肌和趾长伸肌。主要作用是可伸踝关节(足背屈)。此外,胫骨前肌可使足内翻,姆长伸肌和趾长伸肌能伸趾。

2. 小腿肌外侧群

小腿肌外侧群(图4-93)位于腓骨的外侧,包括腓骨长肌和腓骨短肌。作用是使足外翻。

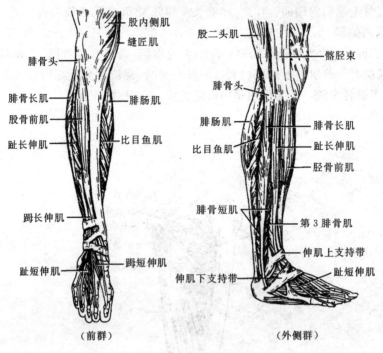

图4-93 小腿肌

3. 小腿肌后群

小腿肌后群(图4-94)位于小腿骨后方,可分浅、深两层。

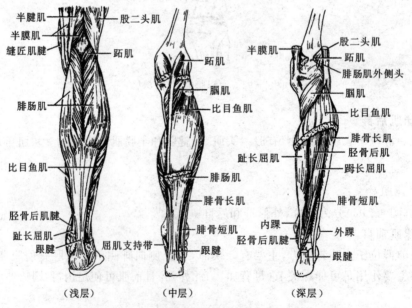

图4-94 小腿肌后群

(1)浅层 有强大的小腿三头肌(triceps surae),它的二个头位于浅层称腓肠肌,深层称比目鱼肌。腓肠肌的内、外侧头起自股骨内、外侧髁;比目鱼肌起自胫腓骨上端的后面。三个头会合,在小腿的上部形成膨隆的小腿肚,向下续为跟腱,止于跟骨结节。作用是屈膝和上提足跟,在站立时,能固定踝关节和膝关节,以防止身体向前倾倒。

(2)深层 有3块。自胫侧向腓侧依次为趾长屈肌、胫骨后肌和姆长屈肌。主要作用是三肌均可使足跖屈,此外,趾长屈肌和姆长屈肌可屈趾,胫骨后肌可使足内翻。

(四)足肌

足肌分为足背肌和足底肌(图4-95)。

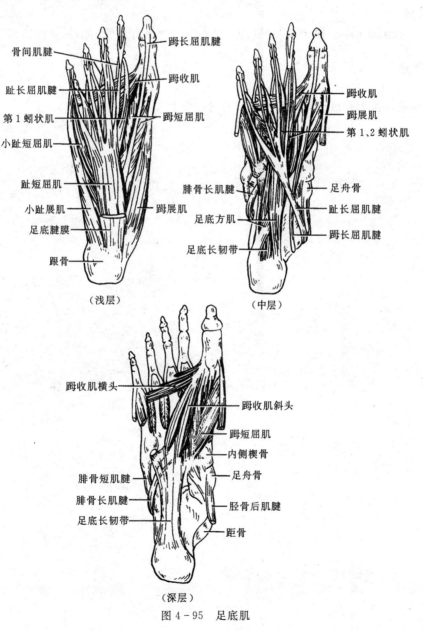

图4-95 足底肌

1. 足背肌

足背肌较弱小,为伸第 2～4 趾的小肌。

2. 足底肌

足底肌配布情况和作用与手掌的肌近似。

(五)下肢的局部间隙

1. 股三角

股三角(femoral triangle)在大腿前上部,为底朝上、尖朝下的三角形。上界为腹股沟韧带,内侧界为长收肌内侧缘,外侧界为缝匠肌的内侧缘。三角内有神经、血管和淋巴结等。

2. 腘窝

腘窝(popliteal fossa)位于膝关节后方,呈菱形。窝内有血管、神经、淋巴结和脂肪等。

 学而思

关节的基本结构和辅助结构? 肩关节及髋关节的组成?

(王征 季华)

第五章　血液的组成与功能

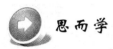

思而学

血液的组成？输血原则是什么？

血液（blood）在心脏泵活动的推动下，沿着血管系统循环流动，起着沟通内外环境物质交换的纽带作用。机体在新陈代谢过程中，CO_2、尿素、胆红素等代谢产物均会出现在血液中，通过检测血液中的成分，对临床诊断具有重要参考意义。血液是内环境最活跃的部分，具有运输、防御、凝血、缓冲、调节等功能，直接参与机体内环境稳态的维持，若机体失血超过总血量的30％，将导致各脏器功能衰竭，危及生命。

第一节　血液的成分和理化性质

一、血液的成分

血液由血细胞（blood cells）和血浆（plasma）组成，合称为全血。全血经抗凝处理后以3000r/min 的速度离心 30min，即可分成不同颜色的三层（图 5-1）：最上层淡黄色透明液体为血浆，占总体积的 50％～60％；中间一薄层白色为血小板和白细胞，占总体积约 1％；最下层深红色不透明的为红细胞，占总体积 40％～50％。

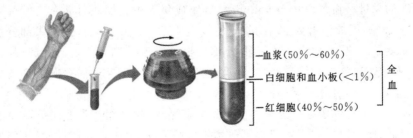

血浆（50％～60％）

白细胞和血小板（<1％）

红细胞（40％～50％）

全血

图 5-1　血液的分层

血细胞在全血中所占的容积百分比称为血细胞比容。由于血液中数量最多的血细胞是红细胞，故血细胞比容主要反映血液中红细胞的数量，又称为红细胞比容，健康成年男性的血细胞比容为 40％～50％，女性为 37％～48％，新生儿约为 55％。严重呕吐脱水或大面积烧伤等情况，全血中的液体成分丧失过多，造成血细胞比容升高；而贫血患者因红细胞数量减少，造成血细胞比容下降。

血浆是由水和溶质组成的液体,水占总量的 91%~92%,溶质包括 Na^+ 和 Cl^- 等多种电解质、血浆蛋白、激素、代谢产物、营养物、气体。血浆中的电解质和水容易透过毛细血管壁与组织液进行物质交换,故血浆与组织液中的电解质含量基本相同(表 5-1),临床上检测血浆中各种电解质的理化性质变化,可及时反映机体内环境和组织细胞的功能活动。正常情况下血浆的各种溶质成分保持相对恒定。

表 5-1　人体各部分体液中电解质的含量(mEq/L)

正离子	血浆	组织液	细胞内液	负离子	血浆	组织液	细胞内液
Na^+	153	145	10	Cl^-	111	117	3
K^+	4.3	4	159	HCO_3^-	27	28	7
Ca^{2+}	5.4	3	1	蛋白质	18	—	45
Mg^{2+}	2.2	2	40	其他	9	9	155
总计	165	154	210	总计	165	154	210

(引自:Rhoades RA, Tanner GA. Medical physiology, 2003)

健康成年人血浆蛋白含量为 60~85g/L。血浆蛋白用盐析法可分成白蛋白、球蛋白和纤维蛋白原三类,其中白蛋白为 40~48g/L,球蛋白为 15~30g/L,球蛋白电泳后又可分为 α_1、α_2、β 及 γ 球蛋白。除 γ 球蛋白来自淋巴腺系统外,其余血浆蛋白主要由肝脏合成。白蛋白与球蛋白的浓度比值(A/G)在肝病常下降(正常值为 1.5~2.5)。血浆蛋白的生理功能有:①运输功能:甲状腺激素、性激素等与血浆蛋白结合后可维持其较长的半衰期,脂质、维生素、离子、代谢产物及药物等多种低分子物质可与血浆蛋白结合成复合物而被运输;②形成血浆胶体渗透压,保持血管内外水平衡;③免疫功能:血浆球蛋白作为体液免疫的重要成分,抵御病毒、细菌、真菌等病原微生物的入侵;④缓冲功能:血浆白蛋白与钠盐组成的缓冲对,对血液的酸碱度变化具有缓冲作用;⑤血液凝固、抗凝和纤溶功能;⑥营养功能。

二、血量

全身血液的总量称血量(blood volume),健康成年人的血量占体重的 7%~8%,约等于 70~80mL/kg 体重,因此体重为 50kg 的人,血量为 3.5~4.0L。人体血液大部分在心血管系统中快速周而复始地流动,称为循环血量;小部分血液约 10% 滞留在肝、肺、脾、静脉等储血库中,称为储存血量。人体在情绪激动、剧烈运动或大出血等情况下,储存血量可及时被动员释放,进入血液循环系统,以补充循环血量。

人体内血量稳定有助于维持正常的血压和血液循环,保证组织器官足够的血液灌注。机体少量失血不超过全身血量的 10% 时,通过增强心脏活动、促进血管收缩、释放储血库中的血液等代偿作用,使血管充盈度不发生明显改变,机体可能不出现明显的临床症状。少量失血丢失的水分和电解质在 1~2h 内可得到恢复,血浆蛋白在 1 周内可由肝脏加快合成而得到补充,红细胞在 1 个月内可通过红骨髓造血功能加强得到补偿。中等失血超过全省血量的 20% 时,机体将失代偿,出现脉搏细速、四肢乏力冰冷、口渴、晕眩等低血压的临床症状。严重失血达 30% 以上时,则会危及生命。因此,对急性大失血的患者应给予及时的输血和补液,以挽救生命。

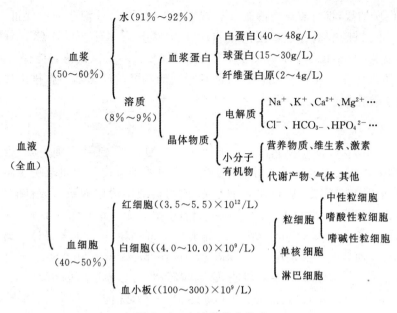

图 5-2 血液的基本组成

三、血液的理化性质

(一)血液的颜色

血液因红细胞内有红色的血红蛋白通常呈红色。动脉血含有较多的氧合血红蛋白,呈鲜红色;静脉血含较多的去氧血红蛋白,呈暗红色。血浆因含少量胆红素,呈淡黄色。空腹时血浆澄清透明,摄取较多的脂类食物后,吸收入血液的脂蛋白颗粒增多,导致血浆浑浊。因此,临床需要检测血液中某些化学成分时,要求空腹采血,避免食物影响检测结果。

(二)血液的比重

正常人血液的比重为 1.050～1.060,红细胞的比重为 1.090～1.092,血浆的比重为 1.025～1.030。全血比重主要由红细胞数量决定,血浆比重主要由血浆蛋白含量决定,而红细胞比重与细胞内血红蛋白含量有关。测定全血与血浆比重,可以估算红细胞数量与血浆蛋白含量。

(三)血液的黏滞性

血液的黏滞性是血流阻力的主要因素,是由血浆蛋白、血细胞等分子颗粒之间的摩擦力所致。血液的黏滞性为蒸馏水的 4～5 倍,主要受红细胞数量影响;血浆的黏滞性为 1.6～2.4 倍,主要受血浆蛋白含量影响。当血液红细胞增多、血浆蛋白浓度增大、血流速度减慢导致红细胞叠连增多等均能大大增加血液的黏滞性,导致血流阻力增加。如高原性红细胞增多、严重失水、大面积烧伤导致血浆大量渗出时,血液的黏滞性均会增加。

(四)血液酸碱度

正常人血液 pH 为 7.35～7.45,呈弱碱性,是维持机体细胞正常新陈代谢的最佳酸碱度。血液 pH<7.35 为酸中毒,pH>7.45 为碱中毒;若机体血液 pH<6.9 或>7.8,则会危及生命。血液 pH 的高低主要受血液缓冲对的影响,血浆中的 $NaHCO_3/H_2CO_3$、$Na_2HPO_4/$

NaH_2PO_4、蛋白质钠盐/蛋白质对维持血浆酸碱平衡意义重大；红细胞的血红蛋白钾盐/血红蛋白、氧合血红蛋白钾盐/氧合血红蛋白、K_2HPO_4/KH_2PO_4、$KHCO_3/H_2CO_3$对维持血液酸碱平衡有重要意义。$NaHCO_3/H_2CO_3$是机体最重要的缓冲对，该比值若能保持在20∶1，则血浆酸碱度即可维持在正常范围。此外，肺的呼吸功能和肾的泌尿功能在排出体内过剩的酸和碱中亦起着重要作用。

(五)血浆渗透压

渗透压(osmotic pressure)是指溶液中的溶质分子通过半透膜(如细胞膜)吸引水分子的能力，这是一切溶液所具有的特性。溶剂分子透过半透膜的方向和数量取决于膜两侧溶液的渗透压差。渗透压的高低与溶质颗粒大小无关，而与溶液中溶质的颗粒数目的多少呈正比。渗透压单位通常用浓度(mOsm/L)或压力(mmHg)表示，1mOsm/L约等于19.3mmHg。

血浆渗透压正常值约为300mOsm/L，约等于5790mmHg，包含血浆晶体渗透压和血浆胶体渗透压两部分。血浆晶体渗透压(crystalloid osmotic pressure)是由血浆小分子晶体物质组成，如电解质(主要是Na^+和Cl^-)、葡萄糖、氨基酸等，约占总渗透压的99.6%。血浆胶体渗透压(colloid osmotic pressure)是由大分子血浆蛋白(主要是白蛋白)构成的渗透压，一般约为1.3mOsm/L，约等于25mmHg，仅占总渗透压的0.4%。

1. 血浆晶体渗透压的生理作用

由于血浆中的电解质(Na^+、K^+、Ca^{2+}、Mg^{2+}、Cl^-、HCO_3^-、HPO_4^-等)、葡萄糖等晶体物质的分子量较小，可以自由通过毛细血管壁，所以血浆与组织液的晶体浓度相同。血浆中大多数晶体物质不能自由透过细胞膜，但水分子则能自由通透。正常状态下，血浆和血细胞内液的溶质分子构成不全部相同，但两者渗透压却基本一致，从而使水分子在血细胞内外的扩散保持动态平衡。当血浆晶体渗透压下降时，红细胞通过吸收血浆中的水分子而体积膨大，严重时引起膜破裂释放出血红蛋白，引起溶血；反之，当血浆晶体渗透压升高时，血浆通过吸引红细胞内水分子使红细胞皱缩。故血浆晶体渗透压保持相对稳定，对于调节血细胞内外水平衡，维持红细胞的正常形态和功能至关重要。

2. 血浆胶体渗透压的生理作用

血浆蛋白因其分子量较大，难以透过毛细血管壁进入组织液，且血浆蛋白浓度远远高于组织液，故血浆胶体渗透压显著高于组织液胶体渗透压，具有吸引组织液的水分子透过毛细血管壁进入血液，维持血管血量的作用(图5-3)。当血浆蛋白浓度下降时，血浆胶体渗透压也随之降低，血浆中的水分子容易透过毛细血管壁进入组织液，引起水肿。因此，血浆胶体渗透压对于调节血管内外水平衡，维持血管正常的血量非常重要。

3. 等渗溶液与等张溶液

临床与生理实验中经常要用到各种溶液，其渗透压通常与血浆渗透压相等，称为等渗溶液(iso-osmotic solution)，如5%葡萄糖溶液、0.9%氯化钠溶液、1.9%尿素溶液等。低于或高于血浆渗透压的溶液称为低渗溶液或高渗溶液。一般将能使悬浮于其中的红细胞保持正常形态和大小的盐溶液，称为等张溶液(isotonic solution)，实质是指不能自由通过细胞膜的溶质所形成的等渗溶液，如0.9%氯化钠溶液与5%葡萄糖溶液既是等渗溶液，又是等张溶液。而1.9%尿素溶液是等渗溶液，但不是等张溶液，因为尿素分子可自由通过红细胞膜，红细胞置于其中后将立即吸水膨胀，进而破裂，使血红蛋白溢出，导致溶血(图5-4)。

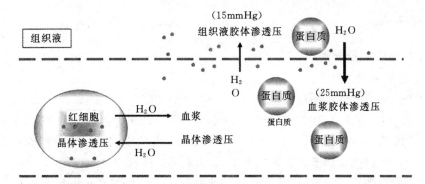

注：▪晶体物质　血浆晶体渗透压与红细胞晶体渗透压基本相当,可维持红细胞正常形态;血浆胶体渗透压＞组织液胶体渗透压,可维持血管正常血量

图 5-3　血浆晶体渗透压与胶体渗透压示意图

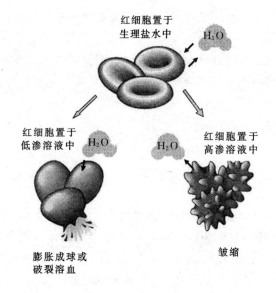

图 5-4　红细胞在不同渗透压环境中的形态变化

第二节　血细胞生理

一、血细胞生成的部位和一般过程

红细胞(red blood cell,RBC)、白细胞(white blood cell,WBC)和血小板(platelet)这三类血细胞均起源于造血干细胞。造血中心在个体发育过程中,逐渐由胚胎早期的卵黄囊转移到肝脏、脾脏,成年后主要在红骨髓,但是在造血需要增加时,骨髓外造血组织仍具有一定的代偿。成年人出现红骨髓外造血,一般是造血功能紊乱的表现。

二、红细胞生理

(一)红细胞的数量和形态

1. 红细胞的数量

我国健康成年男性的红细胞数量为$(4.0\sim5.5)\times10^{12}/L$,女性为$(3.5\sim5.0)\times10^{12}/L$,新生儿可超过$6.0\times10^{12}/L$。血红蛋白(hemoglobin,Hb)是红细胞内的主要成分,成年男性正常值为$120\sim160g/L$,成年女性为$110\sim150g/L$,新生儿可达$170\sim200g/L$。若成人外周血液红细胞数量或血红蛋白浓度低于正常值的下限,称为贫血(anemia)。生理情况下,红细胞数量与血红蛋白含量会有性别、年龄、体质、生活环境的差异,例如,新生儿出生后血红蛋白含量逐渐降低,6个月后降至最低,一岁后又开始缓慢升高,在青春期达到成人范围;孕妇在妊娠后期因血浆量相对增多而导致血红蛋白含量相对下降;长期居住在高原的人,其红细胞数量与血红蛋白浓度均高于平原居民。

2. 红细胞的形态

人的成熟红细胞含有大量血红蛋白而呈红色,为双凹圆碟形,无核。成熟红细胞直径$7\sim8\mu m$,中央最薄处厚$1\mu m$,周边最厚处$2.5\mu m$,正常容积约为$90\mu m^3$,表面积$140m^2$左右。双凹圆碟形使得红细胞的表面积与容积之比大大增加,明显增大了红细胞表面积。这个形态特征,使得红细胞膜具有可塑变形性、渗透脆性和悬浮稳定性等生理特征,并有利于红细胞实现运输气体的生理功能。

(二)红细胞的功能和生理特征

1. 红细胞的功能

红细胞主要有运输O_2和CO_2、缓冲血液酸碱度、合成某些生物活性物质发挥生理调节作用等功能。

(1)运输O_2和CO_2 红细胞的双凹圆碟形增大了其气体交换面积,缩短了气体交换距离,有利于红细胞运输气体。红细胞的气体运输功能主要由血红蛋白担当,以氧合血红蛋白(HbO_2)形式运输的O_2占血液中总氧量的98.5%,故严重贫血者极易引起缺氧。血红蛋白只有在红细胞内才有运输O_2和CO_2的功能,一旦游离到血浆中即失去运输气体的作用。血红蛋白只有存在于红细胞内才能发挥作用。

(2)缓冲血液酸碱度 主要靠红细胞内的血红蛋白钾盐/血红蛋白、氧合血红蛋白钾盐/氧合血红蛋白、K_2HPO_4/KH_2PO_4、$KHCO_3/H_2CO_3$这四种缓冲对来实现。

(3)合成某些生物活性物质 最新的研究发现红细胞能合成一些生物活性物质,如抗高血压因子,可调节心血管活动。红细胞膜表面的补体C3b受体能吸附抗原-补体(抗体)复合物,递呈给吞噬细胞,参与机体的免疫活动。

2. 红细胞的生理特性

红细胞具可塑变形性、悬浮稳定性和渗透脆性等生理特性。

(1)可塑变形性 红细胞在通过口径小于其直径的血窦孔隙或毛细血管时,发生很大的变形,通过后又恢复双凹圆碟形,这种变化称为红细胞的可塑变形性。损伤、衰老的红细胞变形能力降低,在通过脾血窦孔隙时容易滞留而被脾脏巨噬细胞所吞噬分解,分解产物可被红骨髓重新利用生成新的红细胞。

(2)悬浮稳定性 红细胞通常能在血浆中稳定悬浮而不易下沉,这种特性称红细胞的悬浮稳定性(suspension stability),临床上通常用红细胞沉降率(erythrocyte sedimentation rate, ESR)来反映,即抗凝全血垂直静置于血沉管中 1h 末红细胞下降的距离,成年男性正常值为 0～15mm,女性为 0～20mm。红细胞沉降率与红细胞悬浮稳定性呈反比关系。血浆球蛋白、纤维蛋白原及胆固醇增多容易使红细胞间以凹面相贴发生叠连,红细胞的表面积/容积减小,与血浆之间的摩擦阻力也减小,导致沉降率加快。妊娠期、月经期妇女和结核病、肿瘤、风湿、贫血等患者的红细胞沉降率通常也加快。

(3)渗透脆性 红细胞膜对低渗溶液具有一定的抵抗力,用红细胞的渗透脆性(osmotic fragility)表示,渗透脆性与红细胞对低渗溶液的抵抗力成反比,渗透脆性越大,红细胞在低渗溶液中越容易破裂而发生溶血。正常红细胞在 0.6%～0.8%氯化钠溶液中,发生膨胀变形但不破裂;在 0.40%～0.45%氯化钠溶液中,开始部分溶血;在 0.30%～0.35%氯化钠溶液中,则完全溶血。

(三)红细胞的生成与破坏

1. 红细胞的生成

(1)生成部位 红细胞在胚胎时期分别在卵黄囊、肝、脾和骨髓生成,人出生以后主要在红骨髓生成红细胞。骨髓造血干细胞先定向分化为红系祖细胞,再进一步分化成原红细胞、早幼红细胞、中幼红细胞、晚幼红细胞、网织红细胞,最后发育为成熟的红细胞。成年后,只有椎骨、肋骨、颅骨、髂骨和长骨近端骨骺处才具备能造血的红骨髓。若骨髓被物理(过量放射性射线照射等)或化学(抗肿瘤药、苯、氯霉素、有机砷等)因素作用时,造血功能可能受到抑制,出现红细胞再生性减少,同时其他血细胞数量也减少,称为再生障碍性贫血。

(2)原材料 合成红细胞的基本原料是铁(Fe^{2+})和蛋白质,均能在正常饮食中得到满足。成年人正常每天约需铁 20～30mg 用于合成血红蛋白,其中约 95% 来自衰老红细胞在脾脏内解体释放的“内源性铁”,基本上以铁蛋白形式储存于肝、巨噬细胞和骨髓处,供造血时重复利用,比较稳定。另一部分从食物中获得的外源性铁多为 Fe^{3+},需要经过胃酸还原成 Fe^{2+} 才能被胃肠道吸收。食物中长期缺铁、胃酸缺乏、长期慢性失血、孕妇、哺乳期妇女等均可出现缺铁性贫血,表现为血红蛋白合成减少,红细胞体积小,色素淡,又称小细胞低色素性贫血。

(3)成熟因子 叶酸是幼红细胞发育成熟过程中合成 DNA 必需辅酶,不可或缺,否则幼红细胞的 DNA 合成受阻,细胞分裂成熟障碍,停止在幼年状态,表现为红细胞体积大,称为巨幼红细胞性贫血。维生素 B_{12} 能增强叶酸的利用,间接促进红细胞 DNA 合成。维生素 B_{12} 多存于动物类食品中,需要与胃黏膜分泌的内因子结合形成维生素 B_{12}-内因子复合物,才能完整地到达回肠末端被吸收。胃癌、胃大部切除或萎缩性胃炎可导致内因子缺乏,从而减少维生素 B_{12} 吸收。因此,内因子、维生素 B_{12}、叶酸缺乏均可引起巨幼红细胞性贫血。

2. 红细胞的破坏

红细胞在血液系统中的平均寿命约 120 天,每天约有 0.8% 的衰老红细胞在脾脏被巨噬细胞吞噬破坏,释放出“内源性铁”被红骨髓重新利用。脾功能亢进时,红细胞破坏增加,引起脾性贫血。当发生严重溶血导致血浆中的血红蛋白达到 1.0g/L 时,游离的血红蛋白将经肾随尿排出体外,形成血红蛋白尿。

(四)红细胞生成的调节

生理状态下,人体内红细胞的数量保持相对平衡,当机体内外环境及功能状态发生改变时,红细胞的生成亦会发生调整,这种调节主要受促红细胞生成素(erythropoietin,EPO)和雄激素的调节。

1. 促红细胞生成素

机体调节红细胞生成的主要物质是促红细胞生成素,它是一种糖蛋白,主要由肾皮质管周细胞合成,肝脏和巨噬细胞亦可参与合成。当组织细胞缺氧时,肾脏产生大量促红细胞生成素,促进红系祖细胞增殖和分化,加速红骨髓释放网织红细胞,使得血液中红细胞数量增加,血液运氧能力得到增强,改善组织细胞的缺氧状况。贫血、肾血流减少也能促进促红细胞生成素的合成和分泌,而血液中红细胞数量增多时则抑制促红细胞生成素分泌,通过这一负反馈保证血液中红细胞数量的相对恒定。此时血氧分压升高可负反馈抑制肾脏促红细胞生成素分泌,从而使红细胞数量保持相对稳定。

2. 雄激素

青春期后,男性的红细胞与血红蛋白均多与女性,这是因为成年男性合成与分泌的雄激素一方面可通过刺激促红细胞生成素而促进红细胞生成;另一方面还可直接刺激红骨髓,促进红蛋白合成和红细胞生成。

此外,雌激素可降低促红细胞生成素对红系祖细胞的作用,抑制红细胞生成。

三、白细胞生理

(一)白细胞数量和形态

正常人外周血液中,白细胞(leukocyte,white blood cell,WBC)是数量最少的一类血细胞,我国成人外周血白细胞总数正常值为$(4.0\sim10.0)\times10^9/L$。白细胞数量的生理变动较大,如婴幼儿白细胞总数比成年人多,为$(12.0\sim20.0)\times10^9/L$,妊娠、月经期、分娩、餐后、剧烈运动、情绪激动等均可增加白细胞数量。

白细胞为无色的有核球状细胞,体积一般比红细胞大,在组织中有不同程度的变形。白细胞根据其胞浆内是否含有颗粒,分为无粒细胞(单核细胞、淋巴细胞)和粒细胞。根据颗粒的嗜色性质不同,粒细胞又可分成中性粒细胞、嗜酸性粒细胞和嗜碱性粒细胞。各类白细胞占白细胞总数的百分比,称白细胞分类计数(表5-2)。在组织损伤、白血病及各类炎症中,白细胞总数和分类计数均可发生特征性变化,这在临床诊断中具有重要的参考意义。

表5-2 我国健康成年人外周血液白细胞正常值及主要功能

分类	正常值($\times10^9/L$)	百分比(%)	主要功能
粒细胞			
中性粒细胞	2.04~7	50~70	吞噬和消化细菌、衰老红细胞、抗原-抗体复合物
嗜酸性粒细胞	0.02~0.5	0.5~5	限制过敏反应物质、参与对蠕虫的免疫反应及哮喘
嗜碱性粒细胞	0~0.1	0~1	参与过敏反应、释放肝素
无粒细胞			
单核细胞	0.12~0.8	3~8	吞噬病原微生物、递呈抗原
淋巴细胞	0.8~4.0	20~40	参与特异性免疫反应

(二)白细胞的生理特性

除淋巴细胞外,各类白细胞都能伸出伪足,通过做变形运动穿过毛细血管壁进入组织间隙,这种活动称为白细胞渗出(diapedesis)。渗出到血管外的白细胞在趋化因子的吸引下可迁移到感染区、炎症区等区域,发挥清除人体细胞降解产物、抗原-抗体复合物、细菌、病毒、寄生虫、衰老和坏死细胞等生理作用。

白细胞具有吞噬(phagocytosis)作用,即在特异性抗体和某些补体的激活产物作用下,吞入并杀灭病原微生物及组织碎片。白细胞还可分泌白细胞介素、肿瘤坏死因子、干扰素、集落刺激因子等多种细胞因子,通过旁分泌、自分泌等途径参与机体炎症和免疫反应的调控。

(三)白细胞的生理功能

1. 中性粒细胞

中性粒细胞约有 2.5×10^{12} 个储备在骨髓中,是循环血中性粒细胞总量的 $15 \sim 20$ 倍,可在炎症发生时迅速大量释放进入循环血液。外周循环血液的中性粒细胞细胞核一般分 $3 \sim 5$ 叶,分叶数与其老化程度正相关,若血液中分叶少的中性粒细胞大量出现,常提示有严重感染。中性粒细胞是体内游走速度最快的细胞,在血管内仅停留 $6 \sim 8h$ 后,就发生变形穿过毛细血管进入组织而发挥非特异性细胞免疫作用。中性粒细胞的吞噬能力不及单核细胞,但因其数量众多、变形能力强,是抵抗化脓性细菌感染的第一线。炎症发生时,中性粒细胞在细菌毒素、细菌等趋化因子吸引下,游走到炎症部位,通过颗粒中所包含的水解酶、细菌通透性增加蛋白、乳铁蛋白等分子对所吞噬的细菌进行非氧杀伤,也可通过其爆发产生的活性氧自由基进行需氧杀伤,杀菌后对细菌的分解则依靠中性粒细胞内含有的大量溶酶体酶实现。当外周血中性粒细胞减少至 $1 \times 10^9/L$ 时,机体对抵抗力将明显下降,极易发生细菌性感染。此外,中性粒细胞还具有吞噬衰老受损的红细胞和抗原-抗体复合物的作用。

2. 嗜酸性粒细胞

嗜酸性粒细胞内尽管含有溶酶体,但是缺乏溶菌酶,只能吞噬细菌而无杀菌作用,其主要功能为限制过敏反应,一是抑制嗜碱性粒细胞合成和释放生物活性物质,二是吞噬嗜碱性粒细胞所释放的活性颗粒,三是灭活嗜碱性粒细胞释放的组胺等活性物质;参与对蠕虫感染时的免疫反应,通过释放嗜酸性粒细胞阳离子蛋白、碱性蛋白、过氧化物酶等杀灭蠕虫;释放多种促炎介质,诱发支气管痉挛,可能是哮喘发生发展中损伤组织的主要效应细胞。

3. 嗜碱性粒细胞

嗜碱性粒细胞能合成和释放组胺、过敏性慢反应物质,促使毛细血管壁通透性增加、局部水肿、细支气管平滑肌收缩,引起荨麻疹、哮喘等过敏反应;合成和释放的嗜酸性细胞趋化因子,吸引嗜酸性粒细胞在局部区域聚集,以限制嗜碱性粒细胞的过敏反应;释放肝素,抑制血液凝固,使得血管能保持通畅。嗜碱性粒细胞增多常见于某些过敏性疾病。

4. 单核细胞

单核细胞与其他血细胞相比体积较大,在循环血液中停留 $2 \sim 3$ 天后迁移到组织间隙,细胞体积从 $1.5 \sim 30\mu m$ 增大到 $50 \sim 80\mu m$,内含的溶酶体数目进一步增多,转变为巨噬细胞(单核-巨噬细胞),大大增强其吞噬能力。单核-巨噬细胞的主要功能有:单核细胞内含有大量的非特异性酯酶,能吞噬某些细菌(如结核杆菌)并消化其脂膜,在某些慢性炎症时,其数量常常增加;递呈抗原、激活淋巴细胞的特异免疫功能;合成和分泌干扰素、集落刺激因子、白细胞介素及肿瘤坏死因子等,参与组织细胞的生长调控。

5. 淋巴细胞

淋巴细胞是免疫应答的核心细胞,主要有两大类形态相似、功能不同的细胞群:一是由红骨髓生成的淋巴干细胞在胸腺激素刺激下发育成熟的 T 淋巴细胞,约占外周血总淋巴细胞的70%~80%,其功能是通过产生多种淋巴因子完成细胞免疫;二是在红骨髓或肠道淋巴组织中发育成熟的 B 淋巴细胞,其功能是在抗原刺激下转化为浆细胞,产生相应的抗体,完成体液免疫。此外,还有第三类淋巴细胞,即自然杀伤细胞(NK 细胞),具有抗感染、抗肿瘤和免疫调节等作用。

(四)白细胞的生成和破坏

各类白细胞均由红骨髓的造血干细胞发育并分化而来,淋巴细胞和单核细胞还可在淋巴组织中发育成熟。由于白细胞主要在组织中发挥作用,在循环血液中停留的时间较短,血液只是将白细胞从骨髓和淋巴组织运送到机体所需部位的通道,因此各类白细胞的寿命较难准确判断。如中性粒细胞在血液中停留 8h 左右即进入组织,4~5 天后以凋亡(apoptosis)方式被巨噬细胞清除,或经消化道排出;中性粒细胞在急性细菌性炎症部位的死亡方式是坏死(necrosis),其细胞碎片与被分解的细菌碎片共同形成脓液。单核细胞在循环血液中停留 2~3 天后进入组织间隙发育成巨噬细胞,在组织中存活约 3 个月。一般而言,衰老的白细胞主要由肝脏、脾脏内的巨噬细胞吞噬和分解,少量经由消化道、泌尿道和呼吸道,与分泌物一起排出体外。

四、血小板生理

(一)血小板的数量和形态

血小板(platelets)是从红骨髓成熟的巨核细胞浆裂解脱落下来的无色、无核、具有生物活性的椭圆形小块胞质,被激活后可伸出伪足。健康成人血小板的数量约为$(100\sim300)\times10^9/L$,并可随季节、昼夜、生理期、机体状态等发生变化,其变化幅度一般在 6%~10%,如冬季血小板数量多于春季、午后多于清晨,妊娠、运动、进食、缺氧、机体创伤使血小板增多,月经期血小板减少。但血小板数量少于$50\times10^9/L$时,细微创伤或血压增高均能使黏膜和皮下出现紫色瘀斑,即血小板减少性紫癜。血小板数量过多超过$100\times10^{10}/L$时,易发生血栓。

(二)血小板的生理特性

1. 黏附

血小板通过膜糖蛋白与血管内皮下组织、血浆成分等非血小板表面的黏着,称为血小板黏附。血管受损暴露出内膜下的胶原纤维,血浆中的 von Willebrand 因子(vWF)首先与胶原纤维结合,再吸引血小板膜糖蛋白,形成胶原-vWF-血小板复合物,使血小板黏附于受损的血管壁上。血小板黏附是血小板参与生理性止血过程的首要步骤。

2. 聚集

血小板与血小板之间相互聚合的现象称血小板聚集。引起血小板聚集的生理性因素包括二磷酸腺苷(ADP)、5-羟色胺(5-HT)、组胺、肾上腺素、胶原、凝血酶等,病理性因素包括病毒、细菌、药物、免疫复合物等,两类因素统称为致聚剂,其中 ADP 是引起血小板聚集的最重要物质。血小板聚集一般呈现为两个时相:第一时相为可逆性聚集,在血小板黏附受损血管壁胶原纤维的同时,由受损组织释放的 ADP 引起,发生迅速;第二时相为不可逆聚集,在纤维蛋白原和 Ca^{2+} 的参与下,由血小板释放的内源性 ADP 引起,发生缓慢。血小板聚集是形成血小板栓子的重要基础,聚集的血小板可出现释放反应。阿司匹林可抑制血小板聚集。

3. 释放

血小板聚集或受刺激后,将贮存在致密颗粒、α-颗粒或溶酶体内的物质排出的现象,称血小板释放。释放的物质主要有 ADP、5-羟色胺、ATP、Ca^{2+}、血小板因子 4(PF_4)、凝血因子 V、纤维蛋白原、vWF、血栓烷素 A_2(TXA_2)等。小板的黏附、聚集、释放几乎是同时进行的,且血小板释放的物质可进一步促进血小板黏附、聚集,加速止血,如血小板释放的 5-HT、TXA_2 可使小动脉收缩,有助于止血,释放的内源性 ADP 可使血小板发生不可逆聚集。

4. 收缩

血小板内含有类似于肌肉的收缩蛋白系统,在 Ca^{2+} 的参与下,血小板伸出伪足,通过类似于肌肉收缩的机制启动血小板收缩,可使血凝块回缩硬化,挤出血清,强化止血效果。

5. 吸附

血小板在进行黏附聚集活动时,膜表面可吸附一些凝血因子(凝血因子 I、V、XI、X III 等),使得破损血管局部凝血因子浓度升高,有利于实现血液凝固和生理性止血。

(三)血小板的生理功能

1. 维持血管内皮的完整性

用放射性同位素标记示踪和电子显微镜观察,发现血小板可黏附并融入血管内皮细胞,成为血管壁的一个组成部分,表明血小板具有修复受损血管内屏,维持血管内皮完整性的作用。当血小板数量过少时,血管内皮的完整性不易维持,皮肤、黏膜下出现血小板减少性紫癜。

2. 参与生理性止血

一般情况下,小血管损伤后引起的出血在几分钟内就会自行停止,这种现象称为生理性止血(hemostasis),是机体的一种重要保护功能(详见本章第三节)。临床上常用出血时间反映生理性止血功能的状态,即用小针刺破指尖或耳垂使血液自然流出,所测得的出血延续时间,称为出血时间,正常为 $1\sim3min$。生理性止血功能降低时,容易出血不止;生理性止血功能过度激活时,容易导致血栓形成。

3. 促进血液凝固

血小板可释放出与血液凝固有关的活性物质参与血凝过程,如活化的血小板提供的血小板因子 3(PF_3)是一种供凝血因子吸附的膜磷脂表面,可使局部凝血因子的浓度升高,加速凝血酶原的激活,促进血液凝固。

(四)血小板的生成调节和破坏

血小板来源于骨髓造血干细胞分化的巨核细胞的胞质裂解,由肝细胞产生的血小板生成素(thrombopoietin,TPO)是调节血小板生成的最重要生理性因子,肾脏也可少量合成 TPO。血小板平均寿命 $7\sim14$ 天,衰老的血小板主要被脾脏、肝脏、肺组织中的巨噬细胞吞噬和破坏。

第三节　生理性止血

当血管受损时,生理性止血是重要的保护机制之一,它是多种因子和机制相互作用的结果,一方面实现了迅速形成止血栓以避免血液流失的目的,另一方面使止血反应仅局限在损伤区域,而不改变全身血液的流体状态。

一、生理性止血的基本过程

生理性止血的基本过程主要包括血管收缩、血小板止血栓的形成和血液凝固这三个环节,它们是相继发生并相互重叠的。只有在血管收缩、血流减慢时,才容易实现血小板黏附激活,后者释放的 5-HT 和 TXA$_2$ 又可促进血管收缩;活化的血小板可促进血液凝固,凝血反应也可促进血小板的活化;血凝块中血小板在 Ca^{2+} 作用下收缩挤出其中的血清,可使血凝块更为坚实牢固地封住血管破口。因此,生理性止血的三个环节彼此相互促进,实现及时且快速的生理性止血。血小板在生理性止血中居于中心地位,血小板的数量减少或功能降低时,就会延长出血时间。

(一)血管收缩

受损血管局部收缩,导致受损处血流减少,若血管破损不大,可使血管破口封闭,抑制出血(图 5-5)。引起受损血管收缩的原因有:①损伤性刺激引发交感缩血管神经反射使血管收缩;②血管壁损伤引起该区域血管平滑肌的收缩;③黏附于损伤处的血小板释放 5-HT、TXA$_2$ 等缩血管物质,引起血管收缩。

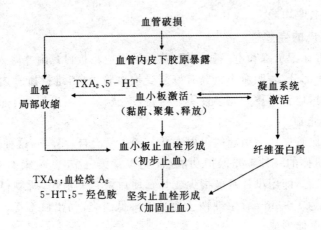

图 5-5 生理性止血

(二)血小板止血栓的形成

血管壁损伤暴露出内皮下胶原后,在 1~2s 内即有少量的血小板黏附于暴露的胶原上,给止血栓提供定位于损伤处的识别信息,这是形成止血栓的第一步。受损血管局部释放的 ADP 及少量生成的凝血酶,均可使血小板活化而释放 ADP 及 TXA$_2$,通过正反馈作用招募血液中更多的血小板在受损血管壁局部相互黏附,发生不可逆的聚集,形成血小板止血栓堵塞伤口,达到初步止血(图 5-5)。

(三)血液凝固

血管受损也可启动凝血系统,在局部迅速使血浆中可溶性的纤维蛋白原转变成不溶性的纤维蛋白,并交织成网,以加固止血栓,称为二期止血。最后,局部纤维组织增生,并长入血栓块,实现永久性止血(图 5-5)。

二、血液凝固

(一)血液凝固的概念

血液由流动的液体状态转变为不能流动的胶状血凝块的过程,称为血液凝固(blood coagulation),简称血凝,其实质是血浆中可溶性纤维蛋白原转变为不可溶性的纤维蛋白(血纤维)并交织成网状,可把血细胞及血液中其他成分网罗在内,形成血凝块。正常血液凝固的时间约为 4~12min。

(二)血液凝固的过程

目前认为血液凝固是由多种凝血因子参与的一系列复杂的酶促反应过程。

1. 凝血因子

血浆和组织中直接参与血液凝固的化学物质称为凝血因子(blood clotting factors)。已知的凝血因子共有 14 种,其中按照国际命名法以罗马数字 I～XIII 根据被发现的先后顺序已经进行编号的有 12 种,因子 VI 因被证实是血清中活化的因子 V。而被取消编号,未被编号的凝血因子有前激肽释放酶、高分子激肽原等(表 5-3)。除凝血因子 IV 为 Ca^{2+} 外,其余因子均为蛋白质;因子 II、IX、X、XI、VII、XIII 等均以无活性的酶原形式存在于血浆中,在凝血过程中被其他因素激活,其右下方标 a(active)表示已被激活。因子 VII 以活性形式存在于血浆中,但需与血浆外的组织因子(即凝血因子 III)结合后才能发挥作用,故因子 VII 在血浆中一般不发挥作用。大多数凝血因子在肝细胞合成,其中因子 II、VII、IX、X 在合成过程中需维生素 K 参与。

表 5-3　凝血因子的特性和功能

因子	同义名	合成部位	主要激活物	主要抑制物	主要功能
I	纤维蛋白原	肝脏			形成纤维蛋白,参与血小板激活
II	凝血酶原	肝脏(Vit K)	凝血酶原激活物	抗凝血酶	促进纤维蛋白原转变为纤维蛋;激活因子 V、VIII、XI、XIII 和血小板,正反馈促凝血;与内皮细胞上凝血酶调节蛋白结合,激活蛋白质 C 和纤溶抑制物(TAFI)
III	组织因子	内皮细胞和其他细胞			作为因子 VII$_a$ 的辅因子,启动生理性凝血
IV	Ca^{2+}				辅因子
V	前加速素易变因子	内皮细胞和血小板	凝血酶和 X$_a$	活化的蛋白质 C	作为辅因子加速因子 X$_a$ 对凝血酶原的激活
VII	前转变素稳定因子	肝脏(Vit K)	因子 X$_a$、IX$_a$、VII$_a$	TFPI 和抗凝血酶	与组织因子形成 VII$_a$-III 复合物,激活因子 X 和 IX
VIII	抗血友病因子	肝脏	凝血酶,因子 X$_a$	不稳定,自发失活;活化的蛋白质 C	作为辅因子,加速因子 IX$_a$ 对 X 的激活

（续表 5 - 3）

因子	同义名	合成部位	主要激活物	主要抑制物	主要功能
IX	血浆凝血活酶	肝脏（Vit K）	XI_a，VII_a - III 复合物	抗凝血酶	IX_a 与 VIII_a 形成复合物激活 X
X	Stuart-Prower 因子		VII_a - III 复合物，IX_a - VIII_a 复合物	抗凝血酶，TFPI	与因子 V_a 结合形成凝血酶原激活物激活凝血酶原；X_a 还可激 VII，VIII 和 V
XI	血浆凝血活酶前质	肝脏	XII_a，凝血酶	α_1 抗胰蛋白酶，抗凝血酶	激活因子 IX
XII	接触因子或 Hageman 因子	肝脏	胶原、带负电的异物表面	抗凝血酶	激活因子 XI；激活纤溶酶原；激活前激肽释放酶
XIII	纤维蛋白稳定因子	肝脏和血小板	凝血酶		使纤维蛋白单体相互交联聚合，形成纤维蛋白网
	高分子量激肽原	肝脏			促进因子 XII_a 对 XI 和前激肽释放酶的激活，促进前激肽释放酶对 XII 的激活
	前激肽释放酶	肝脏	因子 XII_a	抗凝血酶	激活因子 XII

2. 血液凝固的基本过程

血液凝固是各种凝血因子相继被激活而生成凝血酶，最终催化使纤维蛋白原变成纤维蛋白的过程，其基本过程大致分为凝血酶原激活物形成、凝血酶形成、纤维蛋白形成三个阶段（图 5 - 6）。

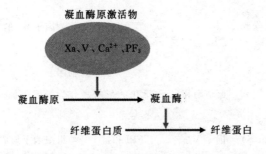

图 5 - 6　血液凝固的基本步骤

（1）凝血酶原激活物形成　凝血因子 X_a、V、Ca^{2+} 和 PF_3 共同形成的凝血酶原激活物，根据因子 X 被激活过程和参与因子不同，可分为内源性凝血和外源性凝血两条途径（图 5 - 7）。

1）内源性凝血途径：是指由因子 XII 被激活而启动的血液凝固过程，参与凝血的因子均存在于循环血液中。血液中与受损血管壁下所暴露的胶原纤维相接触时，凝血因子 XII 被激活而启

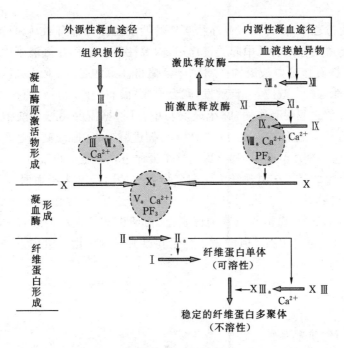

图 5-7　内源性凝血和外源性凝血过程

动内源性凝血。因子Ⅻₐ主要使因子Ⅺ激活为因子Ⅺₐ，另一方面还可激活前激肽释放酶为激肽释放酶，后者以正反馈方式进一步促进因子Ⅻₐ的形成。因子Ⅺₐ在 Ca^{2+} 参与将因子Ⅸ激活形成Ⅸₐ。因子Ⅸₐ形成后再与因子Ⅷₐ、PF_3 和 Ca^{2+} 结合成复合物，即可激活因子Ⅹ，使之成为因子Ⅹₐ。因子Ⅸₐ与因子Ⅷₐ、PF_3、Ca^{2+} 结合形成复合物，该复合物激活因子Ⅹ为Ⅹₐ，因子Ⅷₐ起到辅助因子作用，可使Ⅸₐ对因子Ⅹ的激活速度提高 20 万倍。当因子Ⅹₐ生成后，与因子Ⅴₐ、PF_3 和 Ca^{2+} 形成凝血酶原酶激活物，其后与外源性激活途径相同。临床观察发现，缺乏因子Ⅷ、Ⅸ和Ⅺ的患者，血液凝固十分缓慢，微小创伤就能引起出血不止，分别称为甲型、乙型和丙型血友病（hemophilia A，B，C）。

2）外源性凝血途径：是指由因子Ⅲ启动的血液凝固过程，因子Ⅲ是一种跨膜糖蛋白，又称为组织因子（tissue factor，TF），广泛存在于血管外组织细胞中，在组织损伤血管破裂时，组织因子进入与循环血液与Ⅶₐ结合形成复合物，在 Ca^{2+} 的存在的条件下，迅速激活因子Ⅹ为Ⅹₐ。因子Ⅶₐ作为蛋白酶发挥对因子Ⅹ的激活作用，组织因子作为辅因子，可使因子Ⅶₐ的催化效力提高 1000 倍。因子Ⅹₐ通过正反馈激活因子Ⅶ，生成更多的因子Ⅹₐ，与因子Ⅴₐ、PF_3 和 Ca^{2+} 形成凝血酶原酶激活物，其后与内源性激活途径相同。

（2）凝血酶形成　由外源性或内源性凝血途径生成的因子Ⅹₐ，在 PF_3 提供的磷脂膜上形成因子Ⅹₐ-因子Ⅴₐ-Ca^{2+} 复合物（凝血酶原酶激活物），该复合物激活凝血酶原（Ⅱ）为凝血酶（Ⅱₐ），后者除了催化纤维蛋白原（Ⅰ）为不溶性的纤维蛋白单体外，又可激活因子Ⅴ、Ⅷ、Ⅺ、Ⅹ、Ⅲ等，形成正反馈机制，使凝血过程不断加强直至完成。

（3）纤维蛋白形成　凝血酶形成后催化血浆中可溶性纤维蛋白原转变纤维蛋白单体，在 Ca^{2+} 和因子Ⅷ ₐ的作用下，形成不溶性的纤维蛋白多聚体，并网罗周围红细胞形成凝胶状的血凝块,完成凝血。

在生理性凝血过程中,内源性凝血途径与外源性凝血途径都有激活,目前认为,外源性凝血途径在生理性止血反应的启动中起关键作用,内源性凝血途径在血液凝固过程的维持中起重要作用,因子Ⅲ被看作是血液凝固的启动子。值得注意的是:①血液凝固是一个正反馈过程,每个酶促反应都有放大效应,一旦触发,就会形成"瀑布"样反应链,直至凝血完成为止;②Ca^{2+}在多个凝血环节中起促凝作用,临床或实验中,可根据需要用柠檬酸钠(枸橼酸钠)或草酸钾螯合血液中的Ca^{2+}制备抗凝血,或添加Ca^{2+}促进凝血;③血液凝固过程在本质上是一个酶促连锁反应,任何一个环节受阻,就会影响整个凝血过程甚至停止凝血。

从血液流出血管外开始至出现纤维蛋白丝所需的时间称为凝血时间,正常成人为5～15min(试管法)。血液凝固1～2h后,因其中的血小板激活,导致血凝块回缩,析出的淡黄色透明液体称血清(serum)。血清与血浆的区别是:血清中缺乏在凝血过程中被消耗的纤维蛋白原、因子Ⅱ、Ⅴ、Ⅷ等凝血因子,但增添了少量在凝血过程中由血管内皮和血小板所释放的ADP、5-HT等活性物质。

三、抗凝与促凝

(一)机体内源性抗凝系统

生理情况下,心血管内循环流动的血液不会发生凝固,即使在生理性止血发生时,血液凝固过程也仅限于受损伤血管局部,不会出现血管内大范围的凝血现象。究其原因主要是:循环血液流速快,具有冲刷与稀释血小板与凝血因子的作用;正常血管内皮完整,凝血途径不易被激活;血液中存在多张重要的抗凝物质和纤维蛋白溶解系统。血液中的抗凝方式主要包括细胞抗凝和体液抗凝。

1. 细胞抗凝

单核-巨噬细胞可吞噬灭活多种凝血因子,血管内皮细胞可抑制血小板激活和活化蛋白质C系统,上述作用均限制了血液凝固的发生和发展。

2. 体液抗凝

(1)组织因子途径抑制物(tissue factor pathway inhibitor,TFPI) 是一种主要由小血管内皮细胞合成并分泌的相对稳定的糖蛋白,被认为是体内主要的生理性抗凝物质。TFPI抗凝机制是:通过结合并抑制因子X_a,在Ca^{2+}存在的情况下,转而与因子$Ⅶ_a$-因子Ⅲ相结合形成因子X_a-TFPI-$Ⅶ_a$-Ⅲ四聚体,进一步抑制因子$Ⅶ_a$-因子Ⅲ复合物的活性,达到负反馈阻滞外源性凝血途径的效应。

(2)抗凝血酶Ⅲ(antithrombin Ⅲ) 是由肝细胞和血管内皮细胞分泌的丝氨酸蛋白酶抑制物,其精氨酸残基部位能与凝血酶、$Ⅸ_a$、X_a、$Ⅺ_a$、$Ⅻ_a$等凝血因子活性部位的丝氨酸残基相结合,从而灭活这些凝血因子产生抗凝作用。在缺乏肝素情况下,抗凝血酶Ⅲ的直接抗凝作用非常缓慢而且较弱。

(3)肝素(heparin) 是一种主要由肥大细胞和嗜碱性粒细胞合成并分泌的酸性黏多糖,生理情况下几乎不释放到血液中。肝素的抗凝机制主要是:肝素与抗凝血酶Ⅲ结合后,可使后者与凝血酶的亲合力增强约100倍,抗凝作用增强约2000倍;阻碍血小板的黏附、聚集和释放反应;刺激血管内皮细胞释放TFPI和纤溶酶原激活物,限制血液凝固。肝素已被广泛应用于临床和实验的体内、外抗凝。

（4）蛋白质 C 系统　主要由蛋白质 C、蛋白质 S、凝血酶调制素和蛋白质 C 的抑制物等构成。蛋白质 C 由肝脏合成，需要维生素 K 参与，以酶原形式存在于血浆中，在凝血过程中被激活，主要作用是：在磷脂和 Ca^{2+} 存在的情况下，灭活因子 V_a 和 Ⅷ_a；通过阻碍因子 X_a 与 PF_3 结合削弱对凝血酶原的激活作用；增强纤溶酶的活性，促进纤维蛋白溶解。

（二）机体外源性抗凝与促凝

1. 抗凝或延缓凝血的方法

Ca^{2+} 参与血液凝固全过程，实验室常用草酸盐结合血浆中游离 Ca^{2+} 形成草酸钙沉淀或用柠檬酸钠络合血浆中游离的 Ca^{2+} 的方法，降低血浆中游离的 Ca^{2+} 浓度，实现抗凝。适当降低温度可通过减慢血液凝固的酶促反应过程实现延缓凝血。降低离体血液与容器接触面的粗糙程度，可减少因子 Ⅻ 和血小板激活，延缓凝血。

2. 加速凝血的方法

在离体条件下，适当提高温度可通过提高凝血酶活性实现加速凝血。增加离体血液与容器接触面的粗糙程度，促进因子 Ⅻ 和血小板激活，加速凝血。如外科手术中用温热盐水纱布压迫患者创面，可以促进生理性止血和血液凝固，以降低术中出血量。此外，手术前注射维生素 K，可促进患者肝细胞合成相应的凝血因子，达到改善凝血功能的目的。

四、纤维蛋白的溶解

凝血过程中形成的纤维蛋白和血浆中的纤维蛋白原在线溶酶作用下被降解液化的过程，称纤维蛋白溶解（简称纤溶）。纤溶可分为纤溶酶原的激活和纤维蛋白的降解两个基本过程（图 5-8），包括纤维蛋白溶解酶原（纤溶酶原）、纤溶酶、纤溶酶原激活物（激肽释放酶、组织激活物、血浆激活物）和纤溶抑制物。

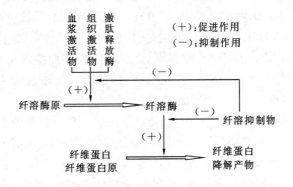

图 5-8　纤维蛋白溶解系统

（一）纤溶酶原的激活

纤溶酶原是一种主要在肝脏、骨髓、嗜酸性粒细胞和肾内合成的糖蛋白，血液凝固时，纤溶酶原吸附在纤维蛋白网上，在纤溶酶原激活物的作用下，被有限水解为有活性的纤溶酶。纤溶酶原的激活物主要有三类：①血浆激活物，由小血管内皮细胞合成后释放入血，主要有组织纤溶酶原激活物，常被临床用于溶栓治疗；②依赖因子 Ⅻ_a 的激活物，如被因子 Ⅻ_a 激活的激肽释放酶可促进纤溶酶原转变成纤溶酶;③组织激活物,在子宫、前列腺、甲状腺、肺等组织处含量最高,主要是由肾脏合成的尿激酶型纤溶酶原激活物,这也是这些器官术后易出血、月经血不发生凝固的原因。血浆激活物和激肽释放酶是激活纤溶酶原的内源性途径,可使凝血与纤溶保持动态平衡;组织激活物是激活纤溶酶原的外源性途径,可防止血栓形成,在组织修复中发挥作用(图5-8)。

(二)纤维蛋白(原)的降解

纤溶酶原被激活成纤溶酶后,即可将纤维蛋白或纤维蛋白原分子裂解成可溶性的小分子肽,称为纤维蛋白降解产物,这些分解物一般不再发生凝固,其中一部分还具有抗凝作用。

(三)纤溶抑制物

机体内的纤溶抑制物主要有两类:第一类是抗纤溶酶,主要有肝脏合成的 α_2 抗纤溶酶,通过结合纤溶酶灭活其纤溶活性;第二类是血管内皮细胞分泌的纤溶酶原激活物抑制物-1,它通过与组织型纤溶酶原激活物和尿激酶型纤溶酶原激活物结合而抑制后两者的活性。

生理情况下,机体的纤溶与凝血处于动态平衡状态,既能有效止血,又能防止血栓形成,从而维持血管的完整性和血流的正常状态。若平衡被打破,纤溶过强则可能导致凝血功能障碍,机体容易出血;若凝血过强,则机体容易出现血栓。

第四节　血型和输血

一、血型与红细胞凝集

血细胞膜表面特异抗原的类型,称为血型(blood group),主要有红细胞血型、白细胞血型和血小板血型。人类的血型系统极为复杂,其中仅细胞血型系统,自1901年发现ABO血型到现在,得到国际输血协会认可的已经多达30个。白细胞上最强的抗原是人类白细胞抗原(human leukocyte antigen,HLA),与器官移植后的免疫排斥反应有关(详见免疫学课程)。由于无关个体间HLA表型完全相同的几率极低,法医学上常用此鉴定亲子关系或个体身份识别。血小板血型与输血后的血小板减少症有关。红细胞血型与输血时的红细胞凝集、溶血反应密切相关,本节主要讨论红细胞ABO血型及Rh血型系统。

在红细胞ABO血型系统(图5-9)中,已知红细胞膜上分布有两种不同的抗原,分别称为A抗原(A凝集原)和B抗原(B凝集原),在同一份血浆(或血清)中还含有与抗原相反的抗体,分别称为抗B抗体(抗B凝集素)和抗A抗体(抗A凝集素)。

红细胞膜表面的特异性抗原(凝集原)遇到血浆中与其相对应的抗体(凝集素),可发生特异性抗原-抗体免疫反应,使红细胞凝集成簇,即发生红细胞凝集反应,在补体的参与下,可出血红细胞裂解而导致溶血。例如,将A型血红细胞与B型血浆相混合,红细胞膜上的A抗原与血浆中的抗A抗体相遇,发生红细胞彼此聚集的凝集反应。应当选择适配的血型进行输血,避免发生红细胞凝集反应。红细胞凝集反应的本质是抗原-抗体反应,是免疫反应的一种;血液凝固的本质形成纤维蛋白网罗血细胞形成血凝块的酶促反应。

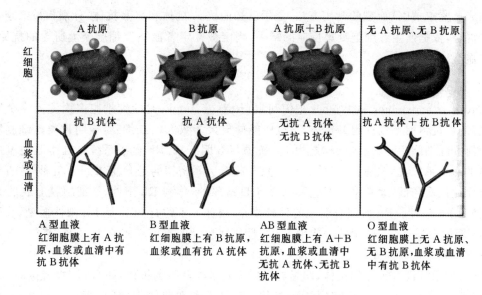

图 5-9　红细胞 ABO 血型系统

二、红细胞血型

(一) ABO 血型系统

ABO 血型是以红细胞膜表面 A、B 抗原的有无作为其分类依据,凡红细胞膜上只有 A 抗原的为 A 型血;只有 B 抗原的为 B 型血;A、B 抗原均有的为 AB 型血;A、B 抗原均无的为 O 型血。在血浆(或血清)中,还有与 A、B 抗原相对应的抗体,分别称为抗 A 抗体和抗 B 抗体,ABO 血型系统中每一类血型均不含有能使自身红细胞发生凝集的抗体,即 A 型血血浆中含抗 B 抗体;B 型血血浆中含抗 A 抗体;O 型血血浆中含抗 A 和抗 B 抗体;AB 型血血浆中既不含有抗 A 也不含有抗 B 抗体(表 5-4)。ABO 血型系统的抗体属于分子量较大的完全抗体 IgM,不能穿透胎盘屏障。ABO 血型系统中还存在着亚型,与临床关系密切的有 A 型血的 A_1、A_2 亚型。A_1 型:红细胞膜上有 A 和 A_1 抗原,血浆中只含抗 B 抗体;A_2 型:红细胞膜上有 A 抗原,无 A_1 抗原,血浆中含抗 B 和抗 A_1 抗体;AB 型血也相应地分为 A_1B 型和 A_2B 型。我国汉族人群中 A 型、B 型和 O 型各占 30%,AB 型约占 10%。汉族人 A_2、A_2B 亚型不超过 1%,但是 A 抗原的抗原性比较弱,在用抗 A 抗体作血型测定时,容易将 A_2 型和 A_2B 型误判为 O 型和 B 型,因此在临床输血时需要关注 A_2 和 A_2B 亚型的存在。

表 5-4　ABO 血型系统中的抗原和抗体

血	型	红细胞上的抗原(凝集原)	血浆或血清中的抗体(凝集素)
A 型	A_1	A_1+A	抗 B
	A_2	A	抗 B+抗 A_1
B 型		B	抗 A
AB 型	A_1B	A_1+A+B	无
	A_2B	A+B	抗 A_1
O 型		无 A_1、无 A、无 B	抗 A_1+抗 A+抗 B

临床上鉴定 ABO 血型的常用方法,是用已知的抗 A 抗体和抗 B 抗体,分别与被鉴定者的血液相混合,依据发生红细胞凝集反应的结果,判定被鉴定者血液红细胞膜上所含的抗原,从而确定血型。

(二)Rh 血型系统

1940 年,Landsteiner 和 Wiener 把恒河猴(Rhesus monkey)的红细胞多次注入家兔腹腔中,使其产生抗恒河猴红细胞的抗体,该抗体能凝集大多数人的红细胞,表明人类红细胞膜上有与恒河猴红细胞相同的抗原,称之为 Rh 抗原(Rh 因子)。Rh 血型系统是红细胞血型中最为复杂的一个系统,已发现 40 多种 Rh 抗原,与临床关系密切的是 D、E、C、c、e 五种,这五种抗原的抗原性依次降低,通常将红细胞膜上含有 D 抗原的,称为 Rh 阳性,红细胞膜上缺乏 D 抗原的,称为 Rh 阴性。Rh 血型有明显的种族差异,白种人中约有 85% 是 Rh 阳性血型,我国汉族人 Rh 阳性血型达 99%,少数民族中 Rh 阳性比率较大的有塔塔尔族 15.8%,苗族 12.3%,乌孜别克族和布依族约 8.7%。

Rh 血型系统没有天然的抗体,均是经过后天致敏才获得的抗体,如 Rh 阴性者接受 Rh 阳性者红细胞后,可产生后天获得性抗 Rh 抗体,与 Rh 阳性红细胞发生凝集反应。

三、输血的原则

输血是治疗某些血液疾病、抢救大失血患者及保证大切口手术顺利进行的重要举措。输血时血型不合会产生严重的溶血反应,出现休克、血管内凝血和肾衰竭等症状,严重时导致死亡。因此,输血的基本原则是保证供血者的红细胞不被受血者血浆中的抗体所凝集。

(一)ABO 血型的输血

ABO 血型系统中,只有相同血型的人才能进行输血。为避免发生红细胞凝集反应,在输血前应首先进行 ABO 血型鉴定,保证供血者与受血者的血型匹配。ABO 血型系统各血型的输血关系(表 5-5)。

表 5-5 ABO 血型系统各血型的输血关系

供血者红细胞 (抗原)	受 血 者 血 浆(抗体)			
	O 型(抗 A 抗 B)	A 型(抗 B)	B 型(抗 A)	AB 型(无)
O 型	−	−	−	−
A 型	+	−	+	−
B 型	+	+	−	−
AB 型	+	+	+	−

备注:+表示有凝集反应;−表示无凝集反应

由表 3-5 可见,ABO 血型的输血原则是:①同型血相输,因为在同型输血时,受血者血浆中不含对抗供血者红细胞膜上抗原的抗体,供血者的血浆中也不含对抗受血者红细胞膜上抗原的抗体;②紧急情况下无法获得适配血型血液时,O 型血可以少量、慢速输给其他血型的人,这是因为 O 型血的红细胞膜上虽然没有抗原,但是其血浆中有抗 A 和抗 B 抗体,在被输入到 A 型、B 型或 AB 型受血者体内时,都有与受血者红细胞膜上发生抗原发生凝集反应的可能性。当输注速度慢、输注量少时,O 型血供血者的血浆抗 A 和抗 B 抗体可以被受血者血液稀释或者冲散，达不到凝集的浓度，若大量快速输注 O 型血给其他血型的受血者，则有可能与受血者的红细胞发生凝集反应。因此，O 型血的人被称之为"万能供血者"是有条件的，只有在输注 O 型血的红细胞给其他血型的受血者时，这个"万能供血者"的称号才名副其实；③AB 型血的人可以少量接受其他血型的血液，但因其红细胞中有 A 抗原和 B 抗原，在输注其他血型血液时，仍要坚持少量、缓慢输注、密切观察的原则，一旦出现溶血反应，应立即停止输血。

(二)Rh 血型的输血

Rh 血型的临床意义有两方面。①Rh 血型不合引起输血溶血反应：由于 Rh 阴性受血者体内无抗 Rh 的天然抗体，在第一次接受 Rh 阳性供血者的红细胞时，不发生抗原抗体免疫反应，但是 Rh 阳性红细胞可通过体液免疫刺激 Rh 阴性受血者产生抗 Rh 抗体，当该 Rh 阴性受血者再次接受 Rh 阳性供血者的红细胞时，其血浆中的抗 Rh 抗体可与 Rh 阳性红细胞发生凝集反应而发生溶血。因此临床上给患者重复输血时，即便是同一供血者的血液，也要作交叉配血试验，这对于 Rh 阴性受血者在输血时意义重大。②Rh 血型不合引起新生儿溶血反应：Rh 阴性的母亲第一胎孕育了 Rh 阳性的胎儿，因为母体内无天然抗 Rh 抗体，此胎儿不会发生 Rh 血型不合的溶血。在分娩过程中由于胎盘与子宫的剥离而导致血管破裂，胎儿的 Rh 阳性红细胞可进入母体的血液，刺激母体产生抗 Rh 抗体。当母亲第二胎又孕育了 Rh 阳性胎儿时，母体内的抗 Rh 抗体因为分子量较小，为不完全抗体 IgG，可通过胎盘进入胎儿的血液，与胎儿的 Rh 阳性红细胞发生凝集反应而溶血，严重时可导致胎儿死亡。若 Rh 阴性母亲在生育第一胎后，能够及时注射特异性抗 D 免疫球蛋白，中和进入其体内的胎儿 Rh 阳性红细胞，以避免 Rh 阴性母体致敏，预防第二次妊娠 Rh 阳性胎儿时溶血的发生。因此，对多次怀孕均为死胎的孕妇，尤其是少数民族孕妇，应在怀孕前鉴定其血型，及时采取措施。

(三)输血原则

为了避免输血中发生的红细胞凝集与溶血反应，保证输血的安全，必须注意遵守输血原则。

1. 鉴定血型

输血前必须先进行血型鉴定，选择相同的血型进行输血。

2. 交叉配血试验

为防止亚型不合和 Rh 血型不合，即使同型血液输血，也要在输血前进行交叉配血试验(图 5-10)，将供血者的红细胞与受血者的血清相混合(主侧)，同时将受血者的红细胞与供血者的血清相混合(次侧)。凡主侧凝集的为配血不合，禁止输入。主侧不凝集、次侧凝集的一般

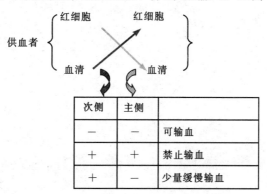

次侧	主侧	
－	－	可输血
＋	＋	禁止输血
＋	－	少量缓慢输血

图 5-10　交叉配血试验

也不宜输入。

3. 异型血相输

在遇紧急情况而无同型血时，可采用适宜的异型血相输。适宜的异型血必须符合主侧不凝集，少量（＜200mL）缓慢输血。

随着医学和科学技术的发展，血液分离技术与成分血质量有了大幅度提高，输血疗法从原来的单纯输全血发展为成分输血，如红细胞、粒细胞、血小板、血浆等分别制备成高纯度或高浓度的血液制品，按需输入给不同情况的患者，如浓缩红细胞悬液可输注给贫血患者，血浆或者血浆代用品（右旋糖酐溶液）可输注给大面积烧伤患者，浓缩的血小板悬液或含凝血因子的新鲜血浆可输注给出血性疾病患者。倡导成分输血既可提高疗效，减少不良反应，又可节约血源，已经成为输血科学的一个重要发展方向。

异体输血存在艾滋病、乙肝、疟疾等血液传染性疾病传播的潜在威胁，且可因抗宿主反应导致受血者免疫功能下降，自体输血则可避免上述不良事件。自体输血是采用患者自身血液成分，以满足自身手术或紧急情况需要的一直输血疗法，目前已经在一些外科手术中得到了较多的应用。自体血液可以在手术前若干日定期反复采取并保存已被术中急需，也可在术中无菌收集出血，进处理后回输给患者。自体输血的安全性优势得到了临床医学界的日益关注，正在成为输血科学的一个研究热点。

 学而思

血浆渗透压组成及其生理意义？生理性止血的过程是如何发生的？

（钱令波　陈健　张雨薇）

第六章　循环系统的结构与功能

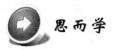

思而学

心脏是如何射血的？人体血压该如何表示？其正常值是多少？又是如何形成的？

第一节　概　述

一、内脏的概念

内脏包括四个系统：消化、呼吸、泌尿和生殖。

内脏各系统在形态结构、位置和功能上，有密切联系和部分相似之处。在形态结构上，内脏各系统是由一些连续的管道和实质性器官来组成，都借助孔道直接或间接与外界相通，并借此摄取或排泄物质；在位置上，内脏绝大多数器官位于胸腔、腹腔和盆腔内；在功能上，内脏器官主要是进行物质代谢和繁衍后代。其中，消化系统主要是对摄取的食物进行消化，吸收其内的营养物质，并将食物的残渣以粪便的形式排出体外；呼吸是从空气中吸收氧气并将体内组织和细胞代谢产生的二氧化碳经呼吸道排出体外；泌尿系统是把机体在物质代谢过程中所生成的代谢废物和多余的水、盐等，以尿液的形式排出体外，这内脏当中这三个系统是对进入机体的物质进行代谢；生殖系统是产生生殖细胞和分泌激素，进行生殖活动，繁衍后代。此外，内脏四个系统中的诸多器官还具有内分泌功能，所产生的各类激素参与机体各种功能的调节。

二、胸部的标志线和腹部的分区

由于内脏大部器官位于胸腔、腹腔和盆腔内，且位置相对固定，因此，对这些脏器正常位置的掌握和异常位置的描述，对于临床诊断和治疗有着重要意义。为了在体表准确划分和描述这些内脏器官的位置，通常在胸、腹部体表人为地标识了一些体表标志线，将内脏器官划分到不同的区域(图 6-1)。

(一)胸部的标志线

1. 前正中线

沿胸骨前面正中线所做的垂直线。

2. 胸骨线

沿胸骨最宽处的外侧缘所做的垂直线。

3. 锁骨中线

经锁骨中点所做的垂直线。

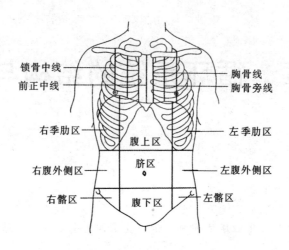

图 6-1　胸腹部的标志线和分区

4. 胸骨旁线
经胸骨线和锁骨中线之间连线的中点所做的垂直线。

5. 腋前线
沿腋前襞向下所做的垂直线。

6. 腋后线
沿腋后襞向下所做的垂直线。

7. 腋中线
沿腋前、后线之间连线的中点所做的垂直线。

8. 肩胛线
经肩胛下角所做的垂直线。

9. 后正中线
沿胸椎棘突所做的垂直线。

(二)腹部分区

临床上最实用的是 9 区分法,即通过肋下平面(经过两侧肋弓最低点)和通过结节间平面(经过两侧肋结节)将腹部分为上腹部、中腹部和下腹部,再由经两侧腹股沟韧带中点所做的两个矢状面,将腹部分成 9 个区域,包括上腹部的腹上区和左、右季肋区,中腹部的脐区和左、右腹外侧区,下腹部的腹下区和左、右髂区。腹部分区及各区内的器官见表 6-1。

表 6-1　腹腔和盆腔内各脏器在腹部分区的位置

右季肋区	腹上区	左季肋区
右半肝大部、胆囊一部分、结肠右曲、右肾一部分	右半肝小部分、左半肝大部分、胆囊一部分、胃贲门部和幽门部、胃体一部分、胆总管、十二指肠一部分、胰大部分、两肾各一部分、肾上腺	左半肝小部分、胃底、胃体一部分、脾、胰尾、结肠左曲、左肾一部分

（续表 6-1）

右季肋区	腹上区	左季肋区
右腹外侧区	脐区	左腹外侧区
升结肠、回肠一部分、右肾一部分	胃大弯（充盈时）、横结肠、大网膜、两侧输尿管各一部分、十二指肠一部分、空回肠各一部分	降结肠、空肠一部分、左肾一部分
右髂区	腹下区	左髂区
盲肠、阑尾、回肠末段	回肠一部分、膀胱（充盈时）、子宫（妊娠时）、乙状结肠一部分、两侧输尿管各一部分	乙状结肠一部分、回肠一部分

第二节　循环系统的结构

循环系统是封闭的管道系统，主要由心血管系统和淋巴系统组成。心脏是推动血液流动的动力器官；血管由动脉、毛细血管和静脉组成，血液在其中循环流动，起着运输血液、分配血液及物质交换的作用。通过心脏节律性地收缩和舒张，血液在心血管系统中按一定方向，周而复始地流动的过程称为血液循环（blood circulation）。淋巴系统包括淋巴管道、淋巴组织和淋巴器官。淋巴液沿着淋巴管道向着心脏方向流动，最终汇入静脉，因此，也可以将淋巴管道理解成静脉的辅助管道。

循环系统的主要功能是物质运输，一方面将氧和各种营养物质运至全身各组织，另一方面将组织和细胞的代谢产物运走，以保证机体新陈代谢的正常运行（图6-2）；体内内分泌腺分泌的激素，或其他体液因素，通过血液循环的运输，作用于相应的靶细胞，实现机体的体液调节；机体内环境稳态和血液防御功能也依赖于血液循环实现。一旦循环功能发生障碍，机体的新陈代谢便不能正常进行，一些重要器官将受到严重损害，甚至危及生命。

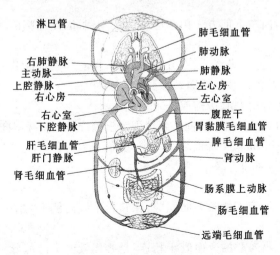

图 6-2　血液循环

近年来发现心血管系统具有内分泌功能,如血管内皮细胞能合成分泌前列环素、一氧化氮,心房肌细胞能合成心房钠尿肽等活性物质,参与心血管活动的体液调节。

一、心脏

(一)心脏的位置、外形和毗邻

心脏(图6-3)位于胸腔内,膈肌的上方,二肺之间,约2/3在正中线左侧。心脏如一倒置的,前后略扁的圆锥体,像一个梨。心尖钝圆,朝向左前下方,与胸前壁邻近,其体表投影在左胸前壁第5肋间隙锁骨中线内侧1~2cm处,故在此处可看到或摸到心尖搏动。心底较宽,有大血管由此出入,朝向右后上方,与食管等后纵隔的器官相邻。

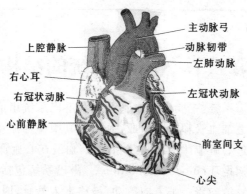

图6-3 心脏前面观

心脏大小约和本人的拳头相似,近似前后略扁的倒置圆锥体,尖向左下前方,底向右上后方。心脏外形可分前面、后面和侧面,左缘、右缘和下缘。近心底处有横的冠状沟,绕心一圈,为心脏外面分隔心房与心室的标志。心脏的前、后面有前、后室间沟,为左、右心室表面的分界。

心底朝向右上后方,大部分由左心房,小部分由右心房构成,四条肺静脉连于左心房,上、下腔静脉分别开口于右心房的上、下部。在上、下腔静脉与右肺静脉之间是房间沟,为左右心房后面分界的标志。

心尖由左心室构成,向左下前方。由于心尖邻近胸壁,因此在胸前壁左侧第五肋间常可看到或触到心尖的搏动。

心脏前面构成是右上为心房部,大部分是右心房,左心耳只构成其一小部分,左下为室部,2/3为右心室前壁,1/3为左心室。后面贴于膈肌,主要由左心室构成。侧面(左面),主要由左心室构成,只上部一小部分由左心房构成。

心脏右缘垂直钝圆,由右心房构成,向上延续即为上腔静脉。左缘斜向下,大部分为左心室构成,上端一小部分为左心耳构成。下缘近水平,较锐,大部分为右心室,只心尖处为左心室构成。

心脏有一尖,一底,两面和三缘。

1. 心尖

心尖朝向左前下方,位于左侧第5肋间隙,在锁骨中线内侧1~2cm处。

2. 心底

心底朝右后上方,与出入心的大血管干相连,是心比较固定的部分。

3. 两面

两面心的胸肋面(前面)朝向前上方,大部分由右心室构成。膈面(下面)朝向后下方,大部分由左心室构成,贴着膈。

4. 三缘

三缘心右缘垂直向下,由右心房构成。心左缘钝圆,主要由左心室及小部分左心耳构成。心下缘接近水平位,由右心室和心尖构成。

5. 心表面三条沟

(1)冠状沟　近心底处有略成环形的冠状沟,是心房和心室的分界线。

(2)前室间沟　在胸肋面有从冠状沟向下到心尖右侧的浅沟,称为前室间沟。

(3)后室间沟　在膈面也有从冠状沟向前下到心尖右侧的浅沟,称为后室间沟。

前、后室间沟是左、右心室在心表面的分界线。

(二)心腔

心脏是一中空的肌性器官,内有四腔:后上部为左心房、右心房,二者之间有房间隔分隔;前下部为左心室、右心室,二者间隔以室间隔。正常情况下,因房、室间隔的分隔,左半心与右半心不直接交通,但每个心房可经房室口通向同侧心室。

右心房(图6-4)壁较薄。根据血流方向,右心房有三个入口,一个出口。入口即上、下腔静脉口和冠状窦。冠状窦口为心壁冠状静脉血回心的主要入口。出口即右房室口,右心房借助其将血输入通向右心室。房间隔后下部的卵圆形凹陷称卵圆窝,为胚胎时期连通左、右心房的卵圆孔闭锁后的遗迹。右心房上部向左前突出的部分称右心耳。右心室有出入二口,入口即右房室口,其周缘附有三块叶片状瓣膜,称右房室瓣(即三尖瓣),按位置分别称前瓣、后瓣、隔瓣。瓣膜垂向室腔,并借许多线样的腱索与心室壁上的乳头肌相连。出口称肺动脉口,其周缘有三个半月形瓣膜,称肺动脉瓣。

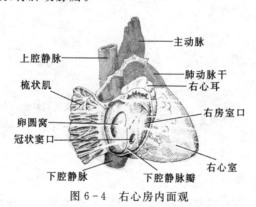

图6-4　右心房内面观

左心房构成心底的大部分,有四个入口,一个出口。在左心房后壁的两侧,各有一对肺静脉口,为左右肺静脉的入口;左心房的前下有左房室口,通向左心室。左心房前部向右前突出的部分,称左心耳。左心室有出入二口。入口即左房室口,周缘附有左房室瓣(二尖瓣),按位置称前瓣、后瓣,它们亦有腱索分别与前、后乳头肌相连。出口为主动脉口,位于左房室口的右前上方,周缘附有半月形的主动脉瓣。同侧的心房与心室相通。心脏的四个腔分别连接不同血管,左心室连接主动脉,左心房连接肺静脉,右心室连接肺动脉,右心房连接上、下腔静脉。

(三)心传导系

心脏壁内有特殊心肌纤维组成的传导系统,其功能是发生冲动并传导到心脏各部,使心房肌和心室肌按一定的节律收缩。这个系统包括窦房结、房室结、房室束、位于室间隔两侧的左右房室束分支,以及分布到心室乳头肌和心室壁的许多细支。窦房结位于右心房心外膜深部,其余的部分均分布在心内膜下层,由结缔组织把它们和心肌膜隔开。组成这个系统的心肌纤维聚集成结和束,受交感、副交感和肽能神经纤维支配,并有丰富的毛细血管。根据近年的研究,组成心脏传导系统的心肌纤维类型有以下三型细胞。

1. 起搏细胞

起搏细胞(pacemaker cell)简称 P 细胞。这种细胞组成窦房结和房室结,细胞较小,呈梭形或多边形,包埋在一团较致密的结缔组织中。胞质内细胞器较少,有少量肌原纤维和吞饮小泡,但含糖原较多。生理学的研究证明,这些细胞是心肌兴奋的起搏点。

2. 移行细胞

移行细胞(transitional cell)主要存在于窦房结和房室结的周边及房室束,起传导冲动的作用。位于窦房结的移行细胞部分与心房的心肌纤维相连,将冲动传到心房。但窦房结的冲动如何传到房室结,尚不清楚。移行细胞的结构介于起搏细胞和心肌纤维之间,细胞呈细长形,比心肌纤维细而短,胞质内含肌原纤维较 P 细胞略多。

3. 蒲肯野纤维

蒲肯野纤维(Purkinje fiber)或称束细胞。它们组成房室束及其分支。这种细胞比心肌纤维短而宽,细胞中央有 1~2 个核。胞质中有丰富的线粒体和糖原,肌原纤维较少,位于细胞周边。细胞彼此间有较发达的闰盘相连。生理学的研究证明,此种细胞能快速传导冲动。房室束分支末端的细胞与心室肌纤维相连,将冲动传到心室各处(图 6-5)。

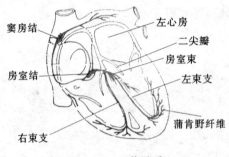

图 6-5　心传导系

(四)心的血管和神经

心的血液供应来自左、右冠状动脉;回流的静脉血绝大部分经冠状窦口汇入右心房,少部分直接流入右心房。心脏本身的循环称为冠状循环。冠状循环血流总量占心输出量的 4%～5%。因此,冠状循环十分重要。

1. 冠状动脉

心的形状如一倒置的、前后略扁的圆锥体,如将其视为头部,则位于头顶部、几乎环绕心脏一周的冠状动脉恰似一顶王冠,这就是其名称由来。左右冠状动脉是升主动脉的第一对分支。

左冠状动脉为一短干,发自左主动脉窦,经肺动脉起始部和左心耳之间,沿冠状沟向左前方行 3～5mm 后,立即分为前室间支和旋支。前室间支沿前室间沟下行,绕过心尖切迹至心的膈面与右冠状动脉的后室间支相吻合。沿途发出:①动脉圆锥支,分布至动脉圆锥;②外侧支,分布于左室前壁大部及前室间沟附近的右室前壁;③室间隔支,分布于室间隔前 2/3。旋支沿冠状沟左行,绕过心钝缘时发出粗大的左缘支分布于左室外侧缘;至心后面时发出较小的分支分布至左房与左室。

右冠状动脉起自右主动脉窦,经肺动脉根部及右心耳之间,沿右冠状沟行走,绕过心右缘,继续在膈面的冠状沟内行走,在房室交点附近发出后降支,即后室间支。右冠状动脉沿途发出:①动脉圆锥支,分布于动脉圆锥,与左冠状动脉的同名支吻合;②右缘支,此支较粗大,沿心下缘左行趋向心尖;③窦房结支,在起点附近由主干分出(占 60.9%,其余 39.1% 起自左冠状动脉);④房室结支,起自右冠状动脉,行向深面至房室结。⑤后室间支,为右冠状动脉的终支,与左冠状动脉的前室间支相吻合,沿途分支至左、右心室后壁及分室间隔支至室间隔后 1/3。

2. 心的静脉

心的静脉分为浅静脉和深静脉两个系统。浅静脉在心外膜下汇合成静脉网和静脉干,经冠状窦汇入右心房。冠状窦位于冠状沟内,由心大静脉延续而成,它收纳心壁的绝大部分静脉血,它的属支主要有心大、中、小静脉。

(五)心包

心包(图 6-6)是心脏外面的一层薄膜,心包和心脏壁的中间有浆液,能润滑心肌,使心脏活动时不跟胸腔摩擦而受伤。可分为浆膜心包和纤维心包。

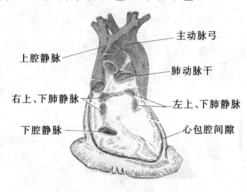

图 6-6　心包前面观

1. 浆膜心包

浆膜心包可分为脏层和壁层。脏层覆于心肌的外面,又称为心外膜,壁层在脏层的外围。脏层与壁层在出入心的大血管根部相移行,两层之间的腔隙称为心包腔,内含有少量浆液,起润滑作用,可减少心在搏动时的摩擦。

2. 纤维心包

纤维心包又称心包纤维层,是一纤维结缔组织囊,贴于浆膜心包壁层的外面,向上与出入心的大血管外膜相移行,向下与膈的中心腱紧密相连。纤维心包伸缩性小,较坚韧。

心包对心具有保护作用,正常时能防止心的过度扩大,以保持血容量的恒定,由于纤维心包伸缩性甚小,若心包腔大量积液,则可限制心的舒张,影响静脉血回心。

二、血管

动脉是运动血液离开心脏到全身器官组织的血管。由左心室发出的主动脉和各级分支输送动脉血至全身各处的器官和组织内,各级动脉分支逐渐变细,到达毛细血管,经过毛细血管上的细微孔径将营养物质和氧气弥散至组织内细胞,而组织细胞的代谢产物和二氧化碳等物质进入毛细血管内,即经过毛细血管的交换功能,随各级静脉回右心室,由右心室发出的肺动脉干及其分支则输送静脉血,经过呼吸系统进行气体代谢,并进一步经过随后的动脉系统进入泌尿系统,将非气体性代谢产物排出体外。

(一)动脉

1. 肺循环的动脉

肺动脉干位于心包内,起自右心室,在升主动脉前方向左后上方斜行,至主动脉弓下方分为左、右肺动脉。左、右肺动脉分别进入左、右两肺的肺叶内。

2. 体循环的动脉

(1)主动脉

主动脉是体循环的动脉主干。主动脉由左心室发出,起始段为升主动脉,斜行向上达右侧第2胸肋关节高度移行为主动脉弓,于第4胸椎椎体下缘移行为胸主动脉(图6-7),沿脊柱左侧下行达第12胸椎高度穿过膈肌的主动脉裂孔,移行为腹主动脉,继续下降,至第4腰椎椎体下缘处分为左髂总动脉和右髂总动脉。髂总动脉沿腰大肌内侧下行,于骶髂关节处分为髂内动脉和髂外动脉。

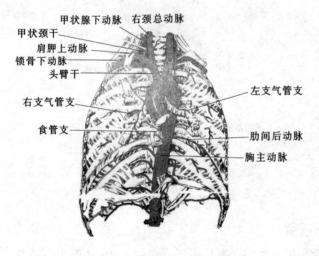

图6-7 胸主动脉及其分支

升主动脉发出左、右冠状动脉,将营养物质和氧气输送给心肌本身。主动脉弓壁外膜下有丰富的游离神经末梢称为压力感受器;主动脉弓下有2~3个粟米样小体,称为主动脉小球,为化学感受器。主动脉弓凹侧发出细小的支气管动脉支和气管支。

主动脉弓的上缘发出三大分支,从右往左分别为头臂干,左颈总动脉和左锁骨下动脉,其中头臂干将进一步分出右颈总动脉和右锁骨下动脉。

因此,从左心室走出的动脉血,经过全身各大局部的动脉主干,将血液供应给沿途各解剖学区域的脏器:颈总动脉→头颈部;锁骨下动脉→上肢;胸主动脉→胸部;腹主动脉→腹部;髂内动脉→盆部;髂外动脉→下肢。

（2）头颈部的动脉

1）颈总动脉：左侧发至主动脉弓，右侧起至头臂干，移行中至甲状软骨高度分为颈内动脉和颈外动脉。在动脉分叉处有颈动脉窦（压力感受器，感受血压的改变）和颈动脉小球（化学感受器，感受血中二氧化碳分压、氧分压和氢离子浓度的改变）。

2）颈外动脉：主要分支包括甲状腺上动脉、颞浅动脉、面动脉、舌动脉、咽升动脉、耳后动脉、枕动脉、上颌动脉等，沿途支配同名器官组织（图6-8）。

3）颈内动脉垂直上升到颅底，经颈动脉管入颅腔，分布于视器和脑组织。

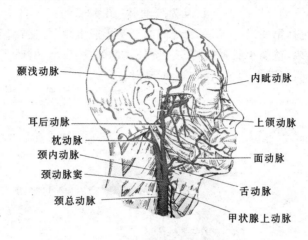

图6-8　颈外动脉及其分支

（3）上肢的动脉

1）锁骨下动脉（图6-9）：左锁骨下动脉起于主动脉弓，右锁骨下动脉在右胸锁关节后方起自头臂动脉。左、右锁骨下动脉在颈部呈向上凸弯的弓形，行向外侧，经胸膜顶的前方和前斜角肌后方，越过颈根部，至第1肋骨外侧缘，续于腋动脉。

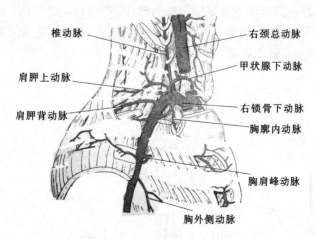

图6-9　锁骨下动脉及其分支

分支如下：

①椎动脉：是最大的分支，由锁骨下动脉第一段上壁发出，沿前斜角肌内侧与颈长肌之间的沟内垂直向上。穿经颈椎横突孔，向后绕过环椎后弓上的椎动脉沟，穿环枕后膜和硬脊膜，

经枕骨大孔入颅腔,在脑桥下缘与对侧的椎动脉合成基底动脉。椎动脉主要分布于脑。

②胸廓内动脉:在胸膜顶前方,正对椎动脉起始处,发自锁骨下动脉的下壁,在锁骨下静脉后方和胸膜顶前方降入胸腔。

③甲状颈干:短而粗,在前斜角肌内缘处由锁骨下动脉前壁发出,分为甲状腺下动脉、肩胛上动脉、颈升动脉、颈浅动脉、颈横动脉。

④肋颈干:起自锁骨下动脉第二段,行向后越过胸膜顶,分为颈深动脉和最上肋间动脉,前者上行与枕动脉降支吻合,后者在胸膜顶后方降入胸廓,布于第1、2肋间隙后部。

2)腋动脉 锁骨下动脉继续往下延续为腋动脉(图6-10)。来自于锁骨下动脉,以胸小肌为标志分为三段,包括第一段:从第一肋外侧缘至胸小肌上缘,分支:胸上动脉;第二段:被臂丛三束呈"品"字形包绕,被胸小肌覆盖,分支:胸外侧动脉,胸肩峰动脉;第三段:胸小肌下缘至大圆肌下缘之间,分支:肩胛下动脉,旋肱前、后动脉。

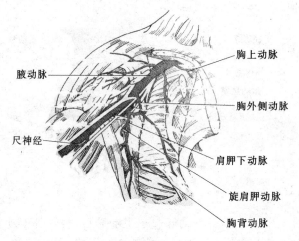

图6-10 腋动脉及其分支

3)肱动脉 腋动脉在背阔肌下缘延续为肱动脉(图6-11),在臂部行于肱二头肌内侧沟。经肱二头肌腱膜深面至肘窝,在桡骨颈高度分为桡动脉和尺动脉。肱动脉在肘窝位置表浅,能清楚地摸到搏动,临床上常做为测血压时的听诊部位。

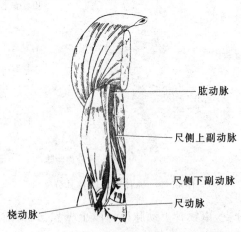

图6-11 肱动脉及其分支

4)桡动脉　桡动脉经肱桡肌与旋前圆肌之间,继而在肱桡肌腱与桡侧腕屈肌腱之间下行,绕桡骨茎突至手背,穿第1掌骨间隙到手掌,与尺动脉掌深支吻合构成掌深弓。桡动脉下段仅被皮肤和筋膜遮盖,是临床触摸脉搏的部位。

5)尺动脉　尺动脉在尺侧腕屈肌与指浅屈肌之间下行,经豌豆骨桡侧至手掌,与桡动脉掌浅支吻合成掌深弓。尺动脉在行程中除发分支至前臂尺侧诸肌和肘关节网外,主要分支有:①骨间总动脉,分为骨间前动脉和骨间后动脉,分别沿前臂骨间膜前、后面下降,沿途分支至前臂肌和尺、桡骨。②掌深支,穿小鱼际至掌深部,与桡动脉末端吻合形成掌深弓。

6)掌浅弓和掌深弓　掌浅弓由尺动脉的末端与桡动脉的掌浅支吻合而成,位于掌腱膜的深面,弓的凸侧约平掌骨的中部;从掌浅弓上发出三条指掌侧总动脉和一条小指尺掌侧动脉;三条指掌侧总动脉行至掌指关节附近,每条再分为二条指掌侧固有动脉,分别分布到第2～5指相对缘;小指尺掌侧动脉分布到小指掌面的尺侧缘。掌深弓由桡动脉的末端与尺动脉的掌深支吻合而成,并有静脉伴行,位于掌骨和骨间肌浅面,指屈肌腱与屈肌总腱鞘的深面,与尺神经深支伴行,至第2～4掌骨底远侧;由弓的远侧缘发出3条掌心动脉,沿骨间掌侧肌下行至掌指关节处,分别与相应的指掌侧总动脉吻合(图6-12)。

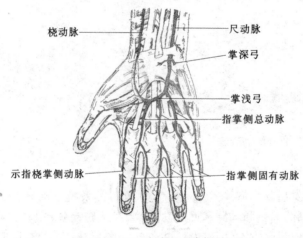

图6-12　掌浅弓和掌深弓

(4)胸部的动脉

在胸部的动脉主干是胸主动脉。胸主动脉在第4胸椎下缘处接主动脉弓,沿脊柱下行,穿膈的主动脉裂孔移行为腹主动脉。胸主动脉的分支有脏支和壁支。

脏支:①支气管动脉;②食管支;③心包支。分支布于同名各器官。

壁支:①肋间后动脉,走行在第3～11肋间隙内;②肋下动脉,走行在第12肋下缘;③膈上动脉。壁支主要分布到胸、腹壁的肌肉和皮肤。

(5)腹部的动脉

腹部的动脉主干是腹主动脉,其直接延续于发自左心室的主动脉、胸主动脉,沿脊柱左侧下行,主要负责腹腔脏器和腹壁的血液供应(图6-13)。直接发出的动脉有壁支和脏支。

壁支:①膈下动脉;②腰动脉;③骶正中动脉。

脏支(图6-14):①肾上腺中动脉;②肾动脉;③睾丸动脉;④腹腔干(胃总动脉,肝总动脉,脾动脉)。

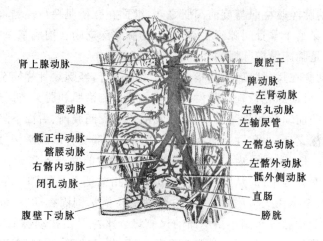

图 6-13　腹主动脉及其分支

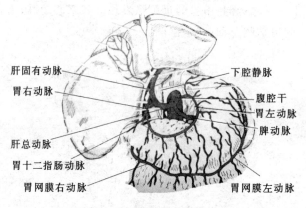

图 6-14　腹腔干及其分支

此外，腹主动脉还发出肠系膜上动脉（图 6-15）和肠系膜下动脉、肠系膜上动脉分支包括：①胰十二指肠下动脉；②空肠动脉和回肠动脉；③回结肠动脉；④右结肠动脉；⑤中结肠动脉。肠系膜下动脉分支包括：①左结肠动脉；②乙状结肠动脉；③直肠上动脉。血运依次供应同名器官的相应部位。

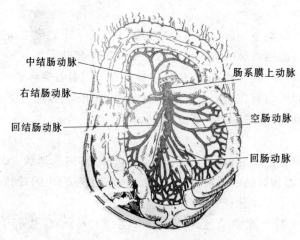

图 6-15　肠系膜上动脉及其分支

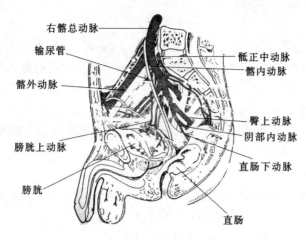

图 6-16　盆腔动脉(男性,右侧观)

（6）盆部和下肢的动脉

1)髂内动脉:髂内动脉长约 4cm,于骶髂关节前方由髂总动脉分出后,斜向内下进入盆腔(图 6-16)。主干于坐骨大孔上缘处一般分为前、后两干,前干分支多至脏器,后干分支多至盆壁。髂内动脉按分布又可分为壁支与脏支。

壁支包括:①髂腰动脉(分布于髂骨、髂腰肌、腰方肌和脊髓等);②骶外侧动脉(分布于梨状肌、尾骨肌、肛提肌和骶管内诸结构);③臀上动脉(分布于臀肌及髋关节);④臀下动脉(分布于邻近结构);⑤闭孔动脉(分布于邻近诸肌及髋关节。

脏支包括膀胱上动脉、膀胱下动脉、子宫动脉、直肠下动脉及阴部内动脉等。血运依次供应同名器官的相应部位。

2)髂外动脉:自髂总动脉起始部至腹股沟韧带深而以上的一段动脉,其分支供养腹前壁下部。经过腹股沟韧带中点深面至股前部,移行为股动脉(图 6-17)。股动脉经股前部下行,在股下部穿向后行至腘窝,移行为腘动脉。腘动脉在腘窝深部下行,在膝关节下方分为胫后动脉和胫前动脉。胫后动脉沿小腿后部深层下行,经内踝后方至足底分为足底内侧动脉和足底外侧动脉。胫前动脉起始后经胫腓骨之间穿行向前,至小腿前部下行,越过踝关节前面至足背,移行为足背动脉,足背动脉在第 1、2 跖骨间穿行至足底与足底外侧动脉吻合形成足底动脉弓。

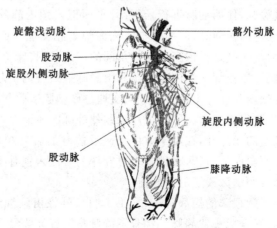

图 6-17　股动脉及其分支

（二）静脉

静脉是循环系统中保证血液流回到心脏的血管，大多数静脉（体循环的静脉）携带的血液氧量较低、二氧化碳含量较高，它们把血从机体组织和器官带回到心脏。全身的静脉分为肺循环的静脉和体循环的静脉。

1. 肺循环的静脉

肺静脉每侧两支，分别为左上、左下肺静脉和右上、右下肺静脉。肺静脉从肺门注入左心房，将含氧量高的血液输送到左心房。

2. 体循环的静脉

体循环的静脉包括上腔静脉系、下腔静脉系和心静脉系。下腔静脉系中收集腹腔内不成对器官（肝除外）静脉血液的血管组成的肝门静脉系。

（1）上腔静脉系

由上腔静脉及其属支组成，收集头颈部、上肢和胸部（心和肺除外）等上半身的静脉血。

1）头颈部静脉（图 6-18）：包括浅静脉和深静脉。浅静脉包括面静脉、颞浅静脉、颈前静脉和颈外静脉，深静脉包括颅内静脉、颈内静脉和锁骨下静脉等。

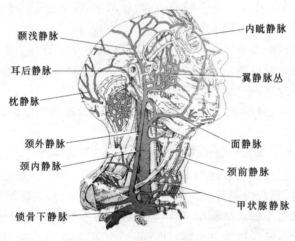

图 6-18 头颈部静脉

①面静脉：起自内眦静脉，伴面动脉下行，至舌骨平面汇入颈内静脉。面静脉收集面部软组织的静脉血。面静脉通过内眦静脉、眼静脉与颅内海绵窦相交通。面静脉在平口角以上的部分一般无静脉瓣。故面部尤其是鼻根至两侧口角间的三角区（临床上称此区为危险三角）发生化脓性感染时，切忌挤压，以免细菌经内眦静脉和眼静脉进入颅内引起颅内感染。

②颈内静脉：属支有颅内和颅外支两种。颅内支通过硬脑膜窦收集脑膜、脑、视器、前庭蜗器及颅骨的血液。颅外支收集面静脉、下颌后静脉、颈外静脉的血液。

③颈外静脉：颈部最大的浅静脉，在耳下方由下颌后静脉的后支和耳后静脉、枕静脉等汇合而成，沿胸锁乳突肌浅面斜向下后行，在锁骨上方穿深筋膜注入锁骨下静脉或静脉角。颈外静脉主要收集耳廓、枕部及颈前区浅层的静脉血。

④锁骨下静脉：是位于颈根部的短静脉干，自第1肋骨外缘由腋静脉延续而成，向内行于胸锁关节后方与颈内静脉汇合成头臂静脉。锁骨下静脉与附近筋膜结合紧密，位置较固定，可

作为静脉穿刺或长期导管输液部位。

2）上肢静脉：包括上肢浅静脉和上肢深静脉。

上肢浅静脉（图6-19）主要在手背形成手背静脉网。由此静脉网再逐渐汇合成4条大的静脉，即头静脉和贵要静脉，此外还有肘正中静脉和前臂正中静脉。

①头静脉：起自手背静脉网的桡侧部，到桡腕关节上方转到前臂屈侧，沿前臂桡侧及肱二头肌外侧沟上升，经三角肌与胸大肌之间，穿深筋膜注入腋静脉或锁骨下静脉。

②贵要静脉：起自手背静脉网的尺侧部，逐渐从手背转到前臂的屈侧，沿前臂尺侧及肱二头肌内侧沟上升，到臂的中部，穿深筋膜注入肱静脉或腋静脉。

③肘正中静脉：位于肘窝部的皮下，一般有一条，自头静脉向内上方连到贵要静脉，但该静脉变异较多。临床上常在肘窝部的皮下浅静脉进行输液、抽血或注射药物等。

上肢深静脉与同名动脉伴行，一般有两条。

3）胸部静脉：主要包括头臂静脉、上腔静脉、奇静脉及其属支、椎静脉丛等。

①头臂静脉：左右各一，分别由同侧的颈内静脉和锁骨下静脉在胸锁关节后方会合而成，汇合处所成的夹角称为静脉角。头臂静脉除收集颈内静脉和锁骨下静脉的血液外，还收纳甲状腺下静脉、椎静脉、胸廓内静脉等。

②上腔静脉（图6-20）：由左、右头臂静脉在有第1胸肋结合处后方合成，沿第1~2肋间隙前端后面下行。

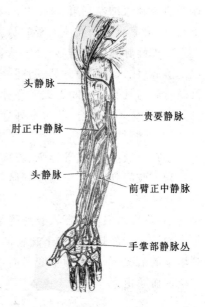

图6-19　上肢浅静脉

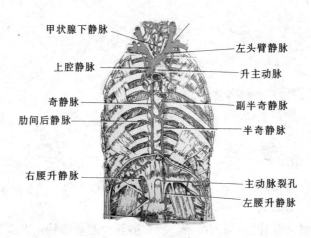

图6-20　上腔静脉及其分支

③奇静脉、半奇静脉和副半奇静脉：奇静脉起自右腰升静脉，在右侧上升至第7~8胸椎高度，接受左侧的半奇静脉和副半奇静脉的横干。奇静脉达第4胸椎高度，形成奇静脉弓（archof azygos vein)转向前行，跨越右肺根上缘，注入上腔静脉。奇静脉沿途收纳食管、纵隔、

心包和支气管来的静脉,还接受右侧的除第 1 肋间静脉以外的肋间静脉的汇入。半奇静脉起自左腰升静脉,穿膈主动脉裂孔,上行于脊柱左前方,至第 8 胸椎平面转向右行注入奇静脉。副半奇静脉收纳左侧第 4～7 肋间静脉,有时还收纳左主支气管静脉。副半奇静脉在脊柱左侧下行,于第 7 胸椎平面注入奇静脉。

④椎静脉丛:分为椎外静脉丛和椎内静脉丛。椎外静脉丛位于椎管之外,收集椎体和邻近肌的静脉,注入颈深静脉丛、肋间静脉、腰静脉和骶外侧静脉。椎内静脉丛位于椎管内,分布于椎骨骨膜与硬脊膜之间。椎内静脉丛收集脊髓、椎骨和韧带的静脉血,向上与颅内的枕窦、乙状窦、基底丛等有吻合,并与椎外静脉丛有广泛的交通。

(2)下腔静脉系

包括下肢静脉、盆部静脉、腹部静脉。

1)下肢静脉:包括下肢浅静脉和下肢深静脉。下肢浅静脉包括小隐静脉(图 6-21)和大隐静脉(图6-22)。大隐静脉是全身最长的皮下浅静脉,在足背内侧起自足背静脉,在下肢内侧上行,直至腹股沟处汇入股总静脉。小隐静脉在足背外侧沿小腿后外侧上行至膝关节后部,汇入静脉。浅静脉位于皮下疏松的组织之间,没有像肌肉那样的组织的支持,在浅静脉压力持续增高的情况下,容易发生变形而扭曲或曲张。浅静脉最终汇入深静脉,因此深静脉是下肢的主要回血通道。

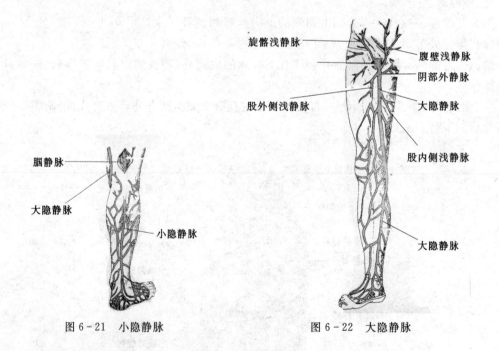

图 6-21 小隐静脉   图 6-22 大隐静脉

下肢深静脉与同名动脉伴行,均为两条。胫前静脉和胫后静脉汇合成腘静脉,穿收肌裂空移行为股静脉,股静脉经腹股沟韧带后方续为髂外静脉。

2)盆部静脉(图 6-23):包括髂外静脉、髂内静脉和髂总静脉及其属支。

3)腹部静脉:包括下腔静脉(图 6-24)和门静脉及其属支(图 6-25)。

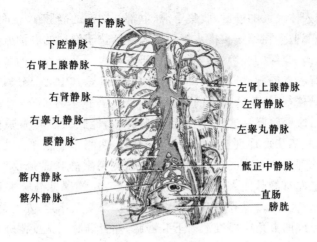

膈下静脉
下腔静脉
右肾上腺静脉
右肾静脉
右睾丸静脉
腰静脉
髂内静脉
髂外静脉

左肾上腺静脉
左肾静脉
左睾丸静脉
骶正中静脉
直肠
膀胱

图 6-23　盆部静脉

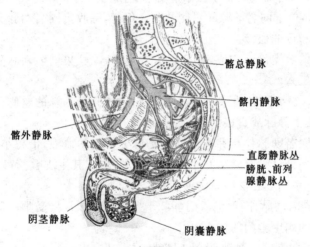

髂总静脉
髂内静脉
髂外静脉
直肠静脉丛
膀胱、前列腺静脉丛
阴茎静脉
阴囊静脉

图 6-24　下腔静脉及其分支

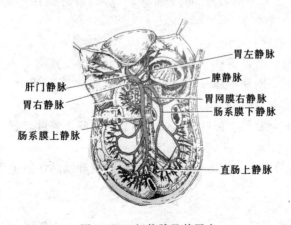

胃左静脉
脾静脉
肝门静脉
胃右静脉
胃网膜右静脉
肠系膜下静脉
肠系膜上静脉
直肠上静脉

图 6-25　门静脉及其属支

①下腔静脉：是人体最大的静脉，收集下肢、盆部和腹部的静脉血。下腔总静脉由左、右髂总静脉汇合而成，汇合部位多在第5腰椎水平。下腔静脉位于脊柱的右前方，沿腹主动脉的右侧上行，经肝的腔静脉沟、穿膈的腔静脉裂孔，开口于右心房。下腔静脉的属支有髂总静脉、有睾丸静脉、肾静脉、右肾上腺静脉、肝静脉、膈下静脉和腰静脉，其中大部分属支与同名动脉伴行。膈下静脉与同名动脉伴行，收集肾上腺的小静脉。睾丸静脉多为2支，起自蔓状静脉丛，穿过腹股沟管深环进入后腹壁腹膜后方，并与同名动脉伴行，经腰大肌和输尿管的腹侧上行，右侧斜行汇入下腔静脉，左侧几乎垂直上升汇入左肾静脉。两侧卵巢静脉自盆侧壁上行，越过髂外血管后的行程及汇入部位，与睾丸静脉相同。男性左侧精索静脉曲张较为常见，其原因为：左侧睾丸静脉的血流经左肾静脉注入下腔静脉，流程较长；左侧睾丸静脉垂直上升，以直角汇入左肾静脉，回流阻力较大；上行过程中有乙状结肠跨过，易受其压迫；左肾静脉在肠系膜上动脉根部与腹主动脉所形成的夹角中经过汇入下腔静脉，左肾静脉回流受阻亦可累及左睾丸静脉。

②门静脉及其属支：门静脉主要由肠系膜上静脉和脾静脉汇合而成。门静脉共有7条属支，分别是肠系膜上静脉、脾静脉、肠系膜下静脉、胃左静脉、胃右静脉、胆囊静脉、附脐静脉。

a. 肠系膜上静脉，位于同名动脉的右侧并与之伴行，除收集同名动脉分布区的血液外，还收纳胃十二指肠动脉分布区的血液。

b. 脾静脉，由脾的数支静脉构成，在胰腺后方走行，除收集同名动脉分布区的血液外，还接受肠系膜下静脉的汇入。

c. 肠系膜下静脉，收纳同名动脉分布区的血液，居于同名动脉的左侧，在胰腺后面汇入脾静脉，有时汇入肠系膜上静脉或直接汇入门静脉。

d. 胃左静脉，与同名动脉伴行并收集同名动脉分布区的血液，沿胃小弯左行再转向右后汇入门静脉干。在贲门处食管静脉丛有小支汇入胃左静脉，其主支食管静脉汇入奇静脉或半奇静脉，从而使门静脉系和上腔静脉系沟通。

e. 胃右静脉，与同名动脉伴行，汇入门静脉干。胃右静脉常接受幽门前静脉的汇入，该静脉在手术中常用以作为确定幽门的标志。

f. 胆囊静脉，收集胆囊壁的血液，汇入门静脉干或其右支。

g. 附脐静脉，为数条细小的静脉，起于脐周静脉网，沿肝圆韧带走行，汇入门静脉或其左支。

门静脉与腔静脉的吻合：

食管静脉丛：门静脉→胃左静脉→食管静脉丛→奇静脉及其属支→上腔静脉。

脐周静脉网：门静脉→附脐静脉→脐周静脉丛→胸腹壁静脉、胸廓内静脉→上腔静脉（→腹壁浅静脉、腹壁下静脉→下腔静脉）。

直肠静脉丛：门静脉→直肠上静脉→直肠静脉丛→直肠下静脉、肛静脉→髂内静脉→髂总静脉→下腔静脉。

腹后壁门静脉和腔静脉的小属支相互吻合，通过脊柱静脉丛沟通上下腔静脉。

三、淋巴系统

淋巴系统由淋巴、淋巴管、淋巴结与淋巴组织等组成。所有的淋巴管最后汇集成两条主要的大淋巴管，包括胸导管与右淋巴管再注入静脉而重新进入血液循环中。所有的淋巴管最后会流向胸腔。身体右上半部的淋巴液回流至右淋巴管，右淋巴管再注入右锁骨下静脉。淋巴管负责将周边组织液回收并送至淋巴器官中进行过滤。淋巴器官及位于全身各处的淋巴组织则依据所接触的外来抗原再制造相对应抗体，或直接攻击外来物，而达成免疫反应之功能。

（一）毛细淋巴管

毛细淋巴管是淋巴管道的起始部，以膨大的盲端起始于组织间隙，收集多余的液体。其管壁由单层内皮细胞构成，内皮细胞间的间隙较大，无基膜和外周细胞，有纤维细丝牵拉，使毛细淋巴管处于扩张状态。因此，毛细淋巴管壁的通透性较大，一些不易透过毛细血管的大分子物质，如细菌、异物、癌细胞等较易进入毛细淋巴管。毛细淋巴管分布广泛。

（二）淋巴管

淋巴管由毛细淋巴管汇合而成，管壁内面有丰富的瓣膜，可分为浅、深淋巴管两组。浅淋巴管位于浅筋膜内，与浅静脉伴行；深淋巴管位于深面，多与深部的血管、神经等伴行。

（三）淋巴干

淋巴干由淋巴管汇合而成。全身各部的浅、深淋巴管汇合成 9 条淋巴干：收集头颈部淋巴的左、右颈干，收集上肢淋巴的左、右锁骨下干，收集胸部淋巴的左、右支气管纵隔干，收集下肢、盆部及腹部成对脏器淋巴的左、右腰干，收集腹部不成对脏器淋巴的肠干。

（四）淋巴导管

9 条淋巴干汇集成 2 条淋巴导管，即胸导管和右淋巴管，分别注入左、右静脉角。

1. 胸导管

胸导管是全身最粗大的淋巴管道，长 30～40cm。其下端起自乳糜池。乳糜池，通常在第 12 胸椎下缘到第 1 腰椎体的前面，是由左、右腰干及肠干汇合而成的膨大结构。胸导管起始后经主动脉裂孔入胸腔，沿脊椎右前方上行，至第 5 胸椎高度向左侧斜行，然后沿脊柱左前方上行，出胸廓上口至颈根部，呈弓形弯曲注入左静脉角。胸导管在注入静脉角之前还接纳左颈干、左锁骨下干和左支气管纵隔干。胸导管收集右下肢、盆部、腹部、左半胸部、左上肢和左半头颈部的淋巴，即全身 3/4 部位的淋巴。

2. 右淋巴导管

右淋巴导管为一短干，长约 1～2cm，由右颈干、右支气管纵隔干和右锁骨下干汇合而成，注入右静脉角。右淋巴导管收集右半颈部、右上肢、右半胸部等处的淋巴，即全身 1/4 部位的淋巴。

第三节 心的生物电活动

心肌细胞的生理特性是以心肌细胞膜的生物电活动为基础的。

一、心音和心电图

（一）心音

心动周期中，由心肌的收缩与舒张、瓣膜的启闭、血流撞击心室壁和大动脉管壁等因素引起的机械振动，经周围组织传到胸壁，可用听诊器在胸壁表面听到，此声音称为心音（heart sound）。通常用听诊器很容易听到第一和第二心音。若将这些机械振动通过换能器转换成电信号并记录下来，便得到心音图（phonocardiogram，PCG）。心音图则可记录到每一心动周期中4个心音，分别称为第一、第二、第三和第四心音。临床上使用听诊器一般只能听到第一心音和第二心音。

第一心音：发生在心室收缩期，是心室收缩开始的标志，特点是音调较低、持续时间较长，约0.12～0.14s，其产生主要与心室肌收缩、房室瓣关闭及心室射出的血液冲击动脉壁引起振动有关。

第二心音：发生在心室舒张期，是心室舒张开始的标志，特点是音调较高、持续时间较短，约0.08～0.10s，其形成原因是心室收缩停止并开始舒张时，由于动脉瓣关闭、血液返回冲击动脉根部引起振动而形成的声音，它主要与动脉瓣关闭有关。

第三心音：发生在快速充盈期末，可能是由于心室从快速充盈转入减慢充盈时，血流速度突然减慢，使心室壁和瓣膜产生振动而形成的。

第四心音：发生在心房收缩期，是心房收缩血液注入心室引起振动而形成的，故又称为心房音。

心音和心音图在诊查心脏瓣膜功能方面有重要意义，心脏某些异常活动、瓣膜关闭不全或狭窄时可发生"杂音"或异常心音。

知识链接

心 脏 杂 音

心脏杂音是与正常心音毫不相同的一种杂乱的声音，它可以发生在第一心音与第二心音之间的收缩期，称为收缩期杂音；也可发生在第二心音与下一个第一心音之间的舒张期，称为舒张期杂音；杂音甚至可以在收缩期与舒张期内连续听到，称为连续性杂音。

在心腔或大血管的通道狭窄时，血流通过狭窄的瓣膜孔会发生漩涡，产生响亮的病理性杂音。在心腔或大血管间发生异常通道，血液不完全向正常方向流动，发生分流时，也可产生病理性杂音。

（二）心电图

在每个心动周期中，窦房结发出的兴奋，依次传向心房和心室，并使之先后兴奋。心脏兴奋产生和传导时，所伴随的生物电变化，可通过组织和体液传导至全身，使全身每个部位在每一次心动周期中都发生有规律的电变化。将心电图机的测量电极放置在体表的一定部位，记录到的心电变化的波形称为心电图（electrocardiogram，ECG，图6-26）。它反映了心脏内兴奋的产生、传导和恢复过程中电活动的综合向量变化。在诊断心律失常、心肌缺血和体液中某些电解质紊乱等方面具有较高意义。

1. 心电图的导联

心电图机中两个电极与体表一定部位的连接方式，称为导联。将两电极置于人体表面不同的两点，用导线与心电图机连接构成电路，即可描记出心电图波形，在临床心电图中，为了便于对不同患者或同一患者不同时期的心电图进行比较，对电极的安放部位和导线的连接方式，做了严格的规定。目前，临床上常用的导联包括标准导联（Ⅰ、Ⅱ、Ⅲ），加压单极肢导联（aVR、aVL、aVF）及胸导联（V_1、V_2、V_3、V_4、V_5、V_6）3种导联。标准导联为双极导联，描记的心电图波形反映双极下的相对电位差;加压单极肢导联和胸导联则属于单极导联,能直接反映电极下的心肌电变化。

2. 正常心电图的波形及意义

不同导联记录的心电图各有特点,但基本波形都包括 P 波、QRS 波群和 T 波,有时在 T 波之后,还会出现一个小的 U 波(图 6-26)。现以标准第Ⅱ导联体表心电图来讨论正常典型体表心电图的波、段及间期组成。

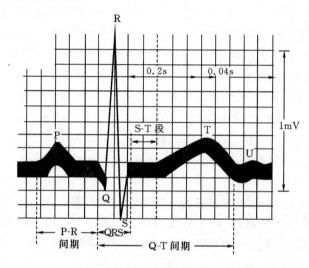

图 6-26 正常人体心电图

(1)P 波 反映两心房去极化过程的电位变化,波形小、圆钝光滑,历时 0.08~0.11s,波幅不超过 0.25mV。

(2)QRS 复合波 反映两心室去极化过程的电位变化。典型的 QRS 波群包括三个紧密相连电位波动:第一个向下的波称为 Q 波;其后向上的波称为 R 波,最后一个向下的波称为 S 波。在不同导联中,Q、R、S 三个波不一定都出现,且波幅差异较大。QRS 波的起点标志心室兴奋的开始,终点表示左右心室已全部兴奋。

(3)P-R 间期(或 P-Q 间期) P-R 间期是指从 P 波起点至 QRS 波群起点之间的时间,历时 0.12~0.20s。代表窦房结产生的兴奋,经心房、房室交界、房室束、蒲肯野纤维传至左右心室并使之兴奋所需要的时间。房室传导阻滞时,P-R 间期延长。

(4)T 波 反映两心室复极化过程的电位变化。T 波的起点标志心室肌复极化开始,终点标志着左右心室复极化结束。时间约 0.05~0.25s,电压为 0.1~0.8mV。在 R 波为主波的导联中,T 波方向应与 R 波一致,且不低于 R 波的 1/10。

(5)S-T 段 指从 QRS 波的终点到 T 波起点之间的线段,此时所有心室肌细胞均完全去极,且未开始复极,故细胞间无电位差,与基线平齐。

(6)Q-T 间期 指从 QRS 波群的起点至 T 波的终点之间的时间。代表两心室从去极化开始至复极化结束所需时间。Q-T 间期的时程与心率呈反变关系。

二、心肌的生理特性

心肌具有自律性、兴奋性、传导性和收缩性四种生理特性。自律性、兴奋性、传导性以心肌细胞膜的生物电活动为基础,故称为电生理特性;收缩性以肌细胞收缩蛋白的功能活动为基础,称为心肌细胞的机械特性。

1. 自动节律性

心肌自律细胞在没有外来刺激的条件下,能自动地发生节律性兴奋的特征,称为自动节律性,简称自律性(autorhythmicity)。单位时间(每分钟)内能够自动发生兴奋的次数,是衡量自动节律性高低的指标。

在适宜条件下,两栖类和哺乳类动物的离体心脏,在未受到任何刺激的情况下,可以长时间地、自动地、有节律地进行兴奋和收缩。但是,只有到了近代,根据细胞内微电极技术记录的跨膜电位是否具有 4 期自动去极化这一特征,才确切地证明,并不是所有心肌细胞,而只是心脏内特殊传导组织内的某些细胞才具有自律性,但自律性的高低各不相同。其中窦房结细胞自律性最高,约为 100 次/分;其次为房室交界,约为 50 次/分;蒲肯野纤维的自律性最低,约为 25 次/分。在正常情况下,由于窦房结的自律性最高,心脏的节律性活动是受窦房结所控制,因而,窦房结是心脏产生兴奋和收缩的正常起搏点(pacemaker)。窦房结引起的正常心跳节律称为窦性心律。其他部位的自律组织由于自律性低,通常受控于窦房结的节律,自动节律性表现不出来,故称为潜在起搏点。只有在某种异常情况下,如窦房结的自律性异常低下,或潜在起搏点的自律性异常升高时,潜在起搏点的自律性就表现出来了,而取代窦房结成为异位起搏点,控制一部分或整个心脏的跳动,产生异位心律。心跳起源于房室交界区的称为交界性心律,冲动起源于房室束及其束支和蒲肯野纤维等室内传导系统的,则称为室性心律。

2. 兴奋性

所有心肌细胞都具有兴奋性,即具有在受到刺激时产生兴奋的能力。衡量心肌的兴奋性,同样可以采用阈值作指标,阈值大表示兴奋性低,阈值小表示兴奋性高。

(1)兴奋性的周期性变化　心肌受到刺激而发生兴奋时,其膜电位将发生一系列有规律的变化,离子通道也经历了激活、失活和复活(备用状态)的过程,兴奋性也随之发生相应的周期性变化(图 6-27)。心室肌细胞一次兴奋过程中,其兴奋性的变化可分以下几个时期:

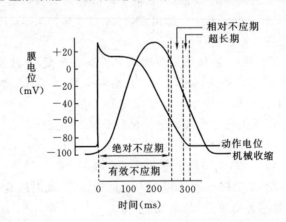

图 6-27　心室肌动作电位、兴奋性的周期性变化及其收缩曲线

1)有效不应期:有效不应期(effective refractory period,ERP)包括绝对不应期和局部反应期。心肌细胞发生一次兴奋后,从动作电位的 0 期去极化开始到 3 期复极化膜电位达到一55mV 的这段时间内,膜的兴奋性为零,即无论刺激的强度多大,都不能使其再兴奋,此期称为

绝对不应期。此后,膜电位由-55mV继续复极到-60mV这段时间内,如果给予足够强度的刺激,可以引起肌膜部分去极化(即局部反应),但不能引起可传播的动作电位,表示此期兴奋性稍有恢复,称为局部反应期。有效不应期的产生是因为膜上Na⁺通道完全失活(绝对不应期)或刚刚复活(局部反应期),但还远没有恢复到可再被激活的备用状态。

2)相对不应期:在有效不应期之后,膜电位从-60mV复极到-80mV这段时间内,给予阈刺激,心肌仍不能产生动作电位。但给予阈上刺激时,则可产生可扩布性动作电位,说明此期兴奋性逐渐恢复,但仍低于正常,故称为相对不应期。这一时期内,Na⁺通道已逐渐在复活,但其开放能力尚未恢复到正常水平。此时,Na⁺内流所引起的去极化速度和幅度均小于正常,兴奋的传导也比较慢。

3)超常期:膜电位由-80mV恢复到-90mV这段时间,Na⁺通道基本恢复至备用状态,而且此时膜电位距阈电位的差距较小,故兴奋性高于正常,称为超常期。在此期内给予阈下刺激,就可以引起动作电位。但其0期去极化的速度和幅度及兴奋传导的速度仍低于正常。

经历了超常期后,膜电位恢复到静息电位水平,兴奋性也恢复至正常。

细胞在发生一次兴奋过程中,兴奋性发生周期性变化,是所有神经和肌组织共同的特性;但心肌细胞的有效不应期特别长,相当于心肌收缩期和舒张期早期,因此,只有到舒张早期之后,兴奋性变化进入相对不应期,才有可能在受到强刺激作用时产生兴奋和收缩。从收缩开始到舒张早期之间,心肌细胞不会产生第二个兴奋和收缩。这个特点使得心肌不会像骨骼肌那样产生完全强直收缩,而始终做收缩和舒张相交替的活动,从而实现其泵血功能。

(2)期前收缩和代偿间歇(图6-28)　正常情况下,窦房结产生的每一次兴奋传播到心房肌或心室肌的时间,都是在它们前一次兴奋的不应期终结之后,因此,整个心脏能够按照窦房结的节律而兴奋。在某些情况下,如果在心肌的有效不应期后,下一次窦房结的正常兴奋传来以前,给予一次较强的刺激,或者从病理的异位起搏点传来一次额外的兴奋,心室肌可提前发生一次兴奋和收缩。由于这一兴奋和收缩是在窦房结的兴奋传来之前发生的,所以称为期前兴奋(premature excitation)和期前收缩(premature systole)。期前兴奋也有它本身的不应期,如果紧接期前收缩之后的一次窦房结传来的正常兴奋恰好落在期前兴奋的不应期内,则不能引起心室兴奋和收缩,即出现一次兴奋的"脱失"。必须等到下一次从窦房结兴奋传来时,才能引起心室肌兴奋和收缩。这样,在一次期前收缩之后往往出现一段较长的心室舒张期,称为代偿间歇(compensatory pause)。

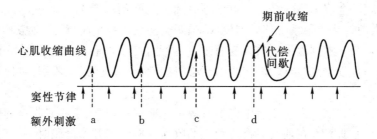

刺激a、b、c落在有效不应期内不引起反应,刺激d落在相对不应期内引起期前收缩和代偿间歇

图6-28　期前收缩和代偿间歇

3. 传导性

传导性(conductivity)是指心肌细胞具有传导兴奋的能力。由心肌细胞发出的兴奋,不仅可以沿同一细胞膜传导,还可通过心肌细胞间电阻很小的闰盘传到与其相邻的细胞,使心肌成为功能上的合胞体,从而引起整个心房或心室兴奋。心房与心室之间有纤维结缔组织环将二者隔开,使心房和心室只能按一定的顺序先后兴奋和收缩。

(1)心脏内兴奋传导的途径(图6-29)　正常情况下窦房结发出的兴奋通过心房肌传播到整个右心房和左心房,尤其是沿着心房肌组成的"优势传导通路"迅速传到房室交界区,经房室束和左、右束支传到蒲肯野纤维网,引起心室肌兴奋,再直接通过心室肌将兴奋由内膜侧向外膜侧心室肌扩布,引起整个心室兴奋。

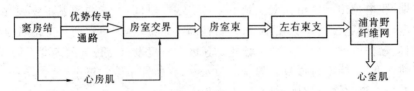

图6-29　心脏内兴奋传导途径示意图

(2)心脏内兴奋传导的特点　兴奋在心脏内传导的过程中,各部位的传导速度不相同,其中兴奋沿蒲肯野纤维传导最快(4m/s),这样有利于将窦房结传来的兴奋迅速地通过蒲肯野纤维网而广泛地传向两侧心室,以保证左右心室的同步收缩。房室交界是正常兴奋由心房传至心室的必经途径,房室交界区传导速度很慢,又以结区最慢(仅为0.02m/s)。由于兴奋在房室交界的传导速度最慢,兴奋通过这一部位要延搁约0.1s的时间,称房-室延搁(atrioventricular delay)。房室延搁的生理意义在于使心房兴奋和收缩完毕之后,心室才开始兴奋和收缩,使心房和心室不至于同时兴奋收缩。这对于保证心脏各部分有次序地、协调地进行收缩和心室的足够充盈是有重要意义。但另一方面,正因为房室交界区传导速度慢,对传导功能而言是一个薄弱环节,容易发生传导阻滞。房室传导阻滞是比较常见的一种心律失常。

4. 收缩性

心肌接受一次阈刺激而发生收缩反应的能力,称为心肌的收缩性,心肌细胞与骨骼肌细胞一样,受刺激是首先产生动作电位,然后通过兴奋-收缩耦联,引起肌丝滑行,从而使整个肌细胞收缩。但心肌的收缩有自己的特点。

(1)同步收缩("全或无"式收缩)　由于心肌细胞之间的闰盘电阻很小,兴奋容易通过,而且心房和心室内的特殊传导系统传导速度快,当刺激达到阈强度时,整个心房肌或心室肌同时收缩,而且收缩强度不随刺激强度的改变而改变,因此,可以把心房和心室看做是两个功能性合胞体,表现为同步收缩或"全或无"式收缩。心肌这种"全或无"式的收缩,可使心脏泵血力量增强,有利于心脏射血。

(2)不发生强直收缩　由于心肌细胞的有效不应期很长,相当于心肌收缩的整个收缩期和舒张早期。因此,心肌只有在前次兴奋所引起的收缩完毕后并开始舒张时,才可能接受新的刺激而产生第二次收缩。这样,心肌就不会发生强直收缩,而始终保持收缩与舒张相交替的节律活动,从而使心脏的射血与充盈有可能进行。

(3)对细胞外液的Ca^{2+}浓度有明显的依赖性　心肌细胞的肌质网终池很不发达,容积较小,Ca^{2+}贮量少。因此,心肌兴奋-收缩耦联所需的Ca^{2+}除从终池释放外,还需由细胞外液通过肌膜和横管膜内流(心室肌动作电位 2 期 Ca^{2+} 内流)。兴奋过后,肌浆中 Ca^{2+} 一部分返回终池贮存,另一部分则转移出细胞。心肌细胞的横管系统远比骨骼肌的发达,因而为 Ca^{2+} 内流提供了有利的条件。

总之,在一定的范围内,细胞外液的 Ca^{2+} 浓度升高,兴奋时内流的 Ca^{2+} 增多,心肌收缩增强;反之,细胞外液的 Ca^{2+} 浓度降低,则收缩减弱。因缺氧、代谢障碍等因素使慢通道受抑制时,Ca^{2+} 内流显著减少,心脏可兴奋(产生动作电位),却不发生收缩,这一现象称为"兴奋-收缩"脱耦联。因此,临床上心电图不能作为检查心跳停止与否的直接依据。

📚 知识链接

各种离子对心肌生理特性的影响

机体内环境稳态是维持心肌正常活动的重要条件,内环境因素的改变要影响心肌生理特性,其中以 K^+ 和 Ca^{2+} 浓度变化的影响最为重要,临床上因血钾或血钙浓度改变而影响心的活动十分常见。

(1)K^+ 对心肌的影响　血钾浓度过高,将引起心肌的自律性、兴奋性、传导性和收缩性均降低,表现为心率减慢、传导阻滞、心肌收缩力减弱,甚至引起心活动停止在舒张状态;血钾浓度过低,则引起心肌的自律性、兴奋性、收缩性增加而传导性降低,表现为心率增快、心肌收缩力增强、出现异位心率,故对低钾患者应及时补钾,但不能从静脉直接推注氯化钾,经稀释后再由静脉缓缓滴注。

(2)Ca^{2+} 对心肌的影响　血钙浓度升高,心肌收缩力增强,血钙浓度过高,可使心活动停止在收缩状态;血钙浓度降低则使心肌收缩力减弱。

此外,当血钠浓度显著增高时,可使心肌的自律性、兴奋性、传导性增加,心肌收缩力减弱,故高血钾所致传导阻滞患者,可输入氯化钠或乳酸钠以改善心的传导功能;低血钠则引起心肌特性发生相反改变。但血钠浓度发生显著变化的情况在临床上很少见。

三、心肌细胞的生物电现象

(一)心肌细胞的分类
心肌细胞根据其生物电特点可分为不同类型。

1. 自律细胞和非自律细胞

心脏主要由心肌细胞构成。根据心肌细胞的电生理特性,可分为两大类:一类是具有收缩性、兴奋性和传导性,但没有自律性,主要完成收缩功能的普通心肌细胞,包括心房肌和心室肌细胞;另一类是具有自律性、兴奋性和传导性,但没有收缩性,构成特殊传导系统,主要实现产生和传导兴奋,控制心脏节律活动功能的自律细胞(rhythmic cardiac cell),包括窦房结、房室交界(除结区外)、房室束、左右束支、蒲肯野纤维。

2. 快反应细胞和慢反应细胞

根据心肌细胞动作电位去极化速率的快慢,心肌细胞可以分为快反应细胞和慢反应细胞。心肌细胞膜上普遍存在钙通道,这是心肌细胞的一个重要特点,也是心肌细胞生物电不同于其他可兴奋细胞的重要基础之一。钙通道激活或失活的速度较钠通道慢得多,因此把钙通道称为慢通道,把钠通道称为快通道。主要由快钠通道被激活,Na^+快速内流而引发动作电位的心肌细胞,其去极化速率快,称为快反应细胞;主要由慢钙通道被激活,Ca^{2+}内流而引发动作电位的心肌细胞,其去极化速率慢,称为慢反应细胞。

(二)心肌细胞的生物电现象

心肌细胞的跨膜电位,与神经细胞、骨骼肌相比较,心肌细胞的跨膜电位在波形和形成机制上要复杂得多;不但如此,不同类型的心肌细胞的跨膜电位,不仅幅度和持续时间各不相同,而且波形和形成的离子基础也有一定的差别。

1. 工作细胞的跨膜电位及其形成机制

主要以心室肌细胞为例来说明工作细胞的跨膜电位及其形成机制。

(1)静息电位 人和哺乳类动物的心室肌细胞和神经细胞、骨骼肌细胞一样,在静息状态下膜两侧成极化状态,膜外为正电位,膜内为负电位,静息电位约为-90mV。其形成机制与神经细胞、骨骼肌细胞相同,主要是由细胞内的K^+顺电化学梯度向细胞外扩散形成的K^+的平衡电位。因此,凡能降低细胞膜对K^+通透性或降低膜内外K^+浓度差的因素,都可降低心室肌静息电位。

(2)动作电位 工作细胞的动作电位与神经细胞、骨骼肌细胞的明显不同。神经细胞、骨骼肌细胞的动作电位时程短,去极化和复极化的速度几乎相等,动作电位的升支和降支基本对称,呈尖锋状。心室肌细胞的动作电位的特征是复极过程比较复杂,持续时间很长,动作电位的升支和降支很不对称。一般可将心室肌细胞的动作电位分为0、1、2、3、4五个期,其中0期属于去极化过程,1~4期属于复极化过程(图6-30)。

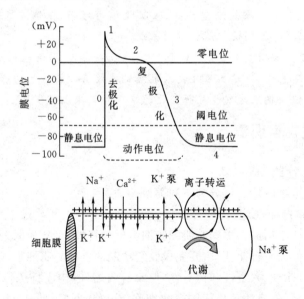

图6-30 心室肌细胞的动作电位及形成的离子基础

1)0期:称为去极化期。心肌细胞受到刺激而兴奋时,膜内电位由静息状态下的-90mV迅速上升到+30mV左右,即从外正内负的极化状态迅速转变到外负内正的反极化状态,构成动作电位的上升支。此期极短暂,仅占1~2ms,去极化幅度可达120mV,除极速度很快。

0 期主要由 Na^+ 内流形成。当心室肌细胞受到有效刺激时,首先引起 Na^+ 通道少量开放,少量 Na^+ 内流,使膜部分去极化。当去极化达到阈电位($-70mV$)水平时,大量的 Na^+ 通道开放,Na^+ 迅速内流,细胞内的电位迅速上升到 $+30mV$,直至达到 Na^+ 的平衡电位为止。Na^+ 通道不但激活开放的速度很快,失活的也很快,故称为快通道。Na^+ 通道可被河豚毒(TTX)所阻断。

2)1 期:称为快速复极化初期。0 期之后立即出现一种早期快速短暂的复极化过程,膜内电位迅速下降到 0mV 左右,称为 1 期。0 期和 1 期形成锋电位,历时约 10ms。1 期主要是 K^+ 外流引起。

3)2 期(平台期或缓慢复极期):此期膜内电位下降速度很慢,基本停滞在 0mV 水平,历时 $100\sim150ms$,形成平台状,故称为平台期(plateau)。这是心室肌细胞动作电位的主要特征,也是与骨骼肌细胞和神经细胞动作电位的区别所在。同时,也是心室肌细胞动作电位持续时间较长的主要原因,与心室肌有效不应期特别长和不发生强直收缩等特性密切相关。此期的形成机制是:2 期开始时,Ca^{2+} 通道全部被激活,Ca^{2+} 内流和 K^+ 外流同时存在,Ca^{2+} 内流和 K^+ 外流的跨膜电荷量相当,致使膜电位稳定于 0mV 附近。随着时间推移,Ca^{2+} 通道失活,K^+ 外流逐渐增加,使平台期延续为复极化 3 期。

Ca^{2+} 通道激活与失活过程均较缓慢,故又称慢通道。Ca^{2+} 通道可被维拉帕米(异搏定)和 Mn^{2+} 所阻断。

4)3 期:称为快速复极化末期。膜内电位由 0mV 左右较快地下降到 $-90mV$,完成复极化过程,持续 $100\sim150ms$。该期内慢通道已经失活,Ca^{2+} 内流终止。而 K^+ 通道的开放随时间而递增,K^+ 较快的外流,致使细胞内电位迅速下降。

5)4 期:称为静息期。复极化完毕,细胞膜内电位稳定于 $-90mV$ 的静息水平。此期间,离子的跨膜转运仍在活跃进行,以恢复膜内外离子浓度梯度。通过膜 Na^+-K^+ 泵的主动转运,把动作电位产生时进入膜内的 Na^+ 排出去,又将外流的 K^+ 摄回细胞内;通过 Na^+-Ca^{2+} 交换恢复细胞内外 Ca^{2+} 的浓度差。从而使细胞内外各种离子的分布和浓度恢复至正常水平,保证了心肌细胞的正常兴奋性。

心房肌细胞的动作电位及其形成机制与心室肌细胞几乎完全相同,只是其动作电位持续时间较短。

2. 自律细胞的跨膜电位及其形成机制

窦房结细胞和蒲肯野细胞属于自律细胞,与非自律细胞最大的区别在于:非自律细胞未受到刺激时,4 期膜电位稳定,不产生兴奋。而自律细胞 3 期复极达最大复极电位(maximal repolarization potential)时,无需外来刺激,膜电位开始自动去极化,当达到阈电位水平时,便可爆发新的动作电位。因此,4 期自动去极化既是自律细胞电活动的特点,也是产生自动节律性兴奋的基础。

(1)窦房结细胞　动作电位分为 0、3、4 期。膜电位自动去极化达到阈电位水平时,膜上钙离子通道被激活,Ca^{2+} 内流,引起 0 期去极化。3 期的形成是随着时间推移,钙通道逐渐失活,Ca^{2+} 内流逐渐减少,而钾离子通道被激活,K^+ 外流逐渐增多。当 3 期复极至 $-60mV$ 左右时,K^+ 通道逐渐失活,K^+ 外流进行性减少,而 Ca^{2+} 内流与 Na^+ 内流逐渐增强,膜内电位上升,出现 4 期自动去极化(图 6-31)。

窦房结细胞属于慢反应自律细胞,其电活动有以下特点:①动作电位 0 期去极化速度慢、幅度小,膜内电位仅上升至 0mV 左右,不出现明显的极化倒转;②无明显的 1 期和平台期,只

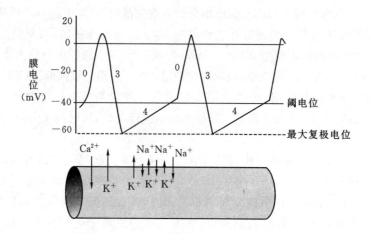

图 6-31 窦房结细胞动作电位和离子流

有 0、3、4 三个时期；③0 期去极化结束时，膜内电位为 0mV 左右，不出现明显的极化倒转；④最大舒张电位(-70mV)和阈电位(-40mV)的绝对值较小；⑤4 期膜电位不稳定，4 期自动去极化速度较快。

(2)蒲肯野细胞　蒲肯野细胞属于快反应自律细胞，最大复极电位约为-90mV，其动作电位分为 0、1、2、3、4 期。其中 0、1、2、3 期动作电位的形态和产生机制与心室肌细胞基本相同，而 4 期自动去极化，亦是由于 Na^+ 内流逐渐增强，K^+ 外流逐渐减弱引起，与窦房结细胞动作电位 4 期自动去极化机制相似，但自动去极化速度较窦房结细胞慢(图 6-32)。

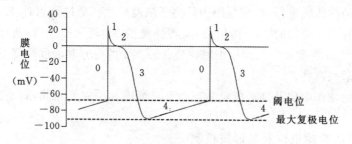

图 6-32 蒲肯野细胞动作电位

第四节　心的泵血功能

在人的生命过程中，心脏不停地进行节律性收缩和舒张，舒张时血液由静脉回流入心脏，收缩时把血液射入动脉，为血液流动提供能量。心脏的工作原理与水泵相似，故心脏的主要功能是泵血。心脏的泵血功能是在心肌生理特性的基础上产生的，而后者又与其生物电现象密切相关。

一、心动周期及心的泵血过程

(一)心动周期与心率

心动周期(carcdic cycle)是指心房或心室肌每收缩和舒张一次所构成的机械活动周期(即

一次心跳）。一个心动周期中包括心房的收缩和舒张及心室的收缩和舒张。在心脏的泵血活动中，心室起主要作用，故通常所说的心动周期是指心室的活动周期，将心室的收缩期和舒张期作为心脏的收缩期和舒张期，简称心缩期和心舒期。

心动周期持续的时间与心跳频率（简称心率）有关。心率（heart rate）是指每分钟心脏跳动的次数或每分钟心动周期的次数。正常心脏的活动由一连串的心动周期组合而成，因此，心动周期可以作为分析心脏机械活动的基本单元。正常成人安静时的心率为 60～100 次/分，平均约 75 次/分。心率有明显个体差异，并受年龄、性别及其他生理因素的影响。新生儿心率可高达 130 次/分以上，随年龄增长而逐渐减慢，至青春期接近于成人的心率。在成人中女性心率较男性稍快；睡眠时减慢，运动或情绪激动时加快；长期运动锻炼者心率较慢。在临床上，成年人安静时心率超过 100 次/分，称为心动过速；低于 60 次/分，称为心动过缓。

心动周期与心率呈反比关系。如正常成人每分钟心率为 75 次时，则一个心动周期为 0.8s。在正常情况下，首先两心房收缩，历时 0.1s，继而舒张，历时 0.7s；当心房开始舒张时，两心室进入收缩期，约 0.3s，然后两心室舒张，历时 0.5s。心室舒张的前 0.4s，心房也处于舒张期，这时期称为全心舒张期（图 6-33），它有利于血液不断地由静脉流入心房，由心房流入心室，保证心室有足够量的血液充盈。当心室舒张期的最后 0.1s 开始时，进入了下一个心动周期，两心房又开始收缩。可见，一次心动周期中，心房和心室各自按一定的时序和时程进行收缩与舒张相交替的活动。

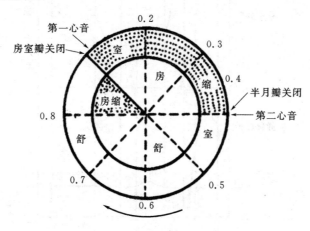

图 6-33　心动周期中心房活动和心室活动的顺序和时间关系

心率对心动周期有直接的影响，当心率加快时，心动周期缩短，此时收缩期和舒张期均缩短，但舒张期的缩短更明显，心室的舒张时间不够，不利于心室血液的充盈和心肌的充分休息，将不利于心脏的持久活动。

(二)心脏的泵血过程

心脏的泵血活动中，心室起主导作用，左右心室的活动基本一致，排血量也几乎相等。下面就以左心室为例，主要阐述在一个心动周期中心室压力、瓣膜开闭和血流方向及容积的动态变化过程（图 6-34），以便了解心脏泵血的机制。一般以心房开始收缩作为一个心动周期的起点，根据心动周期中室内压力和容积等的变化，将心脏泵血过程分为以下几个时期。

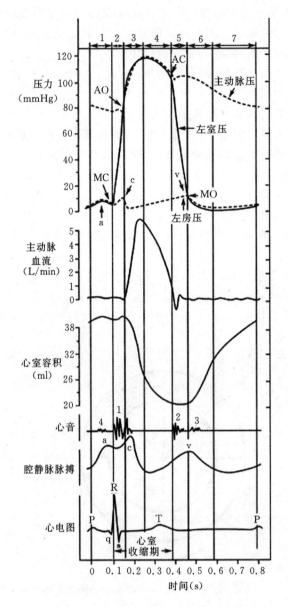

1. 心房收缩期；2. 等容收缩期；3. 快速射血期；4. 减慢射血期；5. 等容舒张期；6. 快速充盈期；7. 减慢充盈期。AO 和 AC：分别表示主动脉瓣开启和关闭；MC 和 MO：分别表示二尖瓣关闭和开启

图 6-34　心动周期中心室内压力、容积和瓣膜等的变化

1. 心房收缩期

　　心房开始收缩之前，心脏正处于全心舒张期，这时，心房和心室内压力都比较低，接近于大气压，即约 0Pa（以大气压为零）；然而，由于静脉血不断流入心房，心房压相对高于心室压，房室瓣处于开启状态，心房腔与心室腔相通，血液由心房顺房室压力梯度进入心室，使心室充盈。而此时，心室内压远比主动脉压（约 80mmHg 即 10.6kPa）低，故主动脉瓣关闭，心室腔与动脉腔不相连通。

心房一旦开始收缩,便进入心房收缩期(atrial systole or atrial contraction),其内压升高而容积变小,心房内血液被挤入仍处于舒张期状态的心室,使心室的血液充盈量进一步增加。心房收缩持续约 0.1s,随后进入舒张期。房缩期流入心室的血量,只占一个心动周期中由心房流入心室总血量的 10%～30%左右,因此,心房收缩对于心室血液充盈不起主要作用。

2. 心室收缩期

根据心室内压力和容积等变化,分为等容收缩期和射血期,射血期又可分为快速射血期和减慢射血期。

(1)等容收缩期　心室在心房收缩结束后开始收缩,室内压迅速升高,当压力超过房内压时,心室内血液出现由心室向心房反流的倾向,但这种反流正好推动房室瓣,使之关闭,血液因而不会倒流入心房。此时室内压尚低于主动脉压,动脉瓣仍处于关闭状态,心室成为一个封闭腔。因血液是不可压缩的液体,心肌的强烈收缩使室内压急剧升高,但容积不变,故称为等容收缩期(isovolumic contraction period),这一时期持续约 0.05s 左右。该期的长短与心肌收缩力的强弱及动脉血压的高低有关,在心肌收缩力减弱或动脉血压升高时,等容收缩期将延长。

(2)快速射血期　等容收缩期末,心肌的持续收缩使室内压继续升高,当超过主动脉压时,血液就冲开主动脉瓣由心室射入主动脉(图 6-35),此期室内压随着心室肌的强烈收缩而继续升高直至峰值,心室容积随着血液的射出而明显减小,射血速度很快,称为快速射血期(rapid ejection phase),历时约 0.1s,快速射血期射血量约占心室总射血量的 2/3。

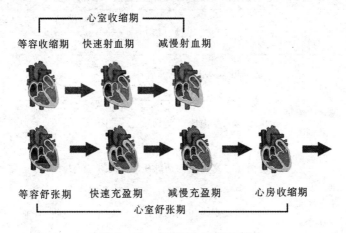

图 6-35　心脏泵血过程示意图

(3)减慢射血期　快速射血期内已有大量的血液射入主动脉,主动脉压相应增高。同时由于心室内血液减少,心室肌的收缩强度逐渐减弱,室内压由峰值逐渐下降,射血速度减慢,称为减慢射血期(reduced ejection phase),历时约 0.15s,射血量约占收缩期射血量的 1/3。至射血末期心室容积缩至最小。在此期后段,室内压已略低于主动脉压,但心室内的血液因受到心室收缩的挤压具有较高的动能,在惯性作用下,逆着压力差继续射入主动脉。

3. 心室舒张期

心室收缩之后进行舒张和充盈,为下次射血准备血量。心室舒张期按心室内压力和容积的变化可分为等容舒张期和充盈期,充盈期又可分为快速充盈期、减慢充盈期。

(1)等容舒张期　射血期结束后,心室开始舒张,室内压进一步下降,动脉血管的血液向心室方向反流,推动主动脉瓣使其关闭,防止血流反流入心室。此时,室内压仍高于房内压,房室瓣依然处于关闭状态。心室又形成封闭的状态,其容积不变,称为等容舒张期(period of isovolumic relaxation),历时约 0.06～0.08s。

(2)快速充盈期 随着心室继续舒张,室内压进一步下降,当室内压低于房内压时,房室瓣被打开,心房内的血液快速进入心室,心室容积随之增大,这一时期称为快速充盈期(period of rapid filling),历时约 0.11s。其间进入心室的血液量约占总充盈量的 2/3。此期,心房也处于舒张状态,心房内的血液向心室快速流动,主要是由于心室舒张时,室内压下降形成的"抽吸"作用。

(3)减慢充盈期 快速充盈期后,心室内已有相当的充盈血量,房室间的压力梯度逐渐减小,血液以较慢的速度继续充盈入心室,心室容积继续增大,称减慢充盈期(period of reduced filling),历时约 0.22s。在心室充盈期最后 0.1s,心房开始收缩,促使心房内的血液继续被挤入心室,其增加心室充盈量占总充盈量的 10%～30%。

综上所述,心室肌的收缩和舒张引起室内压的升降,造成房内压与室内压、室内压与动脉压形成压力差,压力差引起房室瓣和动脉瓣的开放和关闭,从而决定了血液的单向流动(表 6-1)。总之,心动周期中心室的收缩与舒张是始动因素,它引起心腔压力、瓣膜、血流和容积的改变,从而决定心脏射血和充盈的交替进行。

表 6-1 心动周期中心腔压力、瓣膜、血流和容积的变化

心动周期分期		压力比较	瓣膜活动		血流方向	心室容积
			房室瓣	动脉瓣		
房缩期 上一心动周期室舒期最后 0.1s		房内压>室内压<动脉压	开放	关闭	心房→心室	增大
室缩期 0.3s	等容收缩期 0.05s	房内压<室内压<动脉压	关闭	关闭	血存于心室	不变
	射血期 0.25s	房内压<室内压>动脉压	关闭	开放	心室→动脉	减小
室舒期 0.5s	等容舒张期 0.08s	房内压<室内压<动脉压	关闭	关闭	血存于心房	不变
	充盈期 0.42s	房内压>室内压<动脉压	开放	关闭	心房→心室	增大

右侧心腔的泵血过程和机制与左侧相同,但因肺动脉压力仅是主动脉压力的 1/6,所以右心室的压力升高仅为左心室的 1/6。

知识链接

临床上当心房纤颤时,心房不能正常收缩,心室充盈量虽有所减少,但一般不至于严重影响心室的充盈和射血,尚不致引起严重后果。但是,如果发生心室颤动,心室不能正常射血,则心脏泵血活动明显减弱,后果则十分严重,将危及患者生命。

二、心脏泵功能的评定与调节

心脏在循环系统中的主要作用是泵血，以适应机体新陈代谢的需要。因此，在临床医疗实践中，对心脏泵血功能进行正确的评价，具有重要的生理学意义和临床实用价值。

（一）心脏泵血评价指标

1. 每搏输出量和每分输出量

一侧心室每搏动一次射入动脉内的血量，称为每搏输出量，简称搏出量（stroke volume）。相当于心室舒张末期容量与收缩末期容量之差。正常成人安静状态下，搏出量约为 60～80mL，且左右心室基本相等。每分钟由一侧心室射入动脉内的血量称为每分输出量，简称心输出量（cardiac output）。它等于搏出量乘以心率。心率以 75 次/分计算，心输出量为 4.5～6L，平均 5.0L 左右，左右两心室的心输出量基本相等，心输出量与机体新陈代谢的水平相适应，也与性别、年龄及功能状态等生理因素有关。在剧烈运动时心输血量可高达 25～30L/min，在麻醉情况下则可降低到 2.5L/min。女性比同体重男性的心输出量约低 10%，青年人的心输血量高于老年人。

2. 射血分数与心指数

正常成人静息状态下，左心室舒张期末的容积约为 145mL，右心室舒张期末的容积约为 137mL，搏出量为 60～80mL，可见每一次心室射血后，心室内血液并没有全部射出，即射血完毕时心室内尚有一定量的剩余血量。搏出量占心室舒张末期容积的百分比，称为射血分数（ejection fraction）。安静状态下，健康成人的射血分数约为 55%～65%。但当心室功能减退、心室代偿性扩大时，虽然搏出量与正常人没有明显差别，但射血分数却明显下降，所以用射血分数来评定心脏泵血功能比搏出量更为全面。

心输出量是以个体为单位衡量的，身材不同的个体，维持正常新陈代谢所需的心输出量不同。所以用心输出量的绝对值来衡量不同个体的心功能，显然是不全面的。正常人体静息时的心输血量与体表面积成正比。以每平方米体表面积计算的心输出量，称为心指数（cardiac index）。中等身材的成年人，体表面积约为 $1.6～1.7m^2$，安静时心输出量为 4.5～6.0L/min，故心指数为 $3.0～3.5L/(min \cdot m^2)$。妊娠、进食、运动和情绪紧张时，心指数均增高。

（二）心脏泵功能的调节

心脏泵出的血液能适应不同生理情况下新陈代谢的需要，心输出量的多少等于搏出量和心率乘积，所以凡能够影响搏出量和心率的因素都能影响心输出量。

1. 搏出量

搏出量的多少取决于心肌收缩的强度和速度。心肌收缩越强，速度越快，搏出量就越多。凡是能影响心肌收缩强度和速度的因素都能影响搏出量，而搏出量的调节正是通过改变心肌收缩的强度和速度来实现的。前负荷、后负荷和心肌收缩力的改变均能影响搏出量。

（1）前负荷　在完整心脏，心室肌的前负荷就是心室舒张末期的充盈量。舒张末期充盈量的多少决定了心室肌收缩前的长度，即初长度，两者成正比关系。在一定的范围内，前负荷增大，心肌的初长度增加，则心肌的收缩力随之增强，搏出量即增多。前负荷减小时，收缩力量亦减小，搏出量减少。但若前负荷过大，当心肌的初长度超过最适初长度时，收缩力量就会反而减弱，搏出量减少。因此在静脉补液或输血时，应严格控制补液、输血的量和速度，以免发生急性心力衰竭。这种通过改变心肌初长度而使心肌的收缩强度和速度增大，搏出量提高的调节，称为异长自身调节（heterometric autoregulation）。1914 年，英国生理学家 Starling 在狗的心-肺制备标本上也观察到，在一定范围内增加静脉回心血量，心室收缩随之增强；而当静脉回心血量增大到一定限度时，心室收缩力则不再增强而室内压开始下降。Starling 将"心室舒张末期容积在一定范围内增大可增强心室收缩力"的规律称为心的定律，异长自身调节也称为 Starling 机制。

在心室其他条件不变的情况下，凡影响心室的充盈量、改变舒张末期心室容积和压力的因素，都能通过异长自身调节使搏出量发生改变。心室舒张末期充盈量相当于静脉回心血量和射血后剩余血量的总和。正常人静脉血回流量与心输出量之间保持着动态平衡，因而搏出量在一定程度上取决于静脉血回流量的多少。静脉血回流量增多，心舒末期充盈量增多，搏出量增加；相反，静脉血回流量减少，搏出量也减少。因而，影响静脉血回流量的因素也可影响心输出量。

（2）后负荷　心室内压只有超过动脉血压才能推开动脉瓣把血液射入动脉。因此，大动脉血压就是心室射血时遇到的阻力，即后负荷。

如果其他条件不变，当动脉血压增高时，后负荷增大，使得等容收缩期延长，动脉瓣开放延迟，射血期缩短，射血速度减慢，每搏输出量减少。但是，在正常情况下，搏出量的减少，使心室射血后剩余血量增加，如果回心血量不变，则心室舒张末期充盈量增加而使初长度增加，通过异长自身调节，使搏出量恢复到正常水平。若动脉血压长期持续在较高水平，心室肌长期高强度收缩，将会造成心室肌肥厚，心肌供血不足等，久而久之心脏将出现逐渐肥厚的病理改变，最终可导致心力衰竭。因此对后负荷增大引起的心力衰竭患者，临床应使用舒血管的降压药予以治疗。

（3）心肌收缩力　是指不依赖于心肌的前、后负荷，心肌本身固有的收缩能力，即内部的功能状态。心肌收缩能力受多种因素的影响，兴奋-收缩耦联过程中各个环节都能影响收缩能力，其中活化横桥数量和肌凝蛋白的 ATP 酶活性是控制收缩能力的主要因素。它表现在心肌缩短和张力产生的程度和速度。这种心肌收缩力对心脏泵血功能的调节只依赖自身内在功能的改变，而与肌细胞的初长度无关，故称为等长自身调节（homometric autoregulation）。心肌收缩能力受自主神经和激素的调节。交感神经兴奋、血中儿茶酚胺浓度增加和某些强心药物（如洋地黄）都能增强心肌收缩力，使搏出量增加。而迷走神经兴奋、血中乙酰胆碱浓度增加及缺氧、酸中毒和心力衰竭等情况，可使心肌收缩力减弱，搏出量减少。

2. 心率

心率在一定范围（40～180 次/分）内变动时，心输出量随之增减。但如果心率过快（超过 180 次/分），则心舒期明显缩短，心室内血液充盈量不足，搏出量和心输出量反而降低。而心率过慢（如低于 40 次/分）时，尽管心舒期延长，但因心室充盈量已接近最大值，此时增加的充盈量及搏出量很有限，心输出量亦减少。可见，心率最适宜时，心输出量最大，心率过快或过慢，心输出量都会减少。

心率受自主神经的控制，交感神经活动增强时，心率增快；迷走神经活动增强时，心率减慢。影响心率的体液因素主要有循环血液中的肾上腺和去甲肾上腺素，以及甲状腺素。此外，心率受体温的影响，体温升高 1℃，心率将增加 12～18 次。

三、心脏泵功能的贮备

心输出量随机体代谢需要而增加的能力，称为心力储备(cardiac reserve)。健康成人静息状态下的心输出量约为 5L/min，而强体力劳动时可达 25～30L/min，为静息时的 5～6 倍。心脏每分钟能射出的最大血量，称为最大心输出量，它反映心脏的健康程度。

1. 心率储备

如搏出量不变，在剧烈活动时可增快至 180～200 次/分，可使心输出量增加 2～2.5 倍。此时虽然心率加快很多，但不会因心舒期缩短而使心输出量减少。这是由于剧烈运动或重体力劳动时，静脉回流速度加快、心室充盈速度增大、心肌收缩力量增强的缘故。所以一般情况下，充分动用心率储备是提高心输出量的主要途径。

2. 搏出量储备

搏出量是心室舒张末期容积和收缩末期容积之差。很显然，它分为舒张期储备和收缩期储备。

(1)舒张期储备　静息时心室舒张末期的容积约 145mL，由于心肌伸展性很小，一般只能达到 160mL，因此舒张期储备仅有 15mL 左右。

(2)收缩期储备　一般心室射血期末，心室内余血约 75mL。当心室做最大程度收缩，提高射血分数，可使心室收缩末期容积减少到 15～20mL。因此收缩期储备可达到 55～65mL，充分动用收缩期储备可以使搏出量增加。

心力储备反映心脏泵血功能的潜力，是判断能够胜任劳动强度的一个指标。心力贮备小者，能够胜任的运动强度就小；心力贮备大者，能够胜任的运动强度就大。健康人有相当的心力贮备，最大心输出量一般可达静息时的 5～6 倍。经常体育锻炼的人，可使心肌纤维变粗，收缩能力增强，心脏射血能力增强，最大心输出量可达 35L/min 以上，为静息时的 8 倍。缺乏体育锻炼或有心脏疾患者，心力储备下降，虽然静息时心输出量能够满足代谢需要；但是当活动增加时，心输出量却不能相应增加，会出现心慌、气喘、头晕、目眩等症状。

知识链接

心脏骤停是指心脏射血功能的突然终止，大动脉搏动与心音消失，重要器官如脑严重缺血、缺氧，导致生命终止。这种出乎意料的突然死亡，医学上又称猝死。

心脏骤停常迅速伴有呼吸骤停，因此一般应心肺复苏同时进行。复苏程序有新主张，一改过去的 ABC 变为 CAB，即首先是 C(circulation)建立人工循环，再 A(airway)疏通气道，以及 B(breathing)人工呼吸，理由是恢复有效血液循环应最先、最早、最重要。如有条件还有人主张应再加上 D(defibriUation)除颤，理由是心脏骤停大多数是心室颤动，除颤是最积极的心脏复苏手段。

第五节　血管生理

血管的主要功能是分配、运行血液及实现血液与组织细胞之间的物质交换。人体的血管，可分为动脉、毛细血管和静脉，各类血管因组织结构的不同，功能上各有持点。

在血液循环中,由心室射出的血液流经动脉、毛细血管和静脉返回心房。在体循环中,血液由左心室射出,经主动脉的各分支分配到各个器官,经毛细血管、器官静脉,最后由腔静脉返回右心房;在肺循环中,血液由右心室射出,经肺动脉、肺组织毛细血管,最后经肺静脉返回左心房。根据不同血管的生理功能,可将血管分为以下几类。

弹性贮器血管是指主动脉、肺动脉主干及其发出的最大分支。这些血管管壁厚,富含弹性纤维,具有良好的弹性和可扩张性。当左心室射血时,一方面推动动脉内血液向前流动,另一方面主动脉内压力升高,使主动脉被动扩张,容积增大。这样,左心室射出的血液在射血期内只有一部分流向外周,相当一部分则储存在大动脉内;当左心室舒张,主动脉瓣关闭后,被扩张的大动脉则发生弹性回缩,将射血期内储存在大动脉内的血液继续推向外周,故心室的间断射血,并没有影响到整个血管系统血液的连续流动。大动脉的这种作用,称为弹性贮器作用。

分配血管是指从弹性贮器血管以后到小动脉前的中等动脉,管壁主要由平滑肌组成,收缩性较好,其功能是将血液输送到各器官组织,所以这类血管称为分配血管。

小动脉和微动脉的管径小,尤其是微动脉管壁富含平滑肌,通过平滑肌舒缩活动可使血管口径发生明显的变化,从而改变血流的阻力,进而影响血管所在组织、器官的血流量,故称为阻力血管。

交换血管是指毛细血管,这类血管口径小、数量多、管壁薄,只由一层内皮细胞构成,外面有一层基膜,通透性很高,是血液和组织液进行物质交换的场所。

静脉与同级的动脉比较,管壁薄、口径粗、数量多、容量大,而且可扩张性较大,较小的压力可使其容积发生较大的变化。在安静情况下,循环血量的 60%～70% 容纳在静脉中,故把这类血管称为容量血管。

一、血流量、血流阻力和血压

血液在血管内流动既是一种物理现象,又是一种生物现象,所以这个问题属于血流动力学的范畴。血流动力学主要研究血流量、血流阻力和血压及它们之间的相互关系等问题,符合流体力学的一般规律,但又因血液是非理想的液体,所以血流动力学又有自身的特点。

(一)血流量

单位时间内通过某一横截面的血量,称为血流量,也称容积速度,常以 mL/min 为单位。根据流体力学理论,液体在某段管道中的流量(Q)与压力(该段管道两端的压力差 ΔP)成正比,与管道对液体的阻力成反比,即 $Q=\Delta P/R$。在密封的血管系统中,每一横截面的血流量都是相等的。因此,每一横截面的血流量都等于心输出量。以体循环为例,Q 就是心输出量,由于右心房内的压力接近零,所以 ΔP 几乎等于动脉血压。因此上式可以写为 $Q=P/R$。对于某个器官而言,静脉压低,所以该器官内的血流量则取决于灌注该器官的动脉血压和血流阻力。实际上,灌注各器官的动脉血压相差不大,所以决定器官血流量的主要因素是器官内的血流阻力。

在血流量相同的情况下,血流速度与血管横截面积成反比。主动脉总横截面积最小。毛细血管因数量大,总横截面积最大。主动脉内的血流速度最快,约 $180～220mm/s$,毛细血管内的血流速度最慢,约 $0.3～0.7mm/s$(图 6-36)。

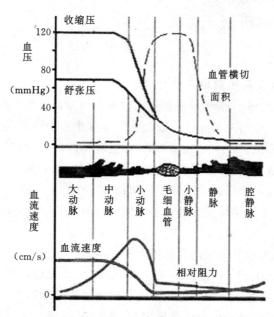

图 6-36　血管系统各段血压、血管横截面积与血流速度示意图

(二)血流阻力

血液在血管内流动时所遇到的阻力,主要包括血液内部各成分之间的摩擦力和血液与血管壁之间的摩擦力。根据泊肃叶(Poiseuilli)定律,血流阻力与血管半径的 4 次成反比,与血液黏滞度(η)和血管长度(L)成正比,可用下式表示:

$$R = 8\eta L / \pi r^4$$

把血流阻力的公式代入有关血流量的公式,则可得下式:

$$Q = \Delta P \pi r^4 / 8\eta L$$

由于血管长度变化很小,因此血流阻力主要取决于血管口径和血液黏滞度。根据上式,在某些因素的影响下血管口径即使发生微小变化,血流阻力也会有非常显著地变化。在体循环的血液阻力构成中,小动脉、微动脉是构成血流阻力的主要部分,其舒缩活动对血流阻力的影响最大。血液黏滞度主要取决于血细胞比容。血细胞比容愈大,血流阻力也愈大。

(三)血压

血压(blood pressure)是血管内流动的血液对单位面积血管壁的侧压力,包括动脉血压、毛细血管血压和静脉血压。国际标准单位为帕,但帕的单位较小,血压数值常用千帕表示。

在实际工作中,水银血压计较为广泛使用,所以常用水银柱的高度毫米汞柱(mmHg)来表示血压数值,1kPa≈7.5mmHg(1mmHg=0.133kPa)。

在整个体循环,血压具有以下几个特征:①整个血管系统内动脉血压>毛细血管血压>静脉血压,这个压力差是推动血液流动的基本动力。②一个心动周期中,动脉血压呈周期性波动,心缩期升高,心舒期下降。毛细血管和静脉血管距离心脏远,血压比较稳定,没有周期性变化。③血液从大动脉流向心房的过程中,由于克服血流阻力而不断消耗能量,血压逐渐下降,其中流经阻力血管(小动脉和微动脉)时血压降落幅度最大,到腔静脉时几乎接近于零。

二、动脉血压与动脉脉搏

(一)动脉血压

1. 动脉血压正常值及其相对稳定的意义

动脉血压(arterial blood pressure)是指流动的血液对动脉管壁单位面积上的侧压力。生理学上所说的动脉血压一般指主动脉压。因为在大动脉中血压降落很小,故通常将在上臂测得的肱动脉压代表主动脉压。在一个心动周期,心室收缩时,主动脉压迅速升高,在收缩期的中期达到的最高值称为收缩压;心室舒张时,主动脉压下降,在心室舒张末期动脉血压的最低值称为舒张压。收缩压和舒张压的差值称为脉搏压,简称脉压。一个心动周期中每一个瞬间动脉血压的平均值,称为平均动脉压。因心动周期中心舒期长于心缩期,所以平均动脉压大约等于舒张压加 1/3 脉压。

我国健康成年人,在安静状态下的收缩压为 13.3~16.0kPa(100~120mmHg),舒张压为 8.0~10.6kPa(60~80mmHg),脉压 4.0~5.3kpa(30~40mmHg),平均动脉压约为 13.3kPa(100mmHg)。临床上动脉血压习惯的记录方式为收缩压/舒张压 kPa(mmHg)。

正常情况下,血压比较稳定,但个体差异较大,受年龄、性别、情绪、体重、代谢、运动等因素影响。一般说来,女性在更年期前动脉血压比同龄男性的低,更年期后动脉血压升高。男性和女性的动脉血压都随年龄的增长而逐渐升高,收缩压的升高比舒张压的升高更为显著。60 岁时,收缩压约 18.6kPa(140mmHg)。安静时动脉血压相对稳定,体力劳动或情绪激动时,血压可暂时升高。

动脉血压是循环功能的重要指标之一,动脉血压过高或过低都会影响各器官的血液供应和心脏的负担。若动脉血压过低,将引起器官血液供应减少,尤其是脑和心脏等重要器官的供血不足,将导致严重后果。若血压过高,则心脏和血管的负担过重。长期高血压患者往往引起心脏代偿性肥大、心功能不全,甚至导致心力衰竭。血管长期受到高压,血管壁本身发生病理性改变,甚至可导致破裂而引起脑溢血等严重后果,所以保持动脉血压近于正常的相对稳定状态是十分重要的。成年人安静时的收缩压高于 18.6kPa(140mmHg),舒张压持续高于 12.0kPa(90mmHg),则可视为高血压;如果收缩压持续低于 12.0kPa(90mmHg),舒张压低于 8.0kPa(60mmHg)时,则视为低血压。

2. 动脉血压的形成

循环系统内的血液充盈、心脏射血和外周阻力,以及主动脉与大动脉的弹性贮器作用是形成动脉血压的基本条件。

(1)循环系统内有足够的血液充盈 动脉血压形成的前提条件是必须有足够的血液充盈心血管系统。循环系统中血管充盈的程度可用循环系统平均充盈压来表示。在动物实验中,采用一定的方法(如造成心室颤动),使心脏暂停射血,总血量均匀分布于心血管系统中,因此循环系统中各处的压力很快就取得平衡,此时测得的压力数值称为循环系统平均充盈压,动物为 0.93kPa,人的循环系统平均充盈压接近于这个数值。如果循环血量不足,血液对血管壁就不会产生侧压力,就不会产生血压。

(2)心脏的射血 心脏射血提供能量,推动血液进入血管,这些能量,一部分克服阻力以动能形式推动血液流动;另一部分以弹性势能的形式使主动脉扩张而储存起来。当心脏舒张时,主动脉管壁弹性回缩,再将这部分势能转变为动能,以推动心舒期主动脉内血液的流动,使血液流动变为连续。由于心脏射血是间断的,因而心动周期中动脉血压发生着周期性的变化。

(3)外周阻力　外周阻力的存在也是血压形成的一个必要条件。如果没有外周阻力的存在,心脏射血产生的能量将全部转化为动能,血液不会因外周阻力的存在而对血管产生扩张的势能,也就不能形成血压。外周阻力主要是指发生在小动脉和微动脉处的阻力。

(4)大动脉血管壁的弹性　心缩期左心室射出的血液,由于外周阻力的存在和大动脉的可扩张性,在心缩期内,只有1/3的血液流向外周,其余部分暂时贮存于富有弹性的主动脉和大动脉内,使主动脉和大动脉扩张,主动脉和大动脉血压随之上升。亦即,左心室收缩所释放的能量,大部分以弹性势能的形式贮存在大动脉中,发挥弹性贮器血管的功能。

心室舒张时射血停止,动脉血压下降,大动脉在弹性回缩力的作用下回缩,将心缩期内储存在主动脉内的那部分血液推向外周,这样使心舒期内血液仍能以一定速度继续向前流动,不会中断,同时动脉血压下降缓慢,仍维持在一定水平,不致过低(图6-37)。

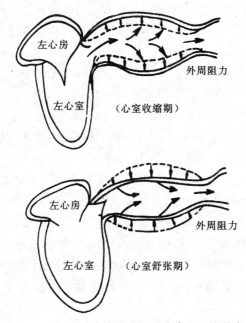

图6-37　主动脉管壁弹性对动脉血压的影响

总之,动脉血压形成的前提是有足够的血液充盈心血管系统;心脏射血和外周阻力是形成动脉血压的两个根本因素;大动脉管壁的弹性能缓冲收缩压、维持舒张压及保持血液的连续流动。

3. 影响动脉血压的因素

根据动脉血压的形成原理,动脉血压的形成与心脏射血、外周阻力、大动脉管壁的弹性及血管系统内有足够的血液充盈量等因素有关,凡改变上述诸因素,动脉血压将受到影响。为了讨论方便,在下面的分析中,都是在假定其他条件不变时,单独分析某一因素变化对动脉血压产生的影响。

(1)搏出量　心肌收缩力增强时,每搏输出量增大,心缩期射入主动脉的血量增多,心缩期中主动脉和大动脉内增加的血量变多,管壁所受的张力也更大,故收缩压明显升高。由于收缩压升高导致心舒期血流速度加快,流向外周血量增多,到心舒期末存留在大动脉内的血量增加不多,故舒张压升高不如收缩压升高明显,脉压增大。当搏出量减少时则主要使收缩压降低,脉压减小。因此,收缩压的高低反映搏出量的多少。

(2)心率 如外周阻力和每搏输出量不发生改变的情况下,若心率加快,由于心舒期缩短明显,在心舒期内流向外周血量减少,使该期末存留在大动脉内血量增多,故舒张压升高。因动脉血压升高而使血流速度加快,在心缩期内有较多的血液流向外周,故收缩压升高不如舒张压升高明显,脉压减小。当心率减慢时,舒张压降低的幅度比收缩压降低的幅度大,脉压增大。如果心率过快,致心室充盈不足,则心输出量下降,动脉血压降低。

(3)外周阻力 当搏出量不变,外周阻力增加时,由于心舒期血液流向外周减慢,导致心舒期主动脉内存留血量增加,使舒张压升高。但在收缩期,由于动脉血压升高使血流速度加快,仍能使一部分血液较快地进入外周。因而收缩压升高不如舒张压升高明显,故脉压减小;相反,当外周阻力减小时,脉压增大。临床上,高血压患者由于小动脉硬化、变性、小血管口径变小,使外周阻力增加,引起舒张压升高明显。因此,舒张压高低主要反映外周阻力的大小。原发性高血压患者因阻力血管口径变小,外周阻力增大,其血压升高以舒张压升高为主。

(4)主动脉和大动脉管壁的弹性 大动脉、主动脉的弹性作用主要是缓冲血压,使收缩压降低、舒张压升高。当大动脉弹性下降时,扩张能力下降,缓冲能力减弱,使收缩压升高而舒张压降低,脉压增大。随着年龄的增长,主动脉和大动脉管壁的弹性纤维逐渐减小,而胶原纤维增多,导致血管的弹性降低,弹性贮器作用减弱,从而出现收缩压升高,脉压增大。正常人随着年龄的增加,收缩压有增高的趋势,至 60 岁时,收缩压约为 18.6kPa(140mmHg)。但老年人阻力血管的弹性也会有所降低,被动扩张能力减小,外周阻力增大,所以舒张压也随着年龄的增长而升高,但升高的程度不如收缩压。

(5)循环血量与血管容量 循环系统平均充盈压的产生和维持需要循环血量与血管容量之间保持相适应。如果因大失血等原因,使循环血量减少,而血管容量不变,或因药物过敏或细菌毒素的作用(中毒性休克患者),使外周血管扩张,血管容积增大,循环血量不变,均会使血管内的平均充盈压降低,动脉血压下降;前者,可根据实际情况给患者予以输血或输液,即可使动脉血压恢复正常,而后者需要使用血管活性药物,调节血管的紧张度,使循环血量和血管容积相适应,血压即可回升。与此同时,循环系统平均充盈压还影响静脉回心血量,后者通过改变搏出量影响动脉血压。

在完整机体内,某种生理或病理情况下动脉血压的改变,往往是多种因素相互作用的结果,但总有一种因素起主要作用。因此,影响动脉血压的单一因素变动而其他因素不变的情况是不存在的。

上述 5 种因素对血压的单独影响可以进行概括,见表 6-2。

表 6-2 影响动脉血压的各个因素对血压的影响

影响因素	变化情况	收缩压	舒张压	脉压
搏出量	增加	显著升高	升高	增加
心率	增加	升高	显著升高	减小
外周阻力	增加	升高	显著升高	减小
大动脉管壁弹性	增加	显著升高	升高	增加
循环血量	增加	显著升高	升高	增加

(二)动脉脉搏

在每个心动周期中,由于心脏的收缩和舒张,动脉内的压力发生周期性的变化,从而导致动脉管壁发生周期性搏动,称为动脉脉搏(arterial pulse),简称脉搏。这种搏动起始于主动脉,然后以波浪形式沿动脉管壁向末梢血管传播出去。脉搏的传播速度与动脉管壁的扩张性呈反比关系。在主动脉传播速度约 3～5m/s,大动脉约 7～10m/s,小动脉扩张性小,则传播速度最快,约 15～35m/s。在手术时暴露动脉,可以直接看到动脉随每次心搏而发生的搏动。用手指也可摸到身体浅表部位(如桡动脉)的动脉搏动。

临床上,脉搏常用于检查心率快慢,它也可用于判断血管弹性好坏。我国传统医学比较重视切脉诊断,可通过手指对脉搏的触摸来判断心肌收缩力量、心律、动脉弹性等情况,依此诊断心血管系统和其他系统的疾患。

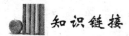

知识链接

原发性高血压的预防

近年原发性高血压发病率增高,主要原因与社会心理和饮食两方面因素相关。社会因素使人们长期心理紧张,导致交感缩血管中枢紧张性增高,交感缩血管神经传出冲动增多,使小动脉收缩导致外周阻力增加,动脉血压升高。高脂饮食将导致血液黏滞度增高,使血流阻力增大,动脉血压升高。对于原发性高血压的预防,在社会心理因素方面要注意生理平衡的调整和心理平衡的调适,以排除对心血管活动的影响;在饮食方面要有合理的饮食习惯,降低血液黏滞度,将是原发性高血压有效的预防措施。

三、静脉血压和回心血量

静脉血管是血液回流入心的通道,由于其口径较相应的动脉大,且具有较大的顺应性,因而它起着血液储存库的作用。静脉的收缩或舒张能有效地调节回心血量的多少和心输出量的大小,以适应机体各种生理活动的需要。

(一)静脉血压

当体循环血液经过动脉和毛细血管到达微静脉时,由于能量的不断消耗,血压已下降至约 2.0～2.7kPa(15～20mmHg)。右心房作为体循环的终点,血压最低,接近于零。通常将右心房和胸腔内大静脉的血压称为中心静脉压(central venous pressure,CVP),而各器官静脉的血压称为外周静脉压(peripheral venous pressure)。

临床上常将静脉导管插到位于胸腔内的某一体循环的大静脉内来测定中心静脉压的数值,中心静脉压值较低,正常变动范围为 4～12cmH$_2$O(1cmH$_2$O＝98 kPa)。中心静脉压的高低取决于心脏射血能力和静脉回心血量之间的相互关系。如果心脏射血能力较强,能及时地将回流入心脏的血液射入动脉,中心静脉压就较低。反之,心脏射血能力减弱时,中心静脉压就升高。另一方面,如果静脉回流速度加快,中心静脉压也会升高。可见,中心静脉压的高低可以作为判断心血管功能的指标之一,测定中心静脉压可了解心脏的泵血功能和确定补液的速度和量。如果中心静脉压偏低或有下降趋势,常提示输液量不足;如果中心静脉压高于正常并有进行性升高的趋势,则提示输液过快或心脏射血功能不全。当心脏射血功能减弱而使中心静脉压升高时,静脉回流将会减慢,较多的血液滞留在外周静脉内,故外周静脉压也升高。

(二)影响静脉回心血量的因素

单位时间内的静脉回心血量取决于外周静脉压和中心静脉压之差,以及静脉对血流的阻力。故凡能影响外周静脉压、中心静脉压及静脉阻力的因素,都能影响静脉回心血量。

1. 体循环平均充盈压

体循环平均充盈压是反映血管系统充盈程度的指标。当血容量增加或容量血管收缩时,引起体循环平均充盈压升高,静脉回心血量增加。当血量减少或容量血管舒张时,体循环平均充盈压降低,静脉回心血量减少。

2. 心脏收缩力

心肌收缩力增加,搏出量增多,心舒期时心室内压较低,对心房和大静脉的抽吸能力增强,使外周静脉压和中心静脉压之间的压差增大,有利于静脉回流;相反,心肌收缩力减弱,则静脉血回心速度减弱,血量减少。当右心衰竭时,搏出量减少,心舒期右心室内压较高,血液淤积在右心房和腔静脉内,回心血量大大减少,患者可出现颈外静脉怒张、肝充血肿大、下肢浮肿等特征。当左心衰竭时,左心房压和肺静脉压升高,造成肺淤血和肺水肿。

3. 重力和体位

血管内的血液除受心脏做功引起血管扩张外,还因重力的作用而产生一定的静水压。在平卧位时,全身静脉与心脏处于同一水平位,血液重力对静脉回心血量影响不大。直立时,下肢血管中的血液比平卧位时多。从直立位变为卧位时,下肢约减少 600mL 左右的血液;从卧位变为直立位时,心脏水平以下部位由于重力作用静脉扩张充血,可多容纳约 500mL 血液,因而静脉回心血量减少。正常人,有时候从蹲位突然变为直立位时,出现眼前发黑,甚至晕倒的现象。这是由于直立时,血液的静水压使下肢静脉扩张,静脉回心血量减少,搏出量减少,血压骤降,最终导致脑血液供应暂时减少(晕厥)、视网膜暂时缺血(眼前发黑)。

4. 呼吸运动

在吸气时,胸腔容积加大,胸膜腔负压值进一步增大,使胸腔内的大静脉和右心房更加扩张,压力也进一步降低,因此有利于外周静脉内的血液回流入右心房。由于回心血量增加,心输出量也相应增加。呼气时,胸膜腔负压值减小,由静脉回流入右心房的血量也相应减少。可见,呼吸运动对静脉回流也起着"泵"的作用。

5. 骨骼肌的挤压作用

肢体静脉内有向心方向的静脉瓣,使血液只能流经静脉向心脏回流,并能防止血液逆流。当骨骼肌收缩时,位于肌肉内和肌肉间的静脉受挤压,静脉内压力升高,促使静脉血向心回流,静脉瓣可防止血液反流;当肌肉舒张时,静脉内的压力降低,有利于微静脉和毛细血管内的血液流入静脉,使静脉充盈。骨骼肌的节律性舒缩活动和静脉瓣共同促进静脉血回流,起着"泵"样的作用,称为"肌肉泵"。人步行时,可使下肢静脉内的压力下降很多,当人直立不动时,下肢静脉血液淤积,静脉压升高,回心血量减少。长期站立可阻碍下肢静脉血液回流,同时可降低静脉瓣的功能,易形成静脉曲张。另外,妊娠时由于静脉回流受阻,外周静脉扩张,下肢出现静脉曲张或水肿现象,分娩后这些现象自然消失。

知识链接

百米赛跑后为什么不应立即停止活动

人在运动时,骨骼肌和静脉瓣一起,对静脉血回流起着"泵"的作用(肌肉泵)。人在跑步时骨骼肌进行节律的舒缩活动,发挥肌肉泵的作用,两下肢肌肉泵每分钟挤出的血液可达数升,从而加速了全身血液循环,使心输出量和血压增加。若在百米赛跑后突然停止不动,肌肉不做节律性舒缩活动,而是维持在紧张的收缩状态,则失去"肌肉泵"的作用,大量血液将滞留于下肢和腹腔静脉内,致回心血量急剧减少,动脉血压下降,脑和眼等器官血液供应不足。可出现头昏、眼花,严重者可发生昏厥。故百米赛跑后,应做适当的身体活动后再静止休息,以使回心血量逐渐减少,心输出量和血压逐渐回降到运动前的水平。

四、微循环

微循环(microcirculation)是指微动脉与微静脉之间的血液循环。微循环的基本功能是实现了血液与组织之间的物质交换,其次是调节组织器官血流量、参与维持动脉血压和影响毛细血管内外体液的分布。

(一)微循环的组成

微循环的组成因器官而略有不同。典型的微循环由微动脉、后微动脉、毛细血管前括约肌、真毛细血管、通血毛细血管、动-静脉吻合支和微静脉等七部分组成(图6-38)。

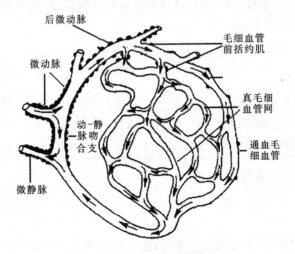

图6-38　微循环的组成

微动脉的管壁有较丰富的平滑肌,后微动脉是微动脉的直接延续分支,管壁只有单层平滑肌,二者接受神经体液因素的控制而舒缩。真毛细血管的管壁由单层内皮细胞和基膜构成,通透性大,是完成物质交换功能的有效部位。真毛细血管的起始端常有稀疏的平滑肌缠绕,构成毛细血管前括约肌。毛细血管前括约肌易受局部代谢产物的调控,以控制进入真毛细血管的血流量。通血毛细血管是后微动脉的直接延伸,其管壁平滑肌很少。动-静脉吻合支是吻合微动脉和微静脉的通道。微静脉管壁含有平滑肌。在功能上,微静脉是微循环的后阻力血管,其舒缩状态也可影响毛细血管血压。

(二)微循环的三条血流通路

1. 迂回通路

迂回通路指血液经微动脉→后微动脉→毛细血管前括约肌→真毛细血管→微静脉的通路。真毛细血管数量多、管壁薄、通透性好,穿插于组织细胞间隙中,迂回曲折吻合成网。此通路血流缓慢,是血液与组织细胞进行物质交换的主要场所,故又称营养通路,其主要功能是实现物质交换。

2. 直捷通路

直捷通路指血液经微动脉→后微动脉→通血毛细血管→微静脉流出的通路。该通路直接贯通于微动脉和微静脉,并经常处于开放状态。因为通血毛细血管口径较大、弯曲少、血流阻力小、速度快,所以很少进行物质交换。这条通路的主要生理意义在于使部分血液迅速通过微循环进入静脉,以保证回心血量。直捷通路在骨骼肌组织的微循环中较为多见。

3. 动-静脉短路

动-静脉短路指血液经微动脉→动-静脉吻合支→微静脉流出的通路。因为吻合支管壁厚,所以它不与组织进行物质交换,故又称为非营养通路,其主要功能是参与体温调节。一般情况下,这一通路经常处于关闭状态。这类通路在皮肤比较多。当环境温度升高时,动-静脉吻合支开放增多,局部血流量增多,有利于皮肤散热,调节体温。动-静脉吻合支的开放增多,在一定程度上减少了血液与组织之间的物质交换,能引起组织相对缺氧。如感染性休克或中毒性休克时,动-静脉吻合支的大量开放,可加重组织的缺氧状况,从而能使病情恶化。

三条微循环的血流通路的比较见表6-3。

表6-3 三条微循环血流通路的血流特点和生理意义

血流通路	血流特点	生理意义
迂回通路	毛细血管交替开放、数量多、管壁薄、血流缓慢	物质交换的主要场所
直捷通路	通血毛细血管经常开放、血流速度较快	保证血液迅速回流
动-静脉短路	动-静脉吻合支经常关闭、管壁厚、平时无血流通过	调节体温

(三)微循环血流量的调节

微动脉、后微动脉、毛细血管前括约肌和微静脉的管壁都有平滑肌,其收缩和舒张将直接影响微循环的血流量。

微动脉管壁厚,管壁的中层主要是平滑肌,能受神经体液因素的调节,收缩时可增加毛细血管的前阻力,减少进入微循环的血流量,舒张时相反。故微动脉称为微循环的"总闸门"。后微动脉和毛细血管前括约肌控制微循环内血量的分配,称为微循环的"分闸门"。微静脉内皮较薄,直径和管壁平滑肌的量有差别,有平滑肌的微静脉是主要的毛细血管后阻力血管,在功能称为微循环的"后闸门"。

微动脉受交感缩血管神经纤维的调节。正常情况下,交感缩血管神经保持一定的紧张性,使微动脉平滑肌保持适度的收缩状态,维持微循环一定的血流。交感缩血管神经兴奋时,微动脉收缩,进入微循环的血流量减少;相反,则微动脉舒张,进入微循环的血流量增多。

毛细血管前括约肌主要受体液因素的调节。儿茶酚胺类物质可使毛细血管前括约肌收缩,局部代谢产物,如 CO_2、乳酸等可使其舒张。在儿茶酚胺等缩血管物质的作用下,毛细血管前括约肌收缩,相应的真毛细血管关闭,其管周组织中氧分压降低,CO_2、乳酸等局部代谢产物浓度升高,舒张毛细血管前括约肌的作用增强,当超过儿茶酚胺类物质的收缩作用时,毛细血管前括约肌舒张,相应的真毛细血管开放,局部代谢产物被血流清除,缩血管物质的作用重新占优势,使毛细血管前括约肌收缩,相应的毛细血管关闭。如此反复进行,每分钟交替开闭 5~10 次(图 6-39)。安静时,骨骼肌中大约 20% 的真毛细血管开放。当机体活动增强、代谢加快时,真毛细血管开放的数量增多,使血流与组织细胞之间的物质交换面积增大,距离缩短,迅速加快。因此,微循环的血流量与组织代谢的水平相适应。

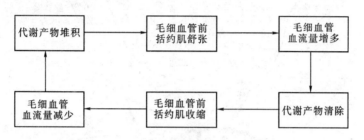

图 6-39　微循环血流量调节示意图

在生理情况下,后阻力变化不大。在病理情况下,如休克时,微静脉收缩,血液淤滞在真毛细血管,而造成组织缺氧和心血量减少,血压下降等,使病情加重。

五、组织液和淋巴液的生成与回流

组织液是存在于血管外组织细胞间隙中的液体,绝大部分呈胶冻状不能自由流动,有一少部分可自由流动。组织液是组织细胞直接所处的环境,组织细胞通过细胞膜和组织液发生物质交换,组织液与血液之间则通过毛细血管壁进行物质交换。因此,组织细胞和血液之间的物质交换需通过组织液作为中介。组织液是由血浆经毛细血管滤过产生,除蛋白质外,其他成分基本与血浆相同。

(一)组织液的生成与回流

1. 组织液的生成过程

组织液由血浆经毛细血管壁过滤而形成的,毛细血管壁的通透性是组织液生成的结构基础。组织液生成的动力是有效滤过压(effective filtration pressure)。在毛细血管内存在着毛细血管血压及血浆胶体渗透压;而在组织间隙中有组织液静水压及组织液胶体渗透压。毛细血管内外这四种因素构成了两对力量,一对是毛细血管血压和组织液胶体渗透压,它们是促进组织液生成的力量;一对是血浆胶体渗透压和组织液静水压,它们是促使组织液回流的力量。这两对力量之差称为有效滤过压。若有效滤过压为正值,则造成组织液的生成;若有效滤过压为负值,则组织液回流入血。有效滤过压可用下式来表示。

有效滤过压=(毛细血管内压+组织液胶体渗透压)-(血浆胶体渗透压+组织液静水压)

例如,毛细血管动脉端血压约为 30mmHg;静脉端毛细血管血压约为 12mmHg,人体的血浆胶体渗透压约为 25mmHg,组织液胶体渗透压约为 15mmHg;组织液静水压约为 10mmHg,故:毛细血管动脉端有效滤过压=(30+15)-(25+10)=10mmHg,毛细血管静脉端有效滤过压＝(12＋15)－(25＋10)＝－8mmHg。

由此看来,在毛细血管动脉端为净滤过,静脉端为净回收。血液在毛细血管中流过,血压是逐渐下降的,有效滤过压也逐渐降低至零,再往下行,血压更低,有效滤过压转为负值,因此,流经毛细血管的血浆,一部分在毛细血管的动脉端以滤过方式进入组织间隙形成组织液,这些液体中约有90％在毛细血管的静脉端被重吸收回血液,而10％左右的组织液则进入毛细淋巴管,成为淋巴液,淋巴液经淋巴系统又回到循环系统中去。因此,形成了组织液生成与回流的动态平衡(图6-40)。

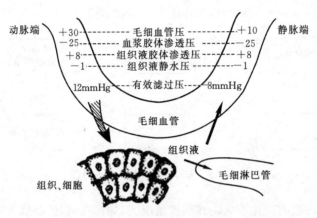

图6-40　组织液的生成与回流

2. 影响组织液生成和回流的因素

正常情况下,组织液不断生成又不断回流,二者保持动态平衡,是保证血浆与组织液含量相对稳定的重要因素。如果由于某种原因,这种动态平衡被打破,造成组织液生成过多或回流过少,就会出现过多的组织液潴留在组织间隙,从而产生组织水肿。根据组织液生成与回流机制,凡影响有效滤过压和毛细血管壁通透性的各种因素,都可以影响组织液的生成与回流。

(1)毛细血管血压　小动脉和微动脉扩张时,毛细血管血压升高,有效滤过压增大,组织液生成增加。如运动的肌肉或炎症的部位,常可出现这种现象。微静脉收缩或静脉压升高时,也可使组织液生成增加。如右心衰竭时,因中心静脉压升高,静脉回流受阻,毛细血管后阻力增大,毛细血管血压升高,结果组织液生成增加,引起组织水肿。

(2)血浆胶体渗透压　当血浆蛋白减少,如长期饥饿造成营养不良,肝病而使血浆蛋白减少或肾病引起蛋白尿(血浆蛋白丢失过多),都可使血浆胶体渗透压降低,有效滤过压增大,组织液生成过多、回流减少而造成组织水肿。

(3)淋巴回流　由于约10％组织液是经淋巴管回流入血,故当淋巴液回流受阻(如丝虫病、肿瘤压迫等因素),则受阻部位远端组织发生水肿。

(4)毛细血管壁的通透性　若毛细血管壁通透性异常增加,致使部分血浆蛋白漏出血管,使得血浆胶体渗透压降低,组织液胶体渗透压升高,其结果,有效滤过压增大,组织液生成增多,回流减少,引起局部水肿。

(二)淋巴液的生成与回流及淋巴循环生理意义

组织液进入淋巴管,即成为淋巴液。进入的途径主要在毛细淋巴管。毛细淋巴管为一盲管,在毛细淋巴管起始端,内皮细胞的边缘像瓦片般互相覆盖,形成向管腔内开启的单向活瓣(图6-41)。组织液只能流入,但不能倒流。组织液中的蛋白质及其代谢产物、漏出的红细胞、侵入的细菌及经消化吸收的小脂肪滴都很容易经细胞间隙进入毛细淋巴管。全身的淋巴液回流聚集,最后汇成右淋巴导管和胸导管两条淋巴干,它们分别在两侧经静脉进入血液循环。因此淋巴系统是血液循环回流过程中的一个辅助系统。

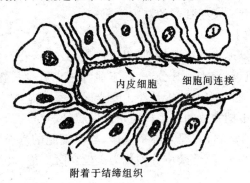

图6-41 毛细淋巴管起始端结构

1. 淋巴液的生成

健康成年人的淋巴液生成量约为120mL/h,每天生成量约为2~4L,大致相当于人体的血浆总量。淋巴液生成的动力是组织液与淋巴液的压力梯度。组织液压力升高时,淋巴液的生成速度加快。

2. 淋巴液生成的意义

(1)调节血浆和组织液之间的液体平衡 每天在毛细血管动脉端滤过的液体总量约24L,其中约3L经淋巴循环回到血液中去,即一天中回流的淋巴液的量大约相当于全身的血浆总量。如果毛细淋巴管阻塞,滤过的液体不能沿淋巴管回流,就会产生组织水肿。

(2)回收蛋白质 每天组织液中约有75~200g蛋白质由淋巴液回收到血液中,这样就使组织液的蛋白质保持较低水平,这对维持血管内外胶体渗透压及水平衡具有重要生理意义。

(3)运输脂肪及其他营养物质 由小肠吸收的营养物质可经小肠绒毛的毛细淋巴管吸取而流入血液。尤其是脂肪80%~90%是由小肠绒毛的毛细淋巴管吸收。

(4)防御和免疫功能 当组织受损时,血液中的红细胞、细菌、异物等可能进入组织间隙,然后进入淋巴管被淋巴液带走。淋巴液在回流途中要经过淋巴结,在淋巴结的淋巴窦内有大量具有吞噬功能的巨噬细胞,能把进入淋巴液的红细胞、细菌或异物清除掉。此外,淋巴结还可产生淋巴细胞和浆细胞,参与机体的免疫反应。

第六节　心血管活动的调节

人体在不同的生理状况下,各器官组织的代谢水平不同,对血流量的需求也不断变化。机体通过神经和体液调节,通过改变心输出量和各器官的血流量,使各组织器官的血流量与自身的代谢需求相适应,从而保证了其功能活动的正常进行。

一、神经调节

心肌和血管平滑肌主要接受交感神经和副交感神经支配。机体对心血管活动的神经调节是通过各种心血管反射实现的。

(一)心脏的神经支配

心脏接受心迷走神经和心交感神经的双重支配。

1. 心迷走神经及其作用

心迷走神经起源于延髓迷走神经背核和疑核,进入心脏后,在心内神经节换元,其节后纤维主要支配窦房结、心房肌、房室束及其分支,心室肌纤维也有少量迷走神经纤维支配。右侧心迷走神经主要支配窦房结,左侧心迷走神经主要支配房室交界,故呈现心迷走神经对心脏支配的差异性。心迷走神经末梢释放的神经递质是乙酰胆碱,与心肌细胞膜上的 M 型胆碱能受体结合,使心脏的功能活动抑制,表现为心率变慢、心肌细胞的兴奋性降低、房室传导时间延长、心肌的收缩力减弱等效应。这些效应分别称为负性变时作用、负性变传导作用和负性变力作用。

心迷走神经兴奋时,神经末梢释放递质乙酰胆碱。乙酰胆碱可作用于心肌细胞膜上的 M型胆碱受体,抑制 cAMP 的活性,提高心肌细胞膜对 K^+ 的通透性,促进 K^+ 的外流;同时,肌浆网对 Ca^{2+} 离子释放减少。K^+ 的外流可以产生:①窦房结 4 期自动除极速度减慢,使自律性降低;②自律细胞的最大舒张电位增大,心肌细胞的兴奋性降低,房室交界传导时间延长;③2 期复极时间缩短,Ca^{2+} 离子内流减少,使心肌收缩力减弱;④K^+ 外流加快,动作电位的总时程缩短,有效不应期相对缩短。阿托品是 M 受体阻断剂,可阻断心迷走神经对心脏的抑制作用。

2. 心交感神经及作用

心交感神经起源于胸髓第 1~5 段灰质侧角,节后神经元位于星状神经节或颈交感神经节内。其节后纤维支配窦房结、房室交界、房室束、心房肌和心室肌。右侧心交感神经主要支配窦房结,左侧心交感神经主要支配房室交界部位的心室肌。心交感神经兴奋时,主要表现为心率加快、心肌的兴奋性提高、房室交界传导速度加快、心肌收缩力增强等效应,这些效应分别称为正性变时作用、正性变传导作用和正性变力作用。

心交感神经兴奋时,其神经末梢释放去甲肾上腺素,与心肌细胞膜上的 β_1 受体结合,从而激活腺苷酸环化酶,使细胞内 cAMP 的浓度升高,继而激活蛋白激酶和细胞内蛋白质的磷酸化过程,使心肌膜上的钙通道激活,提高心肌细胞膜对离子(主要是 Ca^{2+} 离子)的通透性,使窦房结细胞 1 期自动除极速度加快,0 期上升速度加快;工作细胞 2 期的 Ca^{2+} 离子内流增加,从而出现心率加快、房室传导加快和心肌收缩力量增加,心输出量增多,血压升高。普萘洛尔(心得安)为 β_1 受体阻断剂,可阻断心交感神经对心脏 β_1 受体的兴奋作用。

一般说来,心迷走神经和心交感神经对心脏的作用是相拮抗的。但是当两者同时对心脏发生作用时,其总的效应并不等于两者分别作用时发生效应的代数和。在多数情况下,心迷走神经的作用比交感神经的作用占有较大的优势。

支配心脏的神经,除了心交感神经和心迷走神经外,目前认为,还有一些肽能神经元,其神经末梢释放的递质是肽类物质,它们一般对心脏产生正性作用和扩张血管作用。

(二)血管的神经支配

机体内除了真毛细血管外,血管壁上均有平滑肌的分布。绝大多数血管平滑肌均接受自主性神经的支配。支配血管平滑肌的神经主要有缩血管神经和舒血管神经纤维两大类。两者又统称为血管运动神经纤维。

1. 缩血管神经纤维

能引起血管平滑肌收缩的神经纤维都是交感神经纤维,因而也称这些纤维为交感缩血管神经纤维。节前神经元起源于胸腰髓($T_1 \sim L_{2 \sim 3}$)侧角,在椎旁节及椎前节换元后,支配机体各部分血管的平滑肌。交感缩血管神经纤维末梢释放的递质是去甲肾上腺素,血管平滑肌上有 α 和 β 两种肾上腺素能受体,去甲肾上腺素与 α 受体结合时,引起的效应是血管收缩;与 β_2 受体结合时,引起的效应是血管舒张。由于去甲肾上腺素与 α 受体的结合能力大于与 β_2 受体的结合能力,因此,交感缩血管纤维兴奋时的主要效应表现为缩血管效应。

体内几乎所有血管的平滑肌均受交感缩血管神经纤维的支配,其分布密度因器官和血管而异。一般是皮肤黏膜血管中分布最多,骨骼肌和内脏的血管次之,冠状动脉和脑血管上分布较少。在同一器官中,动脉中缩血管纤维分布的密度高于静脉,微动脉中密度最高,但毛细血管前括约肌中神经纤维分布很少。

人体的大部分血管,仅接受交感缩血管神经纤维的单一神经支配。在安静状态下,交感缩血管神经纤维持续发放的低频神经冲动(1~3 次/秒),称为交感缩血管紧张。它能使血管平滑肌保持一定程度的收缩状态。当交感缩血管纤维紧张性加强时,血管平滑肌进一步收缩;相反,血管平滑肌的收缩程度减弱,血管舒张。

2. 舒血管神经纤维

体内少量血管,除了接受交感缩血管纤维的支配外,还接受舒血管神经纤维的支配。舒血管神经纤维主要有交感舒血管神经纤维和副交感舒血管神经纤维两种。

(1)交感舒血管神经纤维 这些纤维主要支配骨骼肌血管,其节后神经末梢释放的递质是乙酰胆碱,后者与血管平滑肌上的 M 受体相结合,使骨骼肌血管舒张。这类纤维平时无紧张性活动,只在人体情绪激动、恐慌或肌肉运动时才发放冲动,使骨骼肌血管舒张、血流量大大增加。

(2)副交感舒血管神经纤维 机体少数器官(如脑膜、唾液腺、胃肠道外分泌腺和外生殖器等)的血管,除接受交感缩血管神经纤维支配外,还接受副交感舒血管神经纤维的支配。这些神经的节后神经末梢释放的递质也是乙酰胆碱,能与血管平滑肌上的 M 受体结合,引起血管舒张。这类神经只能调节局部血流量,对总外周阻力和血压的调节作用不大。

除了上述两种舒血管神经纤维外,目前发现还有脊髓背根舒血管纤维和血管活性肠肽神经纤维,它们也参与血管舒张活动的调节,其神经末梢释放的递质可能是肽类物质。

(三)心血管中枢

在生理学中将中枢神经系统中与心血管活动有关的神经元相对集中的部位称为心血管中枢(cardiovascular center)。心血管中枢并不集中于中枢神经系统的某一个部位,而是分布在中枢神经系统从脊髓到大脑皮层的各个水平上,它们各具不同的功能,又互相密切联系,使整个心血管系统的活动协调一致,并与整个机体的活动相适应。

1. 延髓心血管中枢

一般认为,调节心血管活动的基本中枢在延髓。这一概念最早是在 19 世纪 70 年代提出的。动物实验显示:在延髓上缘横断脑干后,动脉血压并无明显的变化,刺激坐骨神经引起的升压反射也仍存在;而在延髓和脊髓之间横断,则动脉血压就逐渐降低至大约 5.3kPa(40mmHg)。可见,心血管正常的紧张性活动不是起源于脊髓,而是起源于延髓,因为只要保留延髓及其以下中枢部分的完整,就可以维持心血管正常的紧张性活动,并完成一定的心血管反射活动。因此心血管活动最基本中枢位于延髓,主要有心迷走中枢、心交感中枢和交感缩血管中枢。心迷走中枢位于延髓疑核和背核区域,通过心迷走神经调节心脏的活动。延髓腹外侧部存在心血管交感中枢,即心交感中枢和交感缩血管中枢,分别通过心交感神经和交感缩血管神经调节心脏和血管的活动(图 6-42)。

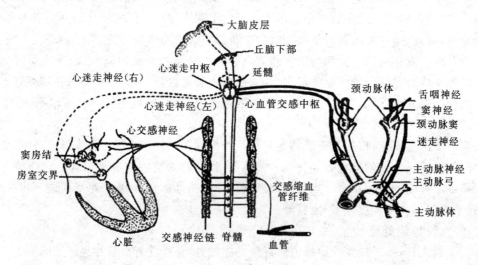

图 6-42 心血管神经支配及压力感受反射过程

心血管中枢经常受到各种传入冲动和所在局部环境中化学因素(如 CO_2、H^+)的刺激而保持一定程度的兴奋状态。心迷走中枢、心交感中枢和交感缩血管中枢经常发放一定频率的冲动,通过各处的传出神经调节心脏和血管的活动,这种现象称为中枢的紧张性活动,即心迷走紧张性、心交感紧张和交感缩血管紧张。安静状态下,心迷走紧张占优势,使心率维持在较低水平。运动或情绪激动时,交感紧张占优势,使心率加快,心肌收缩能力加强,血管平滑肌收缩,外周阻力加大,动脉血压升高。

2. 延髓以上的心血管中枢

在延髓以上的脑干、下丘脑、小脑及大脑皮质,均存在与心血管活动有关的神经元。它们在心血管活动调节中所起的作用较延髓心血管中枢更加高级,特别是表现为对心血管活动和机体其他功能之间的复杂的整合。例如,下丘脑就是一个很重要的调节心血管活动的整合区,在体温调节、摄食、水平衡及发怒、恐惧等情绪反应的整合中,都起着重要的作用。这些反应都包含有相应心血管活动的变化。大脑边缘系统则使心血管活动参与到情绪活动中去;能影响下丘脑和脑干其他部位的心血管神经元的活动,并和机体各种行为的改变相协调。大脑新皮层的运动区兴奋时,除引起相应的骨骼肌收缩外,还能引起该骨骼肌的血管舒张。小脑则将心血管活动整合到姿势平衡活动中去。

(四)心血管反射

神经系统对心血管活动的调节是通过反射活动来实现的。当机体的生理状态发生变化时,如运动、睡眠等,或机体内、外环境发生变化时,均可引起各种心血管反射,使心血管功能适应于机体当时的状态或环境的变化。

1. 颈动脉窦和主动脉弓压力感受性反射

当动脉血压升高时,可引起压力感受性反射,其反射效应是使心率减慢,外周血管阻力降低,血压回降。因此这一反射曾被称为减压反射(depressor reflex)。

(1)反射弧组成　颈动脉窦和主动脉弓血管壁的外膜下,有对牵张刺激敏感的丰富感觉神经末梢,膨大呈卵圆形,称为压力感受器(baroreceptor,图6-43)。因此,颈动脉窦和主动脉弓压力感受器的适宜刺激并不是动脉血压本身,而是血液对动脉管壁的机械牵张刺激。当动脉血压升高时,动脉管壁被牵张的程度就增大。压力感受器发放的神经冲动也就增多。所以,在一定范围内,压力感受器的传入冲动频率与动脉管壁被动扩张的程度成正比。颈动脉窦压力感受器的传入神经为窦神经;主动脉弓压力感受器的传入神经是主动脉神经。它们分别加入舌咽神经和迷走神经进入延髓,到达延髓孤束核,然后投射到心迷走中枢、心交感中枢和交感缩血管中枢,并与延髓以上其他中枢部位的神经元发生联系。传出神经分别是心迷走神经、心交感神经和交感缩血管神经。效应器为心脏和血管。

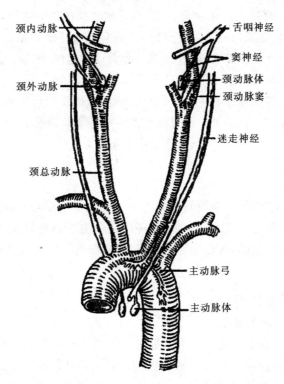

图6-43　颈动脉窦与主动脉弓的压力和化学感受器

(2)反射过程及效应　当动脉血压突然升高时,颈动脉窦和主动脉弓压力感受器所受牵张刺激增强,沿窦神经和主动脉神经传入延髓的冲动增多,使心迷走中枢紧张性增强,心交感中枢紧张性和交感缩血管中枢紧张性减弱,经心迷走神经传至心脏的冲动增多,经心交感神经传至心脏的冲动减少,故心率减慢、心肌收缩力减弱、心输出量减少;由交感缩血管神经传至血管的冲动减少,故血管舒张、外周阻力降低。因心输出量减少,外周阻力降低,使动脉血压回降至正常水平。相反,如果动脉血压急剧降低,压力感受器所受牵张刺激减弱,传入冲动减少,使心交感紧张和交感缩血管紧张增强,心迷走紧张减弱,则引起心率加快,心肌收缩力增强,心输出量增多,外周阻力增大而使血压回升。在正常平均动脉压水平(大约 13.3kPa 或 100mmHg)的范围内发生变动时,压力感受性反射最为敏感,纠正偏离正常水平的血压的能力最强,动脉血压偏离正常水平愈远,压力感受性反射纠正异常血压的能力愈低。

(3)生理意义   压力感受性反射是机体的一种负反馈调节机制。压力感受器对动脉血压的急骤变化最为敏感,当心输出量、外周阻力、血量或外界环境条件等突然变化时,对动脉血压进行快速的调节,使动脉血压不至于发生较大的波动,使动脉血压保持相对稳定。当动脉血压超过 180mmHg 或低于 60mmHg 时,颈动脉窦和主动脉弓压力感受性反射调节血压的能力下降。可见颈动脉窦和主动脉弓压力感受性反射的重要意义在于维持正常动脉血压的相对稳定。

2. 颈动脉体和主动脉体化学感受性反射

在颈总动脉分叉处和主动脉弓区域存在,对血液中某些化学物质较敏感的化学感受器,即颈动脉体和主动脉体。它们的血液供应极为丰富,对血液中某些化学成分的改变非常敏感。当血液中 P_{CO_2} 升高或 P_{O_2} 降低、H^+ 浓度升高时,均可刺激这些化学感受器,其冲动分别由窦神经和主动脉神经传入至延髓孤束核,传入延髓后主要是兴奋呼吸中枢,使呼吸加深加快,同时引起除脑、心以外的其他部位血管收缩,外周阻力增大,回心血量增多。此外,由于呼吸增强可以反射性引起心率加快,心输出量增加,血压升高。

在正常生理情况下,颈动脉体和主动脉体化学感受器的反射对心血管活动的调节作用不明显。只有在低氧、窒息、失血、动脉血压过低和酸中毒等紧急情况下,对维持动脉血压和重新分配血量,保证心、脑等重要生命器官的血液供应有重要意义。

二、体液调节

心血管活动的体液调节,是指血液和组织液中一些化学物质对心血管活动的调节。这些因素中,有些是内分泌腺分泌的激素,经血液循环广泛作用于心血管系统,称为全身性体液调节因素;有些是在组织中产生的,仅在局部起作用,对局部组织的血流起调节作用,称为局部性体液调节因素。

(一)全身性体液调节因素

1. 肾上腺素和去甲肾上腺素

肾上腺素和去甲肾上腺素在化学结构上都属于儿茶酚胺。循环血液中的肾上腺素和去甲肾上腺素主要来自肾上腺髓质的分泌。肾上腺髓质释放的儿茶酚胺中,肾上腺素约占 80%,去甲肾上腺素约占 20%。肾上腺素能神经末梢释放的递质去甲肾上腺素也有一小部分进入血液循环。肾上腺素和去甲肾上腺素对心脏和血管的作用,既有共性、又有特殊性,这主要取决于它们与心肌和血管平滑肌细胞膜上不同的肾上腺素能受体的结合能力。

(1)心肌和血管平滑肌的受体及效应   肾上腺素和去甲肾上腺素是通过血管平滑肌和心肌细胞膜上的 α、β 受体而起作用的。肾上腺素受体包括 α 受体、β_1 和 β_2 受体三种。皮肤黏膜血管和腹腔内脏血管上,主要是以 α 受体为主;心肌细胞膜上主要是 β_1 受体;骨骼肌、肝脏和冠状动脉血管上,两种受体都有,但以 β_2 受体为主。当 α 受体兴奋时,引起血管收缩;β_2 受体兴奋时,引起血管舒张;β_1受体兴奋时,使心脏兴奋,心肌收缩力增强,心率加快。

(2)肾上腺素和去甲肾上腺素的作用　肾上腺素与各种肾上腺素能受体的结合能力都很强。与心肌细胞膜上的β_1受体结合后,使心脏兴奋,表现为心率增快,心肌收缩力增强,心输出量增多,临床上常称之为"强心药"。肾上腺素对血管具有双重效应,与血管平滑肌细胞膜上α受体结合后,使皮肤、肾、胃肠的血管收缩;而骨骼肌、冠状血管和肝脏血管平滑肌细胞膜上β_2受体占优势,与其结合后表现为血管舒张。由于小剂量(生理浓度)的肾上腺素以兴奋β受体的效应为主,引起血管舒张;大剂量时兴奋α受体使血管收缩,故正常生理浓度的肾上腺素,对总外周阻力影响不大或稍有下降。因此,肾上腺素对血管的调节作用表现在使全身器官的血流重新分配,特别是心肌和骨骼肌血流量明显增加。

去甲肾上腺素主要与α肾上腺素能受体结合,也能与心肌细胞膜上的β_1受体结合,但和血管平滑肌的β_2受体的结合能力较弱。当静脉注射去甲肾上腺素后,它和心肌细胞膜上β_1受体结合,显著地增强心肌收缩力,使心率加快,心输出量增多;与血管平滑肌上的α受体结合,使全身血管除冠状动脉以外的小动脉强烈收缩,引起外周阻力明显增大而动脉血压升高,故临床上,常称之为"升压药"。在完整机体内,静脉注射去甲肾上腺素后,由于动脉血压的升高,通常会激活颈动脉窦和主动脉弓压力感受器,通过压力感受器反射对心脏的效应超过了去甲肾上腺素对心肌β_1受体的直接效应,而使心率减慢。

通常情况下,肾上腺髓质很少分泌肾上腺素和去甲肾上腺素,但在劳动、情绪激动、窒息、疼痛、运动、失血等情况下分泌量增多,这有利于促进血液循环,以适应机体的各种需要。

2. 肾素-血管紧张素-醛固酮系统

肾素是由肾近球细胞合成和分泌的一种酸性蛋白酶,血管紧张素是一组多肽类物质,由肝脏产生,无活性时称为血管紧张素原。当机体肾血流量不足时,可刺激肾近球细胞分泌肾素,肾素作用于血液中的血管紧张素原,使之水解为血管紧张素Ⅰ(10肽),血管紧张素Ⅰ在流经肺循环时,在血管紧张素转换酶的作用下水解为血管紧张素Ⅱ(8肽),血管紧张素Ⅱ可进一步被血浆和组织中的氨基肽酶水解为血管紧张素Ⅲ(7肽)。

血管紧张素中最重要的是血管紧张素Ⅱ。血管紧张素Ⅱ可直接使全身微动脉收缩,血压升高;也可使静脉收缩,回心血量增多。血管紧张素Ⅱ可作用于交感缩血管神经纤维末梢,使交感神经末梢释放去甲肾上腺素增多。血管紧张素Ⅱ还可作用于中枢神经系统血管紧张素Ⅱ的敏感区,使交感缩血管紧张性增强。此外,血管紧张素Ⅱ还可强烈刺激肾上腺皮质球状带合成和释放醛固酮,后者可促进肾小管对Na^+的重吸收,并使细胞外液量增加,血量增加,血压升高。

由于肾素、血管紧张素和醛固酮三者之间在功能上的密切联系,因此把它们合称为肾素-血管紧张素-醛固酮系统。正常情况下,血中血管紧张素形成不多,对血压调节意义不大。但当机体失血、失水时,随着循环血量的下降,肾血流量减少,肾素-血管紧张素-醛固酮系统的活动增强,促使血压回升和血量增加,可见,该系统在调节血压和血容量方面起重要作用。

3. 血管升压素

血管升压素(vasopressin,VP)是由下丘脑的视上核和室旁核的神经元合成,沿下丘脑-垂体束运送至神经垂体贮存,机体需要时释放入血。血管升压素其生理作用是促进肾远曲小管和集合管对水的重吸收,具有抗利尿作用,故又称抗利尿激素(antidiuretic hormone,ADH)。

正常生理情况下,血管升压素在循环血液中含量很低,主要效应是抗利尿作用。但当人体大量失血、严重失水时,血管升压素大量释放,血浆中血管升压素浓度明显升高,与血管平滑肌相应受体结合,使血管收缩、外周阻力增大,动脉血压升高。血管升压素能引起多数血管(如骨骼肌血管、肝脏血管、冠状血管、皮肤及肾脏血管)收缩,是最强的缩血管物质之一。在失血、失水等情况,血管升压素释放增加,不仅对保留体内液体量,而且对维持动脉血压相对稳定起着重要作用。

4. 心房钠尿肽

心房钠尿肽(atrial natriuretic peptide)是由心房肌细胞合成和释放的一类多肽。它可使血管舒张,外周阻力降低;也可使心率减慢,搏出量减少,故心输出量减少。还可作用于肾的受体,使肾排水和排钠增多。此外,心房钠尿肽还能抑制肾的近球细胞释放肾素,抑制肾上腺皮质球状带合成、释放醛固酮;在脑内,心房钠尿肽可以抑制血管升压素的释放。这些作用都可导致体内细胞外液量减少,血压降低。

三、局部血流调节

机体组织细胞进行新陈代谢时可产生某些化学物质,这些物质对局部血液循环起作用。这些物质主要有以下几种。

1. 激肽释放酶-激肽系统

激肽释放酶是体内的一类蛋白酶,能水解激肽原生成激肽。激肽具有较强的局部舒血管作用,可参与对血压和局部组织血流的调节,而对全身血压无影响。

激肽释放酶分两类:一类存在于血浆中称血浆激肽释放酶,能使血浆中的激肽原生成缓激肽;另一类存在于肾、唾液腺、胰腺、汗腺及胃肠黏膜组织中,称组织激肽释放酶,能使激肽原生成赖氨酰缓激肽,又称血管舒张素。赖氨酰缓激肽可在氨基肽酶作用下脱去赖氨酸,成为缓激肽。缓激肽可在激肽酶作用下水解失活。

缓激肽和血管舒张素是目前已知最强的舒血管活性物质,二者能使血管平滑肌舒张、毛细血管的通透性增大,局部血流量增加。循环血液中的激肽也参与对动脉血压的调节,使血管舒张,外周阻力减小,血压降低。

2. 组胺

组胺是由组氨酸在脱羧酶的作用下产生的。许多组织,特别是皮肤、肺和肠黏膜等的肥大细胞中含有大量的组胺。当组织受到损伤或发生炎症和过敏反应时,都可释放组胺。组胺有强烈的舒血管作用,并能使毛细血管和微静脉的管壁通透性增加,血浆漏入组织,导致局部组织水肿。

3. 组织代谢产物

组织代谢活动增加或局部血流量不足时,可使代谢产物在局部组织集聚,从而使血管扩张,如 CO_2、乳酸、腺苷等物质均有舒张血管作用。

人心血管功能和其他生理功能一样,时刻会受到各种社会和心理因素的影响。在日常生活中我们经常可以见到社会心理因素刺激引起心血管反应的实例。如惊恐时心跳加快,愤怒时血压升高,羞涩时面部血管扩张等。目前已证实,许多心血管疾病的发生和发展与社会心理因素有着密切的关系。如长期巨大的生活、工作压力,极度紧张的工作氛围等,如果没有得到良好的心理和生理调节,持续的紧张刺激可引起机体一系列心理和生理应激反应,表现为肾上腺髓质和皮质激素分泌增多,交感神经兴奋,动脉血压升高,导致原发性高血压的发病率明显增加。另据统计,85％的心血管疾病与 A 型性格有关,A 型性格的人心脏冠状动脉硬化的发病风险是 B 型性格的 5 倍。此外,在有吸烟、酗酒等不良生活习惯的人群中,冠心病、高血压、脑猝死的发病率明显高于无此类不良习惯的人群。目前,心脑血管疾病的发病率位于各类疾病之首,也是主要的死亡原因。这说明社会心理因素对心血管系统的功能活动和心血管疾病的发生、发展及防治有着不可忽视的影响,因此,作为医务工作者应予以高度重视。

学而思

心肌兴奋性周期的变化与心肌收缩性的关系?

(刘雪来　王光亮　王珏)

第七章　呼吸系统的结构与功能

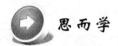 思而学

我们为什么能呼吸？机体是如何进行气体交换的？

第一节　呼吸系统的组成和结构

呼吸系统(respiratory system)由呼吸道和肺组成,具有进行气体交换、感受嗅觉刺激和发音等功能。呼吸道包括鼻、咽、喉、气管和各级支气管;通常将鼻、咽、喉称为上呼吸道,气管和各级支气管称为下呼吸道(图7－1)。肺由实质和间质两部分组成,实质包括支气管树和肺泡,间质包括结缔组织、血管、淋巴管、淋巴结和神经等。

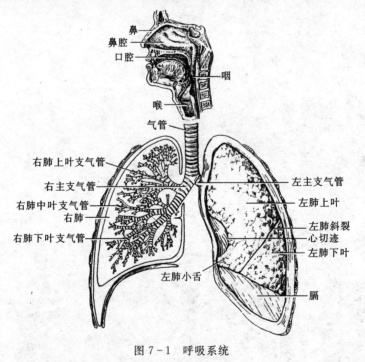

图7－1　呼吸系统

一、呼吸道

(一)鼻

鼻(nose)分为外鼻、鼻腔和鼻旁窦三部分,既是呼吸道的起始部,又是嗅觉器官。

1. 外鼻

外鼻(external nose)位于面部中央,以鼻骨和鼻软骨为支架,外被皮肤,内衬黏膜。外鼻与额相连的狭窄部位称鼻根,向下续为鼻背,末端称鼻尖,鼻尖两侧呈弧形扩大称鼻翼,左、右鼻翼下方各围成一个鼻孔,向内通鼻腔。

2. 鼻腔

鼻腔(nasal cavity)以骨和软骨为支架,内衬黏膜和皮肤。鼻腔被鼻中隔分成左、右两腔,向前经鼻孔通外界,向后经鼻后孔通鼻咽。每侧鼻腔以鼻阈为界分为鼻前庭和固有鼻腔,鼻阈是皮肤和黏膜的分界线。鼻前庭位于鼻腔前下部,内衬皮肤,长有鼻毛,有过滤、净化空气的功能。

鼻中隔(nasal septum)由筛骨垂直板、犁骨和鼻中隔软骨等覆以黏膜而成,常偏向一侧。鼻中隔前下方黏膜内血管丰富、位置表浅,易受外伤或干燥刺激而破裂出血,称易出血区(Little区),约90%的鼻出血发生于此。

固有鼻腔的外侧壁(图7-2)自上而下有上鼻甲、中鼻甲和下鼻甲,上鼻甲与中鼻甲之间为上鼻道,中鼻甲与下鼻甲之间为中鼻道,下鼻甲下方为下鼻道,多数人上鼻甲后上方有最上鼻甲。最上鼻甲或上鼻甲后上方与鼻腔顶之间的凹陷称蝶筛隐窝。鼻腔黏膜分为两部分,位于上鼻甲与其对应的鼻中隔及二者上方鼻腔顶部的鼻黏膜区域称嗅区,活体呈苍白或淡黄色,富含接受嗅觉刺激的嗅细胞;其余的鼻腔黏膜称呼吸区,富含血管、黏液性腺和纤毛,有温湿、净化空气的作用。

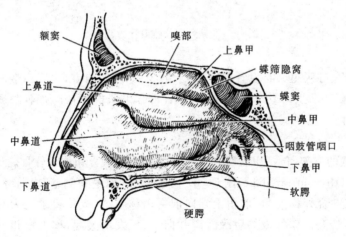

图7-2　鼻腔外侧壁(右侧)

3. 鼻旁窦

鼻旁窦(paranasal sinuses)是鼻腔周围含气颅骨内的空腔,内衬黏膜并与鼻腔黏膜相移行,开口于鼻腔。鼻旁窦有4对,左右对称,位于同名颅骨内,包括额窦、筛窦、蝶窦和上颌窦(图7-3),有温湿空气、对发音产生共鸣、减轻头部重量的作用。

上颌窦、额窦和前、中筛窦开口于中鼻道;后筛窦开口于上鼻道;蝶窦开口于蝶筛隐窝(图7-4)。上颌窦是鼻旁窦中最大的一对,开口高于窦底,不易引流,炎症不易愈合;同时,上颌窦底邻近上颌磨牙牙根,只有一层菲薄骨质相隔,故牙病和上颌窦炎可相互累及。

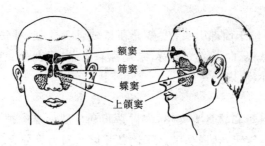

图 7 - 3　鼻旁窦体表投影

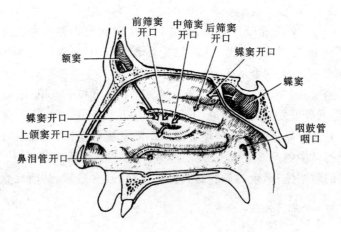

图 7 - 4　鼻旁窦及鼻泪管的开口

(二)喉

喉(larynx)既是呼吸道又是发音器官,位于第 3～6 颈椎前方,主要由喉软骨和喉肌构成。喉上界为会厌上缘,下界为环状软骨下缘,前方有舌骨下肌群,后方为咽,两侧有颈部大血管、神经和甲状腺侧叶。

1. 喉软骨

喉软骨构成喉的支架,包括甲状软骨、环状软骨、会厌软骨和杓状软骨。

(1)甲状软骨(thyroid cartilage,图 7 - 5)　构成喉的前壁和侧壁,由前缘互相融合的两块四边形软骨组成,融合处称前角,前角上端向前突出称喉结,成年男子尤为明显,喉结上方呈"V"型的切迹称上切迹。软骨板的后缘游离并向上、下发出突起,称上角和下角;上角借韧带与舌骨大角相连,下角与环状软骨构成环甲关节。

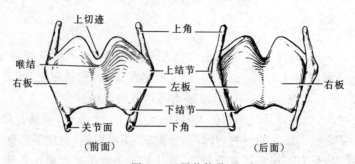

图 7 - 5　甲状软骨

（2）环状软骨（cricoid cartilage，图7－6）　位于甲状软骨下方，是喉软骨中唯一完整的软骨环，分为前部低窄的环状软骨弓和后部高宽的环状软骨板。环状软骨弓平对第6颈椎，是颈部的重要标志之一。环状软骨板上缘两侧各有一凹关节面，弓与板相交处有甲关节面。

（3）会厌软骨（epiglottic cartilage，图7－7）　位于舌骨体后方，形似树叶，上宽下窄，下端借甲状会厌韧带连于甲状软骨前角内面上部。会厌软骨被覆黏膜构成会厌，是喉口的活瓣，吞咽时喉随咽上提并向前移，盖住喉口，防止食物进入喉腔。

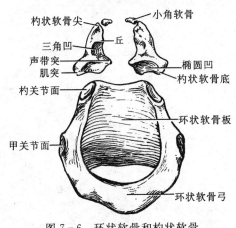

图7－6　环状软骨和杓状软骨

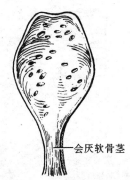

图7－7　会厌软骨（后面）

（4）杓状软骨（arytenoid cartilage，图7－6）　成对，坐落于环状软骨板上缘两侧，形似三棱锥体，可分为一尖、一底、两突、三面。尖向上，底的下面有关节面，向前伸出的突起称声带突，有声韧带附着；向外侧伸出的突起称肌突，有喉肌附着。

2. 喉的连结

喉的连结包括喉软骨间的连结及喉与舌骨、气管间的连结（图7－8）。

（1）甲状舌骨膜（thyrohyoid membrane）　是连于甲状软骨上缘与舌骨之间的结缔组织膜，其中部增厚称甲状舌骨正中韧带。甲状软骨上角与舌骨大角之间有甲状软骨外侧韧带，内常含麦粒软骨。

（2）环甲关节（cricothyroid joint）　由甲状软骨下角和环状软骨的甲关节面构成，在环甲肌牵引下，甲状软骨可沿环甲该关节的冠状轴作前倾或复位运动，使声带紧张或松弛。

（3）环杓关节（cricoarytenoid joint）　由环状软骨板的杓关节面和杓状软骨底的关节面构成。杓状软骨可沿该关节垂直轴作旋转运动，旋内使声带突相互靠近，缩小声门，旋外则可开大声门。

（4）弹性圆锥（conus elasticus）　又称环声膜（图7－10），是圆锥形的弹性纤维膜。起自甲状软骨前角后面，呈扇形向后、向下止于环状软骨上缘和杓状软骨声带突。其上缘游离增厚，紧张于甲状软骨与声带突之间，称声韧带。声韧带连同声带肌及覆盖其表面的喉黏膜构成声带。在甲状软骨下缘与环状软骨弓之间，弹性圆锥的弹性纤维增厚，称环甲正中韧带。急性喉阻塞时，可在此做穿刺，建立暂时性气体通道。

3. 喉肌

喉肌（图7－10）属骨骼肌，一部分作用于环甲关节，使声带紧张或松弛；另一部分作用于环杓关节，使声门裂开大或缩小。因而喉肌的运动可控制发音的强弱和音调的高低。

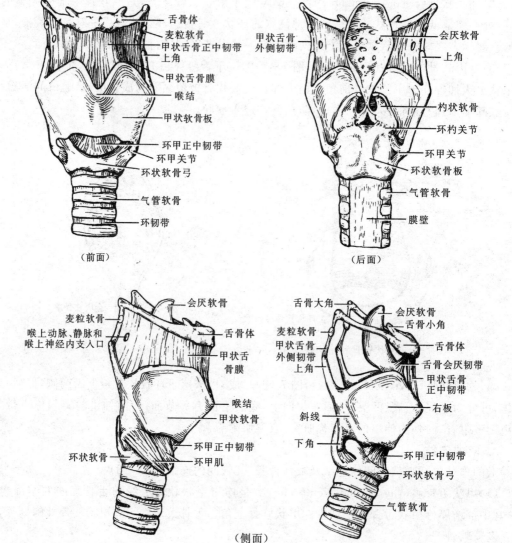

（前面）

舌骨体
麦粒软骨
甲状舌骨正中韧带
上角
甲状舌骨膜
喉结
甲状软骨板
环甲正中韧带
环甲关节
环状软骨弓
气管软骨
环韧带

（后面）

甲状舌骨外侧韧带
会厌软骨
上角
杓状软骨
环杓关节
环甲关节
环状软骨板
气管软骨
膜壁

（侧面）

会厌软骨
麦粒软骨
喉上动脉、静脉和喉上神经内支入口
舌骨体
甲状舌骨膜
喉结
甲状软骨
环甲正中韧带
环甲肌
环状软骨

舌骨大角
会厌软骨
舌骨小角
麦粒软骨
甲状舌骨外侧韧带
上角
舌骨体
舌骨会厌韧带
甲状舌骨正中韧带
右板
斜线
下角
环甲正中韧带
环状软骨弓
气管软骨

图 7 - 8 喉软骨及连结

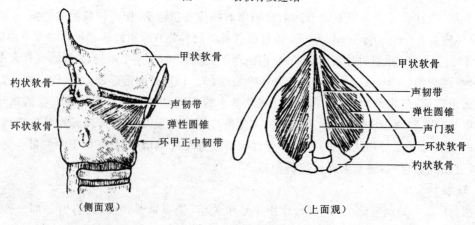

（侧面观）

甲状软骨
杓状软骨
声韧带
弹性圆锥
环状软骨
环甲正中韧带

（上面观）

甲状软骨
声韧带
弹性圆锥
声门裂
环状软骨
杓状软骨

图 7 - 9 弹性圆锥

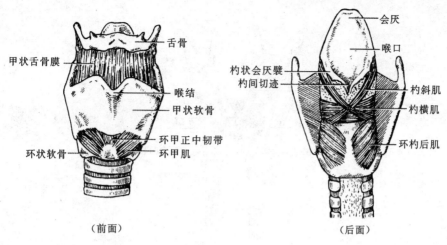

图 7-10 喉肌

喉腔(laryngeal cavity)是由喉软骨、喉肌、韧带、纤维膜和喉黏膜等共同围成的管腔,上经喉口通喉咽,下通气管。喉口为喉腔的上口,由会厌上缘、杓状会厌襞(连接杓状软骨尖与会厌软骨侧缘的皱襞)和杓间切迹共同围成。

喉腔侧壁有上、下两对前后走向的皱襞,连接于甲状软骨前角后面与杓状软骨声带突之间。上方的一对称前庭襞,活体呈粉红色,两侧前庭襞之间的裂隙称前庭裂。下方的一对称声襞,比前庭襞更突向喉腔。两侧声襞及杓状软骨底和声带突之间的裂隙称声门裂,比前庭裂长而窄,是喉腔中最狭窄的部位。声门裂前 2/3 在两侧声带之间,称膜间部;后 1/3 在两侧杓状软骨底和声带突之间称软骨间部(图 7-11)。声带和声门裂合称声门。

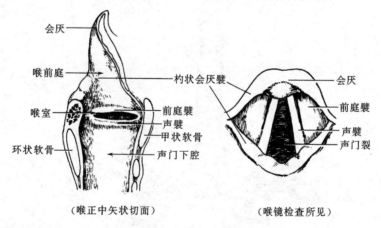

图 7-11 喉正中矢状切面及喉镜检查

喉腔分三部分(图 7-12):位于喉口与前庭襞之间的部分称喉前庭;前庭襞与声襞之间的部分称喉中间腔,向两侧经前庭襞与声襞间的裂隙至喉室;声襞与环状软骨下缘之间为声门下腔,其黏膜下组织疏松,易感染发生喉水肿,婴幼儿喉腔狭窄,常因喉水肿致喉梗塞,产生呼吸困难。

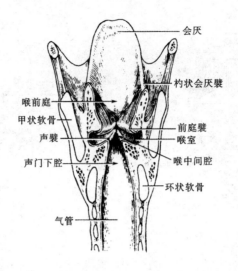

图 7 - 12　喉冠状切面

(三)气管与主支气管

1. 气管与主支气管的形态和位置

气管(trachea,图 7 - 13)位于食管前方,全长约 10cm,以胸廓上口为界,分为颈部和胸部。气管起自环状软骨下缘,向下至胸骨角平面分叉形成左、右主支气管,分叉处称气管杈。气管杈内面有一向上凸的半月状嵴称气管隆嵴(图 7 - 14),是支气管镜检查的定位标志。

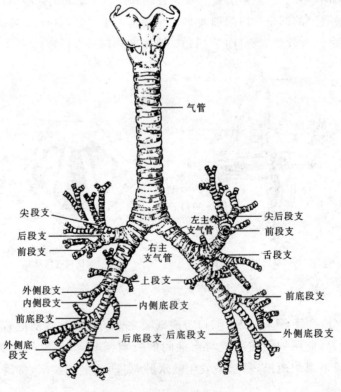

图 7 - 13　气管及支气管

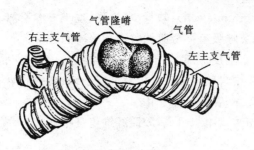

图 7-14 气管隆嵴

气管由 14～17 个"C"形气管软骨环以及各环之间的平滑肌和结缔组织构成。气管软骨后壁缺口由平滑肌和纤维组织膜封闭,称膜壁。气管切开术常在第 3～5 气管软骨环处进行。

支气管(bronchi,图 7-13)是气管的各级分支,其中第一级分支为左、右主支气管。气管中线与主支气管下缘间的夹角称嵴下角。左主支气管细而长,平均长 4.5～5cm,嵴下角大,平均 36°～39°,走向较倾斜,一般有 7～8 个软骨环,经左肺门入左肺;右主支气管粗而短,平均长约 2cm,嵴下角小,平均 22°～25°,走向较陡直,一般有 3～4 个软骨环,经右肺门入右肺。故气管异物多坠入右主支气管。

2. 气管与主支气管的微细结构

气管管壁由内向外依次分为黏膜、黏膜下层和外膜三层(图 7-15)。

(1)黏膜 由上皮和固有层组成。

1)上皮:为假复层纤毛柱状上皮,由纤毛细胞、杯状细胞、刷细胞、基细胞和小颗粒细胞组成。

①纤毛细胞(ciliated cell):数量最多,呈柱状,游离面纤毛密集,纤毛向喉口有节律地作波浪式运动,将黏液及其黏附的尘埃、细菌等推向喉口咳出。

②杯状细胞:较多,形态与小肠的杯状细胞相同。分泌的黏蛋白与混合性腺的分泌物在上皮表面构成黏液性屏障,可黏附空气中的异物颗粒,溶解二氧化硫等有毒气体。

③刷细胞(brush cell):呈柱状,游离面微绒毛排列整齐,形如毛刷。刷细胞的功能尚未定论,可能有感受刺激的作用。

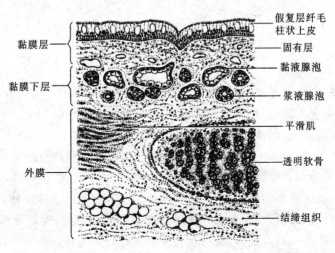

图 7-15 气管壁切面模式图(高倍)

④小颗粒细胞(small granule cell)：数量少，锥形，位于上皮深部，胞质内有许多分泌颗粒，含 5-羟色胺等物质，可调节呼吸道平滑肌的收缩和腺体的分泌。

⑤基细胞：呈锥形，位于上皮深部，为干细胞，可增殖分化为上皮中其他种类细胞。

2)固有层：其结缔组织中含较多弹性纤维及淋巴组织，其中的浆细胞与上皮细胞联合分泌 SIgA，释放入管腔，对细菌、病毒有杀灭作用。

（2）黏膜下层　由疏松结缔组织组成，胶原纤维粗且排列疏松，内含较多的小血管、淋巴管和气管腺（混合性腺）。

（3）外膜　较厚，主要含 C 字形透明软骨环，软骨环之间以弹性纤维构成的膜状韧带连接，共同构成管壁支架。软骨环的缺口处为气管膜壁，内有弹性纤维和平滑肌纤维，咳嗽时平滑肌收缩，使气管腔缩小，有助清除痰液。

主支气管壁的结构与气管相似，随着管腔变小，管壁变薄，三层分界不明显；环状软骨逐渐变为不规则的软骨片，而平滑肌纤维逐渐增多。

二、肺

肺(lungs，图 7-16，图 7-17)位于胸腔内，坐落于膈上方、纵隔的两侧。肺表面覆有脏胸膜，光滑湿润，肺质软而轻，呈海绵状富有弹性。婴幼儿的肺呈淡红色，随年龄增长逐渐变为暗红色或深灰色。成人的肺重量约为体重的 1/50，男性平均为 1000~1300g，女性平均为 800~1000g。

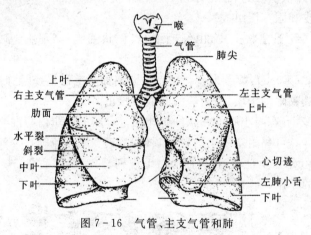

图 7-16　气管、主支气管和肺

（一）肺的形态和位置

两肺外形不同，右肺宽而短，左肺狭而长。肺形似圆锥形具有一尖、一底、三面和三缘。肺尖钝圆，经胸廓上口突入颈根部，高出锁骨中内 1/3 交界处上方 2.5cm。肺底即膈面，坐落于膈上方，呈半月形凹陷。肋面隆凸，与胸廓前、后和外侧壁相邻。内侧面邻近纵隔，又称纵隔面，中部凹陷，称肺门(hilum of lung)，是主支气管、血管、淋巴管和神经出入的部位，这些结构被结缔组织包绕，称肺根。两肺根内的结构排列自前向后为：上肺静脉、肺动脉、主支气管；两肺根内的结构自上而下排列不同，左肺根为肺动脉、左主支气管、下肺静脉，右肺根为上叶支气管、肺动脉、肺静脉。前缘薄锐，是肋面与纵隔面在前方的移行处，前缘下部有心切迹，切迹下方有一突起称左肺小舌。后缘圆钝，是肋面与纵隔面在后方的移行处。下缘是膈面、肋面与纵隔面的移行处。

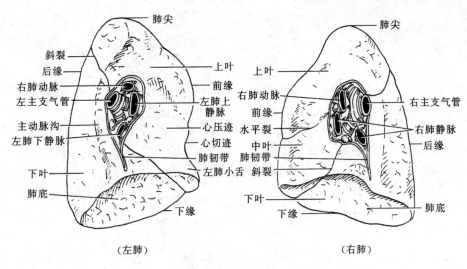

图 7-17　肺纵隔面

肺借叶间裂分叶,左肺由从后上斜向前下的斜裂分为上、下两叶;右肺由斜裂和近于水平方向的水平裂分为上、中、下三叶。

(二)支气管肺段

在肺门处,左、右主支气管分出肺叶支气管进入肺叶。左肺有上叶和下叶支气管;右肺有上叶、中叶和下叶支气管。肺叶支气管在各肺叶内再发出分支,即肺段支气管。支气管肺段是每一肺段支气管及其分支分布区的全部肺组织的总称,简称肺段。肺段呈圆锥形,尖端朝向肺门,底朝向肺表面,相邻支气管肺段以肺静脉属支及疏松结缔组织相间隔。通常左、右肺各有10个肺段(表 7-1)。根据肺段结构和功能的相对独立性,临床上常以肺段为单位进行手术切除(图 7-18)。

表 7-1　支气管肺段

右肺支气管肺段		左肺支气管肺段	
上叶	尖段(SⅠ) 后段(SⅡ) 前段(SⅢ)	上叶	尖段(SⅠ)　尖后段(SⅠ+SⅡ) 后段(SⅡ) 前段(SⅢ) 上舌段(SⅣ) 下舌段(SⅤ)
中叶	外侧段(SⅣ) 内侧段(SⅤ)		
下叶	上段(SⅥ) 内侧底段(SⅦ) 前底段(SⅧ) 外侧底段(SⅨ) 后底段(SⅩ)	下叶	上段(SⅥ) 内侧底段(SⅦ)　内前底段(SⅦ+SⅧ) 前底段(SⅧ) 外侧底段(SⅨ) 后底段(SⅩ)

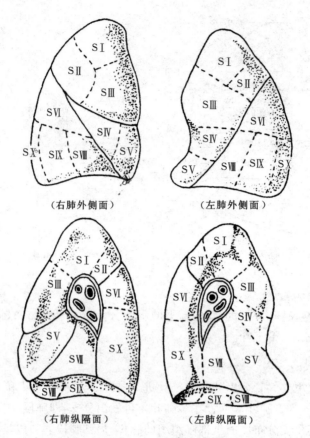

（右肺外侧面）　　　　　　（左肺外侧面）

（右肺纵隔面）　　　　　　（左肺纵隔面）

图 7-18　肺段模式图

(三)肺的微细结构

肺组织分间质和实质两部分,间质包括结缔组织及血管、淋巴管、神经等;实质即肺内支气管各级分支及其末端的肺泡。从主支气管至肺泡大约有 24 级分支。主支气管(第 1 级)经肺门进入肺内,依次分支为叶支气管(第 2 级)、段支气管(第 3~4 级)、小支气管(第 5~10 级)、细支气管(第 11~13 级)、终末细支气管(第 14~16 级)、呼吸性细支气管(第 17~19 级)、肺泡管(第 20~22 级)、肺泡囊(第 23 级)和肺泡(第 24 级)。全部各级支气管在肺叶内反复分支形成树状,故称支气管树(图 7-19)。其中,从叶支气管到终末细支气管是输送气体的通道而无气体交换作用,为肺的导气部;呼吸性细支气管以下各段直至肺泡,均能进行气体交换,为肺的呼吸部。每一细支气管及其分支和所属肺泡,组成一个肺小叶(pulmonary lobule,图 7-20)。肺小叶呈锥形,尖朝向肺门,底朝向肺表面,直径 1~2.5cm。每叶肺有 50~80 个肺小叶,小叶之间有结缔组织间隔。临床上称仅累及若干肺小叶的炎症为小叶性肺炎。

1. 肺导气部

随着导气管各级支气管的不断分支,管径由粗变细,管壁由厚变薄,组织结构呈现出"一变一多三少"的变化:上皮由假复层纤毛柱状上皮逐渐变成单层柱状上皮(有或无纤毛);平滑肌纤维逐渐增多,最终形成完整的环形肌;杯状细胞、腺体和软骨片逐渐减少,最后消失。

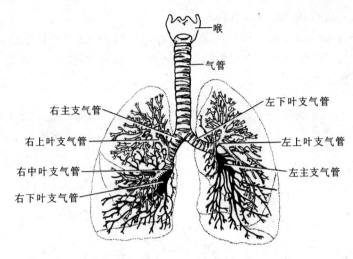

图 7-19　支气管树整体观

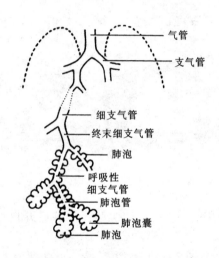

图 7-20　肺小叶模式图

(1)细支气管(bronchiole,图 7-21)　管径约 1mm,上皮为假复层纤毛柱状上皮或单层纤毛柱状上皮,杯状细胞、腺体和软骨片极少或消失,环行平滑肌相对增多,黏膜常形成皱襞。

(2)终末细支气管(terminal bronchiole,图 7-21)　管径约 0.5mm,上皮为单层柱状上皮,杯状细胞、腺体和软骨片全部消失,有完整的环行平滑肌。

细支气管和终末细支气管的管壁失去软骨的支撑,管壁内的平滑肌可在内脏神经的支配下收缩或舒张,调节进入肺小叶的气流量。过敏性疾病时,肥大细胞释放的组胺可导致细支气管和终末性细支气管的平滑肌持续痉挛性收缩,造成气道阻塞而引发呼吸困难,称支气管哮喘。

电镜下,细支气管和终末细支气管上皮中的主要细胞为无纤毛的克拉拉细胞(Clara cell),呈柱状,游离面呈圆顶状凸向管腔,顶部胞质内有较多分泌颗粒,可分泌糖蛋白,在上皮表面形成一层保护膜。

2. 肺呼吸部

(1)呼吸性细支气管(respiratory bronchiole,图 7-21)　管壁上皮为单层立方上皮,有克拉拉细胞和少许纤毛细胞,肌层很薄,有肺泡开口。

(2)肺泡管(alveolar duct,图7-21)　管壁上有许多肺泡开口,故管壁结构极不完整,在切片上呈现为一系列相邻肺泡开口之间的结节状膨大,表面覆有单层立方或扁平上皮,内部有被横切的环行平滑肌纤维。

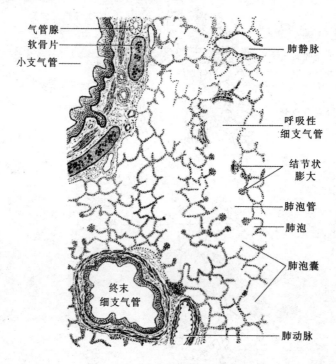

图7-21　肺的组织结构(低倍)

(3)肺泡囊(alveolar sac,图7-21)　为数个肺泡的共同开口处,相邻肺泡开口之间无平滑肌,故无结节状膨大。

(4)肺泡(pulmonary alveoli,图7-21和图7-22)　为半球形或多面形的囊泡,直径约$200\mu m$,开口于肺泡囊、肺泡管及呼吸性细支气管,是进行气体交换的部位,构成肺的主要结构。成人肺约有3亿～4亿个肺泡,吸气时总表面积可达$140m^2$。

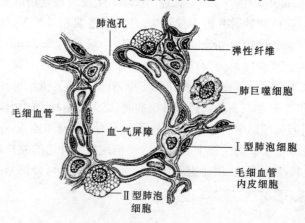

图7-22　肺泡模式结构图

1)肺泡上皮：由Ⅰ型肺泡细胞和Ⅱ型肺泡细胞组成。

①Ⅰ型肺泡细胞(type I alveolar cell,图7-22)：细胞扁平菲薄,含核部略厚,核椭圆形,突入肺泡腔面。Ⅰ型肺泡细胞覆盖了肺泡约95%的表面积,有利于气体交换。电镜下,胞质中可见较多的吞饮小泡,内有细胞吞入的微小粉尘等,可转运到间质内清除。Ⅰ型肺泡细胞无增殖能力,损伤后由Ⅱ型肺泡细胞增殖分化补充。

②Ⅱ型肺泡细胞(type Ⅱ alveolar cell,图7-22)：细胞较小,呈立方形或圆形,核圆形,胞质着色浅,散在于Ⅰ型肺泡细胞之间,覆盖肺泡约5%的表面积。电镜下,细胞游离面有短小的微绒毛,胞质富含细胞器,核上方有较多高电子密度的分泌颗粒,因颗粒内含同心圆或平行排列的板层状结构,故称板层小体(lamellar body),其内容物多为磷脂(主要是二棕榈酰卵磷脂)。细胞将颗粒内容物释放后,在肺泡上皮表面形成一层薄膜,称表面活性物质(surfactant),有降低肺泡表面张力,稳定肺泡大小的重要作用。呼气时肺泡缩小,表面活性物质密度增加,降低了表面张力,可防止肺泡塌陷；吸气时肺泡扩大,表面活性物质密度减小,肺泡回缩力增大,可防止肺泡过度膨胀。

2)肺泡隔(alveolar septum)：是相邻肺泡之间的薄层结缔组织,其内有密集的连续毛细血管、丰富的弹性纤维和肺巨噬细胞(pulmonary macrophage,图7-22)。弹性纤维有助于回缩肺泡,老年人的弹性纤维发生退化,吸烟可加速退化进程。肺泡弹性降低后,回缩较差,肺泡持续扩张,可导致肺大泡、肺气肿,从而降低肺泡的换气功能。肺泡隔中的毛细血管网对于保证血液与肺泡腔中气体的交换有重要意义。肺巨噬细胞具有活跃的吞噬功能,能清除进入肺泡和肺间质的尘粒、细菌等异物,发挥重要的免疫防御作用。吞噬了较多尘粒的肺巨噬细胞称为尘细胞(dust cell)。尘细胞有的沉积在肺间质内,有的从肺泡腔经呼吸道随黏液被咳出,还有的进入肺淋巴管,再迁移至肺门淋巴结。

3)肺泡孔(alveolar pore)：是相邻肺泡之间气体流通的小孔,直径$10\sim15\mu m$,一个肺泡壁上可有一个或数个,可均衡肺泡间气体的含量并形成侧支通气。肺部感染时,肺泡孔也是炎症扩散的渠道。

4)气-血屏障(blood-air barrier)：肺泡与毛细血管中的血液进行气体交换所通过的结构,包括肺泡表面液体层、Ⅰ型肺泡细胞上皮与基膜、毛细血管基膜与内皮。气-血屏障很薄,总厚度为$0.2\sim0.5\mu m$,有利于气体迅速交换。

(四)肺的血液供应

肺动脉是肺的功能性血管,其在肺内的分支多与支气管的分支伴行,直至分支进入肺泡隔包绕肺泡壁形成肺泡毛细血管网。

支气管动脉是肺的营养性血管。左侧主要起自主动脉弓和胸主动脉,右侧主要起自第3~5肋间后动脉,在肺门处互相吻合,交织成网。进入肺内伴随支气管各级分支走行,最终在支气管壁的外膜和黏膜下层形成供应支气管的毛细血管网。

三、胸膜

(一)胸膜

胸膜(pleura,图7-23)是一层薄而光滑的浆膜,可分为脏胸膜和壁胸膜两部分。覆盖胸壁内面、纵隔两侧面、膈上面及伸至颈根部等处的胸膜称壁胸膜,覆盖于肺表面并深入叶间裂的胸膜称脏胸膜,壁、脏两层胸膜在肺根处相互移行并重叠形成的三角形韧带称肺韧带。

壁胸膜按其衬覆的部位不同可分为肋胸膜、膈胸膜、纵隔胸膜和胸膜顶四部分。

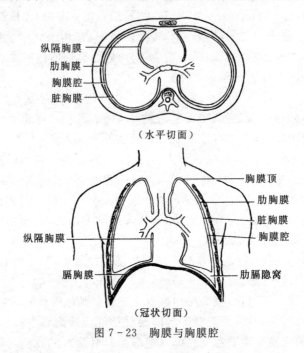

图 7 - 23　胸膜与胸膜腔

1. 肋胸膜

肋胸膜衬覆于肋及肋间隙内面,前缘位于胸骨后方,后缘达脊柱两侧,下缘移行为膈胸膜,上部移行至胸膜顶。

2. 膈胸膜

膈胸膜衬覆于膈上面,与膈紧密相贴。

3. 纵隔胸膜

纵隔胸膜衬覆于纵隔两侧面,其中部包裹肺根并移行为脏胸膜,上部移行至胸膜顶,下缘移行为膈胸膜,前、后缘连接肋胸膜。

4. 胸膜顶

胸膜顶是肋胸膜和纵隔胸膜向上的延续,突出胸廓上口,伸向颈根部,高出锁骨中内 1/3 交界处上方 2.5cm,与肺尖表面的脏胸膜相邻。

(二)胸膜腔

胸膜腔(pleural cavity,图 7 - 23)是脏、壁胸膜在肺根处相互移行所围成的封闭的潜在性腔隙,左、右各一,互不相通,腔内呈负压,有少量浆液,可减少摩擦。

不同部分的壁胸膜返折并相互移行处的胸膜腔,即使深吸气时肺缘也不能伸入其内,称胸膜隐窝,包括肋膈隐窝、肋纵隔隐窝和膈纵隔隐窝等。肋膈隐窝左、右各一,由肋胸膜和膈胸膜返折形成,是所有胸膜隐窝中位置最低、容量最大的部位,胸腔积液常积聚于此。

(三)胸膜与肺的体表投影

1. 胸膜的体表投影

胸膜的体表投影是指壁胸膜各部相互移行的返折线在体表的投影位置,标志着胸膜腔的范围(图 7-24)。

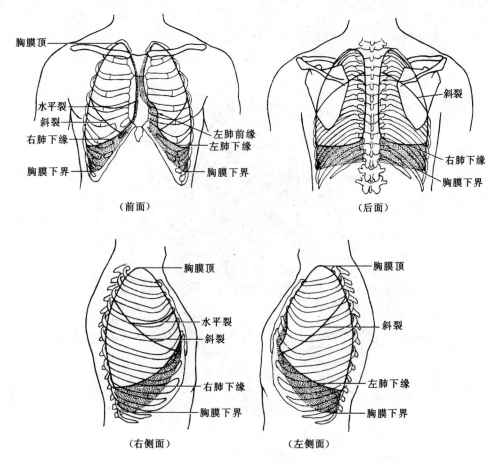

（前面）　　　　　　　　（后面）

（右侧面）　　　　　　　　（左侧面）

图 7-24　胸膜和肺的体表投影

　　胸膜前界即肋胸膜与纵隔胸膜前缘的返折线。两侧均起自胸膜顶,向内下斜行经胸锁关节后方至第 2 胸肋关节水平,两侧互相靠拢,在前正中线附近垂直下行。左侧在第 4 胸肋关节处斜向外下,沿胸骨左缘外侧约 2~2.5cm 处下行,至第 6 肋软骨后方与胸膜下界相移行;右侧在第 6 胸肋关节处右转与胸膜下界相移行。左右胸膜前界的上、下部分相互分开,中间部分相互靠近。上部在第 2 胸肋关节平面以上胸骨柄后方,两侧胸膜前返折线之间呈倒三角形,称胸腺区,容纳胸腺。下部在第 4 胸肋关节平面以下两侧胸膜前返折线彼此分开,形成位于胸骨体下部和左侧第 4、5 肋软骨后方的三角形区,称心包区,此区心包前方无胸膜遮盖。胸膜下界是肋胸膜与膈胸膜的返折线。左侧起自第 6 肋软骨后方,右侧起自第 6 胸肋关节后方,两侧均斜向外下方,在锁骨中线与第 8 肋相交,腋中线与第 10 肋相交,肩胛线与第 11 肋相交,最终至第 12 胸椎高度。

2. 肺的体表投影

　　肺的体表投影(图 7-24)。两肺下缘的体表投影相同,在相同部位肺下界一般高出胸膜下界两个肋的高度。在锁骨中线与第 6 肋相交,腋中线与第 8 肋相交,肩胛线与第 10 肋相交,最终至第 10 胸椎高度。

四、纵隔

纵隔(mediastinum,图7-25)是两侧纵隔胸膜之间全部器官、结构和结缔组织的总称。纵隔的前界为胸骨,后界为脊柱胸段,两侧为纵隔胸膜,上界是胸廓上口,下界为膈。

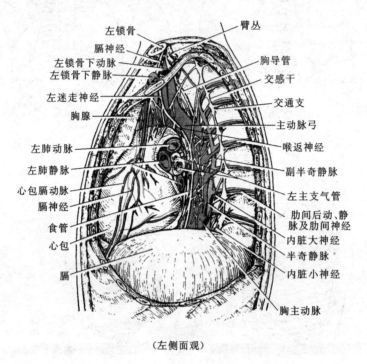

（左侧面观）

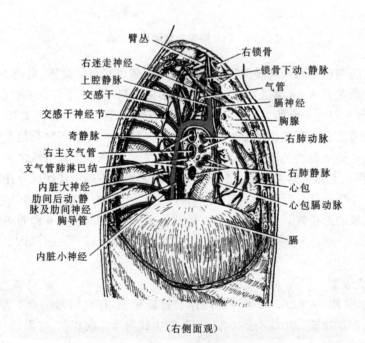

（右侧面观）

图7-25 纵隔右侧面观

纵隔的分区方法很多,解剖学常用四分法,即以胸骨角平面为界将纵隔分为上纵隔和下纵隔,下纵隔再以心包为界,分为前纵隔、中纵隔和后纵隔。

上纵隔内自前向后有胸腺、左右头臂静脉、上腔静脉、膈神经、迷走神经、喉返神经、主动脉弓及其三大分支、气管、食管、胸导管等。

前纵隔位于胸骨体与心包之间,容纳胸腺、纵隔前淋巴结、胸廓内动脉纵隔支、疏松结缔组织及胸骨心包韧带等。

中纵隔位于前、后纵隔之间,容纳心脏及出入心脏的大血管,如升主动脉、肺动脉干、上腔静脉根部、肺静脉、奇静脉末端、心包膈动脉、膈神经和淋巴结等。

后纵隔位于心包与脊柱胸段之间,容纳气管杈、主支气管、食管、胸主动脉、奇静脉、半奇静脉、胸导管、交感干胸段和淋巴结等。

第二节 肺通气

呼吸(respiration)是指机体与外界环境之间的气体交换过程。呼吸维持了机体的新陈代谢和其他功能活动,通过呼吸,机体从外界摄取新陈代谢所需要的 O_2,排出自身产生的 CO_2,一旦呼吸停止,生命也将终止。

在高等动物和人体,呼吸过程(图 7 - 26)由三个相互衔接并且同时进行的环节来完成:①外呼吸,是指外界环境与机体肺部血液之间的气体交换,包括肺通气和肺换气;②气体在血液中的运输,是指 O_2 和 CO_2 在肺部与组织之间的血液运输;③内呼吸或组织换气,是指组织毛细血管血液与组织细胞之间的气体交换。

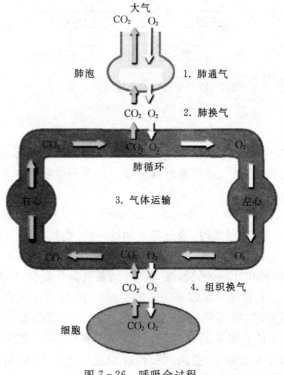

图 7 - 26 呼吸全过程

肺通气(pulmonary ventilation)是指肺泡与外界环境之间气体交换的过程。包括外界气体进入肺泡及肺泡内气体排到外界。肺通气受两方面因素的影响:一是推动气体流动的动力;二是阻止气体流动的阻力。

一、肺通气的原理

(一)肺通气的直接动力和原动力

大气和肺泡气之间的压力差是肺通气的直接动力。当肺内压低于大气压时,外界气体进入肺泡;反之,肺内压高于大气压时,肺泡内的气体排出肺泡。在呼吸过程中,大气压通常是相对恒定的,而肺内压可随肺容积的变化而变化。肺容积的变化是由胸廓的扩大和缩小引起的,而胸廓的扩大和缩小又是由呼吸肌的收缩和舒张造成的。可见,呼吸肌的舒缩活动即呼吸运动是肺通气的原动力。肺通气的直接动力和原动力(图7-27)。

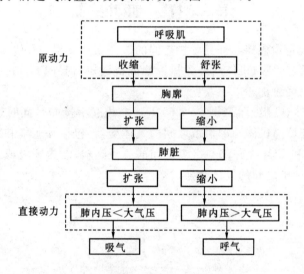

图 7-27 肺通气的直接动力和原动力

(二)呼吸运动形式

呼吸运动(respiratory movement)是指由呼吸肌收缩和舒张引起的胸廓节律性扩大和缩小,以及腹壁的起伏。它包括吸气运动和呼气运动。在不同生理状态下,人体的呼吸运动可以有不同的形式。

人体在安静状态下的呼吸称为平静呼吸(eupnea)。其特点是呼吸运动平衡均匀,呼吸频率约为12~18次/分。在平静呼吸时,吸气是主动的,呼气是被动的。吸气时,膈肌收缩,膈顶下降,胸廓上下径增大;肋间外肌收缩,肋骨上举并外展,带动胸骨上举和前移,胸廓前后径和左右径增大。呼气时,膈肌和肋间外肌舒张,膈顶、肋骨及胸骨复位,胸廓容积缩小(图7-28,图7-29);胸廓容积的扩大和缩小导致肺随之扩大和缩小,肺内压也发生相应改变,于是发生吸气和呼气。人体在活动时,呼吸将加深、加快,称为用力呼吸(labored breathing)或深呼吸(deep breathing),这时不仅有更多的吸气肌,如胸锁乳突肌、胸大肌参与收缩,而且呼气肌如肋间内肌和腹肌等也发生主动收缩,使胸廓和肺容积进一步缩小,呼出更多的气体。因此,用力呼吸时,吸气和呼气都是主动过程。

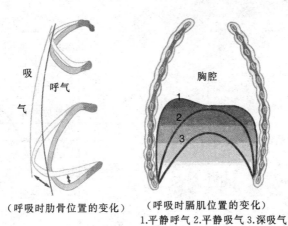

吸气

呼气

吸气

（呼吸时肋骨位置的变化）

胸腔

1
2
3

（呼吸时膈肌位置的变化）
1.平静呼气 2.平静吸气 3.深吸气

图 7-28　呼吸运动过程中肋骨位置及膈肌位置的变化

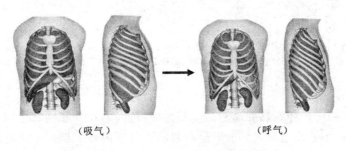

（吸气）　　　　　　　　　（呼气）

图 7-29　呼吸运动过程中胸廓容积的变化

在呼吸过程中，以膈运动为主的呼吸称为腹式呼吸（abdominal breathing），表现为腹壁的起伏；以胸廓运动为主的呼吸称为胸式呼吸（thoracic breathing），表现为胸壁的起伏。正常人体一般为胸腹式混合呼吸。但是，在胸廓活动受限的情况下，如胸膜炎、胸腔积液的患者以腹式呼吸为主，婴儿因其胸廓不发达，呼吸形式也主要为腹式呼吸；而妊娠后期的妇女、腹腔巨大肿块患者、腹水患者则以胸式呼吸为主。

（三）呼吸周期中肺内压和胸膜腔内压的变化

1. 肺内压

肺内压（intrapulmonary pressure）是指肺泡内的压力。肺内压在呼吸周期中可发生规律性变化。吸气之初，胸廓扩大，肺容积随之增大，肺内压暂时下降，低于大气压，空气进入肺泡，随着肺内气体逐渐增加，肺内压也逐渐升高，至吸气末，肺内压已升高到和大气压相等，气流也就停止。呼气之初，胸廓容积减小，肺容积也随之减小，肺内压升高并超过大气压，肺内气体便流出肺，使肺内压逐渐下降，至呼气末，肺内压又降到和大气压相等（图 7-30）。由此可见，正是由于在呼吸过程中肺内压的周期性变化，造成肺内压和大气压之间的压力差，成为推动气体进出肺的直接动力。一旦呼吸停止，便可根据这一原理，用人为的方法造成肺内压和大气压之间的压力差来维持肺通气，这便是人工呼吸。人工呼吸的方法很多，如用人工呼吸机进行正压通气、口对口的人工呼吸、节律地举臂压背或挤压胸廓等。实施人工呼吸时，首先要保持呼吸道畅通，否则，对肺通气而言，操作将是无效的。

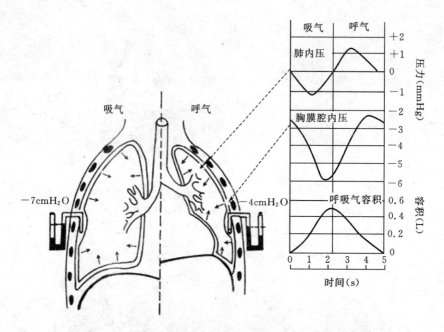

图 7-30　呼吸时肺内压、胸膜腔内压及呼吸气容积的变化

2. 胸膜腔内压

在呼吸运动过程中肺随着胸腔廓的运动而运动,是因为在肺和胸廓之间存在一密闭的胸膜腔。胸膜有两层,即紧贴于肺表面的脏层和紧贴于胸廓内壁的壁层。两层胸膜形成一个密闭的潜在的腔隙,为胸膜腔(图 7-31)。

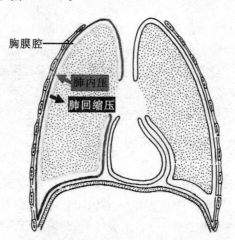

图 7-31　胸膜腔和胸膜腔内压

胸膜腔内仅有少量浆液,浆液分子的内聚力使两层胸膜贴附在一起,不易分开,所以肺就可以随胸廓的运动而运动,此外,浆液在两层胸膜之间起润滑作用,减小呼吸时的磨擦。胸膜腔内的压力称为胸膜腔内压。由于它通常低于大气压,故称为胸膜腔负压(intrapleural pressure,简称胸内负压)。

胸膜腔内压主要受肺回缩压和肺内压两方面的影响。人体在生长发育过程中,由于胸廓的生长速度比肺快,所以人出生后肺始终处于扩张状态。处于扩张状态的肺有回缩的趋势,即存在肺回缩力。由肺回缩力引起的肺回缩压使肺缩小,而肺内压则使肺扩张,两者作用方向相反。因此:

$$胸膜腔内压 = 肺内压 - 肺回缩压$$

在呼气末或吸气末,气流停止,此时肺内压等于大气压,上式可改写为:

$$胸膜腔内压 = 大气压 - 肺回缩压$$

若大气压以 0 计算,则:

$$胸膜腔内压 = -肺回缩压$$

因此,胸内负压主要由肺回缩压所造成。肺泡扩张程度越大,则肺回缩压越大,胸内负压也越负。

胸膜腔负压的生理意义在于:①维持肺泡的扩张状态,使肺紧贴胸廓并随胸廓的运动而运动;②有利于胸腔内静脉血和淋巴液回流。如果胸膜破裂,气体进入胸膜腔内,破坏胸膜腔负压,则肺由于本身的弹性发生回缩,造成肺不张,临床上称之为气胸(图 7-32),严重时不仅影响呼吸功能,也影响循环功能,甚至危及生命。

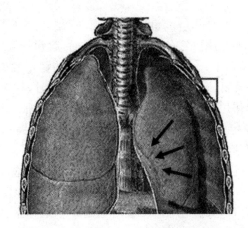

当胸膜破损,肺将由于本身弹性回缩力发生回缩
图 7-32　气胸

四、肺通气的阻力

肺通气的阻力有两类,弹性阻力和非弹性阻力。弹性阻力包括肺弹性阻力和胸廓弹性阻力,约占肺通气总阻力的 70%,是平静呼吸时的主要阻力;非弹性阻力包括气道阻力、惯性阻力和黏滞阻力,约占肺通气总阻力的 30%。

1. 弹性阻力

弹性组织在受外力作用发生形变时,具有对抗形变或回位的力称为弹性阻力(elastic resistance)。弹性阻力的大小与顺应性呈反比关系。顺应性(compliance)是指弹性组织扩张的难易程度,容易扩张者顺应性大,弹性阻力小;不易扩张者,顺应性小,弹性阻力大。

$$顺应性 \propto \frac{1}{弹性阻力(R)}$$

(1)肺弹性阻力　肺弹性阻力主要来自肺泡表面液体层形成的肺泡表面张力和肺弹性纤维的弹性回缩力,以肺泡表面张力为主,约占肺弹性阻力的 2/3。

1)肺泡表面张力:肺泡内表面覆盖着一层薄薄的液体,与肺泡内气体形成液-气界面,因而产生使肺泡趋于缩小的力,称为肺泡表面张力。根据 Laplace 定律,肺泡内压(P)与表面张力(T)成正比,而与肺泡半径(r)成反比,即 $P=2T/r$。根据这一定律,在张力相同的情况下,小肺泡因半径小而肺泡内压大,大肺泡则因半径大而肺泡压小,导致的结果是小肺泡缩小萎缩而大肺泡扩张破裂。实际情况并非如此,在肺泡液-气界面存在肺泡表面活性物质,它可以不同程度降低大小肺泡的表面张力,从而维持大小肺泡压的稳定(图 7-33)。

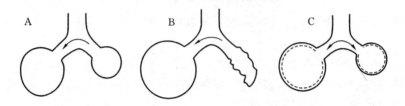

图 7-33 肺泡表面活性物质使大小肺泡容积维持相对稳定示意图

肺泡表面活性物质(alveolar surfactant)是由肺泡Ⅱ型上皮细胞合成和分泌的脂蛋白混合物,其主要成分为二棕榈酰卵磷脂。它分布于液-气界面,起到降低肺泡表面张力的作用。肺泡表面活性物质的生理意义在于:①有助于维持肺泡容积的稳定性。当吸气时,肺泡扩大,肺泡表面活性物质密度减小,降低表面张力的作用减弱;当呼气时,肺泡缩小,肺泡表面活性物质密度增大,降低表面张力的作用增强;通过改变大小肺泡的表面张力从而维持大小肺泡的肺泡内压力,维持肺泡容积的稳定性(图 7-33);②降低吸气阻力,提高肺顺应性,有利于吸气;③防止肺泡内液体积聚,使肺泡内保持相对干燥。

成年人患肺炎、肺血栓等疾病时,可因表面活性物质减少,肺泡表面张力增大而导致吸气阻力增大,甚至发生肺不张和肺水肿。新生儿也可因Ⅱ型上皮细胞发育不完善,导致缺乏表面活性物质而患呼吸窘迫综合征,导致死亡。妇女怀孕时可抽取羊水并检查其表面活性物质的含量,采取措施,加以预防。

2)弹性回缩力:肺组织的弹性阻力主要来自弹性纤维,在一定范围内,肺扩张得越大,弹性纤维的回缩力也越大,构成吸气的阻力,呼气的动力。肺气肿的患者弹性纤维被大量破坏,造成吸入的气体不易被呼出,不利于肺通气。

(2)胸廓弹性阻力　胸廓也有弹性成分,构成胸廓的弹性阻力。与肺弹性阻力相比,胸廓弹性阻力表现为双向性。在平静吸气末,胸廓处于其自然位置,不表现出弹性阻力。在呼气时,胸廓缩小,小于其自然位置,胸廓弹性阻力向外,成为吸气的动力,呼气的阻力。而在吸气时,胸廓扩大,大于其自然位置,胸廓弹性阻力向内,成为吸气的阻力,呼气的动力(图 7-34)。

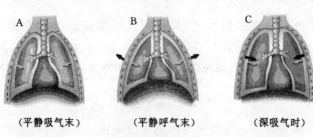

（平静吸气末）　　　（平静呼气末）　　　（深吸气时）

图 7-34 不同情况下肺与胸廓弹性阻力之间的关系

2. 非弹性阻力

非弹性阻力(non-elastic resistance)主要来源为气道阻力。气道阻力是指气体通过呼吸道时,气体分子之间以及气体分子与气道之间产生的磨擦力。气道阻力受呼吸道口径、气流流速和气流形式等因素影响。其中,呼吸道口径的影响最为重要。当气流为层流时,气道阻力与气道半径的4次方成反比。可见,气道口径变小,尤其是小气道口径变小,气道阻力将明显增大,是临床上发生通气障碍最常见的原因之一。

二、肺通气功能的评价

肺通气是呼吸过程的第一环节,呼吸时肺容量和肺通气量的变化,是评价肺通气功能的基本指标。

(一)肺容量

肺容量是指肺所能容纳的气体量。肺容量可随呼吸运动而发生周期性变化,可用肺量计来测量(图 7-35)。

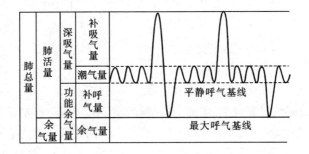

图 7-35　肺总量

1. 潮气量

平静呼吸时,每次吸入或呼出的气体量称为潮气量(tidal volume)。正常成年人潮气量为400~600mL,平均约为500mL,运动时增大。

2. 补吸气量和深吸气量

平静吸气末再尽力吸气,所能吸入的气体量称为补吸气量(inspiratory reserve volume)。正常成年人正常值为1500~2000mL,补吸气量反映了吸气的储备能力。补吸气量与潮气量之和称为深吸气量。

3. 补呼气量

平静呼气末再尽力呼气,所能呼出的气体量称为补呼气量(expiratory reserve volume)。正常成年人补呼气量为900~1200mL,它反映了呼气的储备能力。

4. 肺活量

肺活量和时间肺活量一次最大吸气后,再尽力呼气,所能呼出的最大气体量称为肺活量(vital capacity)。它相当于潮气量、补吸气量和补呼气量之和,反映了一次呼吸所能达到的最大肺通气量,是最常用的评价肺通气功能的指标。正常成年男性平均为3500mL,女性为2500mL。肺活量与年龄、身材、性别、体位和呼吸肌收缩等因素有关,个体差异较大,因此仅适合于自身比较。但由于测量肺活量没有时间的限制,因此,在一些病理情况下,如气道狭窄或肺弹性下降的患者,在延长其呼气时间的情况下,肺活量仍可在正常范围。因而单纯测量肺活量将不能真实反映肺通气功能的好坏。

时间肺活量(timed vital capacity),是指尽力吸气后做尽力尽快呼气所能呼出的气体量,通常以第一秒末,第二秒末和第三秒末呼出的气体量占肺活量的百分数来表示。正常成年人第一秒末呼出的气体量约占肺活量的83%,第二秒末约占96%,第三秒末约占99%。其中第一秒末的时间肺活量最有意义。时间肺活量引入时间的概念,能更客观地评价肺通气的功能,不仅能反映肺活量,而且能反映呼吸道的阻力,目前已为临床广泛采用。

5. 余气量与功能余气量

最大呼气末尚存留于肺内不能呼出的气体量称为余气量(residual volume),正常成年人约为1000～1500mL。余气量是由于最大呼气之末,细支气管,特别是呼吸性细支气管关闭所致。

功能余气量(functional residual capacity)是指平静呼气末,余留在肺内的气体量,相当于补呼气量与余气量之和,正常成人约为2500mL。肺气肿的患者肺弹性减弱,功能余气量增大。

6. 肺总量

肺能够容纳的最大气量称为肺总量(total lung capacity),相当于肺活量与余气量之和,正常成年男性约为5000mL,女性约为3500mL。

(二)肺通气量

1. 每分通气量

每分通气量(minute ventilation volume)是指每分钟进或出肺的气体总量,它相当于潮气量和呼吸频率的乘积。每分通气量随性别、年龄、身材和活动量的不同而有差异。正常成年人平静呼吸时,呼吸频率为每分钟12～18次,潮气量平均为500mL,因此每分通气量可达6～9L。人体在进行强体力劳动或剧烈运动时,每分通气量会增加,最大可达70～120L,称为最大通气量。它反映单位时间内充分发挥全部通气量,是估计一个人能进行多大运动量的生理指标之一。

2. 无效腔和肺泡通气量

每次呼吸时,吸入的气体总有部分没有进入肺泡参加气体交换,而是留在呼吸道内,存留这部分气体的呼吸道容积称为解剖无效腔(anatomic dead space,图7-36),其容积约为150mL。此外,进入肺泡的气体,也可能因为肺内血流不匀的原因末能全部与血液进行交换,这部分末能发生气体交换的肺泡容量称为肺泡无效腔。解剖无效腔和肺泡无效腔合称为生理无效腔。

由于无效腔的存在,每次吸入的气体不能全部进行气体交换,为了衡量有效的通气量,应以肺泡通气量为准。肺泡通气量(minute alveolar ventilation volume)指的是每分钟肺的有效通气量,即吸入肺泡并进行气体交换的新鲜空气量,等于(潮气量－无效腔气量)×呼吸频率。正常成年人平静呼吸时,潮气量为500mL,无效腔为150mL,则每次吸入肺泡的新鲜空气为350mL,假定呼吸频率为每分钟12次,则肺泡通气量为4.2L(表7-2)。

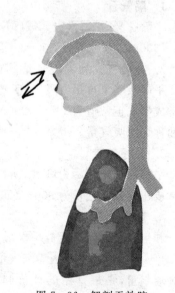

图7-36 解剖无效腔

表 7-2　不同呼吸形式肺泡通气量的比较

呼吸频率 （次/分）	潮气量 （mL）	肺通气量 （mL/min）	肺泡通气量 （mL/min）
16	500	8000	5600
8	1000	8000	6800
32	250	8000	3200

第三节　肺换气和组织换气

一、气体交换的基本原理

呼吸气体的交换包括肺换气和组织换气。两者原理相似,都是以扩散的方式进行交换。无论是气体状态,还是溶解状态,O_2 和 CO_2 总是从压力高处向压力低处转移。气体的分压差越大,气体扩散速率越快。分压差是气体扩散的直接动力,呼吸膜和细胞膜对气体分子的通透性则是气体扩散的前提条件。

(一)气体的分压差

气体的分压(partial pressure)是指混合气体中某种气体成分所占大气总压力中的部分压力。气体的分压差是指两个相邻区域之间某种气体分压的差值,如肺泡气和肺毛细血管静脉血液之间的氧分压不一样,存在分压差。各不同部位之间存在着二氧化碳分压差和氧分压差(表 7-3)。

表 7-3　肺泡气、血液和组织液中氧和二氧化碳分压　mmHg(kPa)

	肺泡气	静脉血	动脉血	组织
PO_2	104(13.9)	40(5.3)	100(13.3)	30(3.9)
PCO_2	40(5.3)	46(6.1)	40(5.3)	50(6.7)

(二)气体的扩散速率

气体扩散速率是指单位时间内气体扩散的容积。气体分压差越大,气体扩散速率越快,除此之外,气体扩散速率还受该气体溶解度、相对分子量影响。其关系式如下:

$$气体扩散速率(D) \propto \frac{分压差 \times 溶解度}{\sqrt{相对分子量}}$$

虽然 CO_2 的分子量较 O_2 的分子量大,并且肺泡与血液间 O_2 分压差是 CO_2 分压差的 10 倍。但 CO_2 在血浆中的溶解度约为 O_2 的 24 倍,根据上式计算,CO_2 在肺部扩散速率约为 O_2 的 2 倍。所以临床上缺 O_2 比 CO_2 潴留更为常见。

二、肺换气与组织换气过程

1. 肺换气过程

肺换气是指肺泡气与肺泡毛细血管血液之间的气体交换过程。当混合静脉血流经过肺泡毛细血管时,不同组织中的气体存在分压差,肺泡气的氧分压为 104mmHg(13.9kPa),大于静脉血的氧分压 40mmHg(5.3kPa),在分压差的推动下,O_2 由肺泡扩散入血液;肺泡气的二氧化碳分压为 40mmHg(5.3kPa),小于静脉血的二氧化碳分压 46mmHg(6.1kPa)。所以,CO_2 由静脉扩散入肺泡,从而完成肺换气过程。O_2 和 CO_2 的扩散速度极为迅速,仅需 0.3s 即可达到平衡。通常情况下,血液流经肺毛细血管耗时 0.7s,当血液流经肺毛细血管全长的 1/3 时,肺换气已基本完成。肺换气的结果使含氧少的静脉血变成含氧丰富的动脉血(图 7 - 37)。

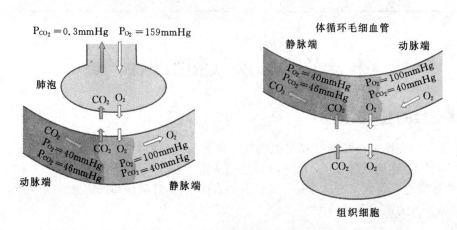

图 7 - 37　肺换气和组织换气过程

2. 组织换气

组织换气是指细胞与组织毛细血管血液之间气体交换的过程。在组织处,细胞因有氧代谢不断消耗 O_2 并产生 CO_2,造成组织内氧分压 30mmHg(3.9kPa)明显低于动脉血氧分压 100mmHg(13.3kPa),O_2 顺着分压差由血液向组织细胞扩散,而二氧化碳分压 50mmHg(6.7kPa)高于动脉血二氧化碳分压 40mmHg(5.3kPa),CO_2 则由细胞向血液扩散。因此,当动脉血流经组织毛细血管时,组织换气的结果使动脉血变成静脉血。

三、影响气体交换的因素

1. 气体扩散速率

凡能影响气体扩散速率的因素,如气体的分压差、溶解度和相对分子质量平方根等都能影响肺换气。

2. 呼吸膜的厚度和面积

肺部气体交换要通过呼吸膜。呼吸膜由六层结构组成(图 7 - 38):含表面活性物质的极薄的液体层、肺泡上皮细胞层、上皮基底膜、肺泡上皮和毛细血管膜之间的间隙、毛细血管的基膜和毛细血管内皮细胞层。虽然呼吸膜有六层结构,但总厚度不到 $1\mu m$,有的部位只有 $0.2\mu m$,气体易于扩散通过。气体扩散速率与呼吸膜厚度成反比关系,与呼吸膜的面积成正比。病理情况下,肺纤维化、肺水肿等患者呼吸膜增厚;肺不张、肺实变、肺气肿或肺毛细血管阻塞等患者呼吸膜面积减少,这些都会导致气体扩散速率降低,肺换气减少,出现低氧血症。

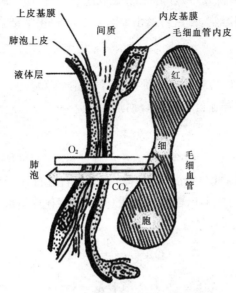

图 7-38　呼吸膜结构示意图

3. 通气/血流比值

通气/血流比值(ventilation / perfusion ratio,简称 V/Q 比值)是指肺泡通气量与肺血流量的比值。正常成年人安静时,肺泡通气量约为 4.2L,而肺血流量约为 5L,因此 V/Q 比值=4.2/5.0=0.84。不难理解,只有当 V/Q 比值适宜时,才能实现高效率的肺换气。V/Q 比值=0.84时,肺泡通气量与肺血流量最为匹配,肺换气的效率最高。如果 V/Q 比值增大,意味着肺泡通气过度或肺血流量不足,此时有部分肺泡气未能与血液实现换气,致使肺泡无效腔增大。反之,如果 V/Q 比值减小,则意味着肺泡通气不足或肺血流量过剩,部分血液流经通气不良的肺泡,混合静脉血中的气体未能得到充分更新,未能成为动脉血就流回了心脏。犹如发生了动-静脉短路,常见于哮喘发作者。因此,V/Q 比值增大或减小,均将降低肺换气效率,导致机体缺 O_2 或 CO_2 潴留(图 7-39)。

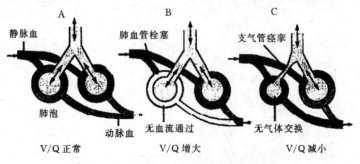

图 7-39　通气/血流比值变化示意图

第四节　气体在血液中的运输

O_2 和 CO_2 在血液中有两种存在形式,物理溶解和化学结合。气体交换时,进入血液中的

O_2 和 CO_2 都必须先溶解,提高分压,然后才能发生化学结合;O_2 和 CO_2 从血液释放时,也必须由化学结合状态转为物理溶解,然后再逸出血液。溶解和化学结合之间处于动态平衡。

一、氧的运输

在动脉血中,O_2 处于物理溶解状态的量很少,约占血液 O_2 总含量的 1.5%,大部分 O_2 进入红细胞以化学结合的方式与血红蛋白结合而运输。

(一)O_2 与血红蛋白的结合

O_2 能够与血红蛋白中的 Fe^{2+} 结合,形成氧合血红蛋白(HbO_2),这一过程称为氧合。氧合反应的方向取决于 P_{O_2} 的高低。肺部 P_{O_2} 较高,反应向右进行,O_2 扩散入血液,HbO_2 生成增多;组织 P_{O_2} 较低,HbO_2 解离成 Hb(去氧血红蛋白)和 O_2,释放出的 O_2 扩散入组织细胞。Hb 和 O_2 的可逆结合表示为:

$$Hb + O_2 \underset{P_{O_2}低(组织)}{\overset{P_{O_2}高(肺部)}{\rightleftharpoons}} HbO_2$$

在 1L 血液中,Hb 最多可结合的 O_2 称为氧容量(oxygen capacity),Hb 实际结合的 O_2 量称为氧含量(oxygen content)。氧含量占氧容量的百分比,称为 Hb 的氧饱和度。

血液中血红蛋白含量多,血液呈鲜红色,如动脉血。如果血液中含去氧血红蛋白多,则血液呈暗红色,如静脉血。如果毛细血管床血液含去氧血红蛋白达 50g/L 以上,则口唇、甲床出现青紫色,称发绀。机体缺氧常常出现发绀。高原地区有些人红细胞增多,Hb 总量多,虽然不缺氧,但毛细血管床血液中去氧血红蛋白量超过 50g/L,也会表现出发绀。反而,一些严重贫血的患者在缺氧时,因为 Hb 总量太少,以至于毛细血管床血液中去氧血红蛋白低于 50g/L,患者并不出现发绀。此外,CO 中毒时,CO 与 Hb 发生结合,也会导致缺氧,此时患者不出现发绀,而是口唇呈现出特有的樱桃红色。

(二)氧解离曲线

血 P_{O_2} 和 Hb 氧饱和度关系可以用氧解离曲线(oxygen dissociation curve,图 7-40)表示。在一定范围内,Hb 的氧饱和度与 P_{O_2} 呈正相关。

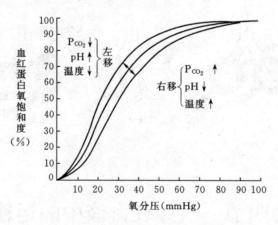

图 7-40 氧解离曲线及其主要影响因素

氧离解曲线具有重要生理意义：①曲线上段，P_{O_2} 在 60～100mmHg(8.0～13.3kPa)范围内变化，这段曲线较为平坦，表明 Hb 的氧饱和度变化不大，保持在 90% 以上。如机体在高空、高原活动时，肺泡 P_{O_2} 适度降低，却没有明显的低氧血症。该段曲线表明了正常动脉血中 P_{O_2} 与 Hb 氧饱和度的关系；②曲线中段，P_{O_2} 在 40～60mmHg(5.3～8.0kPa)范围内变化，这段曲线较陡，表示随血液 P_{O_2} 的降低，Hb 氧饱和度明显降低。如在组织处，P_{O_2} 降低，O_2 被释放出来供组织利用；③曲线下段，血液 P_{O_2} 在 15～40mmHg(2.0～5.3 kPa)范围内变化，该段曲线最陡，表示血液 P_{O_2} 略有下降，HbO_2 就会释放大量的 O_2，反应了组织细胞活动加强时的状态，这段曲线体现了 HbO_2 具有较强的释放 O_2 储备能力。

影响氧解离曲线的主要因素有血液中的 P_{O_2}、pH 和温度。当机体 P_{O_2} 升高、pH 降低、体温升高时，曲线发生右下移，表示 Hb 与 O_2 的结合力降低，HbO_2 更容易释放 O_2；反之，当机体 P_{O_2} 降低、pH 值升高、体温降低时，曲线将发生左上移，表示 Hb 与 O_2 的结合力增高，O_2 释放减少。

二、二氧化碳的运输

血液中 CO_2 主要以化学结合的形式存在，占机体 CO_2 总运输量的 95%，化学结合主要以碳酸氢盐和氨基甲酸血红蛋白两种形式存在，其中碳酸氢盐的形式约占 CO_2 总运输量的 88%。

(一)碳酸氢盐

组织代谢产生的 CO_2 进入血液后，先扩散到红细胞内，在红细胞内的碳酸酐酶的催化下，与水反应生成 H_2CO_3，H_2CO_3 再解离成 HCO_3^- 和 H^+。HCO_3^- 顺着浓度差向红细胞外扩散，与血浆中的 Na^+ 结合，以 $NaHCO_3$ 的形式运输，该反应主要在红细胞内进行，反应速度迅速，是体内 CO_2 运输的主要形式，也是血液中重要的碱贮备形式。在 HCO_3^- 向红细胞外扩散的同时，血浆中的 Cl^- 扩散入红细胞内，维持红细胞内外的电位平衡。红细胞膜对正离子通透性极小，因此红细胞内解离的 H^+ 与 HbO_2 结合，生成 HHb，同时促使了 HbO_2 释放 O_2，供给组织利用(图 7-41)。血液中 HCO_3^- 的形成和分解是可逆的，其反应方向取决于 P_{CO_2} 的高低。在肺部，由于 P_{CO_2} 较低，反应过程与上述方向相反，促使血浆中 HCO_3^- 进入红细胞转变成 CO_2，后者再透过呼吸膜由肺呼出体外。

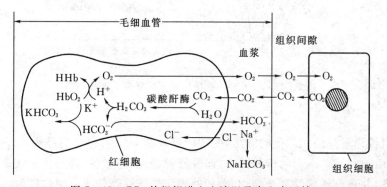

图 7-41 CO_2 从组织进入血液以及在血中运输

(二)氨基甲酸血红蛋白

CO_2 能直接与 Hb 上的自由氨基($-NH_2$)结合,形成氨基甲酸血红蛋白(HbNHCOOH),其反应式如下:

$$CO_2 + HbNH_2 \underset{肺部}{\overset{组织}{\rightleftharpoons}} HbNHCOOH$$

反应迅速,无需酶的催化,在组织毛细血管处,Hb 与 CO_2 的结合;而在肺泡毛细血管中,CO_2 与氨基甲酸血红蛋白解离。

第五节　呼吸运动的调节

呼吸运动是一种自主性的节律活动,其深度和频率可随机体内外环境的改变而发生变化,以适应机体代谢水平的需要。此外,呼吸运动也受大脑意识控制,在某些特殊情况下,如吞咽、说话、排便、潜水时,可暂时屏住呼吸,以保证这些活动的正常进行。本节主要介绍自主性呼吸调节。

一、呼吸中枢与呼吸节律的形成

(一)呼吸中枢

呼吸中枢(respiratory center)是指中枢神经系统内产生和调节呼吸运动的神经细胞群。正常的呼吸运动是在各级呼吸中枢的相互配合下完成的。动物实验表明,在动物的中脑与脑桥之间横断脑干,呼吸节律正常;若在延髓与脑桥之间横断,虽然动物有呼吸,但是呼吸节律变得不规则;而在脊髓与延髓之间离断时,呼吸运动立即停止。这说明正常的呼吸节律产生于延髓,脑桥为呼吸节律的调整中枢,脊髓只是联系脊髓以上脑区与呼吸肌之间的中继站和整合某些呼吸反射的初级中枢(图 7-42)。

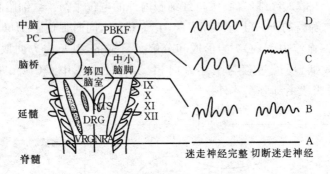

图 7-42　在不同平面横切脑干后呼吸的变化(右)

1. 延髓

利用微电极记录神经元放电的方法,发现中枢神经系统内存在与呼吸运动同步放电的神经元,称为呼吸神经元。它们大体分两组,即吸气神经元和呼气神经元。吸气神经元具有自发性放电的特性,并且能够接受来自肺、咽喉和外周化学感受器传入纤维的投射。呼气神经元的功能可能是在呼气期间,使吸气神经元抑制和引起用力呼气。

2. 脑桥

在脑桥上 1/3 处刺激,可使动物的呼吸由吸气向呼气转变,同时呼吸频率加快;相反,若在脑桥上中 1/3 处切断脑桥,同时切断双侧迷走神经(以消除肺牵张感受器传入冲动,详见后文),可见吸气延长,呼吸频率变慢。这表明在此区有抑制吸气,使吸气向呼气转变的功能,该区域称为脑桥呼吸调整中枢。

3. 高位脑

呼吸运动还受下丘脑、边缘系统、大脑皮层等部位的调节。大脑皮层可随意控制呼吸,在一定限度内可随意屏气或加强加快呼吸,属于随意呼吸系统;而低位脑干则属于自主呼吸节律调节系统,两个系统下行通路不同。临床上有时可观察到自主呼吸和随意呼吸分离的现象,如自主呼吸通路受损的患者,觉醒时可依靠随意呼吸维持肺通气,睡眠时可发生呼吸停止。而当大脑皮层受损的患者,能进行自主呼吸,但随意呼吸功能发生障碍。

(二)呼吸节律的形成

自主呼吸节律的形成机制至今尚未完全阐明,目前被多数学者接受的是局部神经元回路反馈控制假说。该假说认为,在延髓背外侧有中枢吸气活动发生器,它能自发地兴奋,产生吸气;延髓中还存在由多种神经元组成的吸气切断机制,后者兴奋时能切断吸气而发生呼气。吸气切断机制(图 7-43)兴奋的三条通路:①吸气时肺扩张,通过肺牵张反射而兴奋吸气切断机制;②吸气活动发生器兴奋脑桥呼吸调整中枢,进而加强吸气切断机制的活动;③吸气活动发生器直接兴奋吸气切断机制的神经元。当吸气切断机制被激活后,它能够抑制中枢吸气活动发生器,抑制吸气,使吸气转为呼气。

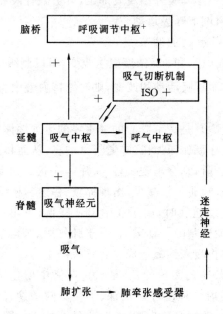

图 7-43　呼吸节律形成假说——吸气切断机制

二、呼吸运动的功能与调节

凡来自呼吸器官本身活动改变和血液中化学成分改变的刺激,都能反射性地影响呼吸运动。

(一)肺牵张反射

由肺的扩张或缩小引起的反射性呼吸变化,称为肺牵张反射(pulmonary stretch reflex)。它包括肺扩张反射和肺缩小反射。

肺牵张反射的感受器分布在支气管和细支气管的平滑肌层中,称为肺牵张感受器。吸气时肺扩张,肺牵张感受器兴奋,发放冲动沿迷走神经传入延髓,兴奋吸气切断机制,抑制吸气神经元,使吸气转为呼气。呼气时肺缩小,肺牵张感受器的受到的刺激减弱,传入冲动减少,解除了对吸气的抑制,再次发生吸气。通常肺牵张反射主要是指肺扩张反射。其生理意义在于防止吸气过深,将吸气转化为呼气。切断迷走神经后,该反射被阻断,使吸气延长,呼吸变深变慢。正常成人仅在深呼吸(潮气量$>0.8L$)时,或病理情况下如肺充血、肺水肿、肺炎等,才能引起该反射,使呼吸变得浅而快。

(二)化学感受性呼吸反射

1. 化学感受器

血液中某些化学物质通过刺激化学感受器,可以反射性地调节呼吸运动。感受器可分为外周化学感受器和中枢化学感受器两种。

(1)外周化学感受器　外周化学感受器位于颈动脉体和主动脉体,当动脉血中 P_{O_2} 降低、P_{CO_2} 或 H^+ 浓度升高时外周化学感受器兴奋,经窦神经和迷走神经传入呼吸中枢,反射性引起呼吸加深加快。

(2)中枢化学感受器　位于延髓腹外侧浅表部位,可被脑脊液和局部细胞外液中的 H^+ 刺激,能反射性地兴奋呼吸中枢,调节呼吸运动。

2. P_{CO_2}、P_{O_2} 和 H^+ 对呼吸运动的调节

动脉血或脑脊液中的 P_{CO_2}、P_{O_2} 和 H^+ 浓度发生改变,可以刺激中枢或外周化学感受器,反射性地引起呼吸活动的变化;而呼吸活动的改变,则对维持血液中各种化学成分的相对稳定具有重要的生理意义。

(1)CO_2 对呼吸的影响　CO_2 是调节呼吸的最重要的生理性体液因子。吸入气中 CO_2 升高能有效地加强呼吸运动,使呼吸加深加快,肺通气量增多,从而将过多的 CO_2 排出体外。但是当吸入气 CO_2 浓度超过 7% 时,则会出现头昏、头痛等症状。如果达到 15%～20% 时,呼吸中枢会被抑制,导致呼吸减弱,肺通气量减少,出现惊厥、昏迷。相反,当动脉血中 P_{CO_2} 过低时,呼吸活动也会减弱,如人在过度通气时,由于血中 P_{CO_2} 降低,可出现呼吸暂停。所以,CO_2 是维持正常呼吸的最有效的生理性刺激。临床上,对于肺气肿、肺心病等缺氧患者给予输氧时,要混合一定浓度的 CO_2,以防止吸入纯氧造成患者呼吸停止。

CO_2 刺激呼吸是通过两条途径实现的,一是通过刺激中枢化学感受器再兴奋呼吸中枢;二是刺激外周化学感受器,反射性地使呼吸加深、加快。两条途径中前者是主要的。血液中 CO_2 能迅速透过血-脑屏障,在碳酸酐酶作用下,与水结合成 H_2CO_3,解离出 H^+,兴奋中枢化学感受器,继而兴奋呼吸中枢,从而导致呼吸运动增强。CO_2 也可以刺激颈动脉体和主动脉体外周化学感受器,兴奋经窦神经和主动脉神经传入延髓呼吸中枢,反射性引起呼吸加深加快。

(2)H^+ 对呼吸的影响　当动脉血中 H^+ 浓度增高时,呼吸加深加快,肺通气量增加;而

H^+ 浓度降低时,呼吸则受到抑制。动脉血中 H^+ 浓度增加主要是通过刺激外周化学感受器,引起呼吸中枢兴奋,使呼吸加强。H^+ 由于不易透过血-脑屏障,故对中枢化学感受器的刺激作用很弱。临床上如糖尿病、肾衰竭或代谢性酸中毒的患者,血液中 H^+ 浓度增高,可观察到呼吸深大现象。

(3)缺 O_2 对呼吸的影响　吸入气体中 P_{O_2} 略有下降时,对呼吸没有明显的影响,只有当吸入气中 O_2 的含量降低 10% 以上,血液 P_{O_2} 降到 60mmHg(8.0kPa)以下时,才能反射性地加强呼吸,使肺通气量增大。低 O_2 对呼吸的刺激作用完全是通过外周化学感受器实现的。低 O_2 对呼吸中枢的直接作用是压抑作用。但是低 O_2 可以通过对外周化学感受器的刺激而兴奋呼吸中枢,在一定程度上可以对抗低 O_2 对中枢的直接压抑作用。但严重缺 O_2 时对呼吸中枢的抑制作用占优势,因而呼吸运动减弱,甚至可以引起呼吸暂停。临床上,严重肺气肿、肺心病患者,由于长期肺换气障碍而导致低 O_2 和 CO_2 潴留,此时中枢化学感受器对 CO_2 的刺激作用发生适应而敏感性降低,因此,低 O_2 对外周化学感受器的刺激已成为驱动呼吸的主要刺激。维持这类患者一定程度的低 O_2 十分重要,若给予患者吸入纯 O_2,则可因突然取消低 O_2 对外周化学感受器的有效刺激而导致呼吸暂停,治疗时应予以注意。

 学而思

1. 临床上宜在何处进行胸穿？由浅入深经过哪些结构？
2. 呼吸全过程包括哪些环节？

（王征　艾恒　安国防）

第八章　消化系统的结构与功能

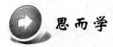
思而学

消化系统是由哪些器官组成的？消化系统的功能是怎样的？

第一节　消化系统的组成与结构

消化系统主要是由内脏器官组成的，是新陈代谢正常进行的物质保证。它主要位于胸腔、腹腔和盆腔内，主要功能就是对食物的消化和吸收。消化系统包括上消化道、下消化道和消化腺三部分，前两者合称为消化管（也可称为消化道）。

上消化道主要由口腔、咽、食管、胃、十二指肠组成；下消化道主要由空肠、回肠、大肠组成（图8-1）。其中十二指肠、空肠、回肠组成小肠；大肠分为盲肠、阑尾、结肠、直肠、肛管五部分。消化腺有两种：大消化腺和小消化腺。大消化腺主要包括唾液腺、肝脏和胰脏，分别是独立的内脏器官，单个或成对存在于消化道外；小消化腺分别存在于消化道黏膜内，由一些小腺体组成，包括唇腺、腭腺、舌腺、胃腺、肠腺等。

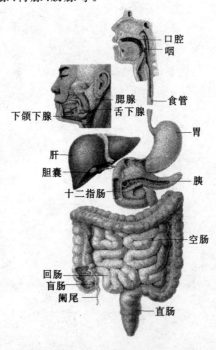

图8-1　消化系统

一、消化管

(一)上消化道

口腔到十二指肠的消化管称为上消化道。

1. 口腔

口腔是上消化道的起始部位,也是整个消化管的起始部位,包括唇、颊、腭、舌、牙、口腔腺体等器官,向前通过口裂与外界相通,向后通过咽峡与咽相连。它由前壁(唇)、两侧壁(颊)、上壁(腭)、下壁(口底)组成,分为口腔前庭和固有空腔两部分。口腔前庭是唇、颊、牙弓和牙龈之间的狭窄腔隙,呈马蹄形;固有口腔是牙弓和牙龈之后,咽峡之前所围成的空间;牙齿紧闭时,这两部分也是相通的,位置是第三磨牙后方的间隙,故此处是临床为昏迷患者插管、吸痰、注入营养的关键解剖位置。

口唇是上、下唇形成的向前的口裂,是上消化道与外界相通的部位;颊是位于口腔两侧的部分颜面;两者都是由皮肤、肌肉和黏膜组成的。在上、下唇内侧的正中央,自唇至牙龈根部,分别有上、下唇系带。颊黏膜上有腮腺管的开口,称为腮腺管乳头,其位置平对上颌第 2 磨牙。

牙齿是人体最坚硬的器官,主要作用是咀嚼食物、辅助发音。它镶嵌在上、下颌骨的牙槽内,分别形成上、下牙弓。从形态上来看,牙齿可分为三部分:牙冠、牙根和牙颈(图 8-2)。其中,牙冠裸露于口腔中,牙根埋在牙槽内,牙颈介于牙冠和牙根之间,被牙龈包裹。牙齿内有髓腔,内容有丰富的血管、神经等组织,形成牙髓,牙髓炎引起的剧烈疼痛是由于牙髓中神经受刺激所致。牙齿在人的一生中有两套(图 8-3、图 8-4):幼年时

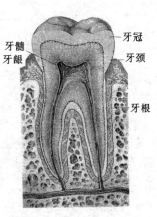

图 8-2 牙的基本构造

的牙齿称为乳牙,共 20 颗,上、下颌各 10 颗;一般情况下是生后六个月开始萌出,三岁出全;乳牙(上齿和下齿)的牙式排列自正中位置向两边依次为乳中切牙、乳侧切牙、乳尖牙、第一、二乳磨牙(图 8-5)。成人时的牙齿称为恒牙,出齐共 32 颗,上、下颌各 16 颗;一般情况下,大约六岁时乳牙脱落,恒牙萌出,大约十四岁时乳牙全部换为恒牙,但智齿萌出晚,在十七岁以后,甚至有的人终身都不萌出;恒牙(上齿和下齿)的牙式排列自正中位置向两边依次为中切牙、侧切牙、尖牙、第一、二前磨牙、第一、二、三磨牙(图 8-5)。

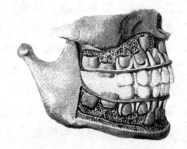

图 8-3 乳牙

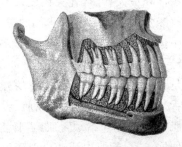

图 8-4 恒牙

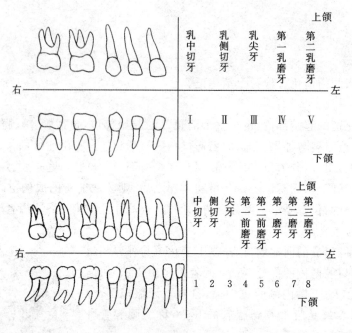

上颌

乳中切牙　乳侧切牙　乳尖牙　第一乳磨牙　第二乳磨牙

右 ———————————————— 左

Ⅰ　Ⅱ　Ⅲ　Ⅳ　Ⅴ

下颌

上颌

中切牙　侧切牙　尖牙　第一前磨牙　第二前磨牙　第一磨牙　第二磨牙　第三磨牙

右 ———————————————— 左

1 2 3 4 5 6 7 8

下颌

图 8-5　乳、恒牙的名称和符号

　　腭为口腔的上界,似穹隆,由硬腭和软腭组成。硬腭占腭前 2/3,主要由上颌骨腭突、颚骨水平板和黏膜形成。软腭占腭后 1/3,主要由腭肌和黏膜等组成;其后斜下方为腭帆,且后缘游离,两侧弯曲向外下方,分别形成两对黏膜皱襞:前方的腭舌弓和后方的腭咽弓,两弓之间有一个三角形隐窝,内有扁桃体,称为扁桃体窝;腭帆后缘正中央有一乳头状垂向下方的突起,称为悬雍垂(图 8-6)。腭帆松弛会导致呼吸障碍,睡眠打鼾,甚至出现呼吸窘迫综合征。悬雍垂、腭帆游离缘、双侧腭舌弓、舌根共同形成咽峡,这是口腔和咽的分界处。

　　舌位于口腔底,是人体重要的语言器官、味觉器官,具有辅助咀嚼、吞咽食物的作用。它主要是由骨骼肌和黏膜构成的。舌分上面的舌背、舌下面及舌侧缘(上、下连接处的两侧缘)(图 8-7)。舌背以"V"形向前的界沟为界被人为分成舌体和舌根:前者约占舌背的前 66.7%,处游离状态,可灵活运动,其前端称为舌尖;后者约占舌背的后 33.3%,以舌肌固于舌骨和下颌骨,其后为游离面,朝向咽部,直达会厌。舌背黏膜上分布有许多小丘突,总称为舌乳头。依形态分为 4 种:丝状乳头、菌状乳头、叶状乳头、轮廓状乳头(图 8-6)。其中丝状乳头数量最多;轮廓状乳头体积最大;叶状乳头在成人不发达。除了丝状乳头外,其他乳头都有味蕾(味觉感受器),具有味觉功能。舌根的背部的黏膜中有丰富的大小不等的淋巴组织,称为舌扁桃体。舌下面正中位置有一自前向后连于口底前部的黏膜皱襞,称为舌系带,其过短会导致发音不清;舌系带后终点两侧有舌下阜,是下颌下腺和舌下腺大管的开口处;舌下阜两侧延续的横形黏膜皱襞是舌下襞,它是舌下腺小管的开口处,并且其深面埋有舌下腺。舌肌为横纹肌,分为舌内肌和舌外肌。舌内肌包括舌纵肌、舌横肌、舌垂直肌,通过这些肌肉的收缩可改变舌的形态。舌外肌(图 8-8)包括颏舌肌、舌骨舌肌、茎突舌肌、腭舌肌四对,以颏舌肌活动为主,使舌向前下方伸展;若一侧肌肉活动出现障碍,患者伸舌时,舌向同侧偏移。

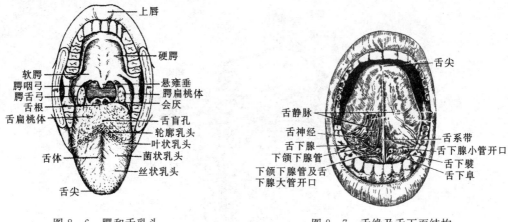

图 8-6　腭和舌乳头　　　　　　　图 8-7　舌缘及舌下面结构

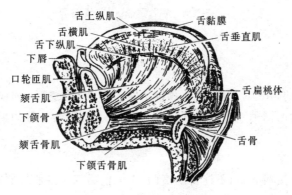

图 8-8　舌外肌

2. 咽

咽接于口腔,是长约为 12cm 的肌性管道,它上宽下窄、前后略扁,形似一个漏斗。咽位于颈椎体前方,向上固定于颅底的蝶骨体附近,向下达第 6 颈椎,于第 6 颈椎下缘水平续于食管。咽有前壁、后壁和侧壁,其前壁不完整,可通入鼻腔、口腔、喉腔;两侧壁有丰富的骨骼肌肌群分布,并有大血管和甲状腺与之毗邻;以咽前方的毗邻(即腭帆游离缘和会厌上缘平面)为界,不太规则的咽腔可被分为鼻咽、口咽和喉咽(图 8-9)三部分,其中口咽和喉咽是消化道和呼吸道共同通道,进食时说话易导致呛咳。

(1)位于颅底与软腭之间的是鼻咽,它向前经鼻后孔与鼻腔相通。鼻咽的侧壁距下鼻甲 1cm 左右有呈镰形的隆起,称为咽鼓管咽口,这是咽通往中耳鼓室的入口,在进行吞咽活动或打哈欠时可调节鼓膜内外的压力;咽部感染时,易继发中耳炎。咽鼓管咽口的前、后和上方有弧形黏膜隆起,称为咽鼓管圆枕,这是辨认咽鼓管咽口的标志。咽鼓管圆枕后方和咽后壁之间有一纵行凹陷,这是鼻咽癌好发部位之一,称为咽隐窝。鼻咽黏膜中有丰富的淋巴组织,位于顶壁及后壁称咽扁桃体,10 岁以后完全;位于咽鼓管咽口附近的称咽鼓管扁桃体。

(2)位于软腭和会厌上缘平面之间的是口咽。它的前下方有舌扁桃体,两侧有腭扁桃体、咽鼓管扁桃体,后上方有咽扁桃体,这些结构共同组成咽淋巴环,其功能主要防御和保护消化道和呼吸道。

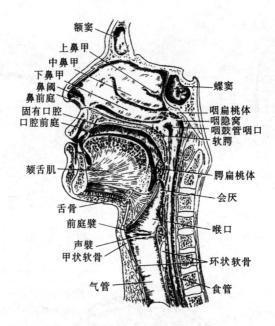

额窦

上鼻甲
中鼻甲
下鼻甲
鼻阈
鼻前庭
固有口腔
口腔前庭

蝶窦

咽扁桃体
咽隐窝
咽鼓管咽口
软腭

颏舌肌

腭扁桃体
会厌

舌骨
前庭襞
声襞
甲状软骨

喉口

环状软骨

气管

食管

图 8-9　咽的结构

（3）续于口咽向下的是喉咽，位于第 6 颈椎下缘与会厌上缘之间，向前与呼吸道相通，向下与食管相连。在喉口的两侧稍下方与甲状软骨之间有一黏膜深窝，称为梨状隐窝，常是异物停滞处，故炎症好发于此。

3. 食管

食管全长 25cm，上接咽喉口，下连胃的贲门，是一前后扁平的肌性器官，入口为骨骼肌，其他部位为平滑肌。位置在第 6 颈椎下缘和第 11 胸椎之间。

以胸骨静脉切迹平面和食管裂孔为界线，自上而下食管可分为三段（图 8-10）：颈段、胸段和腹段，其中颈段长约 5cm，胸段长约 19cm，腹段长约 1~2cm。

根据食管本身的结构及邻近器官的影响，食管又有三个生理性狭窄（图 8-10）：第一狭窄平对第 6 颈椎下缘，位于食管起始部，距离中切牙 15cm；第二狭窄平对第 4、5 胸椎，位于食管和左主支气管交叉处，距离中切牙 25cm；第三狭窄平对第 10 胸椎，位于膈的食管裂孔处，距离中切牙 40cm。这三个狭窄具有很重要的临床意义：它们是异物滞留、肿瘤的好发部位，同时也是消化道插管时参照指标。

4. 胃

胃上口接食管，下口连十二指肠，是中空囊性器官，它的主要功能是容纳和消化食物。它的延展性最好，成人一般可容纳约 1500mL 的食物。此外它还具有分泌某些活性物质（如：盐酸、胃泌素等）的功能。

胃中度充盈时，大部分在左季肋区，小部分在腹上区。一般情况下，胃的位置较固定，它的最高点达第 6 肋间隙，最低点与肚脐水平；其前壁藏于左肋弓下，与肝脏左半侧、膈肌相邻，下部接触腹前壁；后壁与胰脏、左侧的肾及肾上腺、脾脏、横结肠等相邻，这些器官与其系膜共同构成胃床。

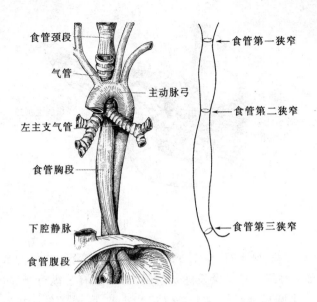

图 8 - 10　食管及其狭窄

（图中标注：食管颈段、气管、左主支气管、食管胸段、下腔静脉、食管腹段、主动脉弓、食管第一狭窄、食管第二狭窄、食管第三狭窄）

　　胃多呈牛角样，有大弯和小弯两个弯；有贲门、胃底、胃体和幽门四个部（图 8 - 11）。胃大弯凸在左下方，胃小弯凹在右上方。贲门部是胃的入口，在贲门处，胃大弯的起始处与食管左侧末端形成一个低于 45°的夹角，称为贲门切迹。贲门切迹水平以上胃的部分称为胃底，其当中常有气泡存在，在 X 线下可显影。胃小弯的最低端有一明显角状转折，称为角切迹，角切迹以上、贲门切迹水平以下构成胃体。胃体以下至胃的出口称为幽门部，临床又叫胃窦部。以幽门部大弯侧的一浅沟为界，幽门部又可分为幽门管和幽门窦，后者近小弯处是溃疡和肿瘤的好发部位。胃黏膜下的肌层比较发达，在幽门处肌肉增厚，形成幽门括约肌，它具有调节胃排空和防食物逆流的作用。

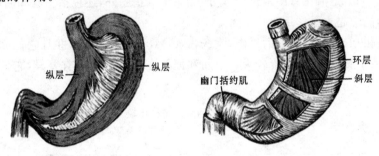

图 8 - 11　胃的形态和结构

（图中标注：纵层、纵层、幽门括约肌、环层、斜层）

5. 十二直肠

　　十二指肠是小肠的起始部分，长 25cm 左右，呈"C"形包绕胰头，可分为四个部分（图 8 - 12）：上部、降部、水平部和升部。

　　十二指肠上部起自胃，在与幽门连接处的附近有一段 2.5cm 的肠管，壁薄、内膜光滑、口径大、无环状皱褶，被称为十二指肠球，此处是溃疡好发的部位。十二指肠上部自起始处向后右方水平走行，在肝脏下方附近急折向下转为降部，形成十二指肠上曲。

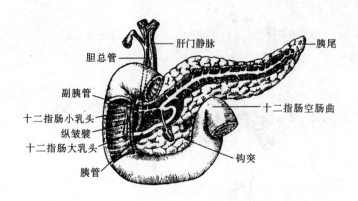

图 8-12　十二指肠和胰腺

十二指肠降部沿胰头的右侧下行,至第 3 腰椎水平向左弯行,移行为水平部,形成十二指肠下曲。十二指肠降部的黏膜环形皱襞发达,在其后内侧壁有一纵行皱襞,该皱襞下方,大约距中切牙 75cm 处,有一个圆形隆起称为十二指肠大乳头,这是胆总管和胰管的分泌口,其稍偏上位置有时可见副胰管的分泌口——十二指肠小乳头。

十二指肠水平部长度最长,约 10cm。自十二指肠下曲,向左越过下腔静脉和第 3 腰椎前方移行为升部。十二指肠升部最短,约 2.5cm,自第 3 腰椎向左上方走行,达第 2 腰椎时向前急转而下,移行为空肠,形成十二指肠空肠曲。十二指肠空肠曲后面的十二指肠悬肌及其表面的覆膜皱襞共同形成十二指肠悬韧带,即 Treitz 韧带,这是临床辨认空肠起始位置的标志。

(二)下消化道

空肠到肛管的消化道称为下消化道。

1. 空肠和回肠

小肠全长 5～7m,是消化管中最长的部分,除了十二指肠外,还包括空肠和回肠,它在食物的消化和吸收功能中起主要作用。

空肠和回肠相互连接,无明显的界限,空肠占 40%,回肠占 60%,并且它们完全被覆膜覆盖,借肠系膜悬系于腹后壁,活动度较大。空肠和回肠在形态结构上有差异,它们各自的特点见表 8-1。

表 8-1　空、回肠的结构比较

形态结构	空肠	回肠
位置	多在左腰区和脐区	常在脐区、右腹股沟区、盆腔
外观	口径较大,管壁较薄,颜色较浅	口径较小,管壁较厚,颜色较深
肠系膜	脂肪含量较少;动脉弓只有 1～2 级,直血管长	脂肪含量较多;动脉弓可达 4～5 级,直血管短
组织结构	空肠上 1/3 有许多环状襞,自上而下逐渐减少;黏膜中多见孤立淋巴滤泡	回肠环状襞稀疏,至下部几乎消失;黏膜中多见集合淋巴滤泡(肠伤寒多发生于此处);回肠末端肠壁上极少数成人有 Meckel 憩室(此处易发炎)

2. 盲肠和阑尾

盲肠长 7cm 左右,是大肠的最上端,下端为一盲端,上延为升结肠,一般固定于右髂窝。在回肠和盲肠的交界处有回盲瓣,该结构存在可防止肠内容物反流。盲肠有三个特征结构(图 8-13):结肠带、结肠袋和肠脂垂,这是判断大肠、小肠的主要标志,其中结肠带有三条,纵行延伸汇于阑尾根部,外科手术时可作为标志找到阑尾。

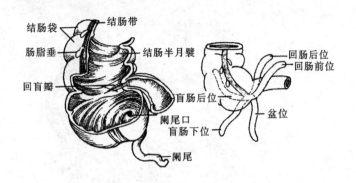

图 8-13 盲肠的三个特征结构

阑尾是一个形似蚯蚓的细管状结构,根部开口于回盲瓣下方约 2cm 处,尖部为游离的盲端。阑尾一般在右髂窝内,但其位置有个体差异:回肠后位、盲肠后位、回肠前位、盲肠下位及盆位(图 8-13),其中前两个位置在临床上比较常见。阑尾根部的体表投影一般以脐和右髂前上棘连线的中、外 1/3 交界点为标志,该点被称为 McBurney 点(麦氏点),该处的在阑尾炎发生时会出现压痛、反跳痛,在临床上有一定的辅助诊断意义。

3. 结肠

结肠围绕在空肠、回肠的周围,呈"M"形,起自盲肠,在第三骶椎前面续接直肠,它也具有和盲肠相同的三个特征结构。按照其位置和形态结肠可分为四个部分(图 8-14):升结肠、横结肠、降结肠和乙状结肠。其中升结肠和降结肠均无系膜,凭借结缔组织附着在腹后壁上,前面和两侧被有腹膜,为腹膜间器官;横结肠和乙状结肠均通过肠系膜连与腹后壁,为腹膜内器官;其中乙状结肠自降结肠,沿左髂窝向后内侧转入盆腔,形成"乙"字形弯曲,移行于直肠,它是肿瘤、肠扭转易发部位。

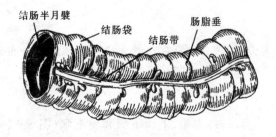

图 8-14 结肠的分部

4. 直肠和肛管

直肠平均长 14cm 左右,上接乙状结肠,下连肛管,走行在骶尾骨前方。直肠在矢状面有两个生理性弯曲(图8-15),分别是骶曲、会阴曲。骶曲后凸,距肛门约7~9cm;会阴曲前凸,距肛门约3~5cm;直肠镜检查时应注意两个生理性弯曲,避免肠黏膜损伤。直肠内侧面自上而下有三个横襞,中间的直肠横襞位置较固定,距离肛门约7cm。直肠镜检查时,可把中间的直肠横襞作为定位标志。此外,直肠的毗邻对于指诊有重要的临床意义,男性直肠的前方与膀胱、前列腺、精囊腺、输精管相邻;女性直肠的前方与宫颈、子宫直肠窝、阴道相邻。

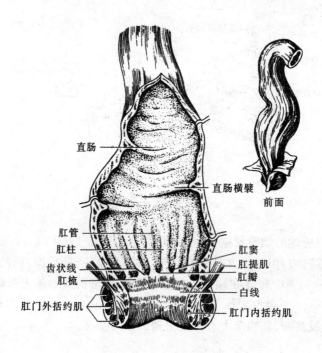

图8-15 直肠和肛管结构

肛管是直肠和肛门之间的消化管,长约3~4cm,位于会阴的肛门三角内。肛管内侧面有纵行黏膜皱襞,称为肛柱;其下端有半月形肛瓣;两者共同形成的小隐窝称为肛窦;肛柱下端与肛瓣连成的锯齿样环行线称为齿状线。以此为界,痔(因肛管黏膜下静脉丛曲张而形成的突起)可分为齿状线以上的内痔和以下的外痔;肛管周围有肛门内、外括约肌,和肛提肌等形成的肌环,有协助和调节排便的作用。

二、消化腺

人体的消化腺有两大类:以独立器官存在的大消化腺和散在分布于消化管壁内的小消化腺,前者以功能为主,它主要包括大唾液腺、肝脏和胰脏。

(一)大唾液腺

大唾液腺位于口腔,共有三对:腮腺、下颌下腺和舌下腺(图8-16)。腮腺位于耳的前下方,是最大的一对唾液腺,形状不规则,从浅面看似三角形;它上到颧弓,下至下颌角,前抵咬肌后端,后深入到下颌后窝内;腮腺管开口于腮腺管乳头,少部分人在腮腺管附近有副腮腺存在。下颌下腺位于下颌下三角内,略呈椭圆形,其开口于舌下阜。舌下腺埋于舌下襞深面,略呈扁长圆形,其大管开口于舌下阜,小管开口于舌下襞。

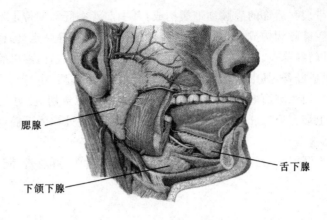

图 8－16　三大唾液腺

(二)肝脏

肝脏是人体中最大的腺体,血管极为丰富,功能极为复杂,就消化功能来说,主要是合成和分泌胆汁。新鲜的肝脏呈红褐色;左右径约为 26cm,上下径约为 15cm,前后径约为 6cm;成年男子肝脏的重量平均约为 1.3kg,女子肝脏的重量平均约为 1.22kg。

1. 肝脏的位置

肝脏大部分位于右季肋区和腹上部,小部分位于左季肋区。肝脏大部分埋入肋中,只有剑突下可露出一小部分,直接与腹前壁接触。肝脏的上界为膈穹窿,下界为肝下缘,一般成人的肝下缘在右肋弓下触及不到。肝脏上方与膈、右胸膜腔、右肺相邻;肝左叶与胃、腹部食管相邻;肝右叶与十二指肠、结肠、右肾及肾上腺相邻,故肝脏疾病时易累及其周边脏器。

2. 肝脏的形态

肝脏外形呈不规则的楔形,分为膈面、脏面、前缘和后缘四部分(图 8－17)。

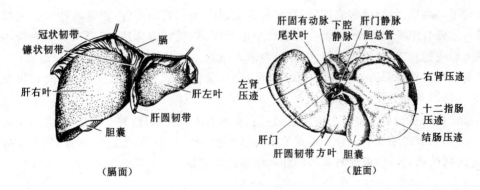

图 8－17　肝脏形态及结构

肝脏的上面为膈面,隆凸,贴在膈下。以膈面中间偏左矢状位的镰状韧带为界,将肝脏分为肝左叶和肝右叶:肝左叶薄、小,肝右叶厚、大。肝脏膈面后部有一菱形区,因没有腹膜包覆而被称为裸区。

肝脏的下面为脏面,与许多腹腔脏器相贴邻。脏面上有三条沟:左纵沟、右纵沟、横沟,形成"H"形沟,将其分成四个叶:肝左叶、肝右叶、方叶和尾状叶(图 8－17)。肝脏的左纵沟是由前部的肝圆韧带裂和后部的静脉韧带裂构成,其中前者有肝圆韧带走行;右纵沟是由前部的胆囊窝和下部的腔静脉沟构成,前者中容纳胆囊,后者有下腔静脉走行;横沟位于中间,又被称为肝门,走行有肝门静脉左、右支,肝固有动脉左、右支,肝左、右管,淋巴管和神经,这些结构被结缔组织包裹,形成肝蒂,其中前三种结构走行的位置关系是后、中、前。

肝前缘是膈面和脏面的分界线,较锐利、薄;其上有胆囊切迹,可见胆囊底。肝后缘圆钝,在腔静脉沟的上端有第二肝门,左、中、右三条肝静脉在此处注入下腔静脉。

3. 肝外胆道

指肝胆汁出肝门之后经过的胆道系统,包括肝左、右管,肝总管,胆囊管、胆囊及胆总管(图8-18)。

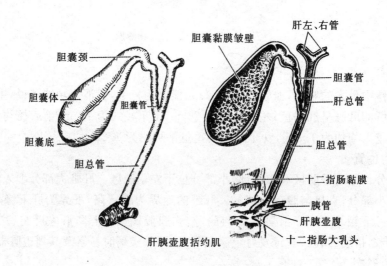

图8-18 肝外胆道的结构

胆囊可储存胆汁,形成胆囊胆汁,它可分为底、体、颈和管四部分;胆囊底在体表的投影是右肋弓与右锁骨中线交界点,有炎症时此处会出现压痛、反跳痛体征;胆囊颈与胆囊管内的部分黏膜可形成螺旋皱襞,称为螺旋襞,此处易嵌入结石。

胆囊三角又称为Calot三角,是由肝的脏面、胆囊管和肝总管构成的区域,内有胆囊动脉走行,是外科手术中寻找该动脉的标志。

胆总管是肝总管和胆囊管汇集而成的。它斜向右下行至胰管,并与之汇合,开口于十二指肠大乳头;胆总管和胰管的汇合处形成的膨大部位称为肝胰壶腹,壶腹周围有Oddi's括约肌(肝胰壶腹括约肌)包绕,进食时参与胆汁和胰液的排放活动。

(三)胰脏

胰脏既是内分泌腺体,又是外分泌腺体,是人体第二大消化腺,它在小肠消化中起非常重要的作用。

胰脏呈长棱柱形,位于胃、横结肠等的后方,平对第1~2腰椎横贴于腹后壁,其后方和许多重要的器官相邻,如下腔静脉、肝门静脉、腹主动脉、左肾及肾上腺等,其左、右侧分别又与脾门、十二指肠相邻。因其位置关系,胰脏疾病早期不易发现,晚期易累及其他器官,继发其他疾病。

新鲜的胰脏质地柔软,呈灰红色,可分为头、颈、体和尾四部分,但各部分之间分界并不明显。胰脏实质内走行有胰管，方向是从胰尾逆向至胰头，最后与胆总管汇合，开口于十二指肠大乳头；有时在胰管的上方分有副胰管，它开口于十二指肠小乳头。

三、腹膜

腹膜是一层光滑的、薄的、较透明的浆膜，它覆盖在腹、盆腔内侧面及其内脏表面。衬覆在腹、盆腔上的称为壁层腹膜，衬覆在内脏器官上的称为脏层腹膜，两层腹膜互相移行，可形成潜在性腔隙，称为腹膜腔。男子腹膜腔是完全封闭的，女子腹膜腔借输卵管腹腔口与外界相通。

腹膜可形成多种结构：网膜（如大网膜）、系膜（如肠系膜）、韧带（如膈结肠韧带），皱褶（如十二指肠上壁）、陷凹等等。此外，腹膜还可将内脏器官分成完全被包裹的腹膜内器官、大部分被包裹的腹膜间器官以及仅一面被包裹的腹膜外器官三种类型。

第二节 消化管各段的消化功能

一、概述

消化（digestion）是指食物在消化管内被分解的过程，消化的方式有两种：机械性消化和化学性消化。机械性消化主要是通过消化管机械性活动，将食物切割、研磨，并使之与消化液充分接触，同时将其向消化管远端推送的过程；化学性消化主要是通过消化管内的消化液把食物中难易吸收的大分子物质水解成可吸收的小分子物质的过程。吸收（absorption）是指被充分消化后的食物通过消化管壁进入到血液和淋巴液的过程。消化和吸收这两个过程密不可分，相辅相成。

（一）消化管平滑肌活动一般规律

消化管的机械性活动是以其管壁的肌肉作为结构基础的。消化管壁中的肌肉主要是平滑肌，口腔、咽、食管上段和肛门外括约肌是横纹肌。消化管平滑肌在进行收缩时有其自身的一些特点：

（1）电兴奋性低，收缩迟缓，潜伏期、收缩期和舒张期均远远长于骨骼肌，且变异大。这有利于适应整体消化活动的需要。

（2）消化管平滑肌能自发进行缓慢的、不规则的节律性运动，这有利于反复进行充分的消化活动。

（3）消化道平滑肌为适应生理活动的需要能作很大的伸展，可被动牵拉为自身原始长度的数倍。这有利于其发挥容纳食物等内容物的作用。

（4）消化道平滑肌经常处于一种持续的、微弱的收缩状态，称为紧张性收缩。这种活动有利于维持胃、肠的基本形态和位置，有利于保持消化管道内的基础压力，同时还为消化器官进行其他各种运动提供平台。

（5）对电刺激敏感性低，对牵拉、化学刺激、温度刺激等特别敏感。实验发现：快速牵拉离体肠道平滑肌，其明显收缩；分别给予微量乙酰胆碱和肾上腺素，其明显收缩和舒张；快速改变其环境温度，平滑肌亦明显收缩；但给予其电刺激，其活动无明显改变。这些适宜刺激构成了消化管活动的局部自然刺激因素。

(二)消化道平滑肌的电活动

消化管平滑肌进行机械收缩之前要先兴奋,即进行电活动。它的电活动与骨骼肌、心肌相比要复杂一些,有三种表现形式:静息电位、慢波电位和动作电位。三种电位密切相关,慢波电位是平滑肌收缩的起步电位,是在静息电位的基础上自发产生的,而动作电位是当慢波电位的电位变化幅度达到其阈电位时爆发的。

1. 静息电位的机制和特点

相比神经细胞和横纹肌细胞,消化管平滑肌细胞的静息电位不稳定、变化幅度较小、数值约为 55mV;其发生机制也是离子机制,即 K^+ 外流所形成的电-化学平衡电位。此外,有研究还发现 Na^+、Cl^-、Ca^{2+} 等离子的跨膜活动和 Na^+ 泵的活动也影响平滑肌细胞的静息电位。

2. 慢波电位的机制和特点

在没有任何刺激的条件下,在静息电位的基础上,消化管平滑肌自发的产生的一小幅度的电位变化,被称为慢波电位,它发生缓慢,有一定的节律性,控制着消化管平滑肌的活动节律,又被称为基本电节律(basic electrical rhythm)。慢波电位是由 Cajal 细胞兴奋传到平滑肌细胞的,也包括除极化和复极化两个过程,其电位变化幅度范围为 10~15mV,时间大约几秒,甚至十几秒,其产生机制未完全清楚,有研究说可能和 Na^+ 泵活动的减弱和增强有关。慢波电位产生的频率在不同的器官有差异,如胃约为 3 次/分,十二指肠约为 11~12 次/分,回肠末端约为 8~9 次/分。

3. 动作电位的机制和特点

慢波电位在受到一些理化刺激(如机械牵拉、刺激迷走神经、乙酰胆碱,等等)时,会进一步除极化,当达到阈电位(约 -40mV)时,就会发生动作电位。和横纹肌相比,消化管平滑肌细胞的动作电位时程较长,约 10~20ms,幅度较低,约 60~70mV。它的除极化过程的机制主要是 Ca^{2+} 的活动,这是一种开放较慢的电压门控型通道介导的内向电流,复极化过程主要是 K^+ 外流引起的。如图 8-19 所示,动作电位位于慢波电位波峰上,有时是单波,有时是几个波,有时是成簇出现,它的频率的多少和平滑肌收缩的幅度成正相关关系。

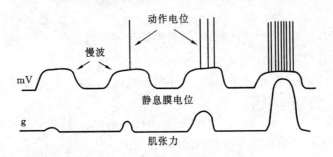

图 8-19 消化道平滑肌电活动模式图

(三)消化腺的功能

消化腺(digestive gland)分为大消化腺和小消化腺,以前者的功能为主,它主要包括大唾液腺、胰腺、肝脏,主要功能是分泌消化液,人的所有消化腺每天分泌消化液的量大约为 6~8L。消化液具有多种生理作用(表 8-2)。

表 8-2　消化液及其作用

消化液的主要成分	作用
水	稀释作用,使其渗透压与血浆相近或相似,有利于食物的吸收
无机物	影响消化道内的酸碱度,为消化酶创造适宜的活性环境
消化酶	水解食物中的大分子物质,使之转变为可吸收的小分子物质
黏液、抗体	避免消化道损伤,保护消化道黏膜作用。

二、口腔内消化

食物在口腔首先进行初始消化,它主要通过口腔的运动及其分泌的唾液来完成对食物的机械性消化和化学性消化。唾液对食物发挥消化作用时,因其在口腔停留的时间较短,其中的消化酶对食物仅能发挥较弱的水解作用。

(一)咀嚼与吞咽

1. 咀嚼

咀嚼是指通过咀嚼肌群的舒缩使下颌向上颌反复进行往返运动的反射活动,这种活动受意识的支配。咀嚼食物时,利用牙齿可对其进行切割、研磨,伴随舌头的搅拌,把食物磨碎,并使之与唾液充分混合在一起,有利于进行化学性消化及下一步的吞咽活动。同时,咀嚼活动进行时会反射性引起其他消化器官的活动,比如胃液、胰液等的分泌,胃和小肠的运动等等。老年人由于牙口不好,影响其机械性消化,当进食固体食物时会增加胃的负担,并且会影响食物的下一步的消化。

2. 吞咽

吞咽是指口腔内的食物经咽部和食管进入胃的过程,它是一个复杂的神经反射活动,受意识的控制。这个过程被人为的分成三个连续的阶段。

第一阶段:从口腔到咽部,是受意识控制的。主要依靠舌头的翻卷活动将食团由舌背推送到咽部。

第二阶段:从咽部到食管的上段,这是个复杂的不可逆的反射过程,不受意识的控制。食团到达咽部时会刺激咽部感受器,反射性地引起咽部肌群的收缩,导致软腭上移,咽后壁前凸,关闭鼻咽通道;声带内收,关闭声门,喉头上移贴住会厌,关闭气管。同时食管上口张开,食团就经咽部顺利进入到食管当中。

第三阶段:沿食管向下行行至胃的喷门处。它主要靠食管的蠕动来实现。所谓的蠕动(peri-stalsis)是指通过消化道平滑肌有规律的舒缩活动将食物向前推送的一种波形运动,是消化管平滑肌所共有的一种运动形式。它的表现如图 8-20 所示:食团上端的环行肌收缩形成收缩波,下端的纵行肌舒张形成舒张波,并且收缩波和舒张波依次下行,从而把食团向下推送,直到胃中。吞咽是复杂的、典型的反射性动作,它的基本中枢位于延髓,其

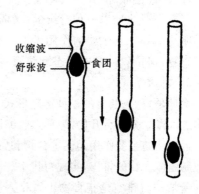

图 8-20　食管蠕动模式

传入和传出神经纤维走行在第V、IX、X、XII对脑神经中，支配舌、喉、咽部肌肉的活动。患者在昏迷、深度麻醉时，易发生吞咽障碍，使食物误入气管引起窒息，应该加强护理。

（二）唾液及其作用

1. 唾液的理化性质

唾液无色、无味，pH约为6.6～7.7，主要由口腔内三对大唾液腺，即腮腺、颌下腺、舌下腺，分泌而成，每日分泌量约为1.0～1.5L。它的主要成分包括水、无机物和有机物，其中水占总量的绝大部分，约99%；无机物主要有 Na^+、Ca^{2+}、K^+、HCO_3^-、Cl^- 等；有机物主要有黏蛋白、球蛋白、唾液淀粉酶、溶菌酶、氨基酸、尿素、乳铁蛋白等。

2. 唾液的作用

唾液有多方面的作用包括：①湿润和溶解食物，从而有利于咀嚼和吞咽，并且能引起味觉。②清洁和保护口腔。唾液可清除口腔中的食物残渣，中和有害物质，其中含脯氨酸的蛋白质能保护牙釉质。③唾液中的淀粉酶能水解食物中的淀粉，使之转变为有甜味的麦芽糖，该酶的活性发挥最适的 pH 为7.0。④唾液中的溶菌酶能杀菌。⑤排泄作用。进入体内的一些重金属物（汞、铅等）及微生物（病毒等）可随着唾液的分泌进入到口腔中，进而排出体外。

三、胃内消化

胃是消化管道中最富有伸展性的器官，主要作用是容纳和消化食物。

（一）胃的运动

食物在胃内的机械性消化的方式是胃的运动，由胃壁内平滑肌活动完成的，其头区运动较弱，尾区运动较强。胃的运动的主要作用可归纳为三方面：①容纳大量的食糜；②实现对食糜的机械性消化；③实现胃排空。

胃的运动的主要形式有三种：

1. 容受性舒张

当咀嚼和吞咽时，由于食物对咽和食管等处的感受器的刺激，可通过迷走神经活动引起胃底和胃体的平滑肌舒张，胃容积扩大，能达到约1.5L，此称为胃的容受性舒张。通过这种运动，使胃适应容纳和贮存食物的功能，当大量食物入胃时胃内压不会发生明显的改变，避免食物过早进入小，有利于食物在胃内的充分消化。

2. 紧张性收缩

胃壁平滑肌处于一种持续的、微弱的收缩状态称为紧张性收缩。空腹时活动较弱，进食后活动明显加强。其主要的作用是增加胃内压，控制胃内容物的排出；促进食物与胃充分混合；推送食物，保持胃的基本形态和位置。

3. 蠕动

蠕动是胃、肠共有的一种运动形式。胃的蠕动起自于其中部，然后逐渐波及到幽门，它是在食物进入胃5分钟后开始，为环形收缩波，3次/分，大约1分钟传到幽门，接近幽门时活动明显增强。胃蠕动的主要作用是促进食物和胃液的混合；磨碎食物，实现机械性消化；增加胃内压，推进和控制固体食物的排出，实现胃排空。一次蠕动，可将1～2mL的食糜排入十二指肠中。

所谓的胃排空是指食物由胃排入十二指肠的过程，它随着胃的蠕动开始。它发生的原始动力是胃的蠕动，直接动力是胃内压与十二指肠内压形成的压差。一般来说，食物的排空速度与食物的理化性状及化学成分有关,稀的、流质的食物排空的速度快于稠的、固体的食物,小颗粒的快于大颗粒的,等渗的快于非等渗的。就三大营养物质来说:糖的排空速度最快,蛋白质次之,脂肪最慢。一般情况下,食物完全排空需要 4～6 小时。

胃排空主要受胃内容物的体积、肠-胃反射和体液因素的影响:

(1)胃的内容物 食物进入胃后引起机械性扩张刺激,通过迷走-迷走神经反射和壁内神经丛反射,使胃的运动增强,胃排空加快,胃内的食物越多,胃排空的速度越快。

(2)肠-胃反射 肠-胃反射是指进入十二指肠内的食糜的酸、脂肪、形成的渗透压及其对肠道的机械性扩张,通过刺激感受器,反射性地抑制胃的运动和胃排空的活动。当食物被小肠吸收,酸被中和时,肠胃反射消失,重新实现胃排空,如此反复,使人进食时出现间断性的胃排空活动。

(3)体液调节 胃窦部的 G 细胞可分泌促胃液素,使运动加强,胃排空加速。小肠黏膜可释放多种激素,如促胰液素、抑胃肽等,来抑制胃的运动和胃排空。

(二)胃液及其作用

食物的化学性消化主要是通过胃液来实现的。胃液是由胃腺和胃黏膜上皮细胞分泌的液体。胃腺包括胃和食管连接处的贲门腺、位于胃底和胃体的泌酸腺以及幽门部的幽门腺。

1. 胃液的理化性质

纯净的胃液是一种无色透明的强酸性液体,pH 约为 0.9～1.5。胃液的主要成分包括水、无机物和有机物。无机物主要包括 Na^+、K^+ 的氯化物和 HCl 等,有机物主要包括胃蛋白酶原、黏液、内因子等,成年人每日正常分泌量约 1.5～2.5L,它的这些成分与它的生理作用密切相连。

2. 胃液的作用

胃液的作用是通过它的各种成分来完成的,其中最主要的成分是盐酸、胃蛋白酶原、内因子和黏液。

(1)胃酸 是由泌酸腺的壁细胞分泌的,这个过程是个主动的过程(图 8-21):壁细胞从血液中摄取或代谢产生 CO_2,在碳酸酐酶的作用下与 H_2O 结合形成 H_2CO_3,解离为 HCO_3^- 和 H^+,H^+ 被主动分泌到腺泡腔,HCO_3^- 和血液中的 Cl^- 交换,使之也被转运到分泌小管,与 H^+ 结合成 HCl,HCl 借助于壁细胞膜上的 H^+ 泵分泌入胃腔中。此外,有人认为 H^+ 是由 H_2O 分解产生的,生成的 OH^- 被 H_2CO_3 分解产生的 H^+ 中和。根据这个原理,临床上溃疡性药物现在常用 H^+ 泵抑制剂(奥美拉唑等)来抑制胃酸的过度分泌。胃酸在分泌时有几种常见的表示方法(表 8-3)。

表 8-3 胃酸分泌表示法

表示法	正常值(mmol/h)	含义与特点
基础排酸量	0～5	空腹时单位时间内的排酸量,24h 内 5 至 11 时量最少,18 至次日 1 时最多
最大排酸量	20～25	进食或药物刺激时单位时间内排酸量,其分泌多少与壁细胞有关
游离酸	110～135	以游离形式存在的 HCl,决定胃液的 PH 值
结合酸	15～30	与蛋白质结合的酸
总酸	125～165	游离酸和结合酸的总和

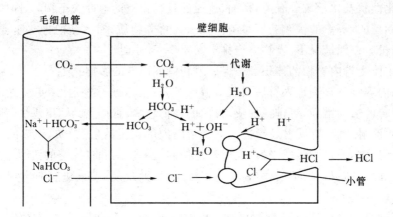

图 8-21 胃酸分泌模式图

胃酸的作用主要包括：①胃酸可激活胃蛋白酶原，使之变成有活性的胃蛋白酶，并为之提供适宜的 pH 环境；②胃酸可使食物中的蛋白质变性，易分解；③胃酸可杀灭进入胃内的细菌；④胃酸可刺激小肠分泌胰液、胆汁和小肠液；⑤胃酸有利于钙、铁在小肠中的吸收。胃酸分泌障碍的患者，会影响蛋白质消化，引起细菌的滋生，小肠中的消化液分泌减少，导致胃胀，消化不良等症状；但胃酸过多对胃和十二指肠黏膜有侵蚀作用，易引发溃疡。

（2）胃蛋白酶原　泌酸腺的主细胞和黏液细胞分泌胃蛋白酶原，它本身无活性，在盐酸的催化下才能转变为有活性的胃蛋白酶，产生的胃蛋白酶可继续激活胃蛋白酶原，形成一个连锁式正反馈过程。通过胃蛋白酶的催化作用，蛋白质主要被水解为胨和胨，还有少量多肽和氨基酸。胃蛋白酶在 pH 为 2.0～3.0 左右时活性最强，pH 增大至 6.0 以上时无活性。故临床上治疗消化不良时，常需胃蛋白酶和稀盐酸同时应用。

（3）内因子　内因子是由泌酸腺的壁细胞分泌的一种糖蛋白，其分子量约为 5 万～6 万，它和维生素 B_{12} 有很强的亲和力，保护维生素 B_{12} 不被小肠中的水解酶分解，并促进其在回肠的吸收。维生素 B_{12} 也是红细胞生长发育的必要物质，因此，胃大部切除时，内因子生成障碍，影响红细胞成熟，引起巨幼红细胞性贫血。

（4）黏液　胃黏液主要是由表面上皮细胞、胃腺的黏液细胞分泌的，主要成分是糖蛋白，它的黏滞性强，约为 30～260，在胃黏膜表面覆盖有约 $500\mu m$ 的凝胶层，能避免粗糙的食物对黏膜的机械性损伤；同时黏液参与形成黏液-碳酸氢盐屏障（mucus-bicar bonate barrier），避免强酸和胃蛋白酶对黏膜的侵蚀，从而发挥其保护胃黏膜的作用（图8-22）。

胃黏液覆盖在胃黏膜表面，胃黏膜的非泌酸细胞分泌 HCO_3^-，两者共同形成黏液-碳酸氢盐屏障，胃腔中的 H^+ 和黏膜表面 HCO_3^- 在黏液层相遇时发生中和反应，形成 pH 梯度，越近胃腔 pH 越小，近黏膜 pH 越大，近黏膜时其 pH 值接近于中性，

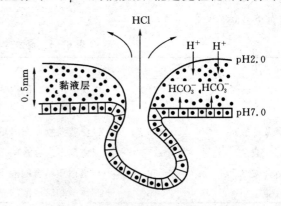

图 8-22　黏液-碳酸氢盐屏障模式图

有效的防止了胃酸和胃蛋白酶对胃黏膜的侵蚀作用。

四、小肠内消化

食物的消化最主要的阶段是在小肠中进行的,通过小肠的运动和小肠内的消化液来完成,经过小肠的消化后,食物基本已经被转化为可吸收的小分子物质了。

(一)小肠的运动

小肠的运动形式主要有三种:分节运动、紧张性收缩和蠕动。

1. 分节运动

分节运动是小肠特有的运动形式,主要发生在食糜所在的肠管段,是一种以环形肌为主的节律性收缩和舒张活动。进食后,有食糜的小肠上的环形肌多点同时收缩,把食糜分割成许多节段。之后,原来收缩部位舒张,舒张部位收缩,使原来的节段分为两半,且相邻的两半重新组成若干个新的节段,如此反复活动,形成分节运动(图 8-23)。分节运动的意义在于使食糜和小肠中的消化液充分混合,使食糜与小肠壁紧密接触,挤压肠壁,为消化和吸收提供有利的条件。正常情况下,小肠的上段和下段分节运动的频率有差异,如十二指肠的运动频率每分钟约 11 次,回肠末端的频率每分钟约 8 次。

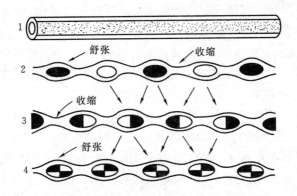

图 8-23　分节运动模式图

2. 紧张性收缩

紧张性收缩是小肠其他形式运动的基础,指的是小肠平滑肌的一种持续的、微弱的收缩状态,空腹时即存在,进食后明显加强。它生理意义在于维持小肠的基本位置和形态;促进小肠内的食糜和消化液充分混合,有利于化学性消化;帮助食糜向小肠的远端推送。

3. 蠕动

在小肠的任何部位均可发生蠕动,它经常与分节运动并存,重叠于分节运动之上,速度由近向远逐渐减慢,配合分节运动,把食糜向前推送到新的肠段。

小肠的蠕动很慢,其速度约为 0.5～2.0cm/s,不能传远,但受食物刺激时会出现一种进行速度快、传播距离较远的蠕动,称为蠕动冲,它可以把食糜从十二指肠的起始端一直推送至大肠,为下一步消化作好准备。在十二指肠和回肠末端还常出现逆蠕动,使食糜在肠管内来回移动,延长其在小肠的停留时间,这有利于食糜的充分消化和吸收。肠蠕动时还会产生肠鸣音,即肠管内的水、气体等被推动而产生的声音。肠蠕动亢进时,肠鸣音增强;肠蠕动减慢时,肠鸣音减弱或消失。

(二)小肠内的消化液及其作用

小肠内有三种消化液:胰液、胆汁和小肠液,其中胰液是所有的消化液中消化能力最强、消化食物最全面的消化液。

1. 小肠内的消化液的理化性质

(1)胰液 是无色、无味、透明的等渗碱性液体,pH 值为 7.8～8.4,是由胰腺的腺泡细胞和小导管的管壁细胞所分泌的,正常成人每日分泌胰液量约为 12L。胰液的主要成分有水、无机物和有机物。无机物主要包括 Na^+、K^+、Cl^-、HCO_3^- 等物质,有机物主要包括各种消化酶,如胰淀粉酶、胰脂肪酶、胰蛋白酶和糜蛋白酶等。胰液的消化作用与其成分密不可分。

(2)胆汁 是一种有苦味的有色液体,是由肝细胞合成并被小肠分泌入肠腔的,健康成人每日分泌量约 800～1000mL,它分为肝初生的肝胆汁和经胆囊储存的胆囊胆汁。胆汁的颜色取决于胆色素的种类和浓度,肝胆汁呈金黄色或桔棕色,pH 约为 7.4;胆囊胆汁因被浓缩颜色呈深绿色,pH 约为 6.8。胆汁的成分很复杂,主要包括水,Na^+、K^+、Ca^{2+}、HCO_3^-、Cl^- 等无机盐,胆盐、胆色素、胆固醇及卵磷脂等有机物。胆汁中没有消化酶,胆盐是胆汁中参与消化吸收的主要成分,并且它与胆固醇保持一定比例是维持胆固醇呈溶解状态的必要条件,若胆固醇过多或胆盐减少时,胆固醇易沉淀形成结石。

(3)小肠液 是一种弱碱性等渗液体,pH 约为 7.6,是由十二指肠腺和小肠腺分泌的,正常成人每日分泌量约为 1～3L。小肠液的主要成分包括水分、无机物、肠致活酶、黏蛋白、免疫球蛋白等。

2. 小肠内消化液的作用

(1)胰液的作用 ①碳酸氢盐的主要作用是中和进入十二指肠内的胃酸,保护小肠黏膜,为小肠内各种消化酶的活动提供适宜的 pH 环境。②胰淀粉酶可水解淀粉,效率很高,可将淀粉水解为麦芽糖、糊精和麦芽寡糖。胰淀粉酶在 pH 为 6.7～7.0 时活性最强。③胰脂肪酶只存在于胰液中,是脂肪水解酶,可将脂肪水解为甘油、甘油一酯和脂肪酸,其作用的最适 pH 为 7.5～8.5。胰脂肪酶在发挥作用时必须有一种小分子蛋白质——辅酯酶的参与,通过辅酯酶的"锚定"作用,使胰脂肪酶附着在脂肪颗粒的表面,进而发挥其水解作用。④胰液中的蛋白酶都是以无活性的酶原形式存在的,当胰液进入小肠后,胰蛋白酶原被肠液中的肠致活酶、盐酸、组织液以及胰蛋白酶本身激活成胰蛋白酶,继而再激活糜蛋白酶原。胰蛋白酶和糜蛋白酶都分别能将蛋白质水解为胨和胨,若两者联合作用,消化能力增强,可将蛋白质水解为小分子多肽和氨基酸。此外,胰液中还有一些其他的水解酶,如羧基肽酶、核糖核酸酶、脱氧核糖核酸等,分别可水解多肽和核酸。

(2)胆汁的作用 胆汁的作用主要是靠胆盐来完成的。它与胆固醇及卵磷脂形成乳化剂,能降低脂肪的表面张力使其乳化成脂肪微滴,分散在肠腔内的水溶液中,增加与胰脂肪酶的接触面积,加速脂肪的分解消化;它可以与脂肪产物以及脂溶性维生素(A、D、E、K)合成水溶性的复合物——混合微胶粒,透过肠黏膜表面的薄层静水层,被小肠吸收;它与胆固醇、卵磷脂保持恰当的比例存在,是维持胆固醇溶解状态的必要条件,防止胆结石的形成;此外,通过肠-肝循环,90％以上进入小肠中的胆盐被重吸收回机体内,通过血液输送到肝脏,参与胆汁的合成,发挥利胆作用。

（3）小肠液的作用　小肠液可润滑食物,中和胃酸,保护肠黏膜,并且参与形成消化酶适宜的 pH 环境;可稀释和溶解肠内容物,并使其转变为等渗液或近似等渗液,这有利于食物的消化和吸收;小肠液中的肠致活酶可激活胰液中的胰蛋白酶原,使之转变为有活性的胰蛋白酶,进而水解蛋白质。此外,小肠上皮细胞中还有多肽酶、双糖酶、肠酯酶等其他水解酶,这些酶只在细胞内有活性,使食物进入小肠上皮细胞内后进一步彻底的消化。

五、大肠内消化

食物进入大肠之前基本已被彻底消化,故大肠没有重要的消化活动。它主要的作用是吸收水分和无机盐;合成并吸收维生素 B 和维生素 K 等物质;形成、储存、排出粪便。

（一）大肠的运动

大肠主要的运动形式有分节或多袋推进运动、袋状往返运动和蠕动。它运动缓慢,对刺激不敏感。

（1）分节或多袋推进运动　指的是一个结肠袋或一段结肠收缩,使其内容物被推移到下一个或下一段的运动形式,发生在一个结肠袋的称为分节推进运动,发生在一段结肠的则被称为多袋推进运动。进食后或结肠受到拟副交感神经药物刺激时,这种运动增加。

（2）袋状往返运动　常见于空腹时,主要由环行肌不规则的收缩所引起,使结肠袋中的内容物做双向短距离的移动,但不向前推进。

（3）蠕动　大肠的蠕动是由一些稳定向前的收缩波组成,速度较慢,约 $1\sim2$ cm/min,它的推送力强可将内容物向前推送。大肠有一种进行速度快、传播距离远的蠕动,被称为集团蠕动。它常见于晨起或进食后,始于横结肠,可将一部分大肠内容物直接推送至乙状结肠或直肠而产生便意。

（二）排便反射

食物残渣在大肠内停留时间较长,其大部分水分、无机盐被大肠黏膜吸收后,再经过细菌的发酵和腐败作用,借助于黏液的连结形成粪便。它主要是由食物残渣、脱落的肠上皮细胞、大量的细菌、胆色素衍生物、黏液等组成。

正常人在一般情况下直肠内没有粪便,通过肠的蠕动,当粪便被推送到直肠后,可刺激直肠壁压力感受器,冲动经盆神经和腹下神经传至脊髓腰骶部初级排便中枢,同时上传至大脑皮层高位中枢,产生便意。当条件允许时,高位中枢发出兴奋性冲动,经盆神经传到降结肠、乙状结肠和直肠,使其平滑肌收缩,肛门内括约肌舒张,同时,阴部神经的活动受到抑制,肛门外括约肌也舒张,使粪便排出体外;若条件不允许,高位中枢下传抑制性信息,阻止排便。在排便时,腹肌和膈肌收缩,使腹内压增加,可促进粪便的排出。

排便反射（图 8-24）是随意活动,受大脑皮层控制的,若经常抑制排便,会降低直肠对粪便刺激的敏感性,使粪便在直肠内停留时间过长,因水分被吸收变得干硬难排出,引起便秘。

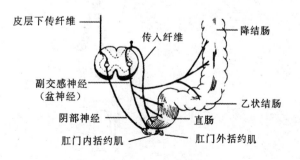

图 8-24　排便反射模式图

(三)大肠液及其作用

大肠液是一种浓稠的弱碱性液体,主要由大肠腺的柱状上皮细胞和杯状细胞分泌的,pH约为 8.3～8.4。大肠液成分主要包括黏液和碳酸氢盐,还含有少量的二肽酶和淀粉酶。它主要作用是保护肠黏膜,润滑粪便,几乎无消化食物作用。

第三节 吸收

正常人体所需要的营养物质包括水、电解质、无机盐、维生素等都是经过消化管吸收进入人体的。所谓吸收是指食物中的成分或其消化产物,通过消化道黏膜上皮细胞进入血液和淋巴的过程。它对于机体正常生命活动的进行具有非常重要的生理意义。

一、吸收的部位

消化管不同部位的食物的吸收能力差别很大,这与消化管各部的结构组织的特异性以及食物在该部分的成分、停留的时间有关。一般情况下,口腔和食管基本没有吸收食物的能力,但口腔可以吸收少数的药物(如硝酸甘油);胃仅能吸收少量的酒精和水;小肠是食物吸收的主要场所,大部分的营养物质是在十二指肠和空肠被吸收掉的;大肠主要吸收水分、盐类和一些维生素(如 B 族维生素、维生素 K)。

小肠是营养物质吸收的主要场所,这是因为:①小肠黏膜具有吸收能力,小肠黏膜为单层柱状细胞,其细胞膜上有各种转运蛋白。②小肠有巨大的吸收面积。小肠长约 3～4 米,小肠黏膜具有许多环状皱褶,皱褶上有大量的绒毛,绒毛上又有大量的微绒毛(图 8-25)。这些结构使小肠的吸收面积增大 600 倍,约 200m²。③小肠绒毛中有丰富的微循环血管和淋巴管,绒

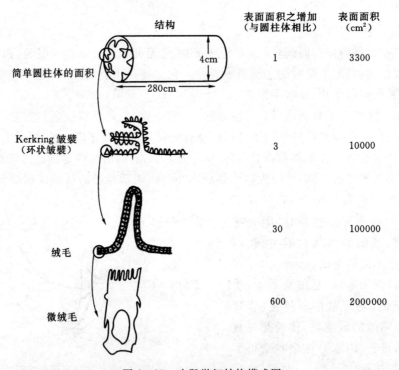

结构	表面面积之增加 (与圆柱体相比)	表面面积 (cm²)
简单圆柱体的面积	1	3300
Kerkring 皱襞 (环状皱襞)	3	10000
绒毛	30	100000
微绒毛	600	2000000

图 8-25 小肠微细结构模式图

毛在神经体液因素作用下可产生有节律的伸缩运动,促进绒毛内血液和淋巴的回流,有助于吸收。④食物在小肠停留的时间长,约 3~8h,有充分的吸收时间。⑤食物在小肠内已经被消化分解为适于吸收的小分子物质。

二、吸收的途径与方式

小肠吸收主要是通过跨细胞途径和细胞旁途径来完成的,另外,还可以通过渗透作用吸收部分溶质。跨细胞途径表现为可吸收小分子物质通过小肠黏膜上皮细胞的腔面膜进入细胞,再通过其基底侧膜进入细胞间隙,进而入血液或淋巴液被吸收;细胞旁途径表现为可吸收的小分子物质直接通过细胞间的紧密连接进入间隙,之后转入其附近的血管内或淋巴管内被吸收。

它主要的吸收方式包括:被动转运(即单纯扩散、载体转运、通道转运、渗透)、主动转运(原发性主动转运和依赖于 Na^+ 活动的继发性主动转运)、出胞和入胞。

三、营养物质的吸收

(一)淀粉的吸收

淀粉被水解之后,主要以单糖的形式被吸收,只有少量的二糖被吸收,它主要吸收的部位在小肠的上段。各种单糖吸收的速度有差异,半乳糖最快,葡萄糖、果糖吸次之,甘露糖最慢;肠腔内的单糖主要是葡萄糖。

葡萄糖吸收的途径主要是跨细胞途径。其机制是与 Na^+ 的吸收相耦联,逆浓度差进行的继发性主动转运。葡萄糖在肠道中借助于肠黏膜上皮细胞管腔膜上的 Na^+ 依赖性葡萄糖转运体进入细胞,再通过基底膜上相应载体转运入血液(图 8-26)。

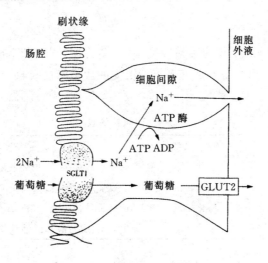

图 8-26　葡萄糖吸收模式图

(二)蛋白质的吸收

蛋白质的水解产物主要包括氨基酸,还有少量的二肽、三肽以及一些未经消化的蛋白质,它们主要吸收的部位也是在小肠的上段。氨基酸的吸收途径和机制与单糖的相类似,借助于小肠绒毛上皮细胞的顶端膜上的多种 Na^+ —氨基酸转运体,与 Na^+ 吸收耦联实现继发性主动转运;它们可以转运多种氨基酸:酸性、碱性、中性氨基酸与亚氨基酸。二肽和三肽主要借助于 Na^+—肽同向转运体来进入细胞,并且它们进入细胞后,很快被二肽、三肽酶水解为氨基酸。故吸收入血的蛋白质形式几乎全部是氨基酸。

(三)脂肪的吸收

脂肪吸收的主要形式是甘油、甘油一酯和脂肪酸,它们大多是脂溶性的,必须与胆盐结合成水溶性混合微胶颗粒,才能透过肠黏膜上皮细胞表面的静水层到达细胞的微绒毛,进而扩散入细胞内。进入细胞的长链脂肪酸、甘油一酯、胆固醇等被吸收入细胞后,重新合成甘油三酯,与载脂蛋白形成乳糜微粒,在高尔基体处形成囊泡,最终以出胞的方式离开上皮细胞,进入淋巴管(图8-27);而中、短链脂肪酸和甘油一酯、甘油等,因为是水溶性的物质,可直接扩散入血液。因为人的膳食中,长链脂肪酸较多,所以脂肪的吸收途径以淋巴为主。

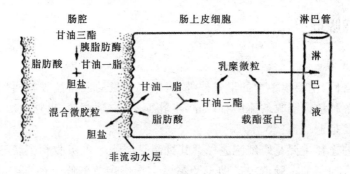

图8-27 脂肪的吸收模式图

(四)无机盐的吸收

不同的无机盐在小肠的吸收的难易程度不同,单价碱性盐(如 Na^+、HCO_3^- 等)的吸收的速度快于多价碱性盐(如 Fe^{2+} 等),能使钙离子沉淀的盐不能被吸收。有关无机盐的吸收基本情况见下表8-4。

表8-4 无机盐的吸收

无机盐	吸收部位	吸收机制	吸收的特点
Na^+	小肠	主动转运	借助于 Na^+ 泵的活动进行主动转运
负离子	小肠	被动转运	Na^+ 被泵入细胞后,吸引负离子进入细胞
Fe^{2+}	小肠上部	易化扩散	三价铁不易被吸收,二价铁才易被吸收
Ca^{2+}	小肠	主动转运	维生素D、脂肪酸和酸性环境时易吸收

(五)水的吸收

成人每日摄取水量约为1.5L,消化腺分泌的消化液的量约6.0～7.0L,故每日由胃肠吸收的水高达8L。水分的吸收部位主要在小肠,大肠也可以吸收少量的水分。在小肠内水分的吸收是个被动过程,主要以渗透方式来完成的,靠各种溶质(特别是NaCl)引起小肠黏膜内外产生渗透压差,驱动水分吸收。此外,通过缝隙连接水分还可以经细胞旁途径被吸收。

(六)维生素的吸收

水溶性维生素包括维生素 $B(B_1、B_2、B_6)$、PP、C,主要以易化扩散的方式在小肠上段吸收入血,但维生素 B_{12} 必须与内因子结合形成复合物才能在回肠吸收。脂溶性维生素包括维生素A、D、E、K,吸收时需由胆盐协助才能被吸收,进入小肠黏膜细胞后与胆盐分离,再通过扩散进入血液和淋巴,它们的吸收机制和脂肪的吸收相类似。

四、药物的吸收

大多数药物主要是以单纯扩散的方式吸收入血的,药物在吸收时会受到药物性质的影响。一般情况下,分子量小于 200D、脂溶性大的、极性小的药物易吸收;药物分弱酸性和弱碱性,前者在胃中即可被吸收,后者主要在小肠吸收;也有少数药物(如5-氟尿嘧啶)的吸收是以转运体为媒介的主动转运方式来实现的;此外,固体药物不能被吸收,片剂型、胶囊剂型的药物在胃肠吸收时必须先崩解、溶解后才可能被吸收。根据药物吸收的特点,临床给药时可采用多种途径,如口服给药、注射给药、呼吸道给药、经皮给药等,其中口服给药是最常用的给药途径。

第四节　消化器官活动的调节

消化器官的生理活动能适应机体的需要,除了各消化器官彼此配合外,它还需要与其他系统的生理功能相协调,这与神经调节和体液调节密不可分。

一、神经调节

(一)自主神经

自主神经包括交感神经和副交感神经两类;除口腔、咽、食管上段及肛门外括约肌外,消化管的其他部位均受交感神经和副交感神经的双重支配;其中的副交感神经活动对消化功能的影响较大,这有利于消化器官的运动和消化液的分泌(图8-28)。

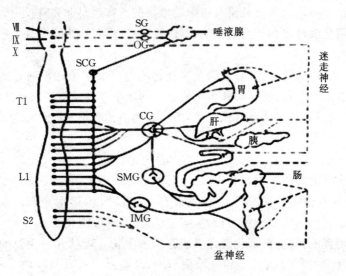

图8-28　消化器官外来神经支

1. 交感神经及其作用

交感神经起自于第 5 胸椎,达第 3 腰椎,在颈上神经节、腹腔神经节和肠系膜上、下神经节换元后,节后纤维末梢分布到唾液腺、胃、肝脏、胰脏、胆囊、肠。交感神经兴奋时,消化器官的活动大多会受到抑制,表现为:胃肠运动减弱,消化腺分泌减少,胆囊舒张,括约肌收缩,抑制胆汁排放;其机制和神经末梢释放的神经递质——去甲肾上腺素有关。

2. 副交感神经及其作用

副交感神经走行在迷走神经和盆神经中,迷走神经起自于延髓迷走神经背核,盆神经起自于骶髓。其中,前者神经纤维进入消化管后,在壁内神经丛进行换元,之后其节后纤维支配胃、肠、肝脏、胰脏、胆囊;后者神经纤维末梢直接支配远端结肠和直肠。副交感神经兴奋时,消化器官的活动大多会增强,表现为:胃肠运动增强,消化腺分泌增加,胆囊收缩,括约肌松弛,促进胆汁排放;其作用机制和神经末梢释放的神经递质——乙酰胆碱有关。

(二)内在神经

消化管的内在神经是指消化管壁内的神经丛,简称为壁内神经丛,包括肌间神经丛和黏膜下神经丛,分布在食管中段至肛门的绝大部分消化管壁内,它们相互联系,共同在消化管组成一个内在神经系统,称为肠神经系统。壁内神经丛中含有感觉神经元、中间神经元和运动神经元,进入消化管壁的自主神经将胃肠壁各种感受器及效应器联系起来,构成一个相对独立的、完整的局部神经反射系统。当食物对消化管壁的机械和化学刺激,可通过壁内神经丛引起消化道运动和消化腺分泌。

(三)消化器官活动的反射性调节

消化器官神经调节是靠各种神经反射来完成的,它包括非条件反射和条件反射,其神经中枢位于延髓、丘脑下部、边缘叶和大脑皮质等处。

1. 非条件反射

食物进入口腔,对口腔黏膜的机械性、化学性、温度刺激,通过中枢神经反射性引起的唾液分泌的过程是非条件反射;食物进入胃,直接刺激胃壁感受器,通过迷走-迷走反射和壁内神经丛反射,引起胃液、小肠内消化液分泌及胃运动增强的过程也是非条件反射;此外,小肠中食糜直接引起的小肠消化液分泌和小肠运动增强,以及肠-胃反射均为非条件反射。

2. 条件反射

食物的形状、颜色、气味、进食环境以及对食物的语言文字描述等通过刺激视觉、嗅觉、听觉等感受器反射性地引起胃、肠运动和消化液分泌均属于条件反射。通过条件反射,提高了机体的适应力,使消化器官的活动具有预见性,为更好的消化食物做好准备。

二、体液调节

调节消化器官活动的体液因素有很多,主要的是胃肠激素,它指的是胃肠道黏膜的内分泌细胞合成和分泌的生物活性物质。胃肠激素有 40 多种,化学本质都是蛋白质,分子量在 2000~5000左右。它们的作用大致可归纳为三方面:①调节消化腺的分泌和消化道的运动;②影响其他激素的释放;③刺激消化道黏膜或腺体的生长。现就几种主要的胃肠激素及其作用见表 8-5。综上消化器官的神经和体液调节中,某些器官有其自身的一些特点:胃和小肠内的消化液受神经和体液的双重调节,但小肠内的消化液的分泌主要受体液调节的影响;口腔内的消化活动只受神经调节。

表 8 - 5　五种主要胃肠道激素及其作用

激素名称	分布部位	分泌细胞	主要生理作用	释放刺激物
促胃液素	胃窦、十二指肠	G 细胞	促进胃酸和胃蛋白酶的分泌,延缓胃排空,促进胃肠运动和消化道黏膜生长	蛋白质产物、乙酰胆,机械扩张
缩胆囊素	十二指肠、空肠	I 细胞	促进胰液(以消化酶为主),促进胆汁排放,加强小肠和结肠的运动和胆囊收缩,抑制胃排空,促进胰外分泌部的生长	蛋白质产物、脂肪酸
促胰液素	十二指肠、空肠	S 细胞	促进胰液(以分泌 H_2O 和 HCO_3^- 为主)、胆汁分泌,收缩,抑制胃肠运动和胃液分泌,促进胰外分泌部的生长	盐酸、脂肪酸
抑胃肽	十二指肠、空肠	K 细胞	抑制胃运动和胃液分泌,刺激胰岛素分泌,抑制胃排空	脂肪、葡萄糖和氨基酸

学而思

如何预防消化性溃疡的发生？急性胃肠炎时为什么不适宜食用油腻的食物？

（薛红）

第九章 泌尿系统的结构与功能

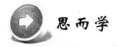 **思而学**

尿液是如何形成的？

泌尿系统(urinary system)由肾、输尿管、膀胱、尿道组成(图 9-1)。主要功能是排出机体新陈代谢产生的废物(如尿素、肌酐以及多余的无机盐和水等)，以保持机体内环境稳定。肾生成尿液，经输尿管到膀胱储存，当尿液达到一定量后，经尿道排出体外。此外，肾还有内分泌功能，能产生肾素、促红细胞生成素等。

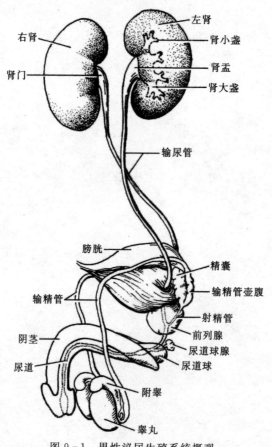

右肾 左肾 肾门 肾小盏 肾盂 肾大盏 输尿管 膀胱 精囊 输精管壶腹 射精管 输精管 前列腺 尿道球腺 阴茎 尿道球 尿道 附睾 睾丸

图 9-1 男性泌尿生殖系统概观

第一节　泌尿系统的组成与结构

一、肾

(一)位置和形态

肾(kidney)是实质性器官,左右各一,形似蚕豆(图9-2),可分为上、下端,前、后面,内、外侧缘。肾的内侧缘的中央凹陷处称肾门(renal hilum),是肾动脉、肾静脉、肾盂、淋巴管和神经的出入部位。肾门向肾实质内的凹陷称肾窦(renal sinus),内有肾小盏、肾大盏、肾盂及肾血管等。

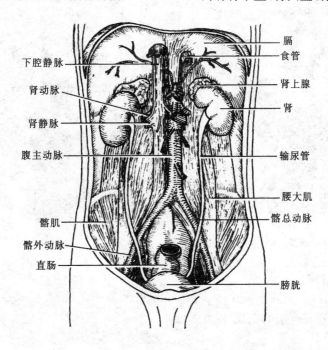

图9-2　肾的形态和位置

肾位于腹后壁、脊柱的两侧,属于腹膜外位器官。左肾略高于右肾(约一个椎间盘高度)。左肾约在第11胸椎下缘至第2腰椎下缘之间;两肾门约平对第1腰椎。小儿肾较成人低。在腰背部,肾门的体表投影点位于竖脊肌外侧缘与第12肋形成的夹角处,称肾区(renal region);肾疾病患者叩击该处可引起疼痛。

(二)被膜和固定

肾的被膜自外向内是肾筋膜、脂肪囊、纤维膜(图9-3)。肾筋膜分前后两层,在肾的下方不封闭。肾的正常位置由肾被膜、肾血管、邻近器官、腹内压、腹膜等维持;当肾的固定因素不全时,可造成肾下垂。

(三)结构

1. 肾冠状剖面的结构

肾由被膜、实质和肾窦组成。实质分为浅部的肾皮质(renal cortex)和深部的肾髓质

(renal medulla)。肾皮质血管丰富、颜色较深,其伸入髓质部分称肾柱(renal column);髓质颜色淡,由 15~20 个肾锥体(renal pyramid)组成,肾锥体的尖端是肾乳头(renal papillae),朝向肾窦,肾乳头上有许多乳头管的开口。肾窦内可见肾小盏(minor renal calices)包绕肾乳头,2~3 个肾小盏合成一个肾大盏(major renal calices),2~3 个肾大盏合成略扁漏斗状的肾盂(renal pelvis),肾盂出肾门后变细并下行,移行为输尿管(图 9-4)。

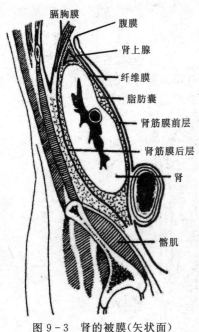

图 9-3 肾的被膜(矢状面)

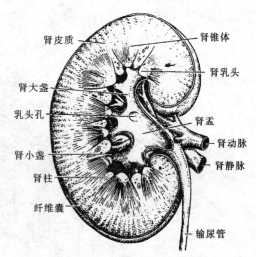

图 9-4 右肾冠状切面(后面观)

2. 肾的组织结构

实质内有大量泌尿小管(uriniferous tubule),肾间质由血管、神经及少量结缔组织组成。泌尿小管由肾单位和集合小管组成(图 9-5)。

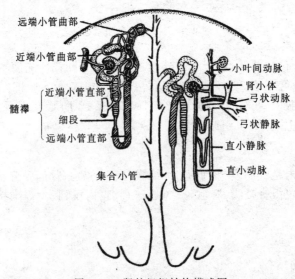

图 9-5 肾的组织结构模式图

（1）肾单位（nephron） 是肾的基本结构和功能单位，由肾小体和肾小管组成，每个肾约有100万个肾单位。

肾小体（renal corpuscle）：呈球形，位于肾皮质内，由血管球（glomerulus）和肾小囊（renal capsule）组成（图9-6）。每个肾小体一极与血管相连称血管极，另一极与近端小管曲部相连称尿极。血管球是一团蟠曲成球状的毛细血管，在血管极连于较粗短的入球微动脉与较细长的出球微动脉之间，由一层有孔内皮细胞及其基膜组成；血管球毛细血管之间有血管系膜。肾小囊是肾小管起始处膨大凹陷并包裹血管球而成的双层囊，肾小囊外层由单层扁平上皮构成，内层由紧贴血管球毛细血管外面的足细胞构成（图9-7），两层之间是肾小囊腔。足细胞（podocyte）胞体较大，由胞体发出较大的初级突起，每个初级突起又分出许多指状的次级突起，次级突起以栅栏状覆于毛细血管外面，突起之间的裂孔处有裂孔膜覆盖。当血液流经血管球毛细血管时，血浆内的物质经过有孔的内皮细胞、基膜和裂孔膜进入肾小囊腔成为原尿，这三层结构称滤过屏障（filtration barrier）或滤过膜（filtration membrane）。

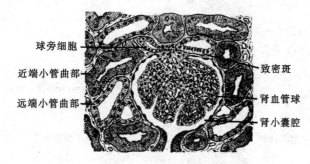

图9-6 肾皮质的组织结构

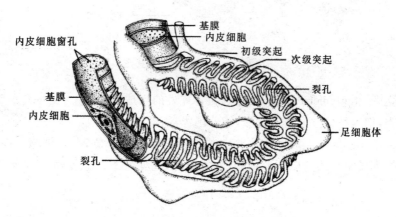

图9-7 滤过膜超微结构模式图

肾小管（renal tubule）：包括近端小管（曲部和直部）、细段和远端小管（直部和曲部），是一条细长而弯曲的管道，近端小管曲部与肾小囊相连，盘曲在肾小体的周围，近端小管直部伸入髓质与细段、远端小管直部一起构成的"U"形结构称髓袢或称肾单位袢，远端小管曲部也盘曲在肾小体周围，末端连接集合小管。近端小管是肾小管中最长最粗的，由单层立方或锥体形细胞构成，细胞界线不清，游离面有刷状缘。电镜下，刷状缘是大量密集排列的微绒毛，它扩大了管腔面的吸收表面积。细段管细壁薄,由单层扁平上皮构成。远端小管管腔较大,由单层立方上皮构成,细胞质染色较浅,界线较清楚,游离面无刷状缘。肾小管的主要执行重吸收、分泌和排泄的功能。

(2)集合小管(collecting duct) 集合小管以多个弓形集合管连接远端小管曲部的末端,进入髓质后直行称直集合管,至肾乳头称乳头管。集合小管的上皮由单层立方上皮逐渐变成单层柱状上皮。集合小管的功能与远端小管曲部相同,在醛固酮和抗利尿激素的调节下,重吸收水、钠,排出钾。

(3)球旁复合体(juxtaglomerular complex) 也称肾小球旁器(juxtaglomerular apparatus),包括球旁细胞、致密斑等、极周细胞、极垫细胞等(图9-8)。

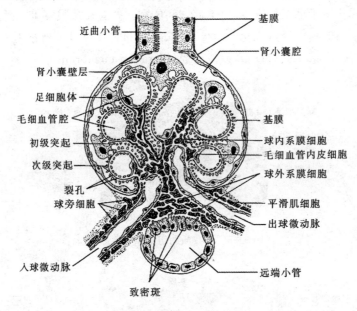

图9-8 球旁复合体模式图

球旁细胞(juxtaglomerular cell):在近血管球处的入球微动脉上,由平滑肌细胞特化形成的上皮样细胞,细胞呈立方形或多边形,能分泌肾素、促红细胞生成素。

致密斑(macula densa):在远端小管曲部靠近血管球的一侧,上皮细胞呈高大柱状(核多位于顶部),排列紧密形成的椭圆形结构,称致密斑;此处是 Na^+ 感受器,能影响球旁细胞分泌肾素。

二、输尿管

输尿管(ureter)左右各一,长约25~30cm,起于肾盂,在腹后壁经腰大肌前方下行,在骨盆上口附近跨髂总动脉分叉处入盆腔,在坐骨棘附近向前到膀胱底斜穿膀胱壁,开口于输尿管口。输尿管全长有三处狭窄,分别位于输尿管起始处,小骨盆入口处(跨髂血管处),斜穿膀胱壁处。肾和输尿管结石易滞留在这些狭窄处。

三、膀胱

(一)形态和位置

膀胱(urinary bladder)是一个储存尿液的囊状器官,其形态、大小和位置随尿的充盈程度的不同而有较大的变化,成人容量一般为 350~500mL,新生儿约 50mL。膀胱空虚时呈三棱锥体形(图9-9),膀胱尖朝前上,膀胱底朝后下,膀胱体在膀胱底与膀胱尖之间,膀胱颈位于膀胱的最下部,有尿道内口开口。

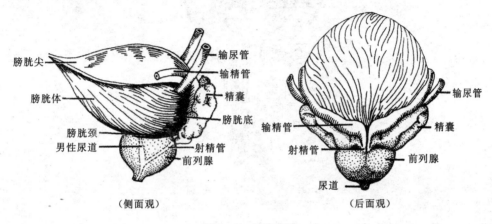

图 9-9 男性膀胱

膀胱空虚时位于盆腔前部、耻骨联合的后方;膀胱充盈时,膀胱尖向上超过耻骨联合上缘,膀胱上面的腹膜也随之上移,膀胱的前下壁与腹前壁直接相贴。临床上,膀胱充盈状态下,在耻骨联合上缘进行膀胱穿刺术,可避免伤及腹膜。膀胱后方,男性与输精管、精囊、直肠毗邻(图9-9),女性与子宫颈、阴道上部相邻;下方男性与前列腺相邻,女性与尿生殖膈相邻(图9-10)。

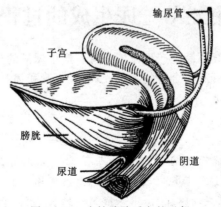

图 9-10 女性膀胱后方的毗邻

(二)结构

膀胱壁由黏膜、肌层和外膜构成。膀胱空虚时,除膀胱底以外的其他黏膜上有许多皱襞,膀胱充盈时消失。在在膀胱底内面,两输尿管口与尿道内口之间的三角形区域称膀胱三角

(trigone of bladder)(图 9 - 11),此区域黏膜平滑无皱襞,是肿瘤和结核的好发部位。膀胱黏膜的上皮为变移上皮;肌层由平滑肌构成,又称膀胱逼尿肌,在尿道内口处环形肌增厚形成膀胱括约肌;膀胱上部及底部的外膜为浆膜,其余为纤维膜。

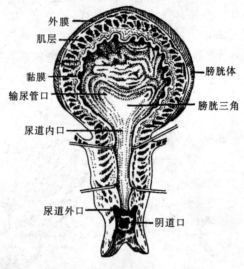

图 9 - 11 女性膀胱和尿道

四、尿道

尿道(urethra)是排尿的管道,男性兼有排精功能。

女性尿道(female urethra)起于膀胱颈的尿道内口,沿阴道前壁下降,穿尿生殖膈,止于阴道前庭的尿道外口。女性尿道短(长约 3～5cm)且直,与阴道口及肛门较近,易引起逆行性泌尿系统感染。

第二节 尿生成的过程

血液流经肾脏后能够连续不断地产生尿液。肾脏产生尿液的过程包括三个相互联系的环节:①肾小球的滤过;②肾小管和集合管的重吸收;③肾小管和集合管的分泌。

知识链接

肾的血液循环与肾的功能有密切关系,其特点有:①肾动脉粗短,直接来自腹主动脉,血压高,血流大,约占全身血量的 1/5,有利于生成尿液、排出代谢产物;②肾动脉在血管球及球后两次形成毛细血管,前者入球微动脉粗短,出球微动脉细长,有利于原尿的生成;后者有利于肾小管对原尿的重吸收;③髓质内的"U"形血管襻与肾单位襻伴行,有利于肾小管和集合小管的重吸收和尿液的浓缩。

一、肾小球的滤过功能

血液经过肾小球毛细血管时,血浆中的水和小分子物质经过滤过膜进入肾小囊腔内形成原尿的过程,称为肾小球的滤过(glomerular filtration)。微量化学分析表明,原尿除了蛋白质含量极少之外,其所含有的各种晶体物质的成分和浓度都与血浆中的浓度非常接近,而且渗透压及酸碱度也与血浆相似,所以说原尿是血浆的超滤液而不是分泌物。超滤液的生成是尿生成的第一步。

(一)肾小球滤过的的结构基础

肾小球滤过的结构基础是滤过膜,是位于肾小球毛细血管和肾小囊之间的结构,由内向外分为三层:毛细血管内皮细胞层、基膜、肾小囊脏层足细胞的足突层。滤过膜三层结构既有大小不等的孔道,构成滤过膜的机械屏障;又有带负电荷的糖蛋白覆盖,构成滤过膜的静电屏障。因此,血浆中的物质通过肾小球滤过膜的能力取决于被滤过物质分子的大小和其所带的电荷。研究表明:有效半径小于2.0nm的带正电荷或呈电中性的物质,如水、Na^+、尿素、葡萄糖等,均可自由的通过滤过膜上的微孔;有效半径大于4.2nm的物质不能滤过;而有效半径在2.0~4.2nm之间的各种物质,则随分子的有效半径的增加而滤过量逐渐降低。血浆白蛋白分子量96000,有效半径为3.5nm,但由于白蛋白带负电荷,因此,难以通过电学屏障,所以正常情况下,原尿中几乎无蛋白质。以上结果表明,滤过膜的通透性不仅取决于滤过膜孔径的大小,还取决于滤过膜所带的电荷。在病理情况下(如肾小球肾炎),肾脏滤过膜上所带负电荷的糖蛋白减少或消失,就会导致血浆白蛋白滤出到原尿中,从而出现蛋白尿。研究还发现,电学屏障的作用不如机械屏障明显,故某些带负电荷的微小物质也可以顺利通过滤过膜。

(二)肾小球滤过作用的动力

肾小球滤过作用的动力是肾小球有效滤过压(effective filtration pressure)。其组成与组织液生成的有效滤过压相似,即:促使原尿生成的力量与阻止原尿生成的力量的差值。促进原尿生成的动力包括肾小球毛细血管静水压和肾小囊内超滤液胶体渗透压;阻止原尿生成的力量包括肾小球毛细血管内的血浆胶体渗透压和肾小囊内的静水压。但由于肾小囊内的原尿几乎不含蛋白质,故肾小囊内超滤液的胶体渗透压接近为0mmHg,因此肾小球有效滤过压=肾小球毛细血管静水压-(血浆胶体渗透压+肾小囊内压)(图9-12)。肾小球有效滤过压越大,肾小球滤出的原尿就越多;反之,原尿生成减少。当滤过阻力和促进滤过的动力相等时,有效滤过压降为零,称为滤过平衡,此时滤过停止。

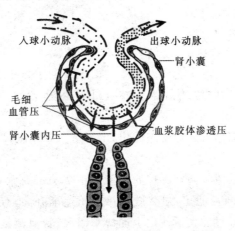

图9-12　肾小球有效滤过压示意图

当血液经过肾小球毛细血管时,在肾小球有效滤过压的作用下,血浆中的水和小分子物质通过滤过膜进入肾小囊腔形成原尿。单位时间(每分钟)内两肾生成的原尿量或超滤液量,称为肾小球滤过率(glomerular filtration rate,GFR)。正常成人肾小球滤过率约为125mL/min。肾小球滤过率和肾血浆流量的比值称为滤过分数(filtration fraction,FF)。每分钟肾血浆流量约660mL,故滤过分数为(125/660)×100%=19%,即约有1/5的流经两侧肾脏的血浆由肾小球滤入肾小囊腔形成了原尿。肾小球滤过率和滤过分数可作为衡量肾小球滤过功能的重要指标。

(三)影响肾小球滤过的因素

1. 肾小球有效滤过压

影响肾小球有效滤过压的因素包括三个:肾小球毛细血管血压、肾小囊内压和血浆胶体渗透压。这三个因素中的任何一个因素发生改变,都会影响肾小球的滤过。在其他条件不变时,肾小球毛细血管血压与肾小球滤过率呈正变关系,血浆胶体渗透压和肾小囊内压则与肾小球滤过率呈反变关系。

(1)肾小球毛细血管血压 人体在正常安静状态下,自身调节使肾血流量保持相对稳定,因此肾小球毛细血管血压和肾小球有效滤过压也保持相对稳定,肾小球滤过率基本不变。当动脉血压低于80mmHg时,由于肾血管舒张已经达到极限,故肾血流量将随动脉血压降低而减少,肾小球毛细血管血压和有效滤过压也相应降低,肾小球滤过率减少。当降到40mmHg以下时,肾小球有效滤过压和肾小球滤过率几乎为零,可导致无尿。

(2)血浆胶体渗透压 一般情况下,正常人的血浆胶体渗透压比较稳定,对肾小球滤过率影响不大。在临床护理工作中,给患者静脉快速或大量注入生理盐水时,由于液体的稀释使血浆蛋白浓度明显降低,或在病理情况下肝功能严重受损,血浆蛋白合成减少,或因肾毛细血管通透性增大,大量蛋白从尿中丢失,均可导致血浆蛋白减少,使血浆胶体渗透压降低,导致有效滤过压升高,肾小球滤过率也随之增加。临床上可观察到,此时患者尿量并不明显增加,可能是因为此时肾小球滤过膜的通透性也有所降低,且体循环毛细血管床组织液生成增多,因而在肝、肾疾病引起低蛋白血症的患者,常出现腹水和组织水肿。

(3)肾小囊内压 正常情况下囊内压变化不大,当患者出现尿路梗阻时(如肾盂或输尿管结石、输尿管狭窄、肿瘤压迫等),可引起逆行性压力上升,致囊内压升高,有效滤过压降低,肾小球滤过率因此而减少,尿量减少。

2. 滤过膜的面积及其通透性

两肾滤过膜总面积约为1.5m²,这样大的滤过面积有利于血浆的滤过。急性肾小球肾炎的患者,由于肾小球受损使有滤过功能的肾小球数量减少,有效滤过面积也因而减少,导致肾小球滤过率降低,结果出现少尿甚至无尿;又由于滤过膜上带负电荷的糖蛋白减少或消失,使其通透性增大,导致血浆蛋白质甚至血细胞滤出,出现蛋白尿和血尿。

3. 肾血浆流量

其他条件不变时,肾血浆流量与肾小球滤过率呈正变关系。血液在流经毛细血管的过程当中,随着血浆中的水分不断被滤出,血浆胶体渗透压逐渐升高,有效滤过压逐渐降至零,所以,并非毛细血管全长均有滤过。大量使用生理盐水期间,肾血流量增加,肾小球毛细血管内血浆胶体渗透压升高的速率和有效滤过压下降的速率均减慢,产生滤过作用的毛细血管长度增加,肾小球滤过率增多,尿量增多。

二、肾小管重吸收和分泌功能

肾小球滤过是无选择性的,而肾小管和集合管的重吸收是有选择性的。原尿离开肾小囊进入肾小管后称为小管液。小管液流经肾小管和集合管并进一步处理后形成终尿。终尿的质和量同原尿相比,都发生了明显的变化,而这一变化就是肾小管和集合管对小管液中的物质进行了选择性的重吸收,同时又向肾小管腔内分泌某些物质的结果。

(一)肾小管和集合管的重吸收

1. 重吸收的概念

小管液流经肾小管和集合管时,其中大部分的水和溶质通过小管上皮细胞重新转运回血液的过程,称为肾小管和集合管的重吸收(图 9 - 13)。

正常成人两肾每天生成的原尿量达 180L,而终尿量仅为 1.5L。这表明原尿中约 99% 的水被肾小管和集合管重吸收,只有约 1% 的水被排出体外。此外,原尿中的葡萄糖和氨基酸等全部被重吸收,Na^+、K^+、Cl^-、HCO_3^- 等大部分被重吸收,尿素小部分被重吸收,肌酐、H^+、K^+ 等代谢产物和进入体内的异物则排出体外。可见肾小管和集合管上皮细胞对小管液中的各物质进行了选择性重吸收。这种选择性重吸收,使机体既保留了有用的物质,又清除了有害和过剩的物质,实现了对内环境的净化。

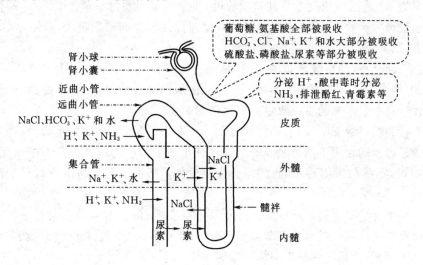

图 9 - 13　肾小管和集合管的重吸收及其分泌作用示意图

2. 重吸收的部位

肾小管各段和集合管都具有重吸收的功能,但近端小管重吸收物质的量最大,种类最多,是各类物质重吸收的主要部位。

正常情况下,小管液中的葡萄糖、氨基酸等营养物质,在近端小管几乎全部被重吸收;80%~90% 的 HCO_3^-、65%~70% 的 Na^+、K^+、Cl^- 等,也在此重吸收。余下的水和盐类绝大部分在髓袢细段、远端小管和集合管进行重吸收,少量随尿液排出。

3. 重吸收的方式

全部肾小管与集合管对物质的重吸收方式有两种：主动重吸收和被动重吸收。

根据主动重吸收过程中能量来源的不同，分为原发性主动重吸收和继发性主动重吸收。原发性主动重吸收所需能量由 ATP 水解直接提供。如 Na^+ 和 K^+ 的主动重吸收是靠细胞膜上的 Na^+ 泵水解 ATP 直接提供能量的。物质转运重吸收时不直接耗能，而是间接耗能，称继发性主动转运。如小管液中的葡萄糖、氨基酸、有机酸等物质的重吸收都与 Na^+ 同向转运有关，属于继发性主动转运。被动转运重吸收是指小管液中的物质顺浓度差或电位差或渗透压差，从管腔内转运至管周组织液并入血的过程，如尿素顺浓度差和 Cl^- 顺电位差从小管液中扩散至管周组织液，水顺渗透压差而被重吸收等。

4. 几种重要物质的重吸收

(1) Na^+、K^+、Cl^- 的重吸收　小管液中的 Na^+、Cl^- 有 99% 以上被重吸收，其中近端小管主动重吸收能力最强，在近端小管重吸收的 Na^+、Cl^- 占滤液总量 65%～70%。其余的分别在肾小管各段和集合管重吸收。

在近端小管，肾小管上皮细胞的管腔膜对 Na^+ 的通透性大，小管液中的 Na^+ 浓度比小管上皮细胞内的 Na^+ 浓度高，Na^+ 顺浓度差扩散到细胞内，随即又被钠泵泵入组织液。随着 Na^+ 的重吸收，管腔内呈负电位，细胞内呈正电位，而小管液中的 Cl^- 浓度比小管细胞内高，故 Cl^- 在电位差与浓度差的作用下而被动重吸收。

小管液中的 K^+ 是逆着浓度差主动重吸收的，重吸收量占滤过总量的 94%。其中 65%～70% 在近端小管被重吸收，余下的在肾小管的其他部位几乎全部被重吸收，而终尿中的 K^+ 主要是由远曲小管、集合管分泌的。

(2) 水的重吸收　水的重吸收是被动的，是通过渗透方式进行的。原尿中的水约有 99% 被重吸收，其中约有 65%～70% 在近端小管，10% 在髓袢降支细段，10% 在远曲小管，10%～15% 在集合管被重吸收。水的重吸收量对终尿量的影响很大。

在近端小管和髓袢降支细段，水是伴随着 Na^+、Cl^-、葡萄糖等溶质的重吸收，在溶质重吸收所形成的渗透压差的作用下而被吸收的。这部分水的重吸收与机体内是否缺水无关，水的重吸收比率固定，不参与机体对水的调节，称为必然性重吸收。正常情况下对尿量没有明显影响。

远曲小管和集合管对水的重吸收率虽然不及近端小管，但其对水的重吸收量可根据机体对水的需求情况接受抗利尿激素的调节，属于调节性重吸收，对于机体水平衡的调节有重要意义。正常情况下，调节性重吸收是影响终尿量的关键。

(3) HCO_3^- 的重吸收　HCO_3^- 的重吸收量占滤过总量的 99% 以上。在近端小管重吸收 80%～90%，其余的多数在远端小管和集合管重吸收。HCO_3^- 的重吸收与小管上皮细胞管腔膜上的 Na^+-H^+ 交换有密切关系。通过 Na^+-H^+ 交换，H^+ 由细胞内分泌到小管液中，Na^+ 进入细胞内，并与细胞内的 HCO_3^- 一起被转运回血。肾小管上皮细胞的管腔膜对 HCO_3^- 无通透性，小管液中的 HCO_3^- 不能直接进入肾小管上皮细胞内。小管液中的 HCO_3^- 与小管液中的 H^+ 结合生成 H_2CO_3，在碳酸酐酶的催化下，H_2CO_3 迅速分解为 CO_2 和水。CO_2 是高度脂溶性物质，能迅速通过管腔膜进入细胞内，在碳酸酐酶催化下，细胞内的 H_2O 与 CO_2 结合生成 H_2CO_3，H_2CO_3 又解离成 H^+ 和 HCO_3^-。H^+ 通过 Na^+-H^+ 交换从细胞内分泌到小管液中，HCO_3^- 则与 Na^+ 一起转运回血。所以，HCO_3^- 是以 CO_2 的形式重吸收的，CO_2 通过管腔

的速度明显高于 Cl^- 的速度,所以,HCO_3^- 的重吸收率明显大于 Cl^- 的重吸收率。

肾小管上皮细胞每分泌 1 个 H^+ 就重吸收 1 个 $NaHCO_3$ 回血,HCO_3^- 是体内重要的碱储备物质,它的优先重吸收在体内的酸碱平衡调节中起到重要作用(图 9 - 14)。

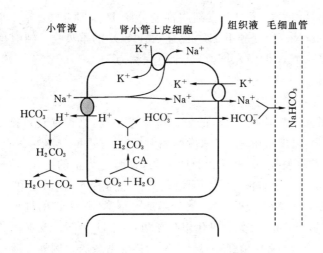

图 9 - 14　HCO_3^- 的重吸收示意图

(4)葡萄糖的重吸收　葡萄糖和氨基酸重吸收的部位仅限于近端小管,其他各段肾小管都没有重吸收葡萄糖和氨基酸的能力,所以正常人终尿中几乎不含葡萄糖。如果在近端小管以后的小管液中仍含有葡萄糖,则尿中将出现葡萄糖。葡萄糖的重吸收属于继发于 Na^+ 的主动重吸收。当小管液流经近端小管时,其中的葡萄糖和 Na^+ 一起与载体蛋白结合形成复合体转运入细胞。细胞中的 Na^+ 被泵入组织液,葡萄糖则经易化扩散至管周组织再入血。近端小管对葡萄糖的重吸收也有一定限度,正常人血糖浓度为 $4.48\sim6.72mmol/L(0.8\sim1.2g)/L$,当血液中葡萄糖浓度超过 $8.96\sim10.08mmol/L(1.6\sim1.8g)/L$ 时,肾小管对葡萄糖的吸收已达到极限,尿中开始出现葡萄糖,此时的血糖浓度称为肾糖阈。因此,肾糖阈是指刚一出现尿糖时的血糖浓度或者是不出现尿糖的最高血糖浓度。

(5)其他物质的重吸收　小管液中的氨基酸的重吸收与葡萄糖的重吸收机制相同,但转运葡萄糖的和转运氨基酸的转运体不同。此外,HPO_4^{2-}、SO_4^{2-} 的重吸收也与葡萄糖的重吸收机制基本相同,但转运体可能不同。部分尿酸在近端小管重吸收;大部分 Ca^{2+}、Mg^{2+} 在髓袢升支粗段被重吸收;小管液中的微量蛋白质则在肾小管上皮细胞通过入胞作用而被重吸收。

5. 影响肾小管和集合管重吸收的因素

(1)小管液中溶质的含量　如果小管液溶质含量很高,渗透压就增高,会妨碍肾小管尤其是近端小管对水的重吸收,导致尿量增多,这种现象称为渗透性利尿。如糖尿病患者的多尿,就是由于小管液中葡萄糖含量增多,近端小管不能将葡萄糖完全重吸收回血液,导致小管液渗透压增高,结果妨碍了水和 NaCl 的重吸收所造成其尿量排出增多的现象。

(2)球-管平衡　不论肾小球滤过率增或减,近端小管总是定比重吸收,即近端小管的重吸收率始终占肾小球滤过率的 65%～70% 左右(即重吸收百分率为 65%～70%),这种现象称为球-管平衡(glomerulo - tubular balance)。球管平衡的生理意义在于使尿中排出的溶质和水不致因肾小球滤过率的增减而出现大幅度的变动。因此尿量的变化是不大的。

(二)肾小管和集合管的分泌

1. H^+ 的分泌

近端小管、远曲小管和集合管的上皮细胞都能分泌 H^+,但近端小管分泌 H^+ 能力最强。近端小管细胞通过 H^+-Na^+ 交换分泌 H^+,促进 $NaHCO_3$ 的重吸收。细胞每分泌一个 H^+ 入管腔,同时就会重吸收一个 $NaHCO_3$ 回血,这个过程称为 H^+-Na^+ 交换。因此,H^+ 的分泌是肾排酸保碱的过程(图 9-15)。

2. K^+ 的分泌

尿液中排泄 K^+ 的量与机体摄入 K^+ 的量保持动态平衡,高钾饮食可排出大量的钾,低钾饮食则尿中排钾量减少,以维持机体 K^+ 浓度的相对恒定。K^+ 的分泌与 Na^+ 的重吸收有密切关系。由于 Na^+ 的主动重吸收,形成了管腔内为负,管腔外为正的电位差,K^+ 就顺着这一电位差从上皮细胞内被动进入小管液,产生了 K^+ 的分泌。这种 K^+ 的分泌和 Na^+ 的主动重吸收相互关联的现象,称为 K^+-Na^+ 交换。K^+ 的分泌是肾排 K^+ 保 Na^+ 的过程。

K^+-Na^+ 交换与 H^+-Na^+ 交换之间有相互竞争。当 H^+-Na^+ 交换增强时,K^+-Na^+ 交换将减弱;反之,当 K^+-Na^+ 交换增强时,H^+-Na^+ 交换则减弱。例如在酸中毒时,H^+-Na^+ 交换增加,使 K^+-Na^+ 交换减弱,从而导致尿中 H^+ 浓度增加和血液中 K^+ 浓度增高,导致高 K^+ 血症的发生;在碱中毒时,H^+-Na^+ 交换减弱,使 K^+-Na^+ 交换增加,从而导致血液中 K^+ 浓度降低,导致低 K^+ 血症的发生(图 9-15)。

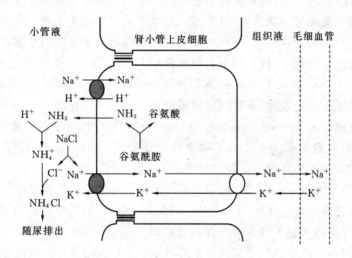

图 9-15 H^+、NH_3 和 K^+ 分泌关系示意图

3. NH_3 的分泌

远曲小管和集合管的上皮细胞在代谢过程中不断地生成 NH_3,NH_3 是有脂溶性的,能自由通过细胞膜,并且总是向 pH 值低的地方扩散。小管液的 pH 值较低(H^+ 浓度较高),所以 NH_3 向小管液中扩散,形成 NH_3 的分泌。分泌到小管液中的 NH_3 能与小管液中的 H^+ 结合并生成 NH_4^+,NH_4^+ 与小管液中的 Cl^- 结合成 NH_4Cl 随尿排出体外。所以,NH_3 的分泌能

降低小管液的 H^+ 浓度,有利于 H^+ 的再分泌,而 H^+ 的排出又伴随 Na^+ 和 HCO_3^- 的重吸收,所以,NH_3 的分泌,促进了 $NaHCO_3$ 的重吸收,实现了肾排酸保碱的功能(图9-15)。

4. 血浆中其他物质的排出

体内的代谢产物如肌酐和对氨基马尿酸等,可直接排入小管液。血肌酐水平是判定肾功能的重要指标之一,肾功能受损时,血肌酐含量可增多。进入体内的某些物质,如青霉素、酚红、呋塞米和依他尼酸等,主要由近端小管排入小管液。

三、尿液的浓缩和稀释

小管液在流经各段肾小管和集合管时,其渗透压浓度可发生很大变化。在近端小管和髓袢中,渗透压的变化时固定的,但在流经远端小管后段和集合管时,其渗透压可随机体内水的多少而出现大幅度的变化。当体内缺水时,肾所排出尿液的渗透压明显高于血浆的渗透压,即排出高渗尿,尿液被浓缩。当体内水过剩时,所排出尿液渗透压明显低于血浆的渗透压,即排出低渗尿,尿液被稀释。可见,肾对尿液的浓缩和稀释功能在保持体液渗透压和容量的稳定方面起非常重要的作用。同时,根据尿液的渗透压也可以了解肾的浓缩和稀释能力。

(一)尿液浓缩的结构基础——肾髓质渗透压梯度

肾髓质渗透压梯度的建立是尿液浓缩的必要条件。肾脏皮质部组织液渗透压与血浆是相等的,而髓质部组织液渗透压是高渗的,愈向乳头部,其渗透压愈高,有明显的渗透压力梯度。内髓质部得渗透浓度为血浆渗透梯度的4倍,约 $1200mOsm/(kg \cdot H_2O)$(图9-16)。在不同动物的实验中,观察发现动物的肾髓质越厚,内髓质部的渗透浓度也越高,尿的浓缩能力也越强。可见,肾髓质渗透浓度梯度是尿浓缩的必要条件。

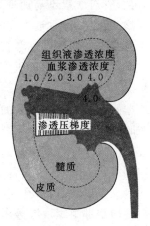

图9-16　肾髓质渗透压梯度示意图
髓质颜色越深,表示渗透压越高

1. 肾髓质高渗梯度的形成机制

(1)外髓部渗透压梯度的形成　外髓部的高渗梯度主要是由髓袢升支粗段主动重吸收 NaCl 形成的。髓袢升支粗段位于外髓部,能主动重吸收 Na^+ 和 Cl^-,随着 NaCl 的主动重吸收,NaCl 不断进入周围组织液,而该段对水不易通透,因而使外髓部组织液渗透压升高,而且越靠近内髓部,渗透压越高(图9-17)。

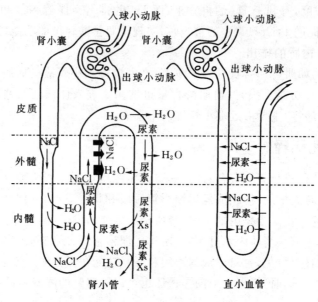

图 9 - 17　尿浓缩机制示意图

（2）内髓部渗透压梯度的形成　内髓部高渗梯度的形成与尿素的再循环和 NaCl 重吸收有关（图 9 - 17）。

尿素通过尿素循环进入肾髓质，尿素进入髓质的数量取决于尿素的浓度和集合管对尿素的通透性。

远曲小管和皮质部及外髓部的集合管对尿素不易通透，当小管液流经远曲小管和位于皮质部和外髓部的集合管时，在抗利尿激素作用下，水被重吸收，小管液中尿素的浓度逐渐升高；内髓部集合管对尿素易通透性，当小管液进入内髓部集合管时，小管液中的尿素就顺浓度梯度通过管壁向内髓部组织间液扩散，内髓部组织间液渗透压因而升高；升支细段对尿素的通透性大，内髓组织液中的尿素顺浓度差扩散入升支细段，经远端小管及皮质部和外髓部集合管，至内髓集合管时再扩散入组织液，形成尿素的再循环。尿素的再循环有利于尿素滞留在髓质内，所以有利于内髓高渗梯度的形成和加强。

髓袢降支细段对 NaCl 和尿素不易通透，而对水则易通透，当小管液往下流动时，在渗透压的作用下，水被"抽吸"出来进入内髓部组织间液，于是髓袢降支细段中的 NaCl 浓度愈来愈高；当小管液绕过髓袢顶端折返流入升支细段时，由于升支细段对 NaCl 易通透，所以 NaCl 便顺浓度梯度而扩散至内髓部组织液，使内髓部组织液渗透压进一步升高，且形成明显的渗透压梯度，梯度的方向是越向乳头部深入，渗透压越高（图 9 - 17）。

从髓质高渗梯度形成的整个过程来看：各段肾小管对水、NaCl 和尿素的通透性不同是髓质高渗梯度形成的前提条件，髓袢升支粗段对 NaCl 的主动重吸收是高渗梯度形成的始动因素。近端小管基本上不参与肾髓质高渗梯度的形成。

2. 肾髓质高渗梯度的维持——直小血管的逆流交换作用

通过直小血管的逆流交换作用使髓质高渗梯度得以维持，直小血管的降支和升支是逆流交换系统。直小血管对溶质和水的通透性高，当直小血管降支内的血液向下流动的过程中，周围组织液中的 NaCl 和尿素就会顺浓度梯度不断扩散到直小血管降支中，而血管中的水则渗出到组织液。因此,愈向内髓深入,降支血管中的 NaCl 和尿素浓度愈高,在折返处浓度达到最高。当血液沿升支回流时,血管内的 NaCl 和尿素浓度比同一水平的组织间液高,NaCl 和尿素又从血管内逐渐扩散回组织液,而组织液中的水则进入升支。这样,NaCl 和尿素就在直小血管的升支和降支间循环,产生逆流交换作用。直小血管中血流缓慢,有充分的时间进行逆流交换。所以,通过直小血管,既可以保留肾髓质组织液的高浓度的溶质,又可去除肾髓质重吸收的水分,从两个不同侧面保持了肾髓质高渗梯度(图 9-17)。

(二)尿液浓缩和稀释的过程

尿液的浓缩和稀释主要在远曲小管和集合管中进行。当低渗的小管液流经远曲小管和集合管时,在管外组织液高渗透压的作用下,小管液中的水在管内外渗透压差作用下被"抽吸"出管外而后重吸收入血。重吸收量的多少与远曲小管和集合管管壁对水的通透性大小有关,而远曲小管和集合管管壁对水的通透性受抗利尿激素(ADH)的调节。但抗利尿激素对远曲小管的作用相对来说较弱。

当抗利尿激素释放较多时,集合管管壁对水的通透性增大,小管液中的水大量渗入管周而后被重吸收,形成高渗尿,造成尿液的浓缩,尿量减少;反之,抗利尿激素释放减少时,集合管管壁对水的通透性降低,水的重吸收减少,使小管液渗透压进一步下降,形成低渗尿,造成尿液的稀释,尿量增多。

由此可见,肾髓质高渗梯度的存在是尿液浓缩的前提,而抗利尿激素释放增加则是尿液浓缩的必要条件。

第三节 尿生成的调节

由前面几节内容我们得知,尿生成的过程包括肾小球的滤过作用,肾小管、集合管的重吸收和分泌作用,以及肾对尿液的浓缩和稀释作用。尿生成的调节就是通过影响这些作用来实现的。由于在生理情况下,存在球-管平衡机制,肾小球滤过率的增减不会大幅度的影响尿量;远曲小管以前的各段肾小管,对 Na^+ 和水的重吸收属于必然性重吸收,对尿量影响也不大。所以,尿量的多少主要取决于远曲小管和集合管,尤其是集合管对 Na^+ 和水的重吸收量。而远曲小管和集合管重吸收 Na^+ 和水的功能,主要受抗利尿激素和醛固酮等体液因素的调节。另外,尿生成还受神经因素的调节。

一、肾内自身调节

(一)肾血流量的特点

肾血流量的特点为肾血流量大。大正常成人安静时,两肾血流量约为 1200mL/min,相当于心输出量的 $20\%\sim25\%$,而肾脏仅占体重的 0.5% 左右,因此肾脏是机体供血量最丰富的器官。肾血流量的另一个特点是不同部位的供血不均,其中约 94% 的血液分布在肾皮质层,$5\%\sim6\%$ 分布在外髓质层,其余不到 1% 供应内髓质层,通常所说的肾血流量主要指肾皮质血流量。

(二)肾脏的毛细血管网

肾脏有两套毛细血管网。

1. 肾小球内毛细血管网

肾小球毛细血管网是位于入球小动脉与出球小动脉之间的毛细血管网。由于入球小动脉的口径比出球小动脉的口径粗,故肾小球毛细血管血压较高,这有利于肾小球的滤过。

2. 肾小管周围毛细血管网

肾小管周围毛细血管是由出球小动脉的分支形成的毛细血管网。在血流经过入球小动脉和出球小动脉之后,因克服血流阻力产生的消耗,故肾小管周围毛细血管网的血压较低,但血管内胶体渗透压高,这有利于肾小管的重吸收。

(三)肾血流量的调节

1. 自身调节

当肾动脉的灌注压(相当于体内的平均动脉压)在 $80\sim180$ mmHg($10.7\sim24.7$ kPa)范围内变动时,肾血流量可以保持相对恒定,这种现象在消除了神经和体液因素的影响之后依然存在,故属于肾血流量的自身调节。肾血流量的自身调节是通过肾血管的舒缩实现的(肌源学说)。当血压在 $80\sim180$ mmHg($10.7\sim24.7$ kPa)之间变动时,由于 $Q=\dfrac{\Delta P}{R}$ (参考第四章血液循环,其中 Q 表示血流量、ΔP 表示血压梯度、R 表示血流阻力),当动脉血压降低时(ΔP 降低),随之引起肾血管平滑肌舒张,使肾血管口径变粗、血流阻力(R)减小,而肾血流量(Q)不会随动脉血压减低而减少;反之,动脉血压升高时(ΔP 增高),肾血管收缩、肾血流阻力(R)增大,肾血流量(Q)不会随动脉血压升高而增多。肾自身调节的意义主要是保证安静状态下肾泌尿活动的正常进行。

二、神经调节

肾交感神经在肾脏内不仅支配肾血管,还支配肾小管上皮细胞和球旁器,对肾小管的支配以近端小管、髓袢升支粗段和远端小管为主。

肾交感神经兴奋时释放去甲肾上腺素,其可通过以下几个方面影响尿生成的过程:①通过作用于肾脏血管平滑肌的 α 受体,引起肾血管收缩,血流阻力加大,肾血流量减少,肾小球滤过率降低。②激活 β 受体,使球旁器的颗粒细胞释放肾素,导致血浆中血管紧张素Ⅱ和醛固酮生成增多,引起 Na^+ 和水重吸收增多。③直接作用于肾小管,促进 Na^+ 和水的重吸收。但正常情况下,机体在安静时,交感神经传出冲动频率较低,对肾生成尿的功能影响较小。在大量失血或其他情况引起血容量减少和血压降低时,交感神经传出冲动增多,可通过上述作用影响尿的生成。

副交感神经对尿生成的调节作用目前尚未阐明,有待于进一步研究。

三、体液调节

(一)抗利尿激素

1. 抗利尿激素的来源和作用

抗利尿激素又称血管升压素,由下丘脑的视上核和室旁核的神经内分泌细胞合成和分泌,是由 9 个氨基酸残基组成的小肽。

血管升压素有 V_1 和 V_2 两种受体。V_1 受体分布血管平滑肌,激活后可引起血管收缩,血压升高,故抗利尿激素又称血管升压素(AVP)。V_2 受体分布于肾远端小管末端和集合管上皮细胞,其主要作用是提高远曲小管和集合管,尤其是集合管上皮细胞对水的通透性,使水的重吸收增多,使尿液浓缩,尿量减少(抗利尿)。此外,抗利尿激素也能增加髓袢升支粗段对 $NaCl$ 的主动重吸收和内髓部集合管对尿素的通透性,从而增加髓质组织液的溶质浓度,提高髓质组织液的渗透压,有利于尿的浓缩。如果血管升压素的合成和释放受抑制,如创伤或者手术引起的下丘脑损伤,或集合管上皮细胞的 V_2 受体缺陷,导致血管升压素无法发挥正常的生理学功能,都将使尿量剧增,尿渗透浓度降低,临床上称为尿崩症。

2. 抗利尿激素分泌和释放的调节

引起抗利尿激素释放的有效刺激是血浆晶体渗透压升高和循环血量减少。

(1)血浆晶体渗透压改变 细胞外液渗透压浓度的改变是调节抗利尿激素释放的重要因素。下丘脑的视上核和室旁核周围区域有渗透压感受器(osmoreceptor),对血浆晶体渗透压的改变非常敏感。正常人血浆渗透压为 $280\sim290\text{mOsm}/(\text{kg}\cdot\text{H}_2\text{O})$。只要血浆晶体渗透压升高 $1\%\sim2\%$ 即可使其兴奋,进而使抗利尿激素释放增多。渗透压感受器对不同溶质引起的血浆晶体渗透压升高的敏感性是不同的。Na^+ 和 Cl^- 形成的渗透压是引起抗利尿激素释放最有效的刺激。

大量出汗、严重呕吐或腹泻等情况使机体失水多于溶质丢失,血浆晶体渗透压升高,可刺激渗透压感受器兴奋,引起抗利尿激素分泌增多,作用于远曲小管和集合管,使其对水的重吸收明显增多,导致尿液浓缩和尿量减少,这样有利于血浆渗透压恢复。相反,大量饮清水后,体液被稀释,血浆晶体渗透压降低,抗利尿激素(ADH)分泌和释放减少,远曲小管和集合管对水的重吸收减少,尿液被稀释,尿量增加,机体内多余的水被排出体外。这种一次性大量饮用清水后引起尿量增多的现象,称为水利尿,是临床上用来检测肾脏对尿液稀释能力的一种常用的试验。

(2)循环血量改变 机体循环血量增多时,对左心房和大静脉壁上的容量感受器刺激增强,传入冲动经迷走神经传入中枢增强,使抗利尿激素的合成和释放减少,水重吸收量减少,尿量增多,以利于排出体内过剩的水分。反之,机体失血时,发生相反的变化。

(3)其他因素 恶心是引起抗利尿激素分泌的有效刺激。此外,疼痛、窒息、应激刺激、低血糖和血管紧张素 II 等均可刺激抗利尿激素的分泌。乙醇则可抑制抗利尿激素的分泌,因此饮酒后尿量可增加。

可见,通过抗利尿激素释放量的变化,又可使循环血量维持相对恒定。

(二)醛固酮

1. 醛固酮的来源和作用

醛固酮是肾上腺皮质球状带分泌的一种激素。醛固酮主要作用于远曲小管和集合管上皮细胞增加对 Na^+、Cl^- 和水的重吸收,导致细胞外液量增多;同时,醛固酮能促进远曲小管和集合管上皮细胞对 K^+ 的分泌,在保 Na^+ 的同时,促进 K^+ 排出体外。

2. 醛固酮分泌的调节

醛固酮的分泌主要受肾素-血管紧张素-醛固酮系统、血 K^+ 和血 Na^+ 浓度的调节。

(1)肾素-血管紧张素-醛固酮系统 肾素是一种蛋白水解酶,主要由球旁细胞分泌。肾素释放量的多少受以下三方面因素调节。

①肾内机制:促进其分泌的感受器为位于肾内的肾入球小动脉的牵张感受器和球旁器的致密斑感受器。当循环血量减少、动脉血压下降到低于肾血流量的自身调节范围时,肾血流量减少,对入球小动脉的牵张感受刺激减弱,使牵张感受器兴奋,促使球旁细胞释放肾素。同时,肾血流量减少,肾小球滤过率和滤过的Na^+量减少,流经致密斑的Na^+量也因而减少,使致密斑感受器激活,引起球旁细胞释放肾素。

②神经机制:肾交感神经兴奋可使肾素释放增加,肾上腺素、去甲肾上腺素也可直接作用于球旁细胞,使肾素分泌增加。

③体液机制:循环血液中的儿茶酚胺(肾上腺素和去甲肾上腺素),肾内生成的PGE_2和PGI_2,均可刺激颗粒细胞释放肾素。内皮素、抗利尿激素和NO则可抑制肾素的释放。

肾素能将血浆中的血管紧张素原水解为血管紧张素Ⅰ(由肝产生的一种球蛋白)。血管紧张素Ⅰ可刺激肾上腺髓质释放肾上腺素。血管紧张素Ⅰ在肺组织血管紧张素转换酶的作用下,降解成血管紧张素Ⅱ,血管紧张素Ⅱ在氨基肽酶的作用下进一步降解成血管紧张素Ⅲ。血管紧张素Ⅱ和血管紧张素Ⅲ均有缩血管和刺激醛固酮分泌的作用,但血管紧张素Ⅱ的缩血管作用更强,血管紧张素Ⅲ主要刺激醛固酮的分泌。

由此可见,肾素释放的量,决定了血浆中血管紧张素的浓度,而血管紧张素Ⅱ和血管紧张素Ⅲ均可促进肾上腺皮质球状带释放醛固酮,因此血浆中的肾素、血管紧张素和醛固酮保持在同一水平,构成一个相互关联的系统,称为肾素-血管紧张素-醛固酮系统(图9-18)。

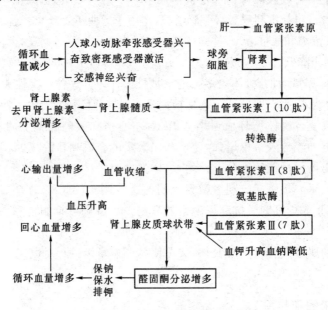

图9-18 肾素-血管紧张素-醛固酮系统的生成和作用

(2)血K^+和血Na^+浓度 血K^+升高或血Na^+浓度降低时,可直接刺激肾上腺皮质球状带分泌醛固酮增加,通过肾增加K^+的排出和Na^+的重吸收,即保Na^+排K^+,从而维持了血K^+和血Na^+浓度的平衡;反之,血K^+浓度降低,或血Na^+浓度升高,则醛固酮分泌减少。醛固酮的分泌对血K^+浓度升高十分敏感,血K^+仅增加$0.5mmol/L$就能引起醛固酮分泌,而血Na^+浓度则需更大浓度降低才能引起同样的反应。

第四节 肾功能评价

一、清除率的概念和计算方法

两肾在单位时间(一般为每分钟)内能将一定毫升血浆中所含的某种物质完全清除,这个能完成清除某物质的血浆好生疏就称为该物质的清除率(clearance rate,C)。有清除率的定义可知,具体计算某种物质(X)的清除率(Cx),需要测定三个数据:①尿中该物质的浓度(Ux,mg/100mL);②每分钟尿量(V,mL/min);③血浆中该物质的浓度(Px,mg/100mL)。由于尿中的物质均来自血浆(滤过或分泌),所以

$$Ux \times V = Px \times Cx$$

$$C_x = \frac{U_x \times V}{P_x}$$

清除率能反映肾对不同物质的排泄能力,是一个较好的肾功能测定方法。但实际上,肾不可能将某一部分血浆中的某种物质完全清除出去,所以清除率只是一个推算的数值,它更能反映的是每分钟内所清除的某种物质的量来自多少毫升血浆,或相当于多少毫升血浆中所含有的某种物质的量。

二、测定清除率的意义

(一)测定肾小球滤过率

已知肾每分钟排出某物质(X)的量为 Ux×V,如果该物质可经肾小球自由滤过而进入肾小管,并被肾小管和集合管重吸收和分泌,则 Ux×V 应等于每分钟肾小球滤过量、重吸收量(Rx)和分泌量(Sx)的代数和。每分钟内肾小球滤过的该物质的量应等于肾小球滤过率(GFR)与该物质血浆浓度(Px)的乘积,因而肾每分钟排出该物质的量,即

$$Ux \times V = GFR \times Px - Rx + Sx$$

1. 菊粉清除率

如果血浆中某物质能经肾小球自由滤过,则该物质在肾小囊超滤液中的浓度应与血浆浓度相同;同时,如果该物质在肾小管和集合管中既不被重吸收又不被分泌,所以上面的公式可改写为:

$$Ux \times V = GFR \times Px$$

菊粉(inulin)可被肾小球自由滤过,并在肾小管和集合管不被重吸收和分泌,完全符合上述条件,即:

$$U_{In} \times V = GFR \times P_{In},$$

亦即:

$$GFR = \frac{U_{In} \times V}{P_{Ln}}$$

式中 U_{In} 和 P_{In} 分别表示尿和血浆中菊粉的浓度,所以菊粉的清除率(C_{In})可用来代表肾小球滤过率,例如,给受试者静脉滴注一定量菊粉以保持血浆菊粉浓度恒定,然后测定单位时间内的尿量和尿中菊粉浓度。如果血浆菊粉浓度维持在 1mg/100mL,尿量为 1mL/min,尿菊粉

浓度为 125mg/100mL，则菊粉的清除率为

$$C_{In} = \frac{125mg/100mL \times 1mL/min}{1mg/100mL}$$

根据对菊粉清除率的测定，可推知肾小球滤过率为 125mL/min。

2. 内生肌酐清除率

应用菊粉测定肾小球滤过率虽准确可靠，但操作不方便。内生肌酐清除率在数值上较接近肾小球滤过率，故临床上常用其来推测肾小球滤过率。内生肌酐是指体内组织代谢所产生的肌酐。在检测内生肌酐前通常都禁食肉类食物，避免剧烈运动，因为肉类食物和剧烈运动可产生肌酐。内生肌酐清除率可按下面的公式计算

$$内生肌酐清除率 = \frac{尿肌酐浓度(mg/L) \times 尿量(L/24h)}{血浆肌酐浓度(mg/L)}$$

由于肾小管和集合管能分泌少量肌酐，也可重新收少量肌酐，因此如果要准确测定肾小球滤过率，则不能直接用内生肌酐清除率的值代替。

（二）测定肾血浆流量、滤过分数和肾血流量

如果血浆中某一物质在流经肾脏后，肾静脉中其浓度接近于零，则表示血浆中该物质经肾小球滤过和肾小管、集合管转运后，从血浆中全部被清除，因此该物质在尿中的排出量（Ux×V）应等于每分钟肾血浆流量（RPF）与血浆中该物质浓度的乘积，即

$$Ux \times V = RPF \times Px$$

由于含有对氨基马尿酸（PAH）钠盐的血液流经肾脏一次后，血浆中的 PAH 可几乎完全被肾清除，因此 PAH 的清除率可用来代表有效肾血浆流量（effective renal plasma flow），即每分钟流经两肾全部肾单位的血浆量。按此方法计算所得，每分钟肾血浆流量约为 660mL/min。已知 GFR 为 125mL/min，可进一步计算出滤过分数（FF）即

$$FF = 125mL/min \div 660mL/min \times 100\% = 19\%$$

同时，根据肾血浆流量和血细胞比容，还可以计算出肾血流量（RBF）。若测得的血细胞比容为 45%，肾血浆流量为 660mL/min，则

$$RBF = 660mL/min \div (1-45\%) = 1200mL/min$$

即每分钟约有 1200mL 的血液流经两侧肾脏。

（三）推测肾小管的功能

通过对各种物质清除率的测定，可推测哪些物质能被肾小管净重吸收，哪些物质能被肾小管净分泌，从而推测肾小管对不同物质的转运功能。例如，葡萄糖可被肾小球完全滤过，但其清除率几近为零，说明葡萄糖可全部被肾小管重新收。而尿素的清除率小于肾小球滤过率，说明它被滤过之后，又被肾小管和集合管净重吸收。如果某一物质的清除率小于肾小球滤过率，可以肯定该物质必定在肾小管被重吸收，但不能排除他也能被肾小管分泌的可能性；如果某种物质的清除率大于肾小球滤过率，则表明肾小管必定能分泌该物质，但亦不能排除肾小管对该物质重新收的可能性。

（四）自由水清除率

自由水清除率（free - water clearance, C_{H_2O}）是用清除率的方法定量测定肾排水情况的一项指标，即对肾产生无溶质水（又称自由水）能力进行定量分析的一项指标。在肾脏生理学中，

无溶质水(solute-free water)是指尿液在被浓缩的过程中肾小管每分钟从小管液中重吸收的纯水量,亦即从尿中除去的那部分纯水量;或指尿液在被稀释的过程中,体内有一定量的纯水被肾排出到尿液中去,亦即在尿中加入的那部分纯水量,否则尿液的渗透压将不可能成为高渗或低渗,而将与血浆相等。

尿液为低渗时,C_{H_2O}为正值;反之,尿液为高渗时,C_{H_2O}为负值。例如,机体在高渗性脱水时,血管升压素分泌增加,肾小管将重吸收更多的无溶质水,结果使C_{H_2O}值降低而出现高渗尿。当血管升压素发挥最大抗利尿作用时,C_{H_2O}值可降低至负值;而在水过多或缺乏血管升压素时,C_{H_2O}可升高为正值。

第五节　尿的排放

肾连续不断的生成尿液,而尿的排放则是间断进行的。尿液不断经肾盂、输尿管送入膀胱贮存,当膀胱充盈达到一定容量时,引起排尿反射,尿液经尿道排出体外。

一、膀胱与尿道的神经支配

膀胱逼尿肌和膀胱内括约肌受副交感和交感神经的双重支配。由骶2~4节段发出的盆神经中含副交感神经纤维,在膀胱壁内换元后,节后纤维分布于逼尿肌和尿道内括约肌,其末梢释放的乙酰胆碱可与逼尿肌内的 M 受体结合,使膀胱逼尿肌收缩、膀胱内括约肌松弛,促进排尿。交感神经纤维是由腰段脊髓发出,经腹下神经到达膀胱。交感神经末梢释放去甲肾上腺素,与逼尿肌内的 β 受体结合后,使逼尿肌松弛,与 α 受体结合引起内括约肌收缩,阻止尿的排放。此外,膀胱外括约肌受阴部神经(由骶髓发出的躯体神经)支配。阴部神经为躯体运动神经,膀胱外括约肌为骨骼肌,其活动可受意识控制。阴部神经兴奋时,可使膀胱外括约肌收缩。排尿反射时可反射性抑制阴部神经的活动(图 9-19)。

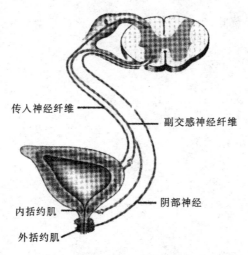

图 9-19　膀胱和尿道的神经支配

二、排尿反射

排尿是一种反射活动,可在脊髓水平就能完成,但在正常情况下,排尿反射受脑的高级中枢控制,可有意识地抑制或加强其反射过程。在一般情况下,膀胱逼尿肌在副交感神经紧张性冲动的作用下,处于轻度紧张性收缩状态,同时膀胱具有较大的伸展性,可贮存一定的尿量。当膀胱尿量充盈达到 400～500mL 时,膀胱壁的牵张感受器受到刺激而兴奋。冲动沿盆神经传入,到达骶髓的排尿反射初级中枢,同时,冲动也传到脑干和大脑皮层的排尿反射高级中枢,产生尿意。如果环境不允许排尿,则高级中枢对骶髓初级排尿中枢产生抑制作用,阻止排尿。如果环境允许排尿,这种抑制作用解除,骶髓初级排尿中枢发出冲动沿盆神经传出,引起逼尿肌收缩、内括约肌松弛,于是尿液进入后尿道,并可刺激尿道的感受器,冲动沿阴部神经再次传到脊髓排尿中枢,进一步加强其活动,并反射性引起阴部神经抑制,使尿道外括约肌松弛,于是尿液被强大的膀胱内压驱出。尿液对尿道的刺激反射性地加强排尿中枢活动,这是一种正反馈,它使排尿反射加强,直至尿液排完为止。在排尿末期,由于尿道海绵体肌收缩,可将残留在尿道内的尿液排出体外。此外,在排尿时,腹肌和膈肌的强力收缩产生的较高负压,也有助于尿液的排出。

3 岁以下小儿大脑发育尚不完善,对初级中枢的控制能力较弱,所以排尿次数多,且易发生夜间遗尿现象。

三、排尿异常

临床上常见的排尿异常有:尿频、尿潴留和尿失禁。尿频是指排尿次数过多,通常是由膀胱炎症或机械性刺激(如膀胱结石)引起;尿潴留是指膀胱中尿液充盈过多而不能排出,多半是由于脊髓腰骶部排尿反射初级中枢受到损伤,使排尿反射发生障碍所致;当脊髓受到损伤,初级中枢与大脑皮层失去联系时,排尿便失去了意识的控制,可出现尿失禁。

 学而思

人在夏天强体力劳动时,大量出汗,且未饮水,此时尿量和尿渗透压有何变化?为什么?

(朱祖明 高玲)

第十章　生殖系统的结构与功能

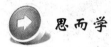

思而学

男性、女性生殖系统的主要结构有哪些？其生理功能有哪些？

生殖是生物体生长发育到一定阶段后，能够产生与自己相似的子代个体，并保持种族延续的生理功能。高等动物的生殖是通过两性生殖器官的活动实现的。生殖过程包括生殖细胞（精子和卵子）的形成过程、交配和受精过程以及胚胎发育等重要环节。生殖器官包括主性器官和附性器官，对于不同的性别有其不同的主性器官和附性器官。

任何生物个体的寿命都是有限的，必然要衰老、死亡。一切生物都是通过新个体来延续种系的，所以生殖是生物绵延和繁殖种系的重要生命活动，也是区别于非生物的基本特征之一。在较高等动物中，生殖过程是经过两性生殖系统的共同活动实现的。生殖过程这些活动的能力受到神经和内分泌系统的调控。

第一节　男性生殖系统

一、男性生殖系统构成

男性生殖系统包括内生殖器和外生殖器两个部分。内生殖器由睾丸、输精管道（附睾、输精管、射精管和尿道）和附属腺（精囊腺、前列腺、尿道球腺）组成。外生殖器包括阴囊和阴茎。

(一)睾丸

正常男性有两个睾丸（图 10-1），分别位于阴囊左右侧。

1. 睾丸的形态和位置

睾丸位于阴囊内，左右各一，以阴囊中隔相隔。睾丸呈卵圆形，色灰白。一般左侧略低于右侧 1cm。睾丸呈微扁的椭圆形，表面光滑，分内、外侧两面，前、后两缘和上、下两端。其前缘游离；后缘有血管、神经和淋巴管出入，并与附睾和输精管的睾丸部相接触。上端和后缘为附睾头贴附，下端游离。外侧面较隆

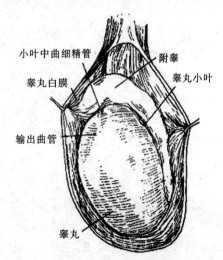

图 10-1　睾丸和附睾的结构

凸,内侧面较平坦。睾丸随性成熟而迅速生长,至老年随着性功能的衰退而萎缩变小。睾丸表面被覆鞘膜,分为脏、壁两层,两者在睾丸后缘相互移行,形成鞘膜腔,内含少量浆液,起润滑作用。

2. 睾丸的结构

睾丸表面有一层坚厚的纤维膜,称为白膜,白膜在睾丸后缘增厚,凸入睾丸内形成睾丸纵隔。由睾丸纵隔发出许多结缔组织小隔,将睾丸实质分成许多睾丸小叶。睾丸小叶内含有数条盘曲的精曲小管和填充于小管间的睾丸间质,精曲小管的上皮能产生精子,睾丸间质则具有分泌男性激素的功能。精曲小管结合成精直小管,进入睾丸纵隔交织成网,称为睾丸网。从睾丸网发出数条睾丸输出小管,出睾丸后缘的上部进入附睾。

(二)输精管道

输精管道包括附睾、输精管和射精管。

1. 附睾

附睾呈新月形,紧贴睾丸的上端和后缘,附睾表面也有一层白膜。附睾可分为头、体、尾三部分:上端膨大称为附睾头;中部扁圆,称附睾体;下端较细,称附睾尾。附睾头由睾丸输出小管弯曲盘绕而成,经输出小管与睾丸相接,是男性输精管道的起始部,各输出小管的末端汇入一条附睾管。附睾管很长,向下方迂回曲折,构成附睾体和附睾尾。附睾尾的末端向后上方弯曲,则成为输精管。

附睾有储存精子、分泌液体的功能,还供给精子营养,促进精子继续发育成熟,并增强其活动力。

2. 输精管

输精管是成对的肌性管道,是附睾的直接延续,输精管起源附睾管末端,向上穿腹股沟管进入盆腔,长约50cm。两侧输精管于膀胱底部后面逐渐接近形成膨大,称为输精管壶腹。

精索是柔软的圆索,由腹股沟管深环延至睾丸上端。精索由输精管、睾丸动脉、蔓状静脉丛、输精管血管、神经丛和淋巴管组成,其外面有被膜包裹。

3. 射精管

由输精管末端与精囊腺排泄管汇合而成,行程较短,约为2cm。从前列腺底穿入前列腺实质,开口于尿道前列腺部。

(三)附属腺

附属腺包括精囊腺、前列腺和尿道球腺。

1. 精囊腺

精囊腺又称精囊,是长椭圆形囊性器官,左右各一,位于膀胱底的后面、输精管壶腹的下方,分泌的腺液参与构成精液,提供精子营养。精囊的排泄管与输精管壶腹末端汇合形成射精管。

2. 前列腺

前列腺为单一的实质性器官,由肌肉纤维和腺体组成,腺体约占70%,肌肉组织约占30%,为前列腺支架组织。前列腺是一个最大的附属性腺。其形态像栗子样大小,重约15g左右。前列腺分为前、后、中、左、右5叶,左右为侧叶,两个射精管及尿道之间称为中叶,后为后叶,两侧叶于尿道之前的肌肉纤维组织为前叶,实际上各叶之间并无明显的界线。

前列腺能分泌一种乳状液体,射精的时候,前列腺液、精囊液、附睾和输精管里的精子随尿道球腺的分泌液,一同经尿道射出体外,其中,前列腺液占一次射精量的 15％～30％左右。前列腺的分泌液是精液的组成部分,它对于促进精子的活动能力与正常受精极其重要。当老年时,由于体内激素水平的改变,会出现不同程度的增生,造成前列腺肥大,严重的会压迫尿道,表现为排尿障碍,如尿频、尿急、尿失禁、排尿困难等症状。这是临床上常见的老年男性泌尿系统疾病之一。

3. 尿道球腺

尿道球腺又称之为“尿道旁腺”,为包埋在尿生殖膈内的一对球状腺体,形似豌豆,排泄管开口于尿道球部,在性兴奋时分泌出尿道旁腺液,为作润滑预备。

(四)阴囊和阴茎

男性的外生殖器官包括阴囊和阴茎。

1. 阴囊

阴囊是位于阴茎根部下方的囊袋状结构,中央以阴囊中隔分为左右两部分,内有睾丸、附睾和精索下部。阴囊由多层组织所构成。自外向内分别为皮肤、肉膜(会阴浅筋膜)、精索外筋膜、提睾肌(筋膜)、精索内筋膜及睾丸固有鞘膜。阴囊皮肤薄而柔软,肤色较深,有少许阴毛,富有汗腺、皮脂腺。肉膜内含平滑肌组织,平滑肌组织收缩和舒张可调节阴囊内温度,为精子的发育提供适宜的内环境。

阴囊的血供很丰富,动脉主要来自股动脉的分支(阴部外动脉)、会阴动脉的分支(阴囊后动脉)和腹壁下动脉的分支(精索外动脉)。阴囊的动脉与静脉平行,流入阴部内静脉和阴茎背静脉。阴囊的血管走向大都是纵行和斜行,阴囊淋巴引流至腹股沟淋巴结。

阴囊神经为腰丛和会阴神经的分支。

2. 阴茎

阴茎为男性的性交器官。阴茎可分为头、体和根三部分。阴茎前端的膨大部分为阴茎头,头的尖端有矢状较狭窄的尿道外口。头后较细的部分为阴茎颈。中部为阴茎体,呈圆柱形,以韧带悬于耻骨联合的前下方,为可动部。后端为阴茎根,藏于阴囊和会阴部皮肤的深面,固定于耻骨下支和坐骨支,为固定部。阴茎主要由位于阴茎背侧的两个阴茎海绵体和位于阴茎海绵体腹侧的一个尿道海绵体组成,外面包以筋膜和皮肤。阴茎海绵体为两端细的圆柱体,左右各一,左、右两者紧密结合,向前伸延,尖端变细嵌入阴茎头,后端左、右分离,称为阴茎脚,分别固定于两侧的耻骨下支和坐骨支。尿道海绵体内贯穿男性尿道的海绵体部,前端膨大为阴茎头,中部呈圆柱形,后端膨大为尿道球,位于两阴茎脚之间,固定在尿生殖膈的下面。三个海绵体外面都被覆浅、深阴茎筋膜和皮肤。阴茎的皮肤薄而柔软,富有伸展性,皮下无脂肪组织。阴茎皮肤在阴茎头处向内反折形成包统的双层环形皮肤皱襞,称为阴茎包皮。包皮的前端围成包皮口,在阴茎头腹侧中线上,连于尿道外口下端与包皮之间的皮肤皱襞,称为包皮系带。作包皮环切时,应注意勿伤及包皮系带,以免影响阴茎的正常勃起。阴茎的主要功能有排尿、勃起以便在性交时插入阴道、将精液射入阴道。

(五)男性尿道

男性尿道为排尿、排精的通道,起于膀胱的尿道内口,止于阴茎头的尿道外口,兼有排尿和排精的功能。成人约长 16～22cm,管径平均为 5～7cm。根据尿道的走行全长可分为三部,即前列腺部、尿道膜部和海绵体部。临床上把前列腺部和膜部称为后尿道,海绵体部称为前尿道。

1. 前列腺部

前列腺部为尿道穿行于前列腺的部分,管腔最宽,长约2.5cm。前列腺部的后上部有射精管和前列腺排泄管的开口。

2. 膜部

膜部为尿道穿过尿生殖膈的部分,是三部中最短的一段,平均长1.2cm,位置比较固定。周围有尿道膜部括约肌环绕,管腔狭窄,此肌肉收缩有控制排尿的作用。

3. 海绵体部

海绵体部位于尿道海绵体内,长约13～17cm。其中以尿道球内的尿道管径最大,叫尿道球部,尿道球腺开口于此。在阴茎头处的尿道扩大成尿道舟状窝。尿道黏膜下层内有许多黏液腺称为尿道腺,其排泄管开口于黏膜。

男性尿道全长可见三个狭窄,三个扩大和两处弯曲。三个狭窄分别在尿道内口、膜部和尿道外口。三个扩大部在前列腺部、尿道球部和尿道舟状窝。两处弯曲分别为:一处在耻骨联合下方2cm处的耻骨下弯,凹弯向上,包括前列腺部、膜部和的起始段,此弯曲恒定;另一处弯曲为在耻骨联合前下方的耻骨前弯,凹弯向下,在阴茎根与体之间,如将阴茎向上提起,此弯曲即可变直,向尿道内插入器械时应采取此位置。

二、睾丸的功能及其调节

睾丸具有双重功能。它既有产生男性生殖细胞的功能,又有内分泌功能。

(一)睾丸的生精功能

睾丸的生精作用是在其曲细精管上皮生精细胞进行的,曲细精管上皮由生精细胞和支持细胞构成。原始的生精细胞称为精原细胞,精原细胞有多种类型,紧贴曲细精管的基底膜分布。青春期开始,在卵泡刺激素(FSH)和黄体生成素(LH)的作用下,睾丸生精细胞减数分裂,经历初级精母细胞、次级精母细胞、精子细胞、精子等阶段,最终发育为成熟精子。各发育阶段的生精细胞均贴附着支持细胞,在精曲小管管壁中顺次排列,由基膜至管腔依次排列为精原细胞、初级精母细胞、次级精母细胞、精子细胞和精子。精曲小管上皮的支持细胞在精子生成的过程中,为各发育阶段的生精细胞提供营养、支持和保护作用。相邻的支持细胞形成紧密连接,是形成"血睾屏障"的主要结构,限制血中大分子物质进入曲细精管,确保微环境的稳定,有利于精子的生成,还可防止精子的抗原物质逸出精曲小管外而发生自体免疫反应(图10-2)。

精子发育成熟后最终脱离支持细胞进入管腔中。从精原细胞发育成为精子约需2个半月,此为一个生精周期。成年男性的睾丸每天产生大约1.2亿个精子。

精子的生成需要适宜的温度。通常睾丸内的温度约保持在32℃,低于腹腔温度,是精子生成的适宜温度。阴囊具有调节睾丸温度的作用,主要与阴囊周围空气的循环及其内部动静脉的逆流热交换结构有关。在胚胎发育期间,由于某种原因睾丸未降入阴囊内而是停留在腹腔内或腹股沟内,此称为隐睾症。该症患者睾丸的精曲小管不能正常分化发育,也无精子产生。增殖活跃的生精细胞易受多种理化因素的影响,如射线、微波、药物、高温、内分泌失调等,都直接或间接影响精子的生成。

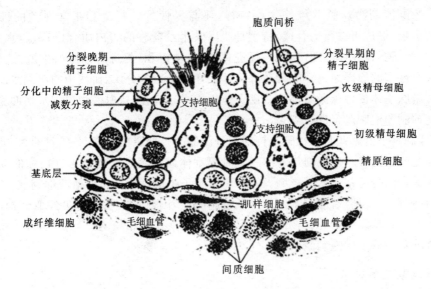

图 10-2 睾丸曲精小管生精过程

新生的精子进入精曲小管后,本身并无运动能力,而是靠曲细精管周围肌样细胞的收缩和管腔液的移动被输送至附睾。在附睾内精子进一步发育成熟,并获得运动能力。附睾内可贮存少量的精子,大量的精子则贮存于输精管中。在性交的过程中,随着输精管的蠕动,精子被输送至后尿道,与附睾、精囊、前列腺及尿道球腺的分泌物混合形成精液。

在交配过程中,将精液排出体外的过程称为射精。正常男子每次射精射出精液。约3~6 mL,每毫升精液中含精子0.2亿至4亿个,少于0.2亿个则不易使卵子受精。

(二)睾丸的内分泌功能

睾丸主要分泌雄激素,还能分泌抑制素和雌激素。雄激素由睾丸间质细胞分泌,主要有睾酮(T)、双氢睾酮(DHT)、脱氢异雄酮(DHIA)、雄烯二酮四种。

1. 睾酮的合成、运输和代谢

睾丸的内分泌功能是由间质细胞和曲细精管的支持细胞完成的。间质细胞分泌雄激素,主要成分为睾酮,支持细胞能分泌抑制素。除睾丸外,肾上腺皮质和女性的卵巢也可分泌少量睾酮,以上物质均进入血液。正常成年男性每日分泌睾酮约为4~9mg,有日夜周期性波动,早晨醒来时最高,傍晚最低,但波动范围较小。

血液中98%的睾酮与血浆蛋白结合,其中65%与血浆中的性激素结合球蛋白。睾酮主要在肝内灭活,代谢产物大部分经尿排出,少量经粪便排出。循环中少量的睾酮还可转变为雌二醇。甲基睾丸酮不被肝脏破坏,故口服有效。

2. 睾酮的生理作用

睾酮的生理作用有以下几个方面:①促进男性生殖器官的生长发育:睾酮能刺激前列腺、阴茎、阴囊、尿道等附性器官的生长和发育,并维持它们处于成熟状态。②维持生精作用:睾酮自间质细胞分泌后,可经支持细胞与生精细胞相应的受体结合,促进精子的生成过程。③维持男性第二性征和性欲:青春期开始,男性出现一系列有别于女性的特征,称为男性第二性征。主要表现为:胡须长出、喉结突出、嗓音低沉、毛发呈男性型分布、骨骼粗壮、肌肉发达、肩膀明显增宽等。睾酮能刺激产生并维持这些特征,还与男性的性行为和正常性欲的维持有关。④对代谢的影响:促进蛋白质的合成,特别是肌肉及生殖器官的蛋白质合成;参与水和电解质的代谢,引起水、钠、钾在体内适度潴留;促进骨质钙、磷沉积;促进红细胞的生成,这也是男性红细胞数较女性多的原因之一。⑤调节腺垂体促性腺激素的分泌:血液中的睾酮浓度升高时,可反馈性抑制腺垂体促性腺激素细胞分泌黄体生成素,从而维持血液中睾酮水平的稳态,在大剂量时还能抑制卵泡刺激素的分泌。

此外,抑制素是由睾丸曲细精管支持细胞分泌的一种糖蛋白激素,分子量约为 32000,由 α 亚单位和 β 亚单位构成。生理剂量的抑制素对腺垂体卵泡刺激素的分泌有很强的抑制作用,而对黄体生成素的分泌却无明显影响。实际测定精子生成障碍的患者血液抑制素水平低于正常男子,而且障碍程度越重,抑制素水平降低也越明显,因此不少学者将男性血液抑制素水平作为评价睾丸生精功能的指标。在性腺还存在与抑制素作用相反的一类物质,称为激活素,其作用为促进腺垂体分泌卵泡刺激素。

(三)睾丸功能的调节

1. 精子发生功能的调节

睾丸的生精功能既受卵泡刺激素的调节,又受黄体生成素的调节,两者对生精功能都有促进作用,但 LH 对生精的调节是通过睾酮间接实现的。

实验表明,卵泡刺激素对生精过程有始动作用,睾酮则有维持生精的效应。两者相互配合,共同调节生精过程。另外,在卵泡刺激素作用下,睾丸的支持细胞分泌的抑制素可通过负反馈作用抑制腺垂体分泌卵泡刺激素,使卵泡刺激素的分泌稳定在一定水平,保证睾丸生精功能的正常进行。

2. 激素分泌的调节

睾丸的生精作用和内分泌功能均受下丘脑-垂体的调节,而睾丸分泌的激素能反馈调节下丘脑-垂体的分泌活动,它们在功能上互相联系、互相影响,称为下丘脑-垂体-睾丸轴。此外,睾丸还存在复杂的局部调节机制。

下丘脑分泌的促性腺素释放激素(GnRH)经垂体门脉系统到达腺垂体,调控卵泡刺激素和黄体生成素的分泌和释放。在男性,黄体生成素主要作用于睾丸的间质细胞,调节睾酮分泌;卵泡刺激素主要作用于曲细精管,包括各级生精细胞和支持细胞,调节生精过程。

(1)腺垂体对睾丸生精作用的调节　睾丸的生精作用既受卵泡刺激素的调节,又受黄体生成素的调节(图 10-3),两者对生精作用都有促进作用,只是黄体生成素的作用是通过睾酮实现的。另外,在卵泡刺激素的作用下,睾丸支持细胞还可产生抑制素,抑制素可抑制腺垂体分泌卵泡刺激素,从而使卵泡刺激素的分泌稳定在一定水平,保证睾丸生精作用的正常进行。

(2)腺垂体对睾丸内分泌功能的调节　睾丸的内分泌功能直接接受黄体生成素的调节,腺垂体分泌的 LH 经血液运输到睾丸,可促进间质细胞分泌睾酮。血液中睾酮浓度达到一定水平后,可作用于下丘脑和腺垂体,通过负反馈机制抑制 GnRH 和 LH 的分泌,从而使血液中睾酮浓度保持在机体所需的相对稳定水平。实验表明,FSH 对生精作用有始动作用,睾酮则有维持生精的作用,两者相互配合,共同调节生精过程。另外,支持细胞产生的抑制素对垂体 FSH 的分泌有负反馈调节作用。

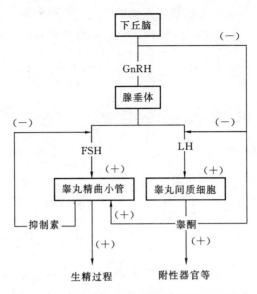

图 10 - 3　下丘脑-垂体-睾丸调节系统示意图

(3)睾丸内的局部调节　近年的实验研究表明,睾丸的支持细胞与生精细胞之间、间质细胞与支持细胞之间,存在着错综复杂的局部调节机制。例如,FSH 可激活支持细胞内的芳香化酶,促进睾酮转变为雌二醇,它可降低垂体对 GnRH 的反应性,并能直接抑制间质细胞睾酮合成。此外,睾丸可产生多种肽类、GnRH、胰岛素样生长因子及细胞介素等,这些物质可能以旁分泌或自分泌的方式,在局部调节睾丸的功能。

除体内激素调节外,睾丸的功能还受其他因素的影响,如前所述,睾丸的温度可影响精子的生成过程,对于动物来说,光照对睾丸功能有一定的调节作用。

三、性兴奋与性行为

性兴奋是指交配前的生理准备,人类的性兴奋与其他哺乳动物相似,互相间的触摸、爱抚、亲吻等行为,就是性交的一种生理与心理上的准备过程,是一盘棋的开局布子的必然经过。性兴奋的表现为以男性阴茎勃起为特点,性兴奋是由肉体或精神方面所受性刺激所引起,没有性的刺激,不会引起性的冲动反应,最强烈的性兴奋的条件刺激包括视觉、听觉、嗅觉和触觉所感知的异性的性感点和性感区,有了刺激会引起性反应。夫妻之间传递性信息,会产生性欲望,性欲望是性兴奋的动力。男性兴奋期反应集中于阴茎,体验到性兴奋比女性容易。在兴奋期阴茎会因充血而勃起,因肿胀而挺举,围绕着海绵体的白膜被充分绷紧,因压力而坚硬,男性阴茎的勃起可以在性兴奋的 10 秒钟内发生,因外在因素或性抑制会暂时疲软,条件改善可以重新勃起。阴茎动脉血管供血不足或静脉分枝太多可以产生器质性阴茎不举。疲劳、焦虑或激素水平低时,阴茎难以勃起或勃起不坚。

在性兴奋产生后,睾丸会向腹腔提升。上提时,阴囊肿厚、绷紧,但是阴囊变硬固定不动的状态只能维持 5～10 分钟时间,此后,阴囊会重新变软和摆动。部分男性在兴奋期会发生乳头勃起。

性行为旨在满足性欲和获得性快感而出现的动作和活动。一般人们往往会狭隘地把性行为认为仅是性器官的结合,但这决不能说是正确的观点。性行为并不只意味着性交,观看异性的容姿、裸体、电视的色情节目、接吻、手淫、阅读色情小说等等,都是地地道道的性行为。

第二节　女性生殖系统

卵巢也具有双重功能,即生卵功能和内分泌功能。

一、女性生殖系统构成

女性生殖系统包括内、外生殖器官及其相关组织。女性内生殖器,包括阴道、子宫、输卵管及卵巢。女性外生殖器指生殖器官的外露部分,又称外阴。包括阴阜、大阴唇、小阴唇、阴蒂、阴道前庭。

(一)卵巢

卵巢(图 10-4)是女性的生殖腺。卵巢左右各一,灰红色,质较韧硬,呈扁平的椭圆形,表面凸隆,幼女者表面平滑,性成熟后,由于卵泡的膨大和排卵后结瘢,致使其表面往往凹凸不平。卵巢一般位于子宫的两侧,盆腔侧壁、髂总动脉分叉处的卵巢窝内。在同一人,左右卵巢并不一致,一般左侧大于右侧。成年女性的卵巢长为 2~3cm,宽约为 2cm,厚为 1~1.5cm。卵巢的大小和形状,也因年龄不同而异,35~45 岁卵巢开始逐渐缩小,到绝经期以后,卵巢可逐渐缩小到原体积的 1/2。

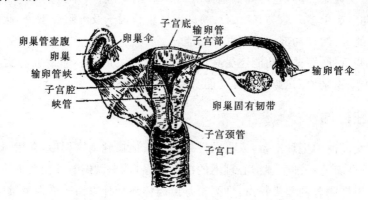

图 10-4　女性内生殖器

卵巢的外表有一层上皮组织,其深层为一薄层的结缔组织,称为白膜。卵巢的实质可分为皮质和髓质两部分。皮质位于卵巢的周围部分,主要由卵泡和结缔组织构成;髓质位于中央,由疏松结缔组织构成,其中有许多血管、神经和淋巴管。

(二)输卵管

输卵管(图 10-4)为成对的肌性管道,位于子宫阔韧带的上缘,连于卵巢与子宫之间,内侧与宫角相连通,外端游离,与卵巢接近,全长为 8~15cm。根据其构造和功能,由前向后依次分为四部分:输卵管漏斗部、输卵管壶腹、输卵管峡部和输卵管子宫部。

(三)子宫

子宫(图 10-4)是产生月经和孕育胎儿的器官,位于骨盆腔中央,在膀胱与直肠之间。子宫大小与年龄及生育有关,未产者约长 7.5cm、宽 5cm、厚 3cm。

1. 形态位置

子宫呈倒置扁梨形,前面扁平,是壁厚腔小的肌性器官,两侧连接输卵管,向下经子宫口开口于阴道。子宫由上至下可分为子宫底、子宫体与子宫颈三个部分,其上端钝圆隆起,位于两侧输卵管子宫口以上的部分为子宫底;下段缩窄成圆柱状的部分为子宫颈,是炎症和癌肿的多发部位,子宫颈突入阴道的部分称为子宫阴道部,其上未突入阴道的部分称为子宫阴道上部;子宫底与子宫颈之间的部分为子宫体;子宫体的下部与子宫颈之间的狭窄部分为子宫峡,该部位在妊娠期会增长为子宫下段,临床上常在此处进行剖腹取胎。子宫两侧缘的上部与输卵管相接处,称子宫角。

子宫的内腔狭小,上方为倒三角形的子宫腔,下方为梭形的子宫颈管。子宫腔的上部有输卵管的开口,子宫颈管向下以子宫口开口于阴道。未产妇的子宫口为圆形,经产妇的子宫口呈横裂状。

子宫的位置可随膀胱与直肠的充盈程度或体位而有变化。直立时,子宫体几乎与水平面平行,子宫底伏于膀胱的后上方,子宫颈保持在坐骨棘平面以上。正常成年未孕女子子宫呈前倾前屈位,前倾即子宫长轴与阴道长轴之间形成的向前开放的钝角,前屈为子宫体与子宫颈之间的弯曲形成的向前开放的钝角。子宫位置异常是女性不孕原因之一。

2. 子宫的构造

子宫壁由外向内依次为外膜、肌层及黏膜(即内膜)三层。外膜大部分为浆膜,是腹膜的脏层;肌层由平滑肌组成;子宫内膜较厚,可随着月经周期发生显著的变化。

3. 固定结构

正常成年未孕女子子宫呈前倾前屈位,子宫的固定装置主要依靠子宫四对韧带的牵引和毗邻器官的承托固定。四对韧带是子宫阔韧带、子宫圆韧带、子宫主韧带、骶子宫韧带。

(四)阴道

阴道位于小骨盆中央,前方有膀胱和尿道,后与直肠相邻。它是女性的性交器官,也是排出月经和娩出胎儿的管道。阴道的上端宽阔,包绕子宫颈阴道部,两者之间形成环形凹陷,称为阴道穹,根据部位不同可分为前部、后部及两侧部。以阴道穹后部最深,后上方紧邻子宫直肠凹陷,临床上可隔直肠壁触诊直肠子宫陷凹、子宫颈和子宫口的情况,以辅助诊断。阴道的下部较窄,以阴道口开口于阴道前庭。处女的阴道口周围有处女膜附着,其形态可呈环形、半月形、伞状或筛状。处女膜破裂后,阴道口周围留有处女膜痕。

(五)女阴

女阴即女性的外生殖器,包括阴蒂、阴阜、大阴唇、小阴唇、阴道前庭等结构。阴蒂位于两侧小阴唇的顶端,在阴道口和尿道口的前上方。它富有感觉神经末梢,感觉特别敏锐,是女性最敏感的性器官,能像阴茎一样充血勃起。阴阜是耻骨联合前方的皮肤隆起,皮肤上附有阴毛,用以保护女性内生殖器。大阴唇为一对长圆形隆起的皮肤皱褶,前连阴阜,后连会阴;由阴阜起向下向后伸张开来,前面左、右大阴唇联合成为前联合,后面的二端会合成为后联合,后联合位于肛门前,但不如前联合明显。小阴唇位于大阴唇的内侧,是一对柔软黏膜皱褶皮肤,表面湿润,两侧小阴唇所圈围的零形区称阴道前庭。

阴道前庭前方有女性尿道外口,后方为阴道口,阴道口两侧有前庭大腺的开口。

前庭大腺又称巴氏腺（Bartholin's gland），是女性生殖器官中的附属腺体，位于阴道下端，大小如蚕豆，左右成对，位于阴道口两侧的深面，性兴奋时分泌黄白色黏液，起滑润阴道口作用，正常检查时摸不到此腺体。

（六）乳房和会阴

1. 乳房

乳房是是女性重要的性器官，在男性不发达。女性于青春期后开始发育生长，妊娠和哺乳期的乳房有分泌活动。

（1）位置和形态　乳房在儿童和男性不发达，青春期未授乳女性的乳房呈半球形。乳房固定于胸前壁的浅筋膜内，向后与胸大肌筋膜相邻，两者之间有一间隙，称乳房后隙，为临床隆胸术植入假体的常用部位。乳房中央有乳头，有输乳管的开口。乳头周围有色素较多的皮肤区，称为乳晕，乳晕表面的有许多点状小隆起是深部乳晕腺开口部位，其深面为乳晕腺，它们可分泌脂性物质滑润、保护乳头。乳头和乳晕的皮肤比较薄弱，容易损伤导致感染。妊娠和哺乳期乳腺增生，乳房明显增大。停止哺乳以后，乳腺萎缩，乳房变小。老年妇女乳房萎缩更加明显。

（2）结构与固定装置　乳房主要由皮下脂肪、纤维组织、乳腺组织、大量血管和神经等组织构成，表面被覆皮肤。脂肪组织包裹整个乳腺组织（乳晕除外），脂肪组织层厚则乳房大，反之则小。纤维组织包绕乳腺，成年女性乳腺组织由 15～20 个乳腺叶组成，每个腺叶的导管汇集为一条输乳管，输乳管在近乳头处膨大，合并为输乳管窦。由于输乳管围绕乳头呈放射状排列，故在乳腺脓肿切开引流时，宜作放射状切口，以免切断输乳管，并注意分离结缔组织间隔，以利引流。乳房的固定装置主要为连于胸大肌筋膜和乳腺间的结缔组织束，称为乳房悬韧带，起支撑的和固定乳房的作用。由于韧带两端固定，无伸展性，乳腺癌时，该处皮肤出现凹陷，形似"橘皮"，临床上称为橘皮样变，为乳腺癌早期的特有体征。乳房含丰富的血管和神经，血管和淋巴管的主要功能是供给养分和排除废物。神经与乳房皮肤的感觉器相连，感知外边刺激。

2. 会阴

有狭义和广义之分。狭义的会阴仅指肛门和外生殖器之间的软组织。广义的会阴是指盆膈以下封闭骨盆下口的全部软组织，呈菱形，可分为前部的尿生殖三角和后部的肛门三角。尿生殖三角在女性有尿道和阴道开口，在男性有尿道通过，肛门三角有肛门通过。

二、卵巢的功能及其调控

（一）卵巢的功能

1. 卵巢的生卵作用

卵泡由卵母细胞和卵泡细胞组成。出生后，两侧卵巢中有 30 万～40 万个原始卵泡，青春期减至 4 万个。自青春期起，一般每月有 15～20 个卵泡同时生长发育，但通常只有 1 个卵泡发育成优势卵泡并成熟，排出其中的卵细胞，其余的卵泡退化为闭锁卵泡。成熟女性的卵泡生长发育、排卵与黄体形成呈现周期性变化，卵巢的这种规律性变化呈现周期性变化，称为卵巢周期。一般将卵巢周期分为卵泡期（从月经来潮的第一天至排卵为止，相当于月经期和增生期）与黄体期。

2. 卵巢的内分泌功能

卵巢主要分泌雌激素和孕激素，还可分泌抑制素和少量的雄激素。

（1）雌激素的生理作用　雌激素的主要作用是促进女性生殖器官的发育和第二性征的出现，并维持其在正常状态。此外，它对机体的代谢也有明显的影响。

①对生殖器官的作用：雌激素可促进子宫平滑肌增生，肌层变厚，提高子宫平滑肌对催产素的敏感性，促使子宫内膜发生增生期变化，内膜逐渐增厚、血管和腺体增生；使子宫颈分泌稀薄的黏液，有利于精子的通过；使宫颈口松弛，宫颈黏液分泌增加，质变稀薄，易拉成丝状；雌激素使阴道上皮细胞增生，糖原含量增加，表层细胞角化，黏膜增厚并出现皱褶。糖原分解产物使阴道分泌物成酸性（pH 4～5），有利于阴道乳酸杆菌的生长，抑制其他微生物繁殖，从而增强了阴道的抵抗力，此称为阴道的"自洁作用"；雌激素可促进输卵管上皮细胞增生，促进输卵管的节律性收缩，使分泌细胞和纤毛细胞的活动增强，有利于精子与卵子的运送。雌激素促进卵巢内的卵泡发育成熟，诱导排卵。

②对乳腺和第二性征的作用：雌激素刺激乳腺导管和结缔组织的增生，乳头、乳晕着色，促进乳腺发育；使全身的脂肪和毛发分布呈现女性特征，如骨盆宽大，臀部肥厚等，发音声调变高。

③对代谢的作用：雌激素对代谢的作用比较广泛，主要有增强成骨细胞的活动，促进钙、磷在骨质沉积，加速骨的生长，促进骨骺软骨的愈合。因此在青春期女性身高的增长较男性快；降低血浆中胆固醇与 β 脂蛋白的含量，有人认为这是生育期妇女较少患冠心病的原因之一；促进醛固酮分泌，从而促进肾小管对水和钠的重吸收，引起体内水、钠潴留；可促进肌肉蛋白质的合成，对青春期的生长和发育发挥重要作用。

（2）孕激素的生理作用　孕激素的作用必须在雌激素作用的基础上才能发挥。孕激素主要作用于子宫内膜和子宫平滑肌，为受精卵的着床和妊娠的维持提供基本保障。

①对生殖器官的作用：孕激素在雌激素作用的基础上，进一步促进子宫内膜中的腺体、血管增生并引起腺体分泌。若排出的卵子受精，则可为受精卵的生存和着床提供适宜的环境。孕激素能降低子宫平滑肌对催产素的敏感性；使宫颈黏液分泌减少，黏度增大，不利于精子通过。孕激素抑制输卵管细胞的增生、分泌，减弱输卵管的节律性收缩；使阴道上皮细胞角化减少，上皮细胞脱落增加。

②对乳腺的作用：促进乳腺腺泡发育及成熟，为分娩后泌乳作准备。

③产热作用：孕激素能促使机体产热，使女性的基础体温在排卵后可升高 0.3～0.5℃左右，亦即排卵前基础体温低，排卵后由于孕激素作用基础体温升高，这与其对体温调节中枢的作用有关。临床上可依此作为判断排卵日期的标志之一。

④对平滑肌的作用：孕激素能使消化管和血管平滑肌紧张性降低。在妊娠期，孕激素浓度较高，是孕妇较易发生便秘和痉挛的原因之一。另外，孕激素能抑制输卵管的运动，容易导致宫外孕。

（3）其他激素的作用　女性体内有少量的雄激素，是由卵泡的内膜细胞和肾上腺皮质网状带细胞分泌的。适量的雄激素可刺激阴毛及腋毛的生长和女性肌肉和全身的发育，并能维持性欲。女性雄激素过多，可引起男性化和多毛症，由于雄激素能抑制下丘脑对 GnRH 的分泌，并有对抗雌激素的作用，使卵巢功能受到抑制，可出现闭经。

三、月经及月经周期

女性从青春期开始，除妊娠外，子宫内膜发生每月一次的脱落出血，经阴道流出的现象，称为月经，是女性生殖功能成熟的标志之一。在女性的生殖周期变化中，最显著的表现就是子宫内膜每月一次剥脱出血经阴道流出的现象，月经来潮的第一天开始至下一次月经来潮的前一天所经历的时间,称为一个月经周期,月经周期的长短因人而异,平均为28天,在20～40天范围均属正常,但每个女性自身的月经周期相对稳定。通常,女孩子成长到12～14岁可出现第一次月经,称为初潮。初潮后一段时间,月经周期可能不规则,约1～2年后才趋向规律,逐渐进入性成熟期。到更年期(45～50岁),月经周期又不规则,而后月经周期停止,进入绝经期。

(一)月经周期中子宫内膜的变化

自青春期开始,子宫内膜在卵巢激素作用下发生周期性变化,即每隔28天左右发生一次内膜剥脱出血,称为月经周期。每个月经周期是从月经第一天起至下次月经来潮前一天止,可分为增生期、分泌期和月经期三个时期(图10-5)。

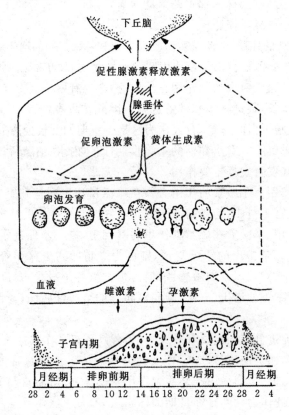

图10-5 月经周期示意图

1. 增生期

增生期为月经周期第5～14天。在月经周期的卵泡期雌激素作用下,子宫内膜上皮与间质细胞呈增生状态称为增生期,即从月经停止到排卵为止,也称排卵前期。此期中,在生长卵泡分泌的雌激素作用下,子宫内膜显著地增殖,此期内,卵巢中的卵泡处于发育和成熟阶段,并不断分泌雌激素。雌激素可促使月经后的子宫内膜修复增殖,其中的血管、腺体增生,但腺体尚不分泌,卵泡要到此期末才发育成熟并排卵。

2. 分泌期

黄体形成后,在孕激素作用下子宫内膜呈分泌反应,称分泌期,分泌期为月经周期第15～28天。此时卵巢内黄体形成,故此期又称黄体期或排卵后期。本期的主要特点是子宫内膜的腺体出现分泌现象。在此期内,排卵后的残留卵泡细胞增殖形成黄体,分泌雌激素和孕激素。孕激素使子宫内膜进一步增生变厚,其中的血管生长,腺体增大,并分泌含糖原的黏液。子宫内膜变得松软,血供充足并富含营养物质,子宫平滑肌活动相对静止,为胚泡着床和发育做好准备。

3. 月经期

月经期为月经周期第 1~4 天,即月经开始到出血停止。由于卵巢黄体退化,雌、孕激素水平下降,内膜中前列腺素合成增多,刺激子宫肌层收缩而引起内膜功能层的螺旋小动脉持续痉挛,内膜血流减少,从而使内膜缺血,功能层发生萎缩坏死。继而螺旋动脉又突然短暂地扩张,致使功能层的血管破裂,血液流出与内膜一起剥脱并经阴道排出,即为月经。坏死的组织不断脱落,直到暴露出基底层。月经血的主要特点是不凝固,因为子宫内膜组织中含有丰富的纤溶酶原激活物,使经血中的纤溶酶原被激活成纤溶酶,故月经血不凝固,从而使月经血变成液体状态排出。月经期内,子宫内膜脱落形成的创面易感染,应注意保持外阴清洁和避免剧烈运动。在月经期末,内膜基底层残留的子宫腺上皮就开始增生,使子宫内膜表面上皮逐渐修复并转入增生期(图 10-6)。

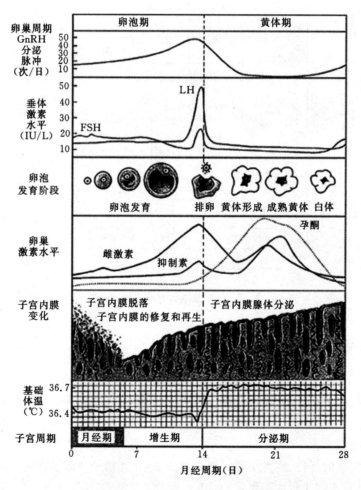

图 10-6 月经周期中相关激素的变化
GnRH:促性腺激素释放激素;FSH:卵泡刺激素;LH:黄体生成素

(二)月经周期的调节

人体的月经周期是由下丘脑-垂体-卵巢轴相互高度协调作用下发生的。子宫内膜是卵巢分泌的雌激素和孕激素的靶器官。下丘脑被称为是月经周期的始动者,其产生的促性腺激素释放激素(GnRH)是以脉冲形式释放的,这一脉冲式的分泌方式是垂体对其发生适时反应并分泌促性腺激素的基本条件,而卵巢产生的雌、孕激素经血液循环又对下丘脑的脉冲分泌和垂体促性腺激素分泌产生关键性的反馈作用,从而使月经周期规律发生。

在月经周期的形成过程中,子宫内膜的周期性变化是卵巢分泌的激素引起的,而卵巢分泌雌激素和孕激素呈周期性变化,其是在大脑皮层控制下有下丘脑-腺垂体调节的结果。因此月经周期是较容易受社会心里因素的影响,并对身体健康状况较敏感的一种生理过程,强烈的精神刺激,急剧的环境变化以及体内其他系统的严重疾病,往往能引起月经失调(图 10-7)。

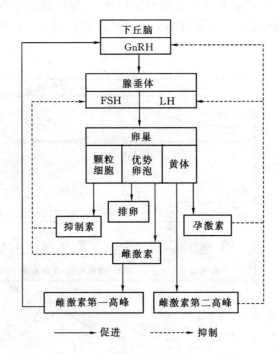

图 10-7 下丘脑-腺垂体对卵巢活动的调节

四、妊娠、分娩与泌乳

(一)妊娠

妊娠是新个体产生的过程,包括受精、植入(又称着床)、妊娠的维持、胎儿的生长发育和分娩(图 10-8)。

1. 受精

精子与卵子结合的过程,称为受精。正常情况下,只有精子和卵子都能适时地到达输卵管的壶腹部,受精过程才能顺利地实现。

(1)精子的运行　精子在女性生殖道内运行的过程比较复杂,需要穿过子宫颈、子宫腔,并沿输卵管运行一段较长的距离,才能到达受精部位。精子的运行除了依靠其自身尾部鞭毛的摆动,还要依靠女性生殖道平滑肌的蠕动及输卵管纤毛的摆动。一次射精能排出数以亿计的精子,但能到达受精部位的只有 15~50 个,其中只有一个精子可使卵子受精。这是因为精子在运行的过程中,受到多种因素的影响,如宫颈黏液的黏度、阴道内的酸性液体(pH 为 4)等。精子从阴道运行到受精部位大约需要 30~90 分钟。

(2)精子的获能 人类和大多数哺乳动物,精子必须在女性(或雌性动物)生殖道内停留一段时间,才能获得使卵子受精的能力,称为精子获能。精子在附睾内虽已发育成熟,但尚不能使卵子受精。但在附睾与精浆中存在去获能因子,它与精子结合后,妨碍精子和卵子的识别,阻止顶体反应的发生,使精子与卵子不能结合,该现象称为精子去能。在正常情况下,精子只有进入女性生殖道后,去获能因子被去除,才能获得受精能力。获能的主要部位是子宫和输卵管。

(3)受精 卵子由卵泡排出后,很快被输卵管伞摄取,依靠输卵管平滑肌的蠕动和上皮细胞纤毛的摆动将卵子运送到受精部位。精子与卵子在女性生殖道中保持受精能力的时间很短,精子约为 1~2 天,卵子仅为 6~24 小时。精子与卵子在输卵管壶腹部相遇后,精子的顶体破裂,释放出顶体酶,以溶解卵子外周的放射冠和透明带,这个过程称为顶体反应。顶体酶包含多种蛋白水解酶,如放射冠穿透酶、透明质酸酶、顶体素。当一个精子穿越透明带后,精子与卵细胞膜接触,卵细胞发生相应的变化,封锁透明带,使其他的精子难以再穿越透明带进入卵细胞内,因此,一般只有一个精子能与卵子结合成受精卵。

受精卵在输卵管的蠕动和纤毛的摆动作用下,边向子宫腔移动,边进行细胞分裂,经胚球和桑椹胚阶段,发育为胚泡。约在受精后第 4、5 天,桑椹胚或早期胚泡进入子宫腔,桑椹胚在子宫腔内继续分裂变成胚泡。胚泡在子宫腔内停留 2~3 天,胚泡外面的透明带变薄;继而消失。胚泡可以直接从子宫内膜分泌的液体中汲取营养。

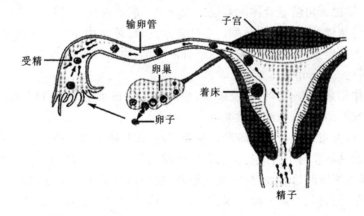

图 10-8 排卵、受精与着床示意图

2. 着床

胚泡通过与子宫内膜相互作用而种植于子宫内膜的过程,称为着床(implantation),也称为植入。着床必须具备的条件:①透明带必须消失;②胚泡的滋养层细胞迅速增殖分化,形成合体滋养层细胞;③胚泡与子宫内膜必须同步发育和相互配合;④体内必须有足够数量的孕激素,并在雌激素的配合下,使子宫出现一个极短的敏感期,能接受胚泡着床。

一般约在排卵后第 8 天胚泡吸附于子宫内膜上,第 10~13 天着床完成。着床的部位大多在宫腔上部的前壁或后壁,以后壁更为多见。

3. 妊娠的维持与激素调节

正常妊娠的维持有赖于垂体、卵巢和胎盘分泌的各种激素的相互配合。在受精和着床前,腺垂体分泌卵泡刺激素和黄体生成素,促使卵巢黄体分泌大量的雌激素和孕激素,维持子宫内膜的分泌期变化,为妊娠做准备。如果受孕,在受精后第 6 天左右,胚泡滋养层细胞开始分泌绒毛膜促性腺激素,并随妊娠进展逐渐增多,刺激卵巢的月经黄体转变为妊娠黄体,继续分泌孕激素和雌激素。胎盘形成后,胎盘成为妊娠期间重要的内分泌器官,分泌大量的蛋白质激素、肽类激素和类固醇激素,以适应妊娠的需要和促进胎儿的生长发育。

(1)人绒毛膜促性腺激素 人绒毛膜促性腺激素(hCG)是一种糖蛋白,其生理作用主要是:①在妊娠早期刺激母体月经黄体转变为妊娠黄体,并使其继续分泌大量雌激素,以维持妊娠过程能正常顺利进行。②可抑制淋巴细胞活力,防止母体产生对胎儿的排斥反应,具有安胎作用。人绒毛膜促性腺激素在受精后第 8~10 天就出现在母体血液中,随后其浓度迅速升高,至妊娠 8~10 周达到顶峰,然后又迅速下降,在妊娠 20 周左右降至较低水平,并一直维持至分娩。由于人绒毛膜促性腺激素在妊娠早期即可出现在母体血液中,并由尿排出。因此,检测母体血液或尿液中的人绒毛膜促性腺激素浓度,可作为诊断早期妊娠的指标。

(2)人绒毛膜生长素 人绒毛膜生长素(hCS)是是一种糖蛋白,它的化学结构、生物活性、生理作用以及免疫特性与生长素基本相似,具有生长素的作用,能调节母体与胎儿的糖、脂肪与蛋白质代谢,促进胎儿生长。

妊娠第 6 周母体血中可测出 hCS,以后逐渐增多,到第 3 月开始维持在高水平,直到分娩。HCS 分泌与胎盘重量成正比,可作为监测胎盘功能的指标。

(3)孕激素 孕激素由胎盘合体滋养层细胞分泌。胎盘内 3β-羟脱氢酶活性很强,能把来自胎儿和母体中的孕烯醇酮转变为孕酮。在妊娠期间,母体血中孕酮的浓度随孕期的增长而稳步上升。胎盘在妊娠 10 周后代替卵巢持续分泌孕酮,血中孕酮含量迅速增加,妊娠末期达高峰,平均浓度可达 60nmol/L。

孕酮的主要作用是维持子宫内膜及蜕变,并抑制 T 淋巴细胞,防止母体排斥反应。此外,孕酮可刺激乳腺腺泡的发育,为泌乳做准备。

(4)雌激素 雌激素胎盘分泌的雌激素主要是雌三醇,还有少量的雌酮和雌二醇。雌三醇是在胎儿和胎盘的共同参与下合成的。胎儿肾上腺的脱氢异雄酮硫酸盐在胎儿肝中羟化,形成 16α-羟脱氢异雄酮硫酸盐后,随血液进入胎盘,在胎盘内脱去硫酸基,成为 16α-羟脱氢异雄酮,经芳香化酶作用转化为雌三醇。因此,检测母体血中或尿中雌三醇的含量,可了解胎儿的存活状态,然而,在正常妊娠情况下,尿中雌三醇水平变异较大,仅靠雌三醇水平的测定反映胎儿情况是不可靠的。在妊娠中期,母体血中低水平的游离雌三醇提示胎儿可能死亡的高度危险。

在整个妊娠期,血中的雌激素、孕激素都保持高水平。一方面,使子宫内膜继续增厚以维持妊娠;另一方面,对下丘脑-腺垂体起负反馈作用,卵巢内没有卵泡发育、成熟及排卵,故妊娠期不会来月经(图 10-9)。

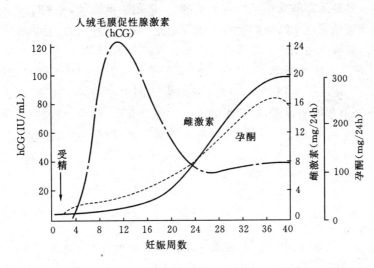

图 10-9　妊娠期内人绒毛膜促性腺激素、雌激素和孕酮分泌量的变化

(二)分娩与泌乳

成熟的胎儿及其附属物从母体子宫产出体外的过程,称为分娩。人类的妊娠期约为 280 天(从末次月经周期的第一天算起)。在妊娠末期,子宫平滑肌兴奋性逐渐提高,最后引起子宫的节律性收缩,其节律性收缩可受多种因素调节,如催产素、雌激素、前列腺素、肾上腺素等,驱使胎儿离开母体。分娩过程是一个正反馈调节。整个分娩过程分为三期,第一期长达数小时,频繁发生的由子宫底部向子宫颈的收缩波推动胎儿头部紧抵子宫颈;第二期持续约 1~2 小时,胎儿由子宫腔排出,经子宫颈和阴道到达母体外;第三期约 10 分钟,胎盘与子宫分离并排出体外。随后子宫肌强烈收缩压迫血管,防止子宫过量出血。在胎盘排出母体后 2~3 天,体内分娩有关的激素迅速恢复到正常水平。

妊娠期在催乳素等多种激素的协同作用下,乳腺导管系统进一步增长完善,腺泡进一步膨大,乳房体积可明显增大,但此时并不泌乳,因为体内雌激素和孕激素的浓度过高,抑制催乳素的泌乳作用。分娩 1~3 天后,血中雌激素和孕激素水平显著降低,对催乳素的抑制作用解除,乳腺在催乳素的作用下开始泌乳。授乳时婴儿吸吮乳头,可反射性引起催乳素和缩宫素的分泌,引起射乳反射。

授乳过程中,催乳素的高水平分泌抑制腺垂体分泌 FSH 和 LH,因此哺乳期月经暂停,可持续 4~6 个月,此期一般不会再受孕。但也有例外,在无月经出现的情况下,卵泡又开始发育,并能成熟排卵,以致受孕。所以,试图通过延长哺乳期来达到避孕的目的,并不可靠。

(三)避孕

避孕是指采取一定方法使妇女暂不受孕。目前使用或研究的避孕方法很多,大致可分为以下几类:①抑制精子和卵子的生成:如使用抗雄性激素药物,使精子不能在附睾成熟;女性口服避孕药,包括雌激素和孕激素,可抑制排卵;②阻止受精:如"安全期"避孕,排出的卵子或精子,在女性生殖道维持受精能力的时间很短,卵子仅 6~24 小时,精子 1~2 天。故射入女性生殖道内的精子,只在排卵前后 2~3 天,才有受精机会。避免在这段时间内过性生活,即为"安全期"避孕。但排卵受体内外多种因素影响,可提前或推迟,甚至额外排卵。因此,"安全期"避孕并不十分可靠。另外还有如女性口服避孕药,使子宫颈黏液变稠,不利于精子通过;使用安全套、子宫帽;男性输精管或女性输卵管结扎术等;③影响胚泡着床:宫腔内放置避孕环(又称上环),使子宫内的环境不适于胚泡的着床与生长。女性口服避孕药,使子宫内膜的发育不利于胚泡的着床;④使胚胎排出子宫:是在前几种早期避孕方法失效后不得已而采取的补救措施,如早期人工流产(即吸宫术)和早期药物流产以及钳刮术等。

总之,避孕的环节和方法很多,但理想的方法应该是安全、有效、简便和经济,又不严重影响人体的身心健康和正常功能。因此,应在医生的指导下,根据不同的情况选择合适的避孕方法。

学而思

睾丸、卵巢的形态结构? 雄激素、雌激素和孕激素各有哪些生理作用?

(王光亮　赵海军)

第十一章　神经系统的结构与功能

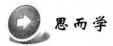

思而学

神经系统的组成包括哪些？其作为机体的主要调节系统是如何发挥功能的？

神经系统主要由神经组织所构成，可分为中枢神经和周围神经两部分。中枢神经包括脑和脊髓（图 11-1）。周围神经是指与脑和脊髓相连的神经，分布于全身各部，包括脑神经、脊神经。又可根据分布的不同对象分为躯体神经和内脏神经，躯体神经分布于体表、骨、关节和骨骼肌，内脏神经分布到内脏、心血管和腺体。躯体神经和内脏神经均含有感觉和运动两种纤维。内脏运动神经又可分为交感神经和副交感神经。

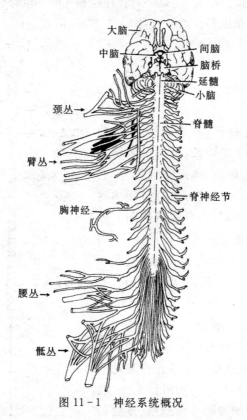

图 11-1　神经系统概况

在中枢神经和周围神经中，神经元的胞体和突起因所在的部位和排列方式的不同而赋予不同的术语名称。在中枢神经，神经元的胞体及其树突集中处色泽灰暗，称灰质，被覆于大、小脑表面的灰质又称皮质；功能相同的神经元胞体集中形成的团块称为神经核。在中枢神经，神经纤维集合处色泽亮白，又称为白质；功能相同的神经元突起在中枢集合成束称为神经纤维束。在周围神经，神经元胞体集中形成神经节；神经纤维集中一起形成神经。而中枢神经内灰质和白质混杂排列则形成网状结构。

第一节　神经系统的结构

一、脊髓和脑

（一）脊髓

1. 脊髓的位置和外形

脊髓位于椎管内，呈前后稍扁的圆柱形，上端于枕骨大孔处与延髓相连，下端变细，呈圆锥状，称为脊髓圆锥，成人脊髓圆锥的末端达第1腰椎下缘（新生儿达第3腰椎平面）。脊髓表面共有6条纵沟，前面正中较深的沟为前正中裂，后面正中较浅的沟为后正中沟，在上述两沟的两侧还分别各自有两对前外侧沟和后外侧沟（图11-2）。在前外侧沟和后外侧沟中分别有脊神经前根和脊神经后根附着，后根上有一膨大的脊神经节，前后根在椎间孔处合并成为脊神经。脊髓在外形上无明显的节段，但与每一对脊神经相连的一段脊髓，称为一个脊髓节段。因为脊神经共有31对，故脊髓也相应地被分为31个节段，即颈髓（C）8节，胸髓（T）12节，腰髓（L）5节，骶髓（S）5节，尾髓（Co）1节。

2. 脊髓的内部结构

脊髓内部分为位于中央的灰质和周围的白质两部分。

灰质在横切面上呈蝴蝶形，左右对称，中央的小孔为中央管，此管纵贯脊髓全长，上与第四脑室相通。灰质前端膨大称前角，内含运动神经元，它发出的轴突组成前根，支配骨骼肌；后端窄细称后角，内含有联络（中间）神经元；在脊髓胸段和上腰段（$T_1 \sim L_3$），前后角之间还有向外突出的侧角，内含有交感节前神经元胞体，其轴突加入前根支配内脏运动；在骶髓2~4节段（$S_2 \sim S_4$）前后角之间含有副交感节前神经元胞体。

白质位于灰质的周围，借脊髓的纵沟分为三个索：后正中沟与后外侧沟之间为后索，后外侧沟与前外侧沟之间为外侧索，前外侧沟与前正中裂之间为前索。各索又由许多上行或下行的纤维束组成。上行纤维束将各种感觉神经冲动上传到脑，重要的上行传导纤维束有传导痛、温、触、压觉的脊髓丘脑束，以及后索中传导本体感觉和精细触觉的薄束和

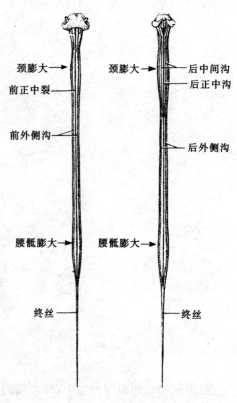

图11-2　脊髓外形

楔束等;下行纤维束将脑发放的冲动下传到脊髓前角。重要的下行纤维束有支配骨骼肌的皮质脊髓侧束和皮质脊髓前束(图 11-3)。

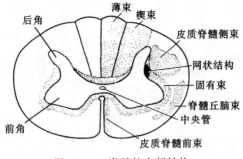

图 11-3　脊髓的内部结构

3. 脊髓的功能

脊髓具有传导和反射功能。人体的躯干四肢各部感受的信息,经脊髓向上传导至脑。脑对躯干和四肢活动的控制和调节也都要经下行传导束下达到脊髓,所以脊髓具有重要的传导功能。脊髓灰质是一些反射活动的低级中枢,如腱反射、腹壁反射、排尿和排便反射等,故脊髓具有反射机能。

(二)脑

脑位于颅腔内。人脑可分为脑干(延髓、脑桥、中脑)、间脑、小脑、端脑(图 11-4)。

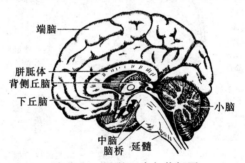

图 11-4　脑的正中矢状切面

1. 脑干

脑干自下而上由延髓、脑桥、中脑组成。

(1)脑干外形　脑干上与间脑相接,下与脊髓连续,背面与小脑相连。脑干主要结构如下:中脑腹侧面两侧的半圆柱状结构称大脑脚,两侧的大脑脚之间的凹陷为脚间窝;脑桥腹侧面宽阔膨隆部分为基底部,其正中线上的纵行浅沟称基底沟;延髓腹侧面中线两侧有两个纵形隆起,称为锥体,锥体下端左右交叉,称为锥体交叉。中脑背侧面有 2 对隆起,上方称为上丘,与视觉反射有关;下方称下丘,与听觉反射有关;脑桥和延髓上部共同形成的菱形凹陷称菱形窝;菱形窝下方,正中线两侧有薄束结节和楔束结节,其深面分别有薄束核和楔束核(图 11-5、图 11-6)。有 8 对脑神经与脑干的不同部位相连接:动眼神经和滑车神经与中脑相连;三叉神经、展神经、面神经和前庭蜗神经与脑桥相连;舌咽神经、迷走神经、副神经、舌下神经与延髓相连。位于延髓、脑桥和小脑间的腔室为第四脑室,它向下通延髓和脊髓的中央管,向上通经中脑水管与第三脑室相通,借正中孔和外侧孔与蛛网膜下隙相通。

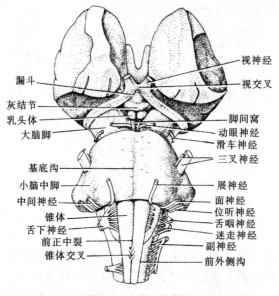

图 11-5 脑干腹侧面

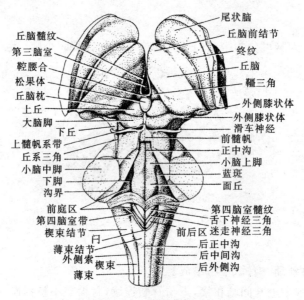

图 11-6 脑干背侧面

(2)脑干内部结构 脑干由灰质、白质和网状结构组成。脑干的灰质为不连续的团状或柱状,称为神经核,其中与脑神经有关的称脑神经核,与脑神经无关的称非脑神经核。脑神经核按其功能可分为躯体感觉核、躯体运动核、内脏感觉核、内脏运动核。脑神经的名称,多与其相连的脑神经名称一致。而各脑神经核的位置大致与各脑神经根在脑干附着的高低顺序位置相对应。第Ⅲ~Ⅳ脑神经核位于中脑;第Ⅴ~Ⅷ脑神经核位于脑桥,第Ⅸ~Ⅻ脑神经核位于延髓(图 11-7)。除脑神经核外还有很多与上、下行的传导束相关起中继作用的非脑神经核(中继核),如位于延髓的薄束核和楔束核,以及位于中脑的上丘核、下丘核、红核和黑质等。

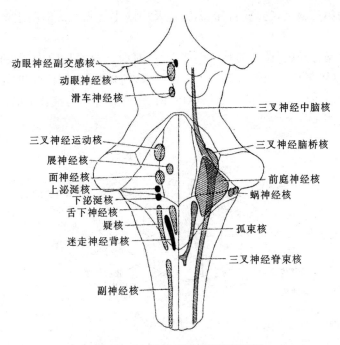

图 11-7 脑神经核投影(背面观)

脑干的白质中有重要的上、下行传导束,白质多位于脑干腹侧与外侧,其中上行传导束(如脊髓丘脑束、内侧丘系)将感觉神经冲动自脊髓向上经脑干、间脑传至大脑皮层;而下行传导束(如锥体束)则将神经冲动由上向下传至效应器,其传导方向与上行传导束相反。

此外,在脑干内还有很多纵横交错的神经纤维和散在的神经核团,此种灰白质交织区称为网状结构。网状结构与中枢神经各部有广泛的联系,网状结构不但具有参与躯体运动、躯体感觉以及内脏调节功能,并且在维持大脑皮质觉醒状态中起重要作用。

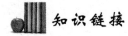 知识链接

帕金森氏病

帕金森氏病(Parkinson's disease,PD)是 1817 年由英国内科医生 James Parkinson 首先发现的一种慢性神经综合症,它以肢体静止性震颤、肌肉强直、寡动为主要特征。其病理变化为中脑的黑质和蓝斑含黑色素的神经元减少和变性,发病机制是由于多巴胺神经系统病变或损伤引起的多巴胺(DA)缺损。正常情况下 DA 由黑质形成后,沿黑质纹状体通路运输至黑质纹状体束的神经末梢囊泡内。但患者黑质严重破坏,不能制造 DA,此通路的神经纤维亦变性,导致神经末梢 DA 的不足。而蓝斑变性引起去甲肾上腺素(NA)减少,但对本病不起主导作用。DA 是纹状体抑制性神经递质,而乙酰胆碱(ACh)。在正常人的纹状体,此两种神经递质处于动态平衡中,现因 DA 丧失,使纹状体失去抑制作用,ACh 的兴奋性就相对增强。这一对神经递质的平衡一经破坏,就可出现震颤麻痹的症状。因此投给 DA 的前体 L-多巴以补偿脑中所损失的 DA,或投给抗 ACh 的药物,以抑制 ACh 的兴奋性作用,均可使本病的症状缓解。

2. 间脑

间脑(图 11-4)位于中脑上方。两大脑半球之间,大部分被大脑所覆盖。两侧间脑间为

一狭小的腔隙,称为第三脑室,它与端脑的侧脑室及中脑水管相通。间脑主要包括背侧丘脑、后丘脑和下丘脑等。

(1)背侧丘脑 又称丘脑,位于间脑背侧部,为一对卵圆形的灰质块,内邻第三脑室,外邻内囊。内部被白质纤维形成的内髓板分隔为3个核群:前核群、内侧核群和外侧核群。前核群与调节内脏运动有关;内侧核群可能是联络躯体和内脏感觉冲动的整合中枢;外侧核群为感觉传导通路的中继核(图11-8)。

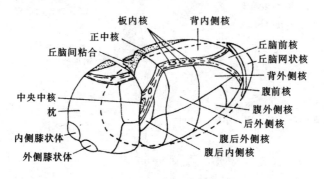

图11-8 背侧丘脑的核群

(2)后丘脑 位于丘脑的后面,包括内、外侧膝状体。内侧膝状体是听觉传导通路的中继核,发出纤维投射到大脑皮质听觉中枢;外侧膝状体是视觉传导通路的中继核,发出纤维投射到大脑皮质视觉中枢。

(3)下丘脑 位于丘脑的前下方,其主要结构自前向后有:视交叉、灰结节、乳头体以及漏斗和垂体。下丘脑内的主要核团有视上核、室旁核等(图11-9),其分泌的加压素和催产素随神经纤维输送至垂体后叶,最后释放到血液中。下丘脑是神经内分泌中心,同时也是调节内脏活动的较高级中枢,并参与对体温、摄食、水盐平衡等的调节作用。

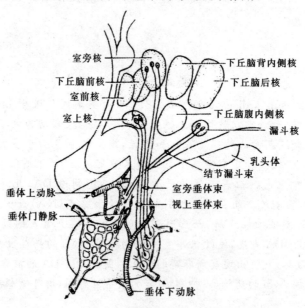

图11-9 下丘脑的主要核团

3. 小脑

小脑位于延髓与脑桥的背侧,大脑后下方。小脑两侧膨大部分称为小脑半球;中间较窄的部分称为小脑蚓部。根据发生、功能和纤维联系,小脑可分为三叶:绒球小结叶(古小脑)与维持身体姿势平衡有关;小脑前叶(旧小脑)与肌紧张调节有关;小脑后叶(新小脑)对骨骼肌的随意运动起协调作用(图 11 - 10)。

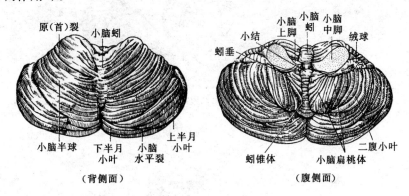

图 11 - 10　小脑外形

4. 端脑

端脑又名大脑,是中枢神经系最高级部分,主要包括左、右大脑半球。两大脑半球之间的深裂,称大脑纵裂。裂底为连接两大脑半球的白质板,称胼胝体。

(1)大脑外形

1)大脑半球的分叶:每侧半球借三条沟分为五个叶。这三条沟为:外侧沟,中央沟,顶枕沟。五个叶为额叶,在中央沟的前方;顶叶,在中央沟和顶枕沟之间;枕叶,在顶枕沟的后方;颞叶;在外侧沟的下方;岛叶,埋藏在外侧沟底。

2)大脑半球重要的脑回:大脑表面凹凸不平,沟与沟之间的隆起称为脑回。在上外侧面,紧靠中央沟前面有中央前回,紧靠中央沟后面有中央后回。在内侧面和下面,围绕胼胝体的上方,有弓形的扣带回。从胼胝体后端,向前延续到脑下面的回,称为海马旁回,其前端弯成钩状称海马旁回钩。扣带回、海马旁回及钩等相连接成为围绕胼胝体呈穹窿形的脑回,合称为边缘叶(图 11 - 11、图 11 - 12 和图 11 - 13)。

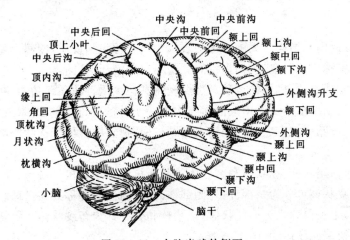

图 11 - 11　大脑半球外侧面

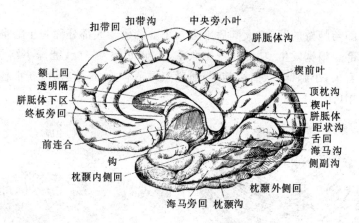

图 11-12 大脑半球内侧面

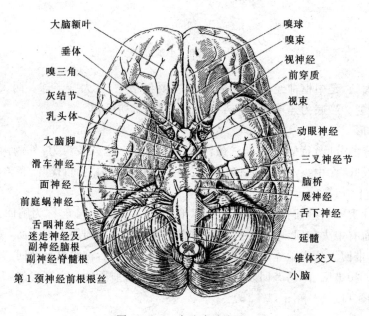

图 11-13 大脑半球底面

(2)大脑半球的内部结构 大脑半球的表层为灰质称大脑皮质,深部为髓质,内有基底核。大脑半球内的腔室称为侧脑室,它们借室间孔与第三脑室相通(图 11-14)。

1)大脑皮质功能定位:机体的运动、感觉、视觉、听觉、语言活动等功能,在大脑皮质都有相应的中枢部位。运动中枢主要在中央前回与中央旁小叶的前部,感觉中枢主要在中央后回与中央旁小叶后部,听觉中枢在颞叶外侧沟内的颞横回,视觉中枢位于枕叶内侧面距状沟两侧的皮质(图 11-15)。

2)基底核:包括尾状核、豆状核和杏仁体等灰质核团。尾状核呈弓形,分头、体、尾三部,尾端连接杏仁体。豆状核可分为三部分:外侧部称为壳,内侧两部称为苍白球。豆状核和尾状核合称为纹状体,其中苍白球称为旧纹状体,尾状核和壳合称为新纹状体。纹状体的主要功能是调节肌的张力和协调肌的运动(图 11-16)。

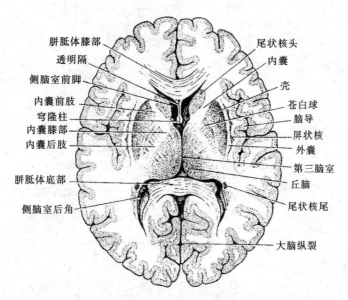

肼胝体膝部　　　尾状核头
透明隔　　　　　内囊
侧脑室前脚　　　壳
内囊前肢　　　　苍白球
穹隆柱　　　　　脑导
内囊膝部　　　　屏状核
内囊后肢　　　　外囊
　　　　　　　　第三脑室
肼胝体底部　　　丘脑
侧脑室后角　　　尾状核尾
　　　　　　　　大脑纵裂

图 11-14　大脑水平切面

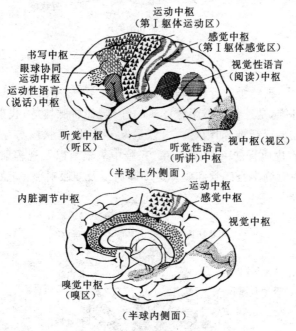

运动中枢
（第Ⅰ躯体运动区）
感觉中枢
（第Ⅰ躯体感觉区）
书写中枢
眼球协同运动中枢
视觉性语言（阅读）中枢
运动性语言（说话）中枢
听觉中枢（听区）
听觉性语言（听讲）中枢
视中枢（视区）

（半球上外侧面）

内脏调节中枢
运动中枢
感觉中枢
视觉中枢
嗅觉中枢（嗅区）

（半球内侧面）

图 11-15　大脑皮质功能定位

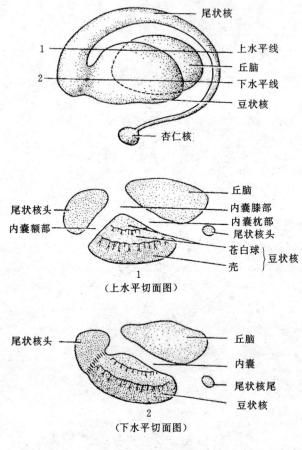

图 11-16　基底核

3）大脑半球的髓质：据纤维的行程和联系可分成三类：联络纤维，是联系同侧半球各叶间或回间的纤维；连合纤维，是连接左右半球皮质的纤维，如胼胝体等；投射纤维，是联系大脑皮质和皮质下中枢的上、下行纤维，如内囊。内囊是位于丘脑、尾状核与豆状核之间的投射纤维（图 11-17），其中含有皮质脊髓束、皮质核束、丘脑中央辐射以及视辐射和听辐射等。如一侧内囊广泛损伤，可出现对侧半身感觉和躯体运动障碍以及双眼对侧偏盲的"三偏"症状。

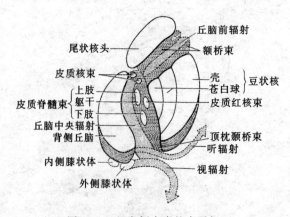

图 11-17　右侧内囊的水平切面

（3）边缘系统　由边缘叶及与其密切联系的皮层下结构共同组成。由于边缘系统与内脏活动、情绪和记忆有关，故有"内脏脑"之称。

知识链接

阿尔茨海默病

《茶馆》是老舍最著名的剧作，它也成就了 20 世纪中国最杰出的话剧演员于是之。于是之从 1958 年起首演茶馆掌柜王利发，到 90 年代以演 400 余场。在他后期的演出里。他常常惴惴不安，因他开始忘记台词，要由搭档临时发挥，为他圆场。那时谁也不知，他正处于阿尔茨海默病的早期。数年后，于是之再也不能和同事交谈演艺，也说不出前往探望他的人的名字。所有的记忆如硝烟云散，对所见所闻做不出恰当的反应，令亲友们心酸。

阿尔茨海默病（Alzheimer 病）又称老年痴呆症，尽管研究者们已发现患者的某些神经递质的合成发生障碍，但其病因仍是一个谜。尸检发现，大脑皮质的神经元中出现大量绞扭成团的神经原纤维，以及淀粉样的蛋白。这些变性的细胞不断死亡，使得大脑皮质发生广泛萎缩。而运动神经元却很少累及，这样患者仍能运动，成为可以活动的植物人。据统计，在 65 岁以上的人群中，阿尔茨海默病的发病率高达 15%。随着社会进入老龄化，医学界不得不面临这一日益严峻的现实。

（三）脑和脊髓的被膜、血管及脑脊液循环

1. 脑和脊髓的被膜

脑和脊髓的表面由外向内包有硬膜、蛛网膜和软膜三层被膜（图 11-18）。它们具有保护、支持脑和脊髓的作用。

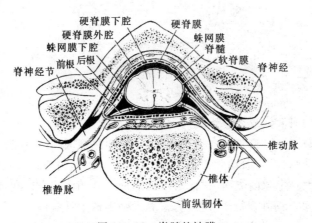

图 11-18　脊髓的被膜

（1）硬膜　致密而坚韧，包在脑外面的称为硬脑膜。硬脑膜在某些部位两层分开形成硬脑膜窦，收集脑的静脉血，最后汇入颈内静脉。重要的硬脑膜窦有位于硬脑膜上部正中线上的上矢状窦，以及垂体窝两侧的海绵窦等。包被在脊髓外面的硬膜称为硬脊膜，它与椎管壁之间的狭窄腔隙，称为硬膜外隙。硬膜外麻醉就是将麻醉药注入此隙，以阻滞神经传导。

（2）蛛网膜　薄而透明，位于硬膜和软膜之间，蛛网膜和软膜之间的腔隙称为蛛网膜下隙，

腔内充满脑脊液。在上矢状窦的两侧,蛛网膜向窦内突入,形成许多绒毛状突起,称为蛛网膜粒,脑脊液由此渗入到上矢状窦,回流入静脉血。

(3)软膜 紧贴在脑和脊髓的表面,并伸入沟裂内。它由薄层结缔组织和外面覆以单层扁平上皮构成,富有神经血管,软脑膜及其血管突入脑室,参与脉络丛的组成。

2. 脊髓和脑的血管

(1)脊髓的血管 脊髓的血液供应主要来自椎动脉发出的脊髓前、后动脉,此外还有肋间后动脉和腰动脉等发出的脊髓支加入(图 11-19)。脊髓后动脉循后外侧沟下行,脊髓前动脉汇合成一干循前正中裂下行,各动脉互相吻合,营养脊髓各部。脊髓的静脉分布情况与动脉相类似。

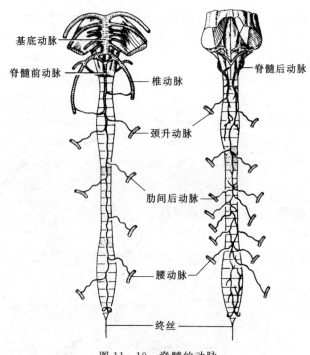

图 11-19 脊髓的动脉

(2)脑的血管

1)脑的动脉:脑的血液供应来源于颈内动脉和椎动脉。

颈内动脉起自颈总动脉,自颈部向上至颅底,经颈动脉管入颅内,穿海绵窦后分出眼动脉、大脑前动脉、大脑中动脉、后交通动脉等分支(图 11-20)。大脑前动脉在大脑纵裂内沿胼胝体向后走行,分布于大脑半球内侧面,顶枕沟以前部分。两侧大脑半球在视交叉的前方借前交通动脉相连。大脑中动脉向外走行于外侧沟,营养大脑半球上外侧面的大部分和岛叶。此外它发出的中央支(图 11-21)供应基底核、内囊等结构。后交通动脉向后行与大脑后动脉相连。

椎动脉起自锁骨下动脉,穿经第 6 至第 1 颈椎横突孔,经枕骨大孔进入颅后窝,至脑桥下缘,左右椎动脉汇合成为一条基底动脉,行于基底沟中,在脑桥上缘分为左、右大脑后动脉(图 11-20)。大脑后动脉绕大脑脚向后,分布于颞叶的内侧面、底面及枕叶。大脑动脉环(图 11-22):又称 Willis 环,由大脑前动脉起始段、颈内动脉末端、大脑后动脉借前、后交通动脉在脑底面环绕视交叉、灰结节及乳头体吻合而成。此环使两侧颈内动脉系和椎-基底动脉系互相交通,以维持脑的血液供应。

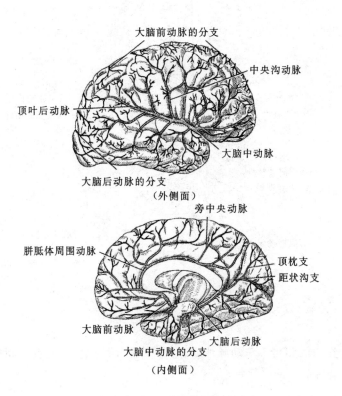

图 11-20　大脑前、中、后动脉在大脑半球表面的分布

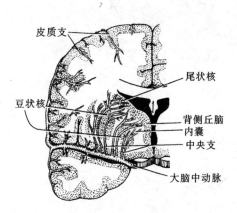

图 11-21　大脑中动脉的中央支和皮质支

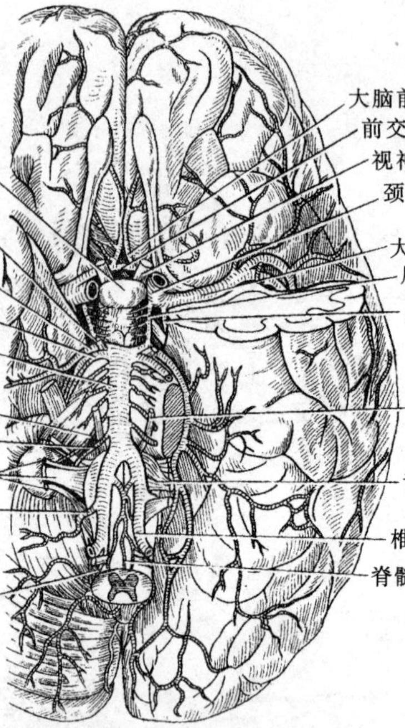

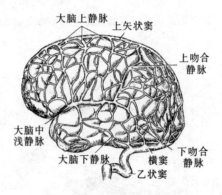

图 11-22 脑底面的动脉

2)脑的静脉(图 11-23):不与动脉伴行,可分为浅、深两组,且两者之间有吻合,分别汇入邻近的硬脑膜窦,最后汇入颈内静脉。

图 11-23 大脑浅静脉

3. 脑脊液循环

脑脊液是由各脑室内的脉络丛产生,无色透明,充满于脑室及蛛网膜下腔内。正常成年人的脑脊液总量平均约为 150mL。脑脊液具有营养脑和脊髓作用,并带走代谢产物,缓冲外力和减少震荡,对调整颅内的压力也起一定的作用。脑脊液处于不断产生、循环和回流的相对平衡状态,其循环途径如下:侧脑室脉络丛产生的脑脊液,经室间孔流入第三脑室,会同第三脑室脉络丛产生的脑脊液,经中脑水管流入第四脑室,再会同第四脑室脉络丛产生的脑脊液,自第四脑室的正中孔和外侧孔流入蛛网膜下隙,最后经蛛网膜粒渗入上矢状窦,最后汇入颈内静脉(图 11-24)。如脑脊液的循环路径受阻,可引起脑积水或颅内压增高。

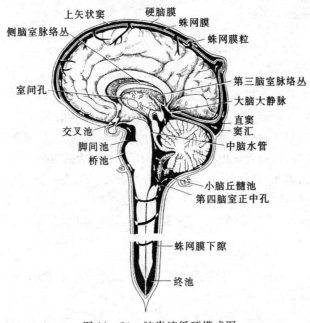

图 11 - 24 脑脊液循环模式图

4. 脑屏障

血液、脑脊液及脑组织细胞三者之间的物质成分交换(包括代谢产物及药物等)是透过毛细血管上皮、脑室管膜、神经胶质膜等结构的过滤渗透作用来进行,由于这几层结构较紧密,其通透性有一定的限制,致使许多大分子物质不能穿过进入脑组织细胞,从而起到保障脑的正常生理功能的作用,称为脑屏障(图 11 - 25)。它包括血-脑屏障、血-脑脊液屏障以及脑-脑脊液屏障三部分,其中血-脑屏障的功能最为重要。在临床选用药物治疗脑的疾病时,应注意考虑药物透过脑屏障的能力,以达到预期疗效。

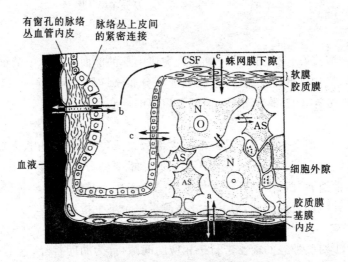

CSF:脑脊液 N:神经元 AS:星形胶质细胞

a:血-脑屏障 b:血-脑脊液屏障 c:脑脊液-脑屏障

图 11 - 25 脑屏障的结构和位置关系

二、脊神经和脑神经

(一)脊神经

脊神经连于脊髓,共31对:颈神经8对,胸神经12对,腰神经5对,骶神经5对,尾神经1对。每对脊神经都由脊神经前根和后根在椎间孔处合并而成(图11-26)。其中前根含运动神经纤维,发自前角;后根含有感觉神经纤维,其膨大部分,称为脊神经节,内有假单极神经元,该神经元行向脊髓的突起称为中枢突,组成脊神经后根,行向周围的突起则称为周围突,组成脊神经。由此可见,由前、后根合成的脊神经是含有运动和感觉两种神经纤维的混合性神经。脊神经出椎间孔后分为前支和后支,两支均为混合性神经。后支较细,分布于躯干背侧的皮肤和肌肉。前支粗大,除胸神经前支外,均相互交织形成神经丛,还有颈丛、臂丛、腰丛和骶丛,再由此发出分支分布到颈部、部分腹壁、会阴和四肢的皮肤及肌肉(图11-27)。

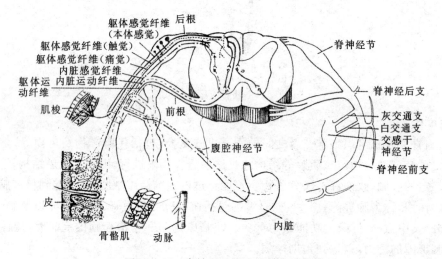

图 11-26　脊神经的组成及分布模式图

1. 颈丛

由第1~4颈神经的前支组成,位于胸锁乳突肌上部的深面。颈丛中最重要的神经是膈神经,为混合性神经,其运动纤维支配膈肌,感觉纤维分布于胸膜、心包、贴于膈下面的腹膜及胆囊等处。其余分支分布于枕部、耳廓、颈前部及肩部的皮肤和部分颈肌。

2. 臂丛

由第5~8颈神经前支及第1胸神经前支大部分组成,经锁骨后方进入腋腔,其分支主要分布于上肢的皮肤、肌肉、关节及胸、背部的浅层肌。重要的分支有:①正中神经和尺神经,分布于前臂屈肌、旋前肌、手肌、手掌及手背尺侧半一个半手指皮肤。②桡神经,分布臂(肱三头肌)和前臂的全部伸肌和后面皮肤,以及手背桡侧半三个半手指皮肤。

3. 胸神经前支

共12对,上11对胸神经的前支走行于相应肋间隙,称为肋间神经;最下一对走行于第12肋下方为肋下神经。胸神经前支分布于胸、腹壁的肌肉、皮肤及胸膜和腹膜壁层。

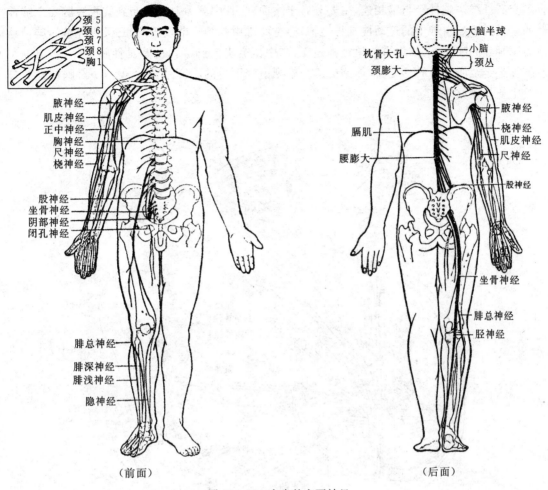

颈5
颈6
颈7
颈8
胸1

腋神经
肌皮神经
正中神经
胸神经
尺神经
桡神经

股神经
坐骨神经
阴部神经
闭孔神经

腓总神经

腓深神经
腓浅神经

隐神经

（前面）

大脑半球
枕骨大孔
颈膨大
小脑
颈丛

膈肌
腰膨大

腋神经
桡神经
肌皮神经
尺神经

股神经

坐骨神经

腓总神经
胫神经

（后面）

图 11-27　全身的主要神经

4. 腰丛

由第 12 胸神经和第 4 腰神经前支部分以及 1～3 腰神经前支组成,位于腹后壁腰大肌深面,其分支主要分布到腹股沟区及大腿前内侧的肌肉、皮肤。其重要分支为股神经,支配大腿前群肌(股四头肌)及大腿前面与小腿内侧及足内侧缘的皮肤、膝关节。

5. 骶丛

骶丛由第 4 腰神经小部分、第 5 腰神经、骶神经和尾神经的前支组成。位于盆腔内,分支分布于盆壁、会阴、臀部、大腿后部、小腿和足的肌肉及皮肤。骶丛的重要分支为坐骨神经,为全身最粗大的神经,在臀大肌深面由盆腔穿出后,分布于大腿后群肌及后面的皮肤,一般在腘窝上方分为胫神经和腓总神经。胫神经分支分布于小腿后面及足底的肌肉和皮肤。腓总神经分支分布于小腿前外侧及足背的肌肉和皮肤。

(二)脑神经

脑神经共有 12 对(图 11-28),按神经的纤维成分划分,第Ⅰ、Ⅱ、Ⅷ对脑神经为感觉性神经;第Ⅲ、Ⅳ、Ⅵ、Ⅺ、Ⅻ对为运动性神经;第Ⅴ、Ⅶ、Ⅸ、Ⅹ对为混合性神经;第Ⅲ、Ⅶ、Ⅸ、Ⅹ对含有副交感纤维。脑神经与脑相连,主要分布于头面部,其中第Ⅹ对还分布到胸腹腔脏器。脑神经的运动纤维发自脑干的运动性脑神经核;感觉纤维由脑神经节发出(如三叉神经节),脑神经节为脑神经的膨大部分,内有假单极神经元,其中枢突走向脑干内的感觉性脑神经核,周围突沿脑神经走至所分布的感受器;而副交感纤维则由脑干内的副交感核发出。12对脑神经的分布及主要功能见表11-1。

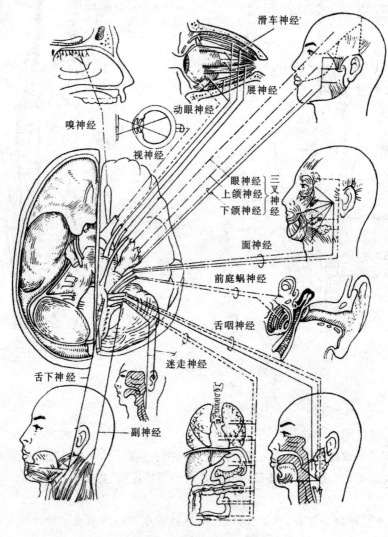

图 11-28 脑神经示意图

表 11-1　脑神经的分布及功能

名称	性质	核的位置	连接部位	分布及功能
Ⅰ 嗅神经	感觉	大脑半球	端脑	分布于鼻腔上部黏膜,传导嗅觉
Ⅱ 视神经	感觉	间脑	间脑	分布于视网膜,传导视觉
Ⅲ 动眼神经	运动	中脑上丘	中脑	支配眼的上、下、内直肌和下斜肌,调节眼球运动;支配上睑提肌;支配瞳孔括约肌,使瞳孔缩小以及睫状肌调节晶状体凸度
Ⅳ 滑车神经	运动	中脑下丘	中脑	支配眼的上斜肌,使眼球转向下外方
Ⅴ 三叉神经	混合	脑桥中部	脑桥	支配咀嚼肌;分布于面部皮肤、眼眶、鼻腔、口腔的黏膜、牙、脑膜、舌前 2/3 等处,传导浅感觉
Ⅵ 展神经	运动	脑桥中下部	脑桥	支配眼外直肌,使眼球向外转
Ⅶ 面神经	混合	脑桥中下部	脑桥	支配面部表情肌运动;分布于舌前 2/3 黏膜传导味觉;控制泪腺、下颌下腺、舌下腺的分泌
Ⅷ 前庭蜗神经	感觉	脑桥及延髓	延髓、脑桥	分布于内耳蜗管的螺旋器,传导听觉;分布于内耳的椭圆囊斑、球囊斑、三个半规管壶腹嵴,传导平衡觉
Ⅸ 舌咽神经	混合	延髓	延髓	支配咽肌运动;控制腮腺的分泌;传导咽部感觉、舌后 1/3 味觉和一般感觉、颈动脉窦的压力感受器和颈动脉小球的化学感受器的感觉
Ⅹ 迷走神经	混合	延髓	延髓	支配咽喉肌运动,传导咽喉部感觉;心活动、以及支气管、横结肠以上消化道的平滑肌运动和消化腺分泌
Ⅺ 副神经	运动	延髓	延髓	支配胸锁乳突肌和斜方肌
Ⅻ 舌下神经	运动	延髓	延髓	支配舌肌的运动

迷走神经是脑神经中行程最长,分布最广的神经。其主要分支有:①喉上神经:分布于声门裂以上的喉黏膜以及环甲肌。②喉返神经:分布于声门裂以下的喉黏膜以及除环甲肌以外的喉肌。

三、内脏神经

内脏神经指分布于内脏、心血管和腺体的神经。根据性质的不同,内脏神经可分为两类:内脏运动神经和内脏感觉神经。内脏运动神经支配平滑肌、心肌的运动及腺体分泌,因其活动一定程度上不受意识支配,因而称自主神经(植物神经)。自主神经又可分为交感神经和副交感神经两部分。

1. 内脏运动神经的特点

它与躯体运动神经比较,在结构与功能上,有下述不同特点(表 11-2):

表 11 - 2　躯体运动神经与内脏运动神经比较

比较项目	躯体运动神经	内脏运动神经
活动与意志的关系	受意志支配	一定程度上不受意志支配
支配对象	骨骼肌	平滑肌、心肌、腺体
低级中枢位置	脑干内躯体运动神经核，脊髓的灰质前角	脑干内脏运动神经核，脊髓内 $T_1 \sim L_3$ 段的侧角，$S_{2\sim4}$ 段的骶副交感核
低级中枢至效应器的走行特点	只有一个神经元，中枢发出后直达效应器	需两个神经元，中枢发出的节前纤维中途在内脏运动神经节（自主神经节）内换元，节后纤维到达效应器
纤维种类	只有一种纤维成分	有交感、副交感两类神经纤维，且多数器官同时接受两者的双重支配

2. 交感神经

交感神经可分为中枢部及周围部。中枢部位于脊髓胸 1 至腰 3 节段的灰质侧角内；周围部包括交感干、交感神经节（包括椎旁节及椎前节）及其分支和交感神经丛等（图 11 - 29）。

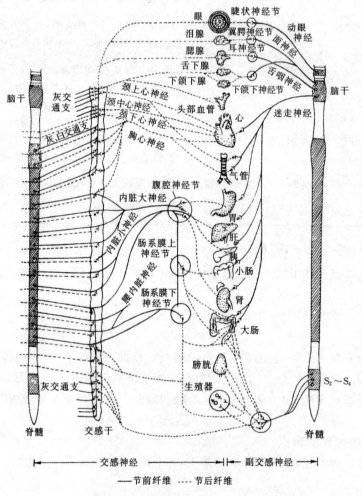

图 11 - 29　内脏运动神经概况

(1)椎旁节　位于脊柱两旁,每侧约 19～24 个,借节间支连成左右交感干。交感干分颈、胸、腰、骶、尾五段。交感干借交通支与相应的脊神经相连。交通支内有节前、节后纤维通过(图 11-30)。

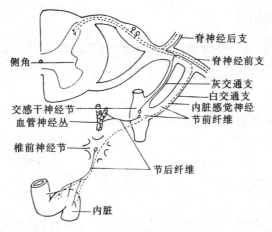

图 11-30　交感神经纤维走行模式图

(2)椎前节　位于脊柱前方,有腹腔神经节、主动脉肾神经节、肠系膜上神经节及肠系膜下神经节,各节分别位于各同名动脉的根部附近。由椎前节发出的节后纤维攀附在动脉周围形成神经丛,随动脉分布至腹腔、盆腔各脏器。

3. 副交感神经

包括中枢部和周围部(图 11-29)。中枢部分别位于脑干的副交感神经核和脊髓骶部第 2～4 节段灰质骶副交感核中。周围部由副交感神经节及其两侧的节前、后纤维构成。副交感神经节位于器官的附近或器官内,故称为器官旁节和器官内节。从脑干发出的节前纤维沿第 Ⅲ、Ⅶ、Ⅸ、Ⅹ 四对脑神经走至副交感神经节;从骶段发出的节前纤维经骶神经前根穿出后形成盆内脏神经,后加入盆丛,随盆丛分支至所支配的脏器的器官内节或器官旁节内换元,发出节后纤维支配结肠左曲以下的消化管和盆腔脏器。

4. 交感神经与副交感神经的比较

见表 11-3。

表 11-3　交感神经与副交感神经比较

	交感神经	副交感神经
低级中枢的位置	脊髓 T_1～L_3 节段侧角	脑干副交感核、脊髓 $S_{2\sim4}$ 节段的骶副交感核
周围神经节的位置	椎旁节和椎前节	器官旁节和器官内节
节前、节后纤维	节前纤维短、节后纤维长	节前纤维长、节后纤维短
神经元的联系	一个节前神经元可与许多节后神经元形成突触	一个节前神经元只与少数节后神经元形成突触
分布范围	广泛(全身的内脏器官、血管、腺体、和竖毛肌等)	局限(大部分血管、汗腺、竖毛肌和肾上腺髓质等处无分布)
机能	应急、耗能	恢复体力、储能

5. 内脏感觉神经

内脏感觉神经分布于内脏及心血管,参与完成排尿、排便等内脏反射,其感觉冲动经脑干传至大脑皮质,产生内脏感觉。

四、脑和脊髓的传导通路

神经系统的传导通路,是大脑皮质与感受器或效应器相联系的神经纤维通路,可分感觉传导通路(上行传导通路)和运动传导通路(下行传导通路)。

(一)感觉传导通路

感觉传导通路是将感受器感受刺激后所产生的神经冲动传导到大脑皮质的通路。一般由3级神经元组成,上行过程中交叉至对侧,经过丘脑和内囊,最后投射到大脑皮层相应区域。人体感觉有多种,可分为一般躯体感觉(痛、温、触压觉)和特殊感觉(视觉、听觉、味觉、嗅觉)。在此只介绍一般躯体感觉传导通路。

1. 浅感觉传导通路

浅感觉是指皮肤与黏膜的痛、温、触、压等感觉。①躯干、四肢的浅感觉:第1级神经元位于脊神经节(图11-31),其周围突随脊神经分布于皮肤内相应的感受器,中枢突经脊神经后

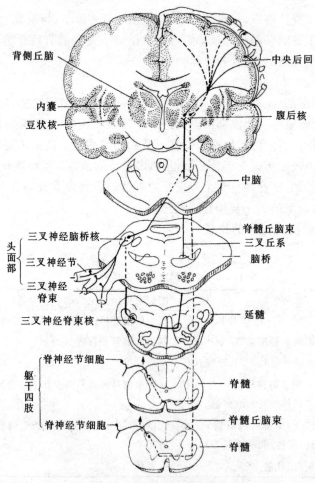

图 11-31　浅感觉传导通路

根入脊髓终止于第2级神经元。第2级神经元位于脊髓灰质后角固有核,它发出的纤维交叉至对侧上行,组成脊髓丘脑束并终止于第3级神经元。第3级神经元位于丘脑腹后外侧核,其发出的纤维经内囊后肢投射至大脑皮质中央后回中、上部和中央旁小叶后部。②头面部的浅感觉:第1级神经元位于三叉神经节(图11-31),其发出的周围突经三叉神经分布于头面部皮肤及口鼻黏膜,中枢突进入脑桥终止于第2级神经元。第2级神经元位于脑干内的三叉神经脊束核及三叉神经脑桥核,发出的纤维交叉到对侧,止于丘脑的腹后内侧核群。第3级神经元在丘脑的腹后内侧核群中,其发出纤维经内囊后肢投射至大脑后回中下部。

2. 深感觉（本体感觉）传导通路

深感觉包括骨骼肌、肌腱、关节的位置觉、运动觉、振动觉和精细触觉(辨别两点距离和感受物体形状性质的感觉)。此处主要介绍的是传递躯干和四肢的意识性本体觉和精细触觉通路。第1级神经元位于脊神经节,其周围突随脊神经分布于躯干和四肢的骨骼肌、肌腱、关节以及皮肤的感受器,中枢突进入脊髓后索内上行至延髓,终止于第2级神经元。第2级神经元位于延髓的薄束核和楔束核,其发出的纤维交叉至对侧,上行终止于背侧丘脑的腹后外侧核。第3级神经元位于背侧丘脑的腹后外侧核,其纤维经内囊后肢投射至大脑皮质中央后回中、上部和中央旁小叶后部(图11-32)。

（二）运动传导通路

运动传导通路是大脑皮质至躯体运动效应器之间的神经联系,由上运动神经元和下运动神经元组成。躯体运动传导通路包括锥体系和锥体外系两部分。

1. 锥体系

锥体系的上运动神经元胞体位于中央前回和中央旁小叶前部,其轴突组成下行的锥体束。其中下行至脊髓的纤维束称皮质脊髓束,止于脑干脑神经运动核的纤维束称皮质核束。而下运动神经元的胞体位于脑干脑神经运动核和脊髓前角运动核,支配头面

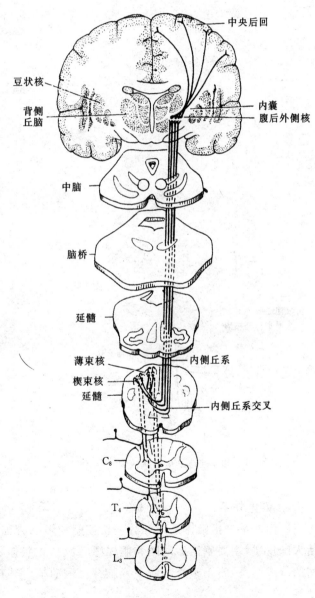

图 11-32　深感觉传导通路

部、躯干和四肢的肌肉。

（1）皮质核束　中央前回发出的纤维经内囊膝到达脑干，大部分纤维终止于双侧脑神经运动核，小部分完全交叉至对侧脑神经运动核，脑神经运动核发出的纤维支配头面部的肌肉（图11-33）。

（2）皮质脊髓束　由大脑皮质中央前回中、上部和中央旁小叶前部发出的轴突形成，经内囊后肢下行至脑干，在延髓锥体下方大部分纤维交叉至对侧下行形成皮质脊髓侧束，沿途终止于脊髓前角运动神经元，支配四肢肌；小部分未交叉纤维在同侧下行形成皮质脊髓前束，终止于双侧脊髓前角运动神经元，支配躯干肌（图11-34）。

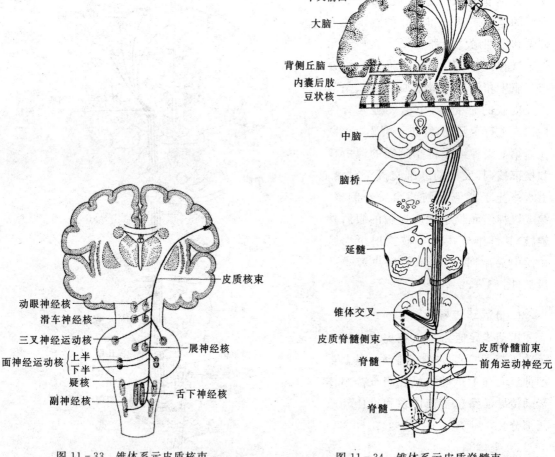

图 11-33　锥体系示皮质核束　　　　　图 11-34　锥体系示皮质脊髓束

2. 锥体外系

锥体外系是指锥体系以外的一切控制和影响骨骼肌运动的传导通路。其结构复杂，包括大脑皮质（主要躯体运动区和躯体感觉区）、纹状体、红核、黑质、小脑、网状结构等及其之间的纤维联系，终止于脊髓前角或脑神经运动核。其功能主要是调节肌张力和协调肌群运动等。

第二节 神经元与神经胶质细胞的一般功能

一、神经元和神经纤维

(一)神经元的结构和功能

1. 神经元的结构

神经元又称神经细胞,和神经胶质细胞共同组成神经系统。人类中枢神经系统内大约有 10^{11} 个神经元。神经元的形态和大小虽然有很大差别,直径在 $5\sim100\mu m$ 之间。但大多数神经元和典型的脊髓运动神经元相似,由胞体和突起两部分组成,突起又分为树突和轴突。树突多而短,轴突长,一般只有一个。胞体发出轴突的部分称为轴丘,轴突的起始部分称为始段。轴突的末端有许多分支,每个分支末梢膨大呈球形称为突触小体(图 11 - 35)。

2. 神经元的功能

神经元的主要功能是接受、整合信息,发放神经冲动。其中胞体是神经元代谢活动的中心,其功能是接受并整合信息。树突主要是接受其他神经传来的信息并将其传给胞体。而轴突主要是传出信息,其中始段是动作电位产生的部位。

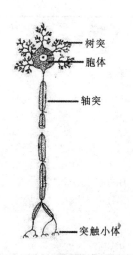

图 11 - 35 神经元结构示意图

神经胶质细胞广泛分布于中枢和周围神经系统中,数量众多,包括星状细胞、少突胶质细胞和小胶质细胞,约为神经元数量的 $10\sim50$ 倍。主要起支持、营养和保护神经元的作用,并有再生能力,参与神经纤维髓鞘和神经膜的形成。

(二)神经纤维

神经纤维是由轴索(轴突和感觉神经元的长树突)外面包绕神经胶质细胞而成。有髓鞘的神经纤维称为有髓神经纤维。没有髓鞘的神经纤维只有一层神经膜,称为无髓神经纤维。

1. 神经纤维传导兴奋的特征

(1)生理完整性 兴奋要在神经纤维上正常传导,首先要求神经纤维在结构和功能上是完整的。神经纤维局部发生损伤或被切断,局部应用麻醉药,低温均可使兴奋传导受阻。

(2)绝缘性 一条神经干内含有许多条神经纤维,但是每条纤维传导兴奋时基本上互不干扰,保证神经调节的精确性,称为神经纤维的绝缘性。主要原因是神经纤维外包有髓鞘或是神经膜。

(3)双向性 刺激神经纤维上任何一点引起的兴奋可同时沿纤维向两端传播,称为双向性。

(4)相对不疲劳性 指神经纤维能在较长时间内保持不衰减性传导兴奋的能力。在动物实验中,以每分 $50\sim100$ 次的频率连续刺激神经纤维数小时至十几小时,神经纤维能始终保持其传导兴奋的能力,表现为不易疲劳。

2. 神经纤维的分类

神经纤维的分类方法很多,常用的有两种:①根据电生理学特点(神经纤维传导冲动的速度)将哺乳动物的周围神经纤维分为 A、B、C 三类,其中 A 类纤维又可分为 α、β、γ、δ 四个亚类。②根据神经纤维的直径和来源可将哺乳动物的感觉神经纤维分为 Ⅰ、Ⅱ、Ⅲ 和 Ⅳ 类,其中Ⅰ类又可区分为Ⅰa 和Ⅰb 两个亚类。目前,第一种分类方法多用于传出纤维,第二种分类方法则常用于传入纤维。两种分类方法及其对应关系见表 11 - 4。

表 11 - 4 神经纤维的分类

按电生理学特性分类	传导速度 (m/s)	直径 (μm)	来源	按来源及直径分类
A 类				
A_α	70～120	13～22	肌梭、腱器官传入纤维	Ⅰ
A_β	30～70	8～13	支配梭外肌传出纤维	Ⅱ
A_γ	15～30	4～8	皮肤触压觉传入纤维 支配梭内肌传出纤维	Ⅲ
A_δ	12～30	1～4	皮肤痛温觉传入纤维	
B 类	3～15	1～3	自主神经节前纤维	
C 类				
sC	0.7～2.3	0.3	自主神经节后纤维	Ⅳ
drC	0.6～2.3	0.4～1.2	脊后根痛觉传入纤维	

3. 神经纤维传导兴奋的速度

不同种类的神经纤维传导兴奋的速度有着较大的差别,这与直径、有无髓鞘、以及温度等因素有密切关系。一般来说,神经纤维的直径越粗,传导速度越快,有髓神经纤维的传导速度比无髓神经纤维快。此外,在一定范围内温度升高可使传导速度加快,相反,温度降低则使神经纤维的传导速度减慢,这就是临床上局部低温麻醉的依据。

4. 神经纤维的轴浆运输

神经元轴突内的胞浆称为轴浆,轴浆经常在胞体和轴突末梢之间流动。在轴突内借助轴浆流动运输物质的现象,称为轴浆运输。轴浆运输对维持神经元的结构和功能的完整具有重要作用,轴浆运输具有双向性,由胞体向轴突末梢的轴浆运输称为顺向轴浆运输;由轴突末梢向胞体的轴浆运输称为逆向轴浆运输。顺向轴浆运输有快速轴浆运输和慢速轴浆运输两类,顺向快速轴浆运输主要运输具有膜结构的细胞器,如线粒体、递质囊泡和分泌颗粒等,速度约410mm/d。慢速顺向运输是指轴浆内可溶性成分随微管、微丝等结构不断向前延伸而发生的移动,速度为 1～12mm/d。逆向运输可运输一些能被轴突末梢摄取的物质,如神经生长因子、狂犬病病毒、破伤风毒素等,速度约为 205mm/d。

5. 神经纤维的营养功能

神经对所支配的组织,可以通过释放神经递质调节其功能,还经常释放一些营养因子持续调整其内在代谢活动,影响其结构和功能,此作用称为神经的营养作用。正常情况下神经的营养性作用不易表现出来,只有当神经损伤或切断后才能被察觉,它所支配的肌肉内糖原合成减慢,蛋白质分解加速,肌肉逐渐萎缩。例如临床上腓神经损伤的患者,腓肠肌发生明显萎缩,就是因为腓肠肌失去了腓神经的营养性作用的结果。反过来,组织也可以释放营养性因子作用于神经元,以支持神经元的生长、发育和功能的完整,如神经生长因子。

二、神经胶质细胞

神经胶质细胞又称胶质细胞,是神经组织中除神经元以外的另一大类细胞,其数量为神经元的 10~50 倍(但研究表明,数量比例可能不如我们想象的那么夸张,实际上更接近于 1∶1),而总体积与神经元的总体积相差无几,在常规的神经组织切片中,通常神经胶质细胞的体积比神经元小。在哺乳类,二者的比例约为十比一,胶质细胞没有传导能力,但对神经元的正常活动与物质代谢都有重要作用。中枢神经胶质细胞分为:星形胶质细胞(纤维性星形胶质细胞、原浆性星形胶质细胞)、少突胶质细胞、小胶质细胞、室管膜细胞四种。周围神经胶质细胞分为:神经膜细胞(施万细胞)和卫星细胞。胶质细胞与神经元都起源于胚盘外胚层神经上皮组织(小胶质细胞可能起源于中胚层),其中的胶质母细胞发育成大胶质细胞和脉络丛上皮细胞,围绕神经管腔表面的部分神经上皮细胞分化成室管膜和脉络丛上皮细胞,神经母细胞发育成为神经元;神经嵴则分化为外周神经系统的胶质细胞(图 11-36)。

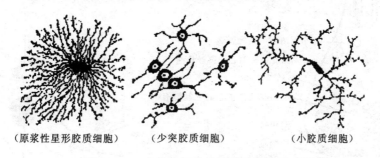

(原浆性星形胶质细胞)　　(少突胶质细胞)　　(小胶质细胞)

图 11-36　几种神经胶质的形态(镀银法)

神经胶质细胞具有支持、滋养神经元的作用,也有吸收和调节某些活性物质的功能。胶质细胞虽有突起,但不具轴突,也不产生动作电位。神经胶质细胞有分裂的能力,还能够吞噬因损伤而解体破碎的神经元,并能修补填充、形成瘢痕。大脑和小脑发育中细胞构筑的形成都有赖胶质细胞作前导,提供原初的框架结构。神经轴突再生过程必须有胶质细胞的导引才能成功。

第三节　神经元之间的信息传递

一、突触传递

人类的神经系统约含有 1000 亿个神经元。它们组成了极其复杂的神经网络,通过突触联系进行相互作用,对于内外环境的各种信息进行加工处理,以实现对机体生理功能的调节。

神经元之间的信息联系广泛,传递信息的方式有很多种,其中最重要的传递方式是突触性化学传递,此外还有非突触性化学传递和电传递等。

(一)突触的基本结构与分类

1. 突触的基本结构

神经元之间相互接触并传递信息的部位称为突触。突触由突触前膜、突触间隙和突触后膜三个部分构成。电子显微镜下观察可见,一个神经元的轴突末梢分成许多小分支,小分支末梢部分膨大并形成突触小体,而突触小体的膜称为突触前膜。与突触前膜相对的另一个神经元胞体或突起膜成为突触后膜。突触前膜和后膜较一般的神经元膜稍增厚,约 7.5nm 左右。在突触小体的轴浆内含有较多的线粒体和大量的囊泡,内含高浓度的神经递质。不同突触内含的囊泡大小和形态不完全相同,其内所含的递质也不同。突触后膜有大量受体聚集,与突触前膜释放的神经递质结合,在突触后神经元上发挥生理效应。突触前膜和后膜之间是一约 20～40nm 的突触间隙,间隙内含有黏多糖和糖蛋白,与组织间隙相通(图 11 - 37)。

2. 突触的分类

根据神经元接触部位的不同,通常将突触可分为三类:①轴突-树突式突触,这类最常见。②轴突-胞体式突触。③轴突-轴突式突触。此外,还存在树突-树突式突触、树突-胞体式突触、树突-轴突式突触、胞体-树突式突触、胞体-胞体式突触、胞体-轴突式突触(图 11 - 38)。

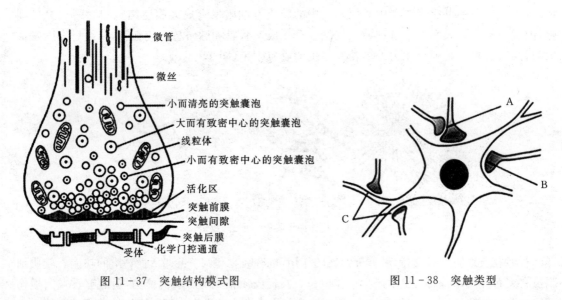

图 11 - 37　突触结构模式图　　　　　图 11 - 38　突触类型

(二)突触传递的过程

突触传递过程和细胞生理介绍过的神经肌肉接头兴奋传递过程相似。突触传递过程是:突触前神经元兴奋—动作电位的形式传导到轴突末梢,使突触前膜去极化,引起前膜钙通道开放,细胞外 Ca^{2+} 顺着浓度差进入突触前膜,导致前膜内 Ca^{2+} 浓度的升高。囊泡前移和突触前膜接触、融合、破裂,将神经递质释放出来。神经递质通过突触间隙扩散到达突触后膜并与后膜上特异性受体结合,引起后膜对某些离子的通透性改变,使某些带电离子进出后膜,使突触后膜产生一定程度的去极化或超极化,从而产生突触后电位。突触后电位是一种局部电位,根据突触后膜发生去极化或是超极化,可分为兴奋性突触后电位和抑制性突触后电位两种类型。

1. 兴奋性突触后电位

突触后膜在神经递质作用下产生的局部去极化电位变化称为兴奋性突触后电位(excitatory postsynaptic potential,EPSP)(图 11 - 39A)。它的产生是由于突触前神经元兴奋时,突触前膜释放兴奋性神经递质,与突触后膜上的相应受体结合,提高突触后膜对 Na^+、K^+ 离子的通透性,尤其是 Na^+,从而导致 Na^+ 大量内流(图 11 - 39B),使突触后膜静息电位负值变小,引起突触后膜的局部去极化,产生 EPSP。EPSP 是局部电位,当 EPSP 总和达到突触后神经元阈电位水平时就可引起突触后神经元兴奋。

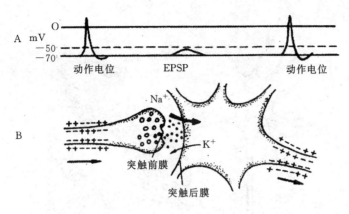

图 11 - 39 兴奋性突触后电位产生机制示意图

2. 抑制性突触后电位

突触后膜在神经递质作用下产生的局部超极化电位变化称为抑制性突触后电位 (inhibitory postsynaptic potential,IPSP)(图 11 - 40A)。它的产生是由于突触前神经元兴奋时,突触前膜释放抑制性神经递质,与突触后膜上的相应受体结合,提高后膜对 K^+、Cl^- 等离子的通透性,尤其是 Cl^-,Cl^- 大量内流(图 11 - 41B),引起突触后膜的局部超极化,产生 IPSP。IPSP 也是局部电位,总和可以使突触后膜负值更大,引起突触后神经元出现抑制现象。

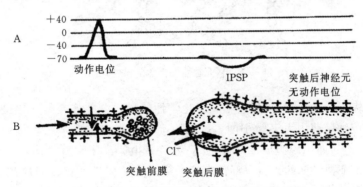

图 11 - 40 抑制性突触后电位产生机制示意图

由于一个突触后神经元通常与多个突触前神经末梢形成突触,且产生的突触后电位可能有 EPSP,也可能有 IPSP。因此,突触后电位大小取决于同时产生的 EPSP 和 IPSP 的代数和,如果总和后使突触后膜去极化达到阈电位水平,突触后神经元就表现为兴奋;如果总和后使突触后膜发生超极化,突触后神经元则表现为抑制。

非突触性化学传递是一种无经典突触结构的化学传递。在研究交感神经对平滑肌的支配方式时发现,此类神经元轴突末梢有许多分支,在每条分支上有大量的串珠状膨大结构,称为曲张体(图 11 - 41)。曲张体外无施万细胞包裹,其内含有大量小泡,小泡内含有去甲肾上腺素。当该神经元兴奋时,神经冲动到达曲张体,递质从曲张体释放,通过扩散到达平滑肌细胞,与膜上的相应受体结合而产生一定的效应。在心脏,肾上腺素能神经对心肌的支配也属于这种传递方式。非突触性化学传递也存在于中枢神经系统,如黑质的多巴胺能纤维、大脑皮质的去甲肾上腺素能纤维以及 5-羟色胺能纤维等。

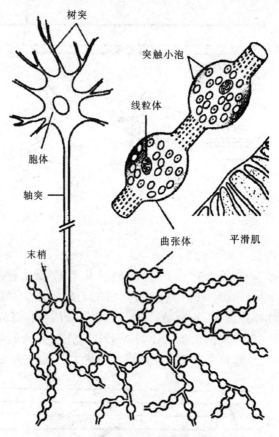

图 11-41　非突触性的化学传递模式图

　　电突触的结构基础是缝隙连接,它不属于化学性传递。缝隙连接处两层细胞膜之间仅相隔 2～3nm,膜两侧细胞浆内无突触小泡。两侧膜上排列许多由 6 个亚单位构成的连接体蛋白,两两对接形成沟通两细胞胞质的水相通道,允许带电小离子和直径小于 1.0nm 的分子通过。电突触可使一个神经元的兴奋以局部电流的形式直接传递到相邻的神经元,引起相邻的神经元兴奋。电突触传递一般是双向的。由于电阻低,局部电流可迅速通过,因而传递速度快,几乎不存在潜伏期。电突触传递在中枢神经系统和视网膜中广泛存在,有利于神经元产生同步化活动。

二、神经递质和受体

(一)神经递质

　　神经递质是神经元轴突末梢释放的,在神经元之间或神经元与效应器细胞之间传递信息的化学物质。一个神经元内可同时存在两种或两种以上的递质称为递质的共存。递质共存的意义在于协调某些生理活动。神经递质种类很多,按其产生的部位不同,一般分成外周神经递质和中枢神经递质两大类。

1. 外周神经递质

(1)乙酰胆碱(ACh)　这是最早被发现的神经递质。以 ACh 为递质的神经纤维称为胆碱能纤维。胆碱能纤维包括交感和副交感神经的节前纤维、大多数副交感神经的节后纤维、少数交感节后纤维(指支配汗腺和骨骼肌舒血管纤维)和躯体运动神经纤维。

(2)去甲肾上腺素(NE/NA)　以 NE 为递质的神经纤维称为肾上腺素能纤维。大部分交感神经节后纤维都属于肾上腺素能纤维。此外,近年来还在胃肠道中发现有嘌呤类和肽类外周神经递质,可影响胃肠道平滑肌的活动。

2. 中枢神经递质

要比外周神经递质复杂得多。目前,中枢神经递质有三类。

(1)乙酰胆碱　ACh 在中枢分布及其广泛,是很重要的神经递质。主要分布在脊髓前角运动神经元、脑干网状结构上行激动系统、纹状体和边缘系统的杏仁核、海马等部位。

(2)单胺类　单胺类递质包括去甲肾上腺素、多巴胺(DA)、5-羟色胺(5-HT)和组胺等。分泌 NE 的神经元分布比较集中,主要在低位脑干的网状结构内。DA 主要分布在黑质-纹状体、中脑-边缘系统和结节-漏斗三个部分,脑内的 DA 主要由黑质产生,在纹状体储存。5-HT 主要位于低位脑干的中缝核内。

(3)氨基酸类　氨基酸类递质包括兴奋性氨基酸和抑制性氨基酸两类。兴奋性氨基酸主要有谷氨酸和门冬氨酸,谷氨酸是脑和脊髓内最主要的兴奋性递质。抑制性氨基酸主要有 γ-氨基丁酸(GABA)和甘氨酸,GABA 是脑内最主要的抑制性递质,甘氨酸主要分布于脊髓和脑干,如脊髓内抑制性中间神经元闰绍细胞末梢释放的就是甘氨酸。

除了以上三种主要的中枢神经递质外,近年来还发现肽类递质,如 P 物质、脑啡肽、强啡肽等,它们与感觉兴奋的传递、阵痛等生理过程有关。

知识链接

神经递质——乙酰胆碱的发现

德国科学家奥托·洛伊维在 1920 年的一个夜晚,突然从梦中醒来,开亮了灯,迷迷糊糊地拿过一张纸写了一些东西,一躺下又进入了梦乡。第二天早晨起床后,想起晚间曾写下一些很重要的东西,拿过纸来一看根本看不清楚。幸运的是第二日凌晨,同样的梦又出现了。于是他立即起床,奔赴实验室,拿出两个青蛙并游离其心脏,其中 1 号带有迷走神经,2 号去掉迷走神经。电刺激 1 号心脏的迷走神经几分钟,心跳减慢;随即将其中的任氏液吸出,转移到 2 号心脏内,发现其心跳也减慢。这说明迷走神经并不直接影响心跳,而是由于其末梢释放了某种化学物质所致。洛伊维将它称为"迷走物质"。直到 1926 年初步把迷走物质确定为乙酰胆碱。三年后英国的戴尔发现副交感神经末梢释放乙酰胆碱,使洛伊维的观点得到进一步的证实。两人也因此共享了 1936 年诺贝尔生理学或医学奖。

(二)受体

受体是指突触后膜或神经元支配的效应器细胞膜上能与递质结合并产生生物学效应的特殊生物分子。受体的化学本质是蛋白质。随着分子生物学技术的发展,神经递质受体和其他化学信使受体结构和功能的研究也取得了很大的进展:受体有不同的亚型,如去甲肾上腺素受

体可分为 α 受体和 β 受体，α 受体又可分为 α_1 和 α_2，β 受体又可分为 β_1 和 β_2。受体亚型的存在为神经递质提供了多种选择性结合以及产生多样化作用的可能。

1. 胆碱能受体

能与 ACh 特异结合的受体称为胆碱能受体。根据药理学特性，可将胆碱能受体分为两类：毒蕈碱受体和烟碱受体。

(1)毒蕈碱受体　这种受体能被毒蕈碱激动，产生中毒症状，故而称之为毒蕈碱受体（简称 M 受体）。M 受体分布于大多数副交感神经节后纤维支配的效应器细胞膜上、交感节后纤维支配的汗腺和骨骼肌血管平滑肌细胞膜上。当 ACh 与 M 型受体结合时，会产生一系列副交感神经末梢兴奋的效应，包括心脏活动被抑制、支气管和胃肠平滑肌、虹膜环行肌和膀胱逼尿肌收缩、骨骼肌血管舒张、消化腺和汗腺分泌增加等。这些作用统称为毒蕈碱样作用，简称 M 样作用。阿托品是 M 受体的阻断剂，临床使用阿托品可以解除胃肠道平滑肌痉挛，也可引起心跳加快、唾液和汗液分泌减少等反应。

(2)烟碱受体　这种受体能被烟碱激动，产生中毒症状，故而称之为烟碱受体（简称 N 受体）。N 受体有 N_1 和 N_2 两个亚型，N_1 受体分布于交感和副交感神经节的突触后膜上，ACh 与之结合后起兴奋作用。N_2 受体分布于神经-骨骼肌接头的终板膜上，ACh 与之结合后产生终板电位引起骨骼肌收缩。N 受体阻断剂为筒箭毒碱，N_1 受体和 N_2 受体还可分别被六烃季铵和十烃季铵所特异性阻断。

2. 肾上腺素能受体

能与肾上腺素和去甲肾上腺素特异结合的受体称为肾上腺素能受体，分布于多数交感节后纤维支配的效应器细胞膜上。肾上腺素能受体主要可分为 α 型肾上腺素能受体（简称 α 受体）和 β 型肾上腺素能受体（简称 β 受体）两种：

(1)α 受体　可分为 α_1 和 α_2 两种亚型。α_1 受体主要分布于瞳孔散大肌、已孕子宫平滑肌以及皮肤、肾和胃肠等血管平滑肌上。NE 与 α_1 受体结合主要引起兴奋性效应，如已孕子宫收缩、瞳孔散大以及皮肤、肾和胃肠等血管收缩。α_2 受体主要分布于小肠平滑肌和突触前膜上，NE 与 α_2 受体结合主要引起抑制性效应，如小肠平滑肌舒张、对突触前 NE 的合成和释放起负反馈的抑制作用。酚妥拉明为 α 受体阻断剂，对 α_1 和 α_2 受体都有阻断作用，但主要阻断 α_1 受体，哌唑嗪和育亨宾可分别阻断 α_1 和 α_2 受体。

(2)β 受体　分为 β_1 和 β_2 两种亚型，广泛分布于心肌、支气管平滑肌、胃肠平滑肌、膀胱平滑肌和未孕子宫平滑肌等部位。E 和 NE 与心肌 β_1 受体结合产生兴奋性的效应，即使心率加快、收缩加强；而 E 和 NE 与平滑肌上 β_2 受体结合产生抑制性的效应，如血管、支气管、小肠及子宫平滑肌舒张。β 受体阻断剂为普萘洛尔，β_1 和 β_2 受体阻断剂分别为阿替洛尔和丁氧胺。β 受体阻断剂在临床上已被广泛使用，如心绞痛和心动过速可用普萘洛尔降低心肌的代谢活动，以达到缓解和治疗疾病的目的。因为普萘洛尔可同时阻断 β_1 和 β_2 受体，因此在使用普萘洛尔时，可能引起支气管的痉挛，故不宜用于伴有哮喘等呼吸系统疾病的患者。

需要注意的是，不同效应器上分布的肾上腺素能受体可有不同情况，有的仅有 α 受体，有的仅有 β 受体，有的兼有两种受体。E 和 NE 与不同受体的亲和力不同，故产生的作用也不同，如在循环系统 E 与 β 受体亲和力强，主要表现为强心作用，而 NE 与 α 受体亲和力强，主要表现为升压（收缩血管）作用。

中枢神经系统内递质的受体更多、更复杂。除了有胆碱能受体和肾上腺素能受体外，还有多巴胺受体,兴奋性氨基酸受体、抑制性氨基酸受体,神经肽受体,嘌呤类受体和组织胺受体等。

(三)突触传递的抑制现象

在任何反射活动中,神经中枢内既有兴奋现象又有抑制现象,二者共同作用使反射活动能够协调进行。中枢抑制根据其产生的机制不同,可分为突触后抑制和突触前抑制两类。

1. 突触后抑制

突触后抑制是指通过抑制性中间神经元释放抑制性递质,使突触后神经元产生 IPSP 而发生的抑制。根据抑制性中间神经元联系方式的不同,突触后抑制可分为传入侧支性抑制和回返性抑制两种:

(1)传入侧支性抑制　是指传入纤维进入中枢后,除兴奋某一中枢神经元外,还发出侧支兴奋另一个抑制性中间神经元,通过抑制性中间神经元释放抑制性递质,转而引起另一中枢神经元产生 IPSP 而发生抑制。如当引起屈肌反射的传入冲动进入脊髓后,直接兴奋屈肌运动神经元,同时发出侧支兴奋另一个抑制性中间神经元,通过其释放抑制性递质,抑制伸肌运动神经元,导致屈肌收缩和伸肌舒张(图 11-42)。这种抑制不仅发生在脊髓,还存在于脑内。它的生理意义是协调不同中枢之间的活动。

(2)回返性抑制　是指中枢神经元兴奋时,传出冲动沿着轴突外传,同时又经轴突侧支兴奋一个抑制性中间神经元。该抑制性中间神经元兴奋后回返作用于原先发动兴奋的神经元以及同一中枢的其他神经元,抑制它们的活动。例如,脊髓前角支配骨骼肌的 α 运动神经元兴奋时,传出冲动一方面沿着轴突外传,另一方面通过侧支兴奋闰绍细胞,闰绍细胞属于抑制性中间神经元,其末梢释放抑制性递质甘氨酸,返回作用于原先发放冲动的运动神经元和其他神经元使它们抑制(图 11-43)。其结构基础是环式联系。它的生理意义在于使神经元活动及时终止,或使同一中枢内神经元之间的活动同步化。

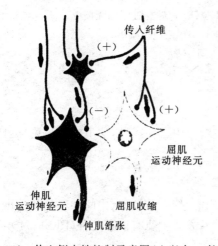
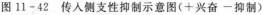
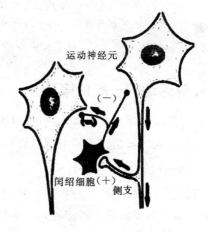

图 11-42　传入侧支性抑制示意图(+兴奋 -抑制)　　图 11-43　回返性抑制示意图(+兴奋 -抑制)

2. 突触前抑制

突触前抑制指通过轴突-轴突突触活动,使突触前膜释放兴奋性递质减少,突触后膜产生的 EPSP 减小从而引起突触后神经元的抑制。如图 11-44 所示,轴突末梢 1 与运动神经元构成轴突-胞体式突触,当神经冲动到达末梢1,可使运动神经元产生 EPSP。轴突末梢1与末梢2构成轴突-轴突突触。当仅有来自末梢2的神经冲动时,此运动神经元不产生任何反应;但是如果末梢2先兴奋,接着末梢1也兴奋,则运动神经元产生的 EPSP 明显减小,以致不容易或不能产生动作电位,即产生突触前抑制。目前认为最可能的机制是:首先末梢2兴奋,释放 GABA 递质与末梢1上的 GABA 受体结合,引起末梢1的 Cl^- 电导增加,Cl^- 外流,膜发生去极化。接着轴突1兴奋传到末梢时产生的动作电位幅度变小,进入末梢1的 Ca^{2+} 数量减少,引起末梢1释放兴奋性递质减少,导致运动神经元的 EPSP 变小。

突触前抑制在中枢内广泛存在,尤其多见于感觉传入途径,其对感觉传入活动有重要的调节作用。突触前抑制可发生在各类感受器的传入活动之间,也可发生在同类感受器不同感受野之间,即一条感觉传入纤维的冲动经其特定的传导通路传向高位中枢的同时,通过多个神经元的接替,转而对其旁的感觉传入纤维活动发生突触前抑制,限制其他的感觉传入活动。

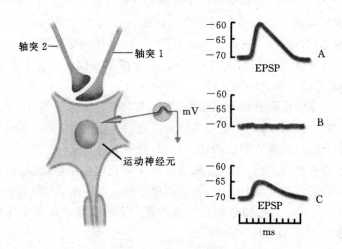

A:单独刺激轴突1,引起的兴奋性突触后电位;B:只刺激轴突2,无反应;
C:先刺激轴突2,再刺激轴突1,引起的兴奋性突触后电位减小
图 11-44 突触前抑制示意图

三、反射活动的一般规律

反射是神经调节的基本方式,反射的基本内容在绪论中已经述及,这里主要讨论反射中枢中神经元之间的联系方式和中枢兴奋扩布的特征。

(一)中枢神经元的联系方式

根据在反射弧中所起的作用不同,中枢神经元可分为传入神经元、中间神经元和传出神经元,其中数量最多的是中间神经元。中间神经元的联系方式主要有以下几种(图 11-45)。

1. 单线式联系

单线式联系是指一个突触前神经元只与一个突触后神经元形成突触联系。例如,视网膜中央凹处的视锥细胞与双极细胞,双极细胞与神经节细胞形成的突触联系就是单线式联系,它使视锥系统具有较高的分辨能力。单线式联系在反射弧中很少见。

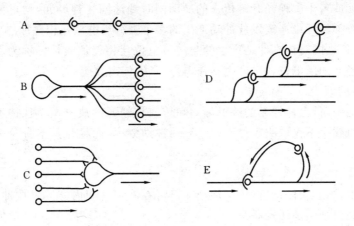

A. 单线式联系；B. 辐散式联系；C. 聚合式联系；D. 链锁式联系；E. 环式联系

图 11 - 45 中枢神经元的联系方式

2. 辐散式联系

辐散式联系是指一个神经元通过其轴突末梢分支与多个神经元建立突触联系。通过这种联系方式，可使一个神经元信息扩布到许多神经元，使它们同时发生兴奋或抑制，多见于感觉传入途径中。

3. 聚合式联系

聚合式联系是多个神经元的轴突末梢与一个神经元发生突触联系。这种联系方式可使来源不同的神经元的兴奋和抑制作用在同一神经元上发生整合，多见于运动传出途径中。

4. 链锁式联系

链锁式联系是指神经元之间通过侧支依次连接，形成传递信息的链锁。神经冲动通过这种联系，可在空间上扩大信息的作用范围。

5. 环式联系

环式联系是指神经环路中传出神经元通过侧支与其他神经元发生突触联系，最后返回到最初发放冲动的神经元，形成环路。通过环式联系，因正反馈使兴奋增强和延续，或因负反馈使神经元活动及时终止。

(二)兴奋在反射中枢扩布的特征

1. 单向传递

在反射活动中，兴奋只能从突触前神经元末梢向突触后神经元传递二不能发生逆转，这一现象称为单向传递。这是由突触的结构和功能决定的，因为递质通常由突触前膜释放作用于突触后膜上相应的受体。

2. 中枢延搁

兴奋通过突触时，需要经历神经递质的释放、扩散、和突触后膜受体结合、产生突出后电位等一系列过程，消耗时间较长，这一现象称为中枢延搁。兴奋通过一个突触需要 $0.3 \sim 0.5$ms，反射过程中通过的突触越多，兴奋传递需要的时间越长。

3. 总和

单个神经纤维传来的冲动一般不能引起突触后神经元兴奋，而单个神经纤维连续传来冲动到达同一神经元或若干个神经纤维传来的冲动同时到达同一神经元,均可使突触后神经元兴奋。这种由单个神经纤维连续发放冲动产生的多个突触后电位互相叠加的现象称为时间总和,而若干个神经纤维同时传来冲动产生的突触后电位互相叠加的现象称为空间总和。若总和达到突触后神经元的阈电位就可产生动作电位,产生传出效应。

4. 兴奋节律的改变

指在反射活动中,传出神经元的放电频率和传入神经元的放电频率往往不同。这是因为传出神经元的放电频率不仅取决于传入神经元的冲动频率,而且与其本身及中间神经元的功能状态有密切关系。

5. 后放

在反射活动中,当刺激停止后,传出神经元仍可在一定时间内继续发放冲动,这种现象称为后放。后放的结构基础是环式联系。

6. 对内环境变化的敏感性和易疲劳性

由于突触间隙与细胞外液相通,因而突触传递最容易受到内环境变化的影响,例如缺氧、CO_2 分压增高、pH 变化、麻醉剂及某些药物等均可影响突触传递。另外,使用高频脉冲连续刺激突触前神经元,突触后神经元的放电频率逐渐降低。表明突触部位容易发生疲劳,可能与神经递质的耗竭有关。

第四节　神经系统的感觉分析功能

感觉的形成是神经系统的一项重要功能,它的产生是感受器、传入通路和神经中枢三部分共同活动的结果。

一、脊髓与脑干的感觉传导功能

躯体感觉分为浅感觉和深感觉。躯体感觉的传入通路一般由三级神经元接替。初级传入神经元的胞体位于后根神经节或脑神经节内,其周围突与感受器相连,中枢突进入脊髓和脑干后换元,此处存在第二级神经元。第二级神经元发出的纤维到丘脑换元,此处存在第三级神经元,第三级神经元发出的纤维再向大脑皮层投射,产生各种感觉。

脊髓是调节感觉的初级中枢,来自躯干、四肢和一些内脏器官的感觉纤维由后根进入脊髓后,分别由不同的传导束传向高位中枢。其中脊髓丘脑前束和脊髓丘脑侧束主要传导粗略的触-压觉和痛温觉,传导路径特点:先交叉后上行。延髓薄束核和楔束核主要传导本体感觉和部分精细触-压觉,传导路径特点:先上行后交叉。因此,在脊髓半离断时,浅感觉的传导障碍发生在离断对侧的断面以下肢体,而深感觉的传导障碍发生在离断同侧的断面以下肢体。

二、丘脑与感觉投射系统

在大脑皮层不发达的动物,丘脑是感觉的最高级中枢。在大脑皮层发达的动物,丘脑是是感觉的接替换元站,只进行感觉的粗略分析与综合。丘脑与下丘脑和纹状体之间有着复杂的纤维联系,三者一起成为许多复杂的非条件反射的皮层下中枢。

(一)丘脑的感觉功能

各种感觉(嗅觉除外)信息都要经丘脑换元后再向大脑皮层投射。根据我国神经生理学家张香桐的意见,将丘脑的核团或细胞群分为以下三类:①第一类细胞群又称特异感觉接替核,包括腹后外侧核、腹后内侧核、内侧膝状体和外侧膝状体等。它们接受第二级感觉投射纤维,换元后进一步投射到大脑皮层的感觉区,其中腹后外侧核接受躯干、四肢的传入纤维;腹后内侧核接受头面部的传入纤维;内侧膝状体和外侧膝状体分别是听觉和视觉的换元站。②第二类细胞群又称为联络核,主要包括丘脑枕、丘脑前核和腹外侧核。它们接受丘脑特异感觉接替核和其他皮层下中枢传来的纤维(但不直接接受感觉的投射纤维),换元后发出纤维投射到大脑皮层的特定区域。其功能与各种感觉在丘脑和大脑皮层的联系协调有关。③第三类细胞群又称为非特异投射核,主要是指髓板内核群,包括中央中核、束旁核和中央外侧核等。它们接受脑干网状结构的上行纤维,经换元后弥散投射到大脑皮层的广泛区域,具有维持和改变大脑皮层兴奋状态的功能(图11-46)。

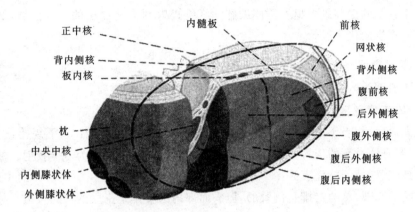

图 11-46　丘脑主要核团示意图

(二)丘脑的感觉投射系统

依据丘脑向大脑皮层感觉投射区投射特征的不同,将丘脑感觉投射系统分为特异投射系统和非特异投射系统。

1. 特异投射系统

经典的感觉传导通路,如皮肤浅感觉、深感觉、听觉、视觉、味觉等各种感觉(嗅觉除外)的传导和神经元序列是固定的,它们经脊髓或脑干,上升到丘脑感觉接替核,再投射到大脑皮层的特定区域,主要终止于皮层的第四层细胞,与该层内神经元形成突触联系,产生特定感觉。它们投向大脑皮层的特定区域,具有点对点的投射关系。主要功能是引起特定的感觉,并激发大脑皮层发出传出冲动。丘脑的联络核在结构上也与大脑皮层有特定的投射关系,所以也属于特异性投射系统,但是它不引起特定的感觉,主要起联络和协调的作用(图11-47)。

2. 非特异投射系统

各种感觉(嗅觉除外)传入纤维首先经脑干网状结构多次换元,然后经丘脑非特异投射核换元后再向大脑皮层投射的神经通路称为非特异投射系统。它们弥散地投向大脑皮层的各层,不具有点对点的投射关系,因此不能产生特定感觉,但可维持和改变大脑皮层的兴奋状态。

实验中还发现,破坏动物脑干网状结构,动物出现昏睡;刺激动物脑干网状结构,能唤醒动物。说明在脑干网状结构内存在具有上行唤醒作用的功能系统,这一系统称为脑干网状结构上行激动系统。该系统主要通过丘脑非特异投射系统发挥作用。由于这一系统是一个多突触接替的上行系统,因此易于受药物的影响而发生传导阻滞。巴比妥类药物可能通过阻断脑干网状结构上行激动系统的传递而起到催眠作用;全身性麻醉药(如乙醚)对大脑皮层的抑制作用也与它阻断了脑干网状结构上行激动系统的传递有关。

正常情况下,特异投射系统和非特异投射系统在功能上是相互依赖不可分割的,特异投射系统的功能实现必须依赖非特异性投射系统的功能完整。两个系统的作用相互配合和协调,使人既能处于觉醒状态,又能产生各种特定的感觉。当某一系统损伤时,另一系统也不能很好地执行它的功能。

三、大脑皮层的感觉分析功能

各种感觉传入冲动最终都到达大脑皮层,在此进行分析和整合,从而产生不同的感觉。大脑皮层是产生感觉的最高级中枢。不同的感觉纤维投射到大脑皮层的一定区域,此区域称为该感觉在大脑皮层的代表区。

(一)体表感觉区

有第一体表感觉区和第二体表感觉区,第一体表感觉区更重要。

1. 第一体表感觉区

位于中央后回,相当于 Brodmann 分区的 3－1－2 区,感觉投射有以下规律:①投射纤维左右交叉性,即身体一侧的传入冲动向对侧皮层投射,但头面部感觉为双侧投射。②投射区域的空间安排是倒置的,下肢代表区在中央后回的顶部,上肢代表区在中央后回的中间部,头面部在中央后回的底部,总的安排是倒置的,但头面部内部安排是正立的。③投射区域在皮层占位的大小与感觉灵敏程度有关,分辨越精细的部位代表区越大,如手尤其是拇指和食指的代表区面积很大,而躯干的代表区则很小(图 11－48)。

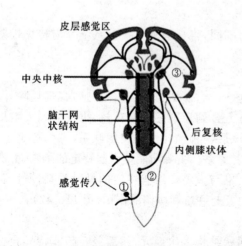

图 11－47　感觉投射系统示意图

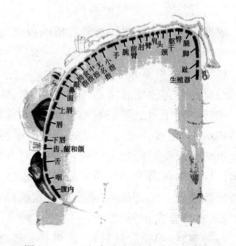

图 11－48　人大脑皮层感觉区示意图

2. 第二体表感觉区

位于大脑外侧沟的上壁,由中央后回底部延伸到脑岛的区域。面积远比第一感觉区小。区域内投射安排是正立、双侧性,可能与感觉初步分析有关。

(二)内脏感觉区

混杂于体表感觉区中,区域小,较分散,因此内脏感觉常常定位不准确。此外第二感觉区,运动辅助区也与内脏感觉有关。

(三)本体感觉区

本体感觉是指肌肉、关节等的运动觉。位于中央前回(4 区),是运动区,也接受肌肉本体感觉的投射。刺激人脑中央前回,可引起受试者企图发动肢体运动的主观感觉。

(四)视觉区

位于枕叶距状沟的上、下缘。左眼颞侧视网膜和右眼鼻侧视网膜投射到左侧大脑皮层枕叶,右眼颞侧视网膜和左眼鼻侧视网膜投射到右侧大脑皮层枕叶;视网膜上半部投射到距状裂上部,视网膜下半部投射到距状裂下部(图 11-49)。

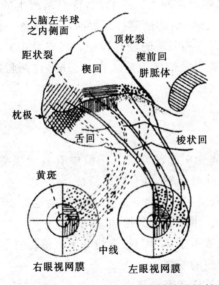

图 11-49　视网膜各部分到大脑皮层枕叶投射示意图

(五)听觉区

位于颞叶的颞横回和颞上回。听觉投射是双侧的,即一侧听觉皮层代表区接受来自双侧耳蜗传入纤维的投射。

(六)嗅觉与味觉区

嗅觉代表区位于边缘叶的前底部,包括梨状区皮层的前部和杏仁的一部分;味觉代表区位于中央后回底部(43 区)。

四、痛觉

痛觉是机体受到伤害性刺激时产生的一种复杂的主观感觉,常伴有情绪变化和防卫反应。痛觉可以作为机体受到伤害时的一种报警系统,具有保护性作用。许多疾病都表现出疼痛,因此,认识痛觉的产生及其规律具有重要的临床意义。

(一)痛觉感受器及其刺激

一般认为,痛觉感受器属于游离神经末梢。游离神经末梢分布十分广泛,它们位于组织细胞之间,直接与组织液接触,易于感受其中化学物质的刺激。它有两个重要特征:一是没有一定的适宜刺激,任何刺激只要达到伤害程度均可使之兴奋。二是不易出现适应现象,属慢适应感受器。

伤害性刺激作用于机体时,首先在受损伤组织局部释放致痛物质,引起痛觉感受器兴奋,通过 A_δ 类和 C 类传入纤维传到痛觉中枢,产生痛觉。已知的致痛物质有 H^+、K^+、$5-HT$ 和缓激肽等。

(二)皮肤痛觉

当伤害性刺激作用于皮肤时,可先后出现两种不同性质的痛觉即快痛和慢痛。首先出现的是快痛,它是受到刺激后立即出现的尖锐的刺痛,特点是产生的快,消失的也快,定位明确。快痛是由 A_δ 类传入纤维传导的,可引起逃避性反射活动。慢痛一般在刺激后 1s 出现,特点是产生的慢,消失的也慢,属于定位不明确的烧灼样痛。慢痛是由 C 类传入纤维传导的,常伴有心率加快、血压升高、呼吸改变以及情绪反应。在外伤时,这两种痛觉相继出现,不易明确区分。但是皮肤炎症时,常以慢痛为主。

(三)内脏痛与牵涉痛

1. 内脏痛

内脏痛是由胸腹腔脏器病变引起的疼痛。内脏中有痛觉感受器,无本体感觉,温度觉和触-压觉感受器也很少。与皮肤痛比较,具有以下特征:

(1)定位不准确,是内脏痛最主要的特征。因为内脏痛觉感受器分布较稀疏。

(2)发生缓慢,持续时间长,主要表现为慢痛。

(3)对扩张性和牵拉性刺激敏感,对切割、烧灼等不敏感。胃肠的痉挛、胆管或输尿管结石所致的强烈蠕动时,可引起剧烈的绞痛。

(4)常伴有不愉快的情绪反应和牵涉痛。

2. 牵涉痛

某些内脏疾病往往可引起体表部位发生疼痛或痛觉过敏的现象称为牵涉痛。常见内脏疾病牵涉痛的体表部位(表 11-5)。

表 11-5 常见内脏疾病牵涉痛的体表部位

内脏疾患	牵涉痛部位
阑尾炎	上腹部或脐区
心绞痛	心前区、左肩、左上臂
肾结石	腹股沟区
胆囊炎、胆石症	右肩区
胃溃疡与胰腺炎	左上腹、肩胛间

牵涉痛产生的机制目前还不十分清楚,可以用会聚学说和易化学说解释。①会聚学说:患病内脏器官的传入纤维与发生牵涉痛的皮肤部位的传入纤维进入到脊髓后角的同一神经元换

元,由同一上行纤维传入脑,这种情况下,中枢将无法判断刺激究竟来自内脏还是来自体表发生牵涉痛的部位,但由于中枢更习惯于识别体表部位传来的信息,因而将内脏痛误判为牵涉痛。②易化学说:来自内脏和躯体的传入纤维到达脊髓后角的同一区域内彼此非常接近的不同神经元,由患病内脏传来的痛冲动可提高邻近的躯体感觉神经元的兴奋性,从而对体表传入冲动产生易化作用,因而较弱的躯体传入也能引起痛觉(图 11 - 50)。

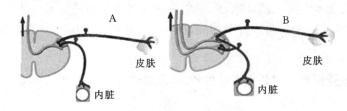

A:会聚学说 B:易化学说

图 11 - 50 牵涉痛产生机制

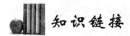 知识链接

痛觉和安慰剂效应

在试验新药的疗效时,常给一组患者服用真正的药物,而给另一组患者服用一种没有作用的物质。两组患者都认为他们接受了药物治疗。令人惊讶的是,使用无作用物质的这组患者常感觉自己服药后病情好转,并且希望能继续接受这些"药物"治疗。这种无作用的物质称为安慰剂(placebo),这个词来源于拉丁文,意思是"I shall please",服用安慰剂后感觉病情好转的现象则称为安慰剂效应(placebo effect)。

安慰剂效应是如何产生的呢? 是患者想象出来的呢还是真有其效应? 实验表明,用安慰剂治疗能激活脑内的内源性镇痛系统。可见,安慰剂可能是高度有效的镇痛剂。

第五节 神经系统对躯体运动的调节

躯体的各种运动都是在神经系统的调控下完成的,骨骼肌一旦失去神经系统的支配就会产生麻痹。

一、脊髓对躯体运动的调节

脊髓是调节躯体运动最基本的反射中枢。在脊髓前角中,存在大量运动神经元,它们一方面接受来自皮肤、肌肉和关节等外周传入信息,另一方面接受从脑干到大脑皮层各级中枢的下传信息,发出传出冲动到达支配的骨骼肌,引发躯体运动。

(一)脊髓的躯体运动神经元与运动单位

1. 脊髓前角运动神经元

脊髓前角存在 α 和 γ 两种运动神经元,它们末梢释放的神经递质均为乙酰胆碱。α 运动神经元胞体较大,纤维直径较粗,支配骨骼肌的梭外肌纤维,引发肌肉收缩;γ 运动神经元的胞体分散在 α 运动神经元之间,胞体较小,支配骨骼肌的梭内肌纤维。γ 运动神经元的兴奋性较高,常以较高频率持续放电,主要调节肌梭对牵张刺激的敏感性。

2. 运动单位

α运动神经元的轴突末梢分成许多小支,每一小支支配一根骨骼肌纤维。由一个α运动神经元及其所支配的全部肌纤维所组成的功能单位,称为运动单位。运动单位大小不一,主要取决于神经元轴突末梢分支数目的多少,一般是肌肉愈大,运动单位也愈大。例如,一个眼外肌运动神经元只支配6~12根肌纤维,而一个四肢肌肉的运动神经元所支配的肌纤维数目可多达2000根。前者有利于肌肉进行精细的运动,后者有利于产生巨大的肌张力。

(二)牵张反射

有神经支配的骨骼肌受到外力牵拉伸长时,反射性地引起受牵拉的同一肌肉收缩,称为牵张反射。

1. 类型

牵张反射有腱反射和肌紧张两种类型。

(1)腱反射　指快速牵拉肌腱引起的牵张反射,它表现为被牵拉肌肉迅速而明显地缩短。例如膝跳反射,当膝关节半屈曲时,叩击髌骨下方的股四头肌肌腱,可使股四头肌发生一次快速的反射性收缩(图11-51)。腱反射是单突触反射,反射时间很短,耗时约0.7ms。正常情况下腱反射受高位中枢的下行控制。临床上常用检查腱反射来了解神经系统的某些功能状态。腱反射减弱或消失提示反射弧某个部分受损;而腱反射亢进则提示高位中枢有病变。

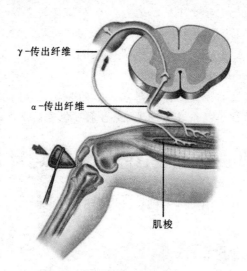

γ-传出纤维

α-传出纤维

肌梭

图11-51　膝跳反射弧示意图

(2)肌紧张　指缓慢持续牵拉肌腱时引起的牵张反射。表现为受牵拉的肌肉持续而轻微地收缩,阻止肌肉被拉长。肌紧张是维持躯体姿势最基本的反射,是姿势反射的基础。例如,人在直立时,由于重力作用头部将向前倾,胸和腰将不能挺直,髋关节和膝关节也屈曲,会使颈部、躯干背部、骶脊肌及下肢的伸肌肌腱受到牵拉,从而引起这些伸肌的肌紧张加强,才能抬头、挺胸、伸腰和直腿,保持直立姿势。肌紧张的收缩力量并不大,只是抵抗肌肉被牵拉,是由同一肌肉的不同运动单位交替收缩产生的,不表现为明显的动作,能持久进行而不易发生疲劳,属多突触反射。如果破坏肌紧张反射弧的任何部分,即可出现肌张力的减弱或消失,表现为肌肉松弛,因而身体的正常姿势也就无法维持。

2. 牵张反射的反射弧

牵张反射的反射弧比较简单。感受器是肌肉中的肌梭或腱器官,中枢主要在脊髓内,传入和传出神经都包含在支配该肌肉的神经中,效应器就是该肌肉的肌纤维。因此,牵张反射反射弧的显著特点是感受器和效应器在同一块肌肉中。

肌梭是一种感受肌肉长度变化或感受牵拉刺激的梭形感受装置,它是一种长度感受器。肌梭外有一结缔组织囊,囊内的肌纤维称为梭内肌纤维,囊外的肌纤维称为梭外肌纤维,二者呈并联关系。梭内肌纤维的感受装置位于中间,收缩成分则位于两端,两者呈串联关系(图 11-52)。肌梭的传入神经纤维有两种:Ⅰa 类纤维和Ⅱ类纤维。两种纤维的传入冲动都抵达脊髓前角 α 运动神经元,α 运动神经元发出 α 传出纤维支配梭外肌纤维。

当肌肉受外力牵拉时,肌梭被拉长,中间部分的感受装置受到的刺激加强,导致传入冲动增加,神经冲动的频率与肌梭被牵拉的程度成正比,引起支配同一肌肉的 α 运动神经元活动加强,引起梭外肌收缩,形成一次牵张反射。γ 运动神经元支配梭内肌,当它兴奋时,梭内肌从两端收缩,中间的感受装置被牵拉使肌梭的敏感性提高。因此,γ 运动神经元对调节牵张反射有重要意义(图 11-53)。

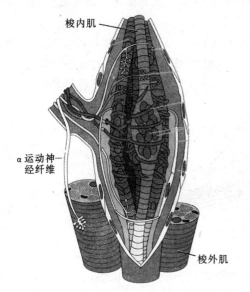

图 11-52　两类梭内肌纤维示意图

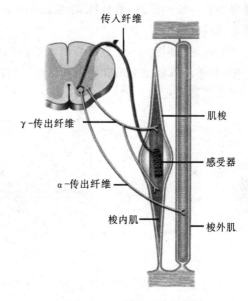

图 11-53　牵张反射示意图

腱器官是指分布于肌腱胶原纤维之间感受肌肉张力变化的感受器,与梭外肌纤维呈串联关系,传入神经是 I_b 类纤维,传入冲动对同一肌肉的 α 运动神经元起抑制作用。所以,当肌肉受牵拉时,首先肌梭兴奋,产生牵张反射;当牵拉力量进一步加大时,则可兴奋腱器官,抑制牵张反射,从而避免肌肉被过度牵拉而受损,有保护作用。

(三)脊髓离断和脊休克

如上所述,脊髓对躯体运动有重要调节作用。但是在整体内,脊髓是在上级中枢的调控下发挥作用的。为了说明这一重要关系,以脊休克为例说明。所谓脊休克是指脊髓突然受到严重损伤时,在损伤面以下的脊髓会暂时丧失反射活动能力而进入无反应状态,此时躯体运动和内脏的反射活动消失,骨骼肌紧张性下降,外周血管扩张,血压下降,出汗被抑制,直肠和膀胱内粪尿潴留等。脊休克是暂时现象,以后各种脊髓反射活动可逐渐恢复,但是不同动物的回复时间长短不一。低等动物如蛙类在脊髓离断后几分钟内恢复,而犬需要几天时间,人类恢复最慢,需要数周甚至数月。脊休克的产生不是因为脊髓损伤引起,而是由于离断面以下的脊髓突然失去高位中枢的调控,于是出现了无反应的休克状态。

二、脑干对肌紧张的调节

实验证明,脑干网状结构内存在加强和抑制肌紧张的区域,加强肌紧张和肌运动的区域称为易化区。抑制肌紧张和肌运动的区域称为抑制区。

(一)脑干网状结构易化区和抑制区

1. 易化区

易化区的范围较广,包括延髓网状结构的背外侧部分、脑桥被盖、中脑中央灰质及被盖以及下丘脑和丘脑中线核群等部位。易化区神经元兴奋性较高,有自发放电活动,且活动比较强,并接受延髓的前庭核、小脑前叶两侧部和后叶中间部等传入冲动的兴奋作用,加强伸肌的肌紧张和肌运动。因此,前庭核、小脑前叶两侧部和后叶中间部也有易化肌紧张的作用。

2. 抑制区

抑制区的范围较小,位于延髓网状结构的腹内侧部分(图 11-54),抑制区神经元不能自发放电,其活动依赖于大脑皮层运动区、纹状体、小脑前叶蚓部等传入冲动的始动作用,抑制伸肌的肌紧张和肌运动。因此,大脑皮层运动区、纹状体、小脑前叶蚓部也有抑制肌紧张的作用。

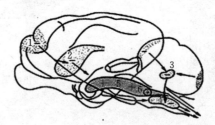

图 11-54 猫脑干网状结构下行抑制和易化系统示意图(+表示易化区 -表示抑制区)

一般情况下,抑制区的活动较弱,易化区的活动较强,易化区略占优势,二者保持相对平衡,以维持合适的肌紧张。

(二)去大脑僵直

在中脑上、下丘之间切断脑干的动物,出现四肢伸直、头尾昂起、脊柱挺硬等伸肌(抗重力肌)肌紧张亢进的现象,称为去大脑僵直(图 11-55)。去大脑僵直主要是由于切断了大脑皮层和纹状体等部位与脑干网状结构的功能联系,使易化区和抑制区之间的平衡失调,抑制区活动明显减弱,易化区活动占有明显优势的结果。人类在中脑疾患时也可以出现头后仰、上下肢均僵硬伸

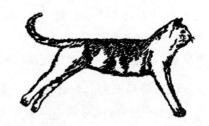

图 11-55 去大脑僵直

直,上臂内旋,手指屈曲等去大脑僵直的现象,这往往提示病变已侵及脑干,是预后不良的信号。

三、小脑对躯体运动的调节

根据小脑的传入、传出纤维联系,将小脑分为前庭小脑、脊髓小脑和皮层小脑三个主要的功能部分,它们对运动功能的调节各有不同的作用(图11-56)。

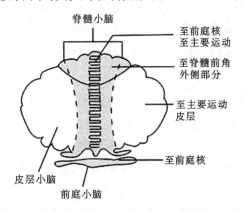

图 11-56　小脑分区模式图

(一)前庭小脑的功能

前庭小脑主要由绒球小结叶构成,它与前庭器官和前庭神经核有着密切的纤维联系,其主要功能是参与维持身体平衡。它主要接受前庭器官的传入,反射途径为:前庭器官→前庭神经核→前庭小脑→前庭神经核→脊髓前角运动神经元→肌肉。切除绒球小结叶的猴,会出现身体倾斜,步态蹒跚,站立不稳等症状,但随意运动仍能协调,能很好完成吃食动作;第四脑室附近出现肿瘤的患者,由于肿瘤压迫绒球小结叶,可出现站立不稳,容易跌倒等症状。

(二)脊髓小脑的功能

脊髓小脑包括小脑前叶和后叶的一部分,接受来自脊髓的本体感觉和皮肤感觉的信息。

脊髓小脑还有调节肌紧张的功能,小脑对肌紧张的调节具有易化和抑制双重作用。其中前叶蚓部抑制肌紧张。小脑前叶两侧部和半球中间部易化肌紧张,在进化过程中,脊髓小脑易化肌紧张的作用逐渐加强。所以脊髓小脑损伤后,可出现肌紧张减弱,即易化作用减弱,造成肌无力等症状。

(三)皮层小脑的功能

皮层小脑主要指半球外侧部,它不接受外周感觉的传入,而主要与大脑皮层运动区和联络区构成回路,它的主要功能是参与随意运动的设计和运动程序的编制。例如进行的各种精巧运动,都是通过大脑皮层与小脑不断进行联合活动、反复协调而逐步熟练起来的。人在学习某种精巧运动时(弹琴、打字、舞蹈等),开始阶段动作常常不协调。在学习过程中,大脑与小脑之间不断进行联合活动,同时,脊髓小脑不断接受感觉传入的信息,逐步纠正运动过程中出现的偏差,使运动逐步协调,待运动协调后,运动程序储存在皮层小脑。当大脑皮层要发动某项精巧运动时,首先通过大脑-小脑回路,从皮层小脑中提取储存的程序,将它回输到运动皮层,再经皮质脊髓束传至脊髓发动运动,从而使骨骼肌运动协调。

四、基底神经节对躯体运动的调节

基底神经节是指大脑皮层基底部一些核团的总称,主要包括尾状核和豆状核,豆状核包括壳核和苍白球。其中尾状核和豆状核合称为纹状体,尾状核和壳核进化较新,称为新纹状体,苍白球是较古老的部分,称为旧纹状体。

(一)基底神经节躯体运动调节功能

基底神经节对运动调节有重要功能。它参与运动的设计和程序的编制,并与随意运动的稳定、肌紧张的调节、本体感觉传入信息的处理等都有关系,其机制十分复杂,尚未清楚。

(二)基底神经节损伤

临床上基底神经节损伤可分为两大类:一类表现为运动过少而肌紧张增强,如帕金森病即震颤麻痹;另一类表现为运动过多而肌紧张降低,如舞蹈病。

1. 震颤麻痹

病变部位在双侧黑质,主要症状是全身肌紧张增强、肌肉强直、随意运动减少、动作缓慢、面部表情呆板、常伴有静止性震颤,静止性震颤表现为静止时出现手部的搓丸样动作,情绪激动时增加,入睡后停止。震颤麻痹的主要病变部位在黑质。由于黑质细胞受损,导致多巴胺含量明显减少,无法抑制乙酰胆碱递质系统的活动,导致后者的功能亢进。临床实践表明,给予多巴胺的前体左旋多巴以增加多巴胺的合成,能明显改善动作缓慢和肌肉强直的症状。但上述药物对静止性震颤没有明显疗效。目前,临床上已采用深部脑刺激方法来治疗震颤麻痹,取得了较好的疗效。

2. 舞蹈病

病变部位在双侧新纹状体,主要表现为不自主头部和上肢的舞蹈样动作,伴有肌张力降低等症状。舞蹈病的主要病因是新纹状体内 γ-氨基丁酸能中间神经元变性或遗传性缺陷所致。临床上利用利血平消耗多巴胺类递质,可以缓解舞蹈病患者的症状。

五、大脑皮层对躯体运动的调节

大脑皮层是调节躯体运动的最高级中枢。其信息经下行通路最后抵达位于脊髓前角和脑干的运动神经元来控制躯体运动。大脑皮层控制躯体运动的区域称为皮层运动区。

(一)大脑皮层的运动区

人类大脑皮层主要运动区包括中央前回,是控制躯体运动最重要的区域。它对躯体运动的控制具有如下特征:

1. 交叉性控制

即一侧皮层运动区支配对侧躯体的肌肉运动,但头面部支配主要是双侧性的。所以当一侧内囊损伤时,头面部肌肉并不完全麻痹。

2. 具有精细的功能定位,呈倒置安排

即下肢的代表区在皮层顶部,上肢代表区在中间部,头面部肌肉代表区在底部,但头面部代表区的内部安排是正立的。

3. 运动代表区大小与运动的精细程度有关

运动愈精细、愈复杂的部位，其代表区面积愈大。如手、五指及发声部位所占代表区面积很大，而躯干所占面积很小（图 11 - 57）。

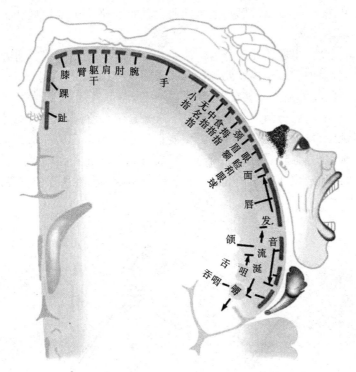

图 11 - 57　人大脑皮层运动区示意图

(二)大脑皮层下行传导通路及其功能

下行运动传导通路主要包括皮层脊髓束和皮层脑干束。由皮层发出，经内囊、脑干下行，到达脊髓前角运动神经元的传导束，称为皮层脊髓束；而由皮层发出，经内囊到达脑干内各脑神经运动神经元的传导束，称为皮层脑干束。皮层脊髓束中约 80% 的纤维在延髓锥体跨过中线，在对侧脊髓外侧索下行而形成皮层脊髓侧束。侧束纵贯脊髓全长，其纤维与同侧前角外侧部分的运动神经元发生突触联系。其余约 20% 的纤维在延髓不跨越中线，在脊髓同侧前索下行而形成皮层脊髓前束。前束一般只下降到胸部，其纤维通过中间神经元接替，与双侧前角内侧部分的运动神经元构成突触联系。皮层脊髓前束的功能是控制躯干和四肢近端肌肉，尤其是屈肌的活动，与姿势的维持和粗略的运动有关；而皮层脊髓侧束的功能是控制四肢远端肌肉的活动，与精细的、技巧性的运动有关。

此外，上述通路发出的侧支和一些直接起源于运动皮层的纤维，经脑干某些核团接替后形成顶盖脊髓束、网状脊髓束和前庭脊髓束，其功能与皮层脊髓前束相似，参与对近端肌肉粗略运动和姿势的调节；而红核脊髓束的功能可能与皮层脊髓侧束相似，参与对四肢远端肌肉精细运动的调节。

运动传出通路损伤，临床上常出现柔软性麻痹（简称软瘫）和痉挛性麻痹（简称硬瘫）两种不同表现。两者都有随意运动的丧失，但前者伴有牵张反射减退或消失，常见于脊髓和脑运动神经元损伤，如脊髓灰质炎，临床上称下运动神经元损伤；而后者则伴有牵张反射亢进，常见于脑内高位中枢损伤,如内囊出血引起的中风,临床上称上运动神经元损伤。此外,人类在皮层脊髓侧束损伤后将出现巴宾斯基征(Babinski sign)阳性体征(图 11 - 58),即以钝物划足跖外侧时出现脚拇指背屈和其他四趾外展呈扇形散开的体征。婴儿因皮层脊髓束发育尚不完全,成人在深睡或麻醉状态下,都可出现巴宾斯基征阳性体征。临床上常用此征来检查皮层脊髓侧束的功能是否正常。

需要指出的是,运动传出通路通常分为锥体系和锥体外系两个系统。前者是指皮层脊髓束和皮层脑干束,即所谓的上运动神经元;后者则为锥体系以外所有控制脊髓运动神经元活动的下行通路。锥体系因其大部分纤维在下行时构成锥体而得名,但皮层脊髓前束和皮层脑干束并不通过锥体,即使是皮层脊髓侧束的纤维也不全来自中央前回,而锥体外系的纤维更是由许多不同功能的纤维所组成。所以,这种分类不能很好划分中枢运动控制系统。因为锥体系和锥体外系两个系统在皮层起源的部位多有重叠,而且它们之间存在广泛的纤维联系,所以,上运动神经元、锥体系和锥体外系在其概念上和实际应用中都存在明显的不确定性,因此有人主张摒弃这些名词。

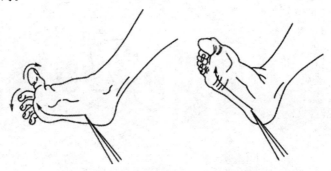

图 11 - 58　巴宾斯基征阳性和阴性体征示意图

第六节　神经系统对内脏活动的调节

一、自主神经系统作用特征和意义

1. 紧张性作用

正常情况下,交感神经和副交感神经都能持续发放低频率的冲动,使效应器维持一定的活动状态,这种作用称为紧张性作用。可通过实验证明,例如切断支配心脏的迷走神经,心率便加快;切断支配心脏的交感神经,心率则变慢。结果表明,支配心脏的交感神经和副交感神经都具有紧张性作用。一般认为,自主神经的紧张性来源于中枢,通过中枢控制,其紧张性可增强或降低,从而增强或减弱受支配器官的活动。

2. 双重支配

大多数内脏器官都接受交感和副交感神经的双重支配,二者的作用往往相互阻断。例如,心交感神经兴奋加强心脏的活动,而心迷走神经兴奋则减弱心脏的活动;迷走神经兴奋加强消化道的运动和消化腺的分泌,而交感神经兴奋则抑制消化道的运动和消化腺的分泌;迷走神经兴奋可使支气管平滑肌收缩,而交感神经兴奋可使支气管平滑肌舒张等。这种相互阻断作用是既对立又统一的,它使得受支配器官的活动能适应不同条件下的需要。但也有例外,例如支配唾液腺的交感神经和副交感神经都能促进唾液腺的分泌,不过交感神经兴奋时分泌少量黏稠的唾液,副交感神经兴奋则分泌大量稀薄的唾液。

3. 受效应器的功能状态影响

交感和副交感神经的活动与效应器的功能状态有关。例如,交感神经兴奋可使有孕子宫的运动增强,使未孕子宫的运动减弱(因作用受体不同);当胃幽门处于舒张状态时,迷走神经兴奋使之收缩,而当胃幽门处于收缩状态时,迷走神经兴奋则使之舒张。

4. 对整体功能调节的意义

一般情况下,交感神经系统活动增强时,副交感神经系统的活动就相对处于减弱状态。反之亦然。

交感神经系统作用非常广泛,在环境急剧变化的情况下活动占优势,主要作用在于动员机体许多器官的潜在能力,迅速适应环境的剧烈变化。例如在机体受到剧痛、大失血、窒息、极度恐惧和剧烈运动等刺激时,出现心率加快,心肌收缩力增强,血压升高;呼吸加快,肺通气量增大;皮肤与内脏血管收缩,骨骼肌血管舒张,肌肉血流量增多,血液重新分配;肝糖原分解加速,血糖升高;同时伴有肾上腺素和去甲肾上腺素分泌增加,使以上的反应加强。这些表现有利于机体动员各器官的储备力量,适应当时状态的需要。

副交感神经系统的作用相对比较局限,在安静状态下活动占优势,主要作用在于保护机体、休整恢复、积蓄能量、消化吸收、加强排泄和生殖活动等,以保证机体安静时基本生命活动的正常进行。例如,机体在安静时副交感神经活动加强,出现心脏活动减弱、瞳孔缩小、消化道运动加强,消化液分泌增多以促进营养物质的吸收和能量的补充等。

二、各级中枢对内脏活动的调节

(一)脊髓对内脏活动的调节

脊髓是调节内脏活动的初级中枢,依靠脊髓可完成某些内脏反射活动如血管张力反射、排尿反射、排便反射、发汗反射和勃起反射等,但这些反射平时受高位中枢的控制。在脊休克过去以后,上述内脏反射可以逐渐恢复,但由于失去了高级中枢的控制,这些反射永远不能适应正常生理需要。例如,当由平卧位转成站立时,患者就感到头晕;因为这时体位性血压反射的调节能力很差,脊髓以上的心血管中枢活动已不能控制脊髓的初级中枢,血管的外周阻力已不能及时发生改变。又如,基本的排尿反射可以进行,但排尿不能受意识控制,而且排尿也不完全。

(二)低位脑干对内脏活动的调节

低位脑干包括延髓、脑桥和中脑。其中延髓存在调节心血管活动和呼吸运动的基本中枢,故延髓有生命中枢之称。如延髓被压迫或受损,可迅速引起呼吸、心跳等生命活动停止,造成死亡。此外,中脑存在瞳孔对光反射的中枢,如果瞳孔对光反射消失说明病变已侵及中脑,是生命垂危的标志。

(三)下丘脑对内脏活动的调节

下丘脑可分为前区、内侧区、外侧区和后区,其上是边缘系统和丘脑-皮层系统,其下是脑干和脊髓。下丘脑是调节内脏活动的较高级中枢。它可以把内脏活动和机体的其他功能结合在一起,使整体活动能准确的进行。以下简单介绍下丘脑的功能。

1. 调节摄食行为

动物实验表明,刺激下丘脑不同区域,可出现动物摄食活动的改变。如刺激下丘脑的外侧区,动物出现食量大增;毁坏该区,动物则拒食以致饿死。该结果说明在下丘脑外侧区存在着摄食中枢;而刺激下丘脑腹内侧核,动物将停止摄食活动;毁坏该区,则动物饮食量增大而逐渐肥胖。该结果说明在下丘脑腹内侧核存在着饱中枢。正常机体饥饿时摄食中枢兴奋,饱中枢抑制。进食一段时间后饱中枢兴奋,摄食中枢抑制,摄食停止。二者之间具有交互抑制作用。

2. 调节体温

下丘脑存在调节体温的基本中枢。它们能对温度信息进行整合处理,并通过调节散热和产热活动,使体温保持相对稳定。因此,对于维持体温的相对恒定,下丘脑有着十分重要的作用。

3. 调节水平衡

人体对水平衡的调节是通过调节水的摄入与水的排出两个方面进行。实验证明,刺激下丘脑视前区的外侧部,与摄食中枢靠近,动物出现口渴和饮水;破坏该区,动物除拒食外,饮水量也明显减少;说明此区还存在饮水中枢,也叫渴觉中枢。饮水不足、大量出汗及摄盐过多均可引起下丘脑的饮水中枢兴奋导致个体的饮水。同时这些因素还可以引起视上核和室旁核合成和释放抗利尿激素增多,促进远曲小管和集合管对水的重吸收增加,从而控制排水功能。

4. 调节垂体的功能活动

下丘脑肽能神经元分泌的调节腺垂体活动的肽类物质,称为下丘脑调节肽,这些肽类物质经垂体门脉系统运至腺垂体,调节其分泌活动。此外下丘脑视上核和室旁核神经细胞能合成抗利尿激素和催产素,经下丘脑-垂体束运至神经垂体储存,下丘脑可控制其释放。

5. 调节情绪反应

动物实验证明,下丘脑存在愉快和痛苦的中枢以及参与机体防御反应的中枢,这些中枢调节机体情绪反应时的内脏活动。如在间脑水平以上切除大脑的猫,可出现毛发竖起、张牙舞爪、怒吼、心跳加速、呼吸加快、出汗、瞳孔扩大、血压升高等一系列交感神经活动亢进的现象,好似发怒一样,故称为"假怒"。

6. 控制生物节律

生物节律是指生物体内的功能活动按一定时间顺序发生现周期性变化。人体许多活动具有日周期也称昼夜节律,日周期是最重要的生物节律,如觉醒和睡眠、体温、血细胞数、某些激素的分泌等。研究表明,下丘脑视交叉上核可能是控制日周期的关键部位。视交叉上核接受视网膜及外侧膝状体的冲动,感受外界的昼夜光照变化,使体内日周期和外环境的昼夜节律同步。如果这条神经通路损伤,日周期就不再和外环境的昼夜节律同步。

(四)大脑皮层对内脏活动的调节

新皮层和边缘系统是调节内脏活动的高级中枢,它可调节心血管、呼吸、消化、瞳孔、膀胱等的活动,还与情绪、食欲、性欲、生殖、防御以及学习、记忆等活动密切相关。具体机制有待于进一步的研究。

第七节　脑的高级功能和脑电图

脑除了能调节感觉、躯体运动和内脏活动外,还有许多更为复杂的功能,如觉醒和睡眠、学习与记忆、语言与思维等,这些功能统称为脑的高级功能,这些高级功能的产生与大脑皮层的电活动有关。

一、大脑皮层的电活动

应用电生理学方法,可在大脑皮层记录到两种不同形式的脑电活动,即自发脑电活动和皮层诱发电位。

(一)自发脑电活动

用电生理学方法在大脑皮质可记录到两种不同形式的脑电活动:一种是无明显外来刺激情况下,大脑皮质经常性自发产生的节律性电位变化,称为自发脑电活动;另一种是在外加刺激引起感觉传入冲动的激发下,大脑皮质某一区域产生的较为局限的电位变化,称为皮层诱发电位。临床上使用脑电图机在头皮上所记录的自发脑电活动称为脑电图(EEG,图 11 - 59)。脑电图对某些疾病如:癫痫、脑炎、颅内占位性病变等有一定诊断价值。

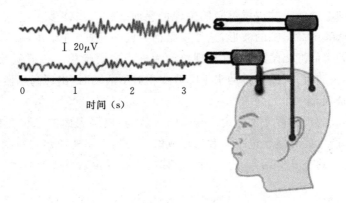

图 11 - 59　脑电图记录示意图

参考电极放置在耳壳,由额叶电极导出的脑电波振幅低,由枕叶导出的脑电波振幅高。

1. 正常脑电图的波形

根据其频率、振幅和特征的不同,可将脑电图分为 α、β、θ 和 δ 四种基本波形(图 11 - 60)。各种脑电波在不同部位和不同条件下的表现差别很大,它的特征见表 11 - 6:

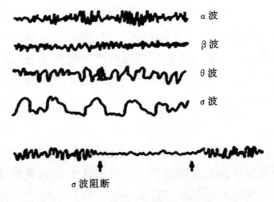

图 11 - 60　正常脑电图的基本波形

表 11-6　正常脑电图的波形和特征

波形	振幅(μV)	频率(Hz)	常见部位	特征
α波	20~100	8~13	枕叶	成人安静闭目清醒时出现,呈梭形,睁眼时消失,出现β波,称α阻断。代表大脑皮层处于安静清醒状态
β波	5~20	14~30	额叶、顶叶	睁眼思考时出现,代表大脑皮层处于紧张活动状态
θ波	100~15	4~7	颞叶、顶叶	少年正常脑电;成人见于困倦时,代表大脑皮层处于抑制状态
δ波	20~200	0.5~3	颞叶、顶叶	婴儿期常见;或见于成人熟睡、深度麻醉和颅内占位性病变。代表大脑皮层处于抑制状态

一般情况下,脑电波随大脑皮层不同的生理情况而变化。当许多皮层神经元的电活动趋于一致时,就出现低频率高振幅的波形,这种现象称为同步化;当许多皮层神经元的电活动不一致时,就出现高频率低振幅的波形,这种现象称为称为去同步化。一般认为,大脑细胞兴奋性增强时出现低幅快波;当脑细胞活动水平降低或相对不活动时,出现高幅慢波。

2. 脑电波形成机制

关于脑电波形成的机制有许多假说。较多的人认为,皮层表面的电位变化主要是由皮层的大量神经元同步产生的突触后电位总和后形成的。大脑皮层神经元的同步电活动则依赖于大脑皮层和丘脑之间的交互作用,一定的同步节律的非特异投射系统的活动,可促进大脑皮层电活动的同步化。

(二)皮层诱发电位

皮层诱发电位是指感觉传入系统或脑的某一部位受刺激时,在大脑皮层的某一区域产生的电位变化。它为研究人类各种感觉在大脑的投射部位、诊断某些神经系统疾病、精神和心理活动的变化等提供了一种无创伤的电生理学检查方法。目前临床上常用的诱发电位有体感诱发电位、视觉诱发电位和听觉诱发电位等几种。

二、睡眠与觉醒

觉醒和睡眠是人体生活中必不可少的两个生理过程,两者昼夜交替。觉醒时机体能迅速适应环境变化,从事各种体力和脑力劳动。睡眠时机体得到休息,以促进体力和精力的恢复。一般情况下,新生儿每天睡眠时间约需 18~20 小时,儿童约需 10~12 小时,成年人约需 7~9 小时,老年人约需 5~7 小时。

(一)觉醒

觉醒有脑电觉醒与行为觉醒之分。前者脑电图波形呈去同步化快波,而行为上不一定呈觉醒状态;后者表现为对新异刺激有探究行为。目前认为行为觉醒的维持可能与黑质的多巴胺递质系统的功能有关;脑电觉醒的维持可能与脑干网状结构上行激动系统的乙酰胆碱递质系统和蓝斑上部去甲肾上腺素递质系统的作用有关。

（二）睡眠

通过对整个睡眠过程的观察，发现睡眠可分为两种时相：慢波睡眠和快波睡眠。

1. 慢波睡眠

脑电图表现为同步化慢波，视、嗅、听、触等感觉功能减退，骨骼肌反射和肌紧张减弱，伴有心率减慢、血压下降、瞳孔缩小、呼吸变慢、尿量减少、体温下降、代谢率下降、唾液分泌减少、胃液分泌增多和发汗功能增强等一系列自主神经功能的改变。较强刺激可使睡眠中断。慢波睡眠中机体耗氧量减少，但脑耗氧量不变，生长激素分泌明显增多，有利于促进机体的生长和体力恢复。

2. 快波睡眠

又称异相睡眠或快速眼球运动睡眠。脑电图表现为去同步化快波，各种感觉进一步减退，骨骼肌反射和肌紧张进一步减弱，肌肉几乎完全松弛，唤醒阈提高，不易唤醒。可有间断的阵发性表现，例如心率加快、血压升高、呼吸快而不规则、眼球快速运动和部分肢体抽动等。此外，做梦是快波睡眠的特征之一。快波睡眠期间，脑的耗氧量增加、血流量增多以及蛋白质合成加快，但生长素分泌减少，因此认为快波睡眠与幼儿神经系统的成熟有关，可能有利于建立新的突触联系，从而促进学习和记忆。尤其有助于记忆的巩固和整合，如剥夺人和大鼠的快波睡眠可使学习能力下降。

睡眠过程中两个时相互相转化，交替出现。成年人进入睡眠后，首先进入慢波睡眠，持续约 80～120 分钟后转入快波睡眠，持续约 20～30 分钟，又转入慢波睡眠。如此反复交替 4～5 次，越接近睡眠后期，快波睡眠时间越长。两种睡眠时相均可直接转为觉醒状态，但在觉醒状态下，一般只能进入慢波睡眠，而不能直接进入快波睡眠。

3. 睡眠的机制

目前睡眠的产生机制还不十分清楚。但许多实验表明，睡眠不是脑活动的简单抑制，而是许多脑区参与的主动过程。快波睡眠可能与脑桥被盖外侧区胆碱能神经元的活动有关，有人将这些神经元称为快波睡眠启动神经元；而慢波睡眠可能与脑桥被盖、蓝斑和中缝核神经元的活动有关。

三、学习与记忆

学习与记忆是两个有联系的神经活动过程。学习是指人和动物获取环境知识的神经活动过程。记忆则是将学习到的信息进行储存和"读出"的神经活动过程。

（一）学习形式

学习按其形式通常分为非联合型学习和联合型学习两大类。非联合型学习不需要在刺激与机体反应之间建立某种明确联系。习惯化和敏感化即属于这种类型的学习。习惯化使个体忽略无意义的刺激，例如人们对有规律出现的强噪音会逐渐减弱反应，即为习惯化。敏感化则是指对刺激的反应增强。如在强的伤害性刺激之后，对弱刺激的反应会加强；联合型学习是对时间上非常接近且重复发生的两个事件建立联系的过程。经典的条件反射和操作式条件反射都属于联合型学习，从这个意义上说，学习的过程实际上就是建立条件反射的过程。

(二)记忆

1. 记忆的分类

进入人脑的信息量是很大的,估计约有1%的信息能被较长期地储存,其余的都被遗忘。根据记忆保留时间的长短可将记忆分为短时程记忆、中时程记忆和长时程记忆。短时程记忆的保留时间只有几秒到几分钟,如打电话时拨号,拨完后记忆随即消失。中时程记忆保留时间几分钟到几天,并能向长时程记忆转变。长时程记忆的信息量非常大,保留时间几天到数年,有些内容可终生不忘,如和自己最亲密的人有关的信息(表11-7)。

表 11-7 记忆的分类

	感觉性记忆	第一级记忆	第二级记忆	第三级记忆
性质		短时性		长时性
保持时间	少于1秒	几秒	几分至几年	永久
容量	信息传至感受器极有限	小	很大	很大
再现	限于读书速度	迅速	慢	迅速
信息类型	感觉	语言	所有类型	所有类型
遗忘方式	消退和消失	新信息代替旧信息	顺行性和逆行性干扰	可能无遗忘
形成过程	在感知中自动存入	通过语言表达按先后顺序存入	需经复习,按语义和信息重要性,加以储存	反复实践

2. 记忆过程

可分为四个阶段:感觉性记忆、第一级记忆、第二级记忆和第三级记忆。

感觉性记忆是指人体通过感觉系统获得的信息储存在脑内感觉区的阶段,一般不超过1秒钟,如果信息未被处理则很快消失。如果能在此阶段将获得的信息整合形成新的连续的印象,则可转入第一级记忆。第一级记忆的时间约为数秒至数分钟。第一级记忆中储存的信息经反复学习和运用,即在第一级记忆中多次循环,停留时间延长,从而使信息容易转入第二级记忆。第二级记忆是一个大而持久的储存系统,持续时间可由数分钟至数年。有些记忆,如自己的名字或每天都在进行的操作手艺等,通过长年累月的反复运用,几乎是不会被遗忘的,这一类记忆储存在第三级记忆中。前两个阶段相当于短时性记忆。后两个阶段相当于长时性记忆。

四、大脑皮质的语言功能和一侧优势半球

(一)语言中枢

人类大脑皮层某些特定区域的损伤,可引起特定的语言功能障碍。临床发现,损伤位于中央前回底部之前的 Broca 三角区(图11-61),会引起运动失语症,患者可以看懂文字,也能听

懂别人的说话,但自己不会讲话,不能用语词口头表达思想。若损伤额中回后部接近中央前回手部代表区的部位,则引起失写症,患者能听懂别人的谈话,也能看懂文字,会讲话,手部的运动也正常,但不会书写。损伤颞上回后部会引起感觉失语症,患者能讲话,会书写,能看懂文字和听清别人谈话时的发音,但不理解别人的讲话,就像听到听不懂的外语一样,也回答不出别人所提的问题。角回的损伤则引起失读症,患者视觉正常,但看不懂文字含义,其他的语言功能健全。可见,完整的语言功能与大脑皮层的广大区域的神经活动有关,并且各区功能之间密切相关(表11-8)。

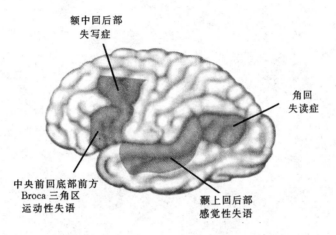

图 11-61 大脑皮层与语言功能有关的主要区域

表 11-8 语言功能障碍

语言功能障碍名称	受损部位	出现的症状
运动性失语	中央前回底部前方Broca三角区	能看懂文字,听懂别人谈话,发音器官正常;但不能用语词口头表达自己思想。
失写症	额中回后部接近中央前回手部代表区	能看懂文字,听懂别人谈话,也能说话,但不会书写,手部其他运动正常
感觉性失语	颞上回后部	可以讲话、书写、看懂但听不懂别人谈话。
失读症	角回	看不懂文字含义,但视觉及其他语言功能正常。

(二)优势半球

人类两侧大脑半球的功能是不对称的,大多数人的语言功能集中在左侧大脑皮层,左侧皮层在语言活动功能上占优势,故称为优势半球。这种一侧优势的现象仅出现于人类,它的出现虽与一定的遗传因素有关,但主要是在后天生活实践中逐渐形成的,与人类习惯使用右手有密切关系。人类的左侧优势自10~12岁起逐步建立,如果左侧半球损伤后,可以在右侧大脑半球建立起语言中枢。成年后左侧优势已经建立,如果左侧半球受损,则很难在右侧皮层建立起语言中枢。

左侧半球在语言活动功能上占优势,而右侧半球则在非词语性认知功能上占优势,例如对深度知觉和触-压觉的认识、对空间的辨认、图像视觉认识以及音乐欣赏等。但是这种优势是相对的,左侧半球有一定的非词语性认知功能,右侧半球也有一定的简单的词语活动功能。

 学而思

简述脑的分部及结构,神经纤维与中枢传导兴奋的特征。

(刘明慧　丁明星)

第十二章　内分泌系统的结构与功能

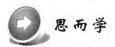 思而学

人体的内分泌腺有哪些？试举例说明：激素都有什么作用？

第一节　内分泌系统概述

内分泌系统(endocrine system)是机体重要的调节系统，与神经系统相辅相成，共同维持内环境的稳态。内分泌系统由内分泌细胞、内分泌组织和内分泌腺组成。

内分泌腺和内分泌细胞的分泌高效能的生物活性物质的称为激素(hormone)。大多数内分泌细胞分泌的激素进入毛细血管或毛细淋巴管，通过血液循环作用于其他部位的细胞、组织和器官。少部分内分泌细胞的激素可直接作用于邻近细胞，称旁分泌(paracrine)。每种激素作用的特定器官或特定细胞，称为这种激素的靶器官(target organ)或靶细胞(target cell)，靶细胞具有与相应激素结合的受体，激素与受体结合后产生效应。

内分泌腺是存在于人体相应部位的独立器官，包括甲状腺、甲状旁腺、肾上腺、垂体、松果体和胸腺。内分泌腺无导管、体积小、重量轻，腺细胞常排列成索状、团状或滤泡状，腺组织有丰富的血液供应和自主神经分布，内分泌腺的结构和功能活动有显著的年龄变化。

一、激素的分类

激素按化学性质，可进行如下分类。

(1)含氮类激素　此类激素的分子结构中含有氮元素，其中蛋白类激素(如胰岛素)和肽类激素(如抗利尿激素)主要由脑和消化管等部位的内分泌细胞所分泌，而胺类激素(如肾上腺素、去甲肾上腺素、甲状腺激素)主要由脑、肾上腺髓质、甲状腺等细胞所分泌。

人体内大多数激素都属于含氮类激素，它的特点是：①分子量较大，水溶性较高；②容易被消化液分解，故口服无效。

(2)类固醇(甾体)激素　此类激素是常以胆固醇为原料合成，化学结构与胆固醇相似。体内肾上腺皮质分泌的激素(如皮质醇、醛固酮)和生殖腺分泌的性激素(如雄激素、雌激素、孕激素)属于此类。

此类激素的数量不多，它的特点是：①分子量较小，脂溶性较高；②不易被消化液分解，可口服使用。

(3)固醇类激素　此类激素较少，由皮肤合成，或由肝、肾的内分泌细胞所分泌。

二、激素的作用及其机制

(一)激素的作用

激素的主要生理作用是调节蛋白质、脂肪、糖类、盐和水等物质的代谢。能够维持机体的稳态;影响细胞的分裂与分化,使机体正常的生长与生育,成熟与衰老;影响神经系统的发育和活动,与学习、记忆及各种行为密切相关。

1. 相对特异性

某种激素有选择性的作用于靶器官、靶组织和靶细胞,这种特性称为激素的特异性。接受某种激素作用的器官、组织或细胞,分别称为这种激素的靶器官、靶组织或靶细胞。

各种激素作用的特异性也有较大差别,有些激素只能作用某一靶组织或某一靶细胞。促甲状腺激素就是这样的激素,只能作用甲状腺细胞;而有些激素的作用范围较大,一种激素可以有多种靶细胞,例如肾上腺素可以调节心血管、呼吸道、消化管等组织器官的活动。尽管如此,这些激素对细胞某些功能有特定的作用,如生长素可促进细胞的分化增殖,甲状腺激素可促进细胞的氧化代谢。

2. 信息传递作用

激素在实现调节作用的过程中,只是将调节信息以化学方式传递给靶细胞,从而改变靶细胞的物质代谢活动。在这个过程中,激素本身并不直接参与到靶细胞的物质代谢活动也不为其代谢活动提供能量,只是作为细胞之间的信息传递者,起着"信使"的作用,在信息传递后,激素立即被分解失活。

3. 高效能生物放大作用

激素在血液中的含量很低,一般为 $10^{-12}\sim10^{-9}\,\mathrm{mol/L}$。但作用十分显著,即"量少作用大"。因此某内分泌腺分泌的激素稍有过多或不足,就会引起该激素所调节的功能发生明显异常,例如临床甲状腺功能亢进、糖尿病等内分泌系统疾病的发生。

4. 激素间的相互作用

人体内某一生理功能或生理过程,会有多种激素共同参与调节,这些激素的作用会产生相互影响,主要表现为:①协同作用:如生长素、糖皮质激素、胰高血糖素,虽然作用糖代谢的不同环节,但都可以使血糖升高;②拮抗作用:如胰岛素能够降低血糖,与前面提到的升糖激素作用相反;③允许作用:是指某些激素本身并不直接对某些组织器官发生作用,但它的存在可以使另一种激素的效应明显增强,这种现象称为激素的允许作用。例如糖皮质激素,其本身并不能引起血管平滑肌收缩,但只有它存在,才能使去甲肾上腺素产生明显的缩血管作用。

三、激素的作用机制

激素通过各种信息传递方式扩散到达靶细胞,通过与靶细胞的受体结合,经过一系列连续复杂的反应过程,最终产生靶细胞的生物效应。

1. 含氮类激素的作用机制——第二信使学说

肽类和胺类激素,通过血液循环到达靶细胞并与靶细胞膜表面的特异受体结合后,依次激活细胞膜上的鸟苷酸调节蛋白(G蛋白)和细胞膜上的腺苷酸环化酶(AC);在 Mg^{2+} 的参与下,促使三磷酸腺苷(ATP)转变为环磷酸腺苷(cAMP);cAMP再通过激活细胞内的蛋白激酶系统,使蛋白质磷酸化,从而诱发靶细胞特有的生理效应(图12-1)。

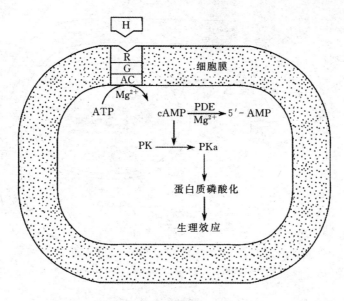

H:激素　R:受体　AC:腺苷酸环化酶　PDE:磷酸二酯酶
PK$_a$:活化蛋白激酶　cAMP:环磷酸腺苷　G:鸟苷酸调节蛋白

图 12-1　含氮类激素作用机制示意图

含氮类激素对靶细胞的调节中有两次信息传递:第一次是激素将调节信息传递到靶细胞,因此,将激素称为第一信使(细胞外信使);第二次是 cAMP 将调节信息由细胞膜传递到细胞内,改变细胞的代谢活动,产生生理效应,所以将 cAMP 称为第二信使(细胞内信使)。除cAMP 外,有些细胞内起第二信使作用的物质还有:环磷酸鸟苷(cGMP)、二酰甘油(DG)、三磷肌醇(IP$_3$)、Ca^{2+} 以及前列腺素等。

2. 类固醇激素的作用机制——基因调节学说

类固醇激素,由血液循环运送到靶细胞。因为其分子小,脂溶性高,便可扩散进入到靶细胞内,首先与胞质受体结合成激素-胞浆受体复合物,同时获得穿过核膜的能力进入细胞核内;在核内激素-胞浆受体复合物与核受体结合,产生激素-核受体复合物,启动或抑制 DNA 的转录和 mRNA 形成,结果诱导或减少靶细胞内某种蛋白质(主要是酶)的合成,从而改变细胞的功能(图 12-2)。

三、激素的分泌、运输和代谢

(一)激素的分泌与运输

一般来说,激素由内分泌细胞分泌后,经血液或组织液运输到靶细胞而发挥作用。激素与靶细胞之间的信息传递方式有以下 4 种:①体内大多数激素需要借助血液循环运送到距离较远的靶细胞而发挥调节作用,称为远距分泌,如甲状腺激素、生长素;②部分激素可通过细胞间液扩散到邻近的靶细胞而发挥作用,称为旁分泌,如消化管的一些激素;③有些内分泌细胞分泌的激素反过来作用于该内分泌细胞产生反馈调节,称为自分泌;④有些神经细胞兼具有分内分泌功能,其分泌的激素经血液循环作用于靶细胞而发挥调节作用,称为神经分泌,如下丘脑的一些神经元。

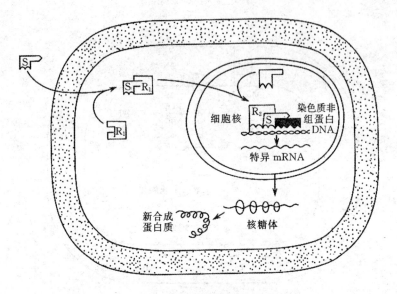

S:激素 R₁:胞浆受体 R₂:核受体

图 12-2 类固醇激素作用机制示意图

(二)激素的代谢

激素从分泌入血,经过代谢到消失(或消失生物活性)所经历的时间长短不同。为表示激素的更新速度,一般采用激素活性在血中消失一半的时间,称为半衰期,作为衡量指标。有的激素半衰期仅几秒;有的则可长达几天。半衰期必须与作用速度及作用持续时间相区别。激素作用的速度取决于它作用的方式;作用持续时间则取决于激素的分泌是否继续。激素的消失方式可以是被血液稀释、由组织摄取、代谢灭活后经肝与肾随尿、粪排出体外。

四、激素分泌的调节

激素分泌的适量是维持机体正常功能的一个重要因素,故机体在接受信息后,相应的内分泌腺是否能及时分泌或停止分泌。这就需要机体的调节,使激素的分泌既能保证机体的需要;又不会过多而损害机体。

当一个信息引起某一激素开始分泌时,往往促进或停止其分泌的信息也反馈回来。分泌该激素的内分泌细胞收到靶细胞及血中该激素浓度的信息,如使其分泌减少,称为负反馈,如使其分泌再增加,称为正反馈,负反馈效应较为常见。最常见的反馈回路存在于内分泌腺与体液成分之间,如血中葡萄糖浓度升高可以促进胰岛素分泌,使血糖浓度降低;血糖浓度降低后,则对胰岛分泌胰岛素的作用减弱,胰岛素分泌减少,从而保证了血糖浓度的相对稳定。又如下丘脑分泌的调节肽可促进腺垂体分泌促激素,而促激素又促进相应的靶腺分泌激素以满足机体的需要。当这种激素在血液中达到一定浓度后,能反馈性的抑制腺垂体、下丘脑的分泌,这样就构成了下丘脑-腺垂体-靶腺功能轴,形成一个闭合回路,因此,也称闭环调节。

在闭合回路的基础上,中枢神经系统可接受外环境中的各种刺激,如光、温度等,再通过下丘脑把内分泌系统与外界环境联系起来形成开口环路,促进内分泌腺分泌,使机体能更好地适应于外界环境,因此,这种调节也称为开环调节。

第二节 下丘脑和垂体

一、下丘脑与垂体的位置和结构联系

下丘脑位于丘脑的前下方,贴靠颅底中部,前以视交叉为界,下连垂体,由于它与垂体在结构和功能上有密切的联系,故合称下丘脑-垂体系统。

垂体(hypophysis)也称脑垂体,位于颅骨蝶鞍垂体窝内,为一灰红色椭圆形小体,上端借漏斗与下丘脑相连,前上方与视交叉相邻。

垂体表面包以结缔组织被膜,其实质由腺垂体和神经垂体两部分组成。腺垂体位于前方分为远侧部、中间部和结节部三部分,远侧部最大,中间部位于远侧部和神经部之间,结节部围在漏斗周围。神经垂体位于后方,与中间部相贴,分为神经部和漏斗两部分,漏斗与下丘脑相连,包括漏斗柄和正中隆起。腺垂体的远侧部又称垂体前叶,神经垂体的神经部和腺垂体的中间部合称垂体后叶(图 12 - 3)。

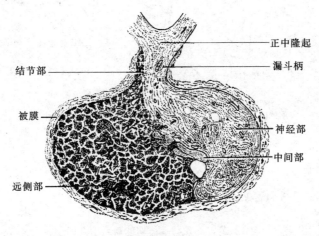

图 12 - 3 垂体(矢状切面)

(一)下丘脑-腺垂体系统

现在认为在下丘脑基底部存在一个"促垂体区",通过垂体门脉系统与腺垂体发生功能联系,组成下丘脑-腺垂体系统;"促垂体区"至少分泌 9 种有活性下丘脑调节肽,通过垂体门脉系统到达腺垂体,调节腺垂体的内分泌活动(表 12 - 1)。

表 12 - 1 下丘脑促垂体区分泌调节肽的种类、化学性质及作用

种类	化学本质	主要作用
促甲状腺激素释放激素(TRH)	3 肽	促进促甲状腺激素的分泌
促性腺激素释放激素(GnRH)	10 肽	促进促卵泡激素、黄体生成素的分泌
生长素释放激素(GHRH)	44 肽	促进生长素的分泌
生长抑素(GIH)	14 肽	抑制生长素的分泌

种类	化学本质	主要作用
促肾上腺皮质激素释放激素(CRH)	41 肽	促进促肾上腺皮质激素的分泌
催乳素释放因子(PRF)	未定	促进催乳素的分泌
催乳素释放抑制因子(PIF)	未定	抑制催乳素的分泌
促黑激素释放因子(MRF)	未定	促进促黑激素的分泌
促黑激素释放抑制因子(MIF)	未定	抑制促黑激素的分泌

(二)下丘脑-神经垂体系统

下丘脑的视上核、室旁核通过下丘脑-垂体束与神经垂体发生联系(图 12-4),神经垂体内贮存视上核、室旁核的神经元分泌的抗利尿激素与催产素。

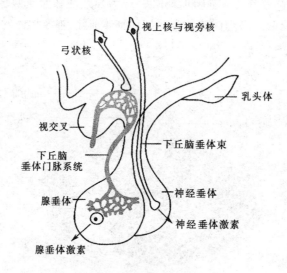

图 12-4 下丘与垂体功能联系示意图

二、腺垂体分泌的激素

腺垂体是人体最重要的内分泌腺,能够合成分泌 7 种激素:促甲状腺激素、促肾上腺皮质激素、促卵泡激素、黄体生成素、生长素、催乳素、促黑(素细胞)激素。其中,促甲状腺激素、促肾上腺皮质激素、促性腺激素(包括促卵泡素和黄体生成素)有各自的靶腺,分别形成下丘脑-腺垂体-甲状腺轴、下丘脑-腺垂体-肾上腺皮质轴、下丘脑-腺垂体-性腺轴;这些激素能够促进靶腺的生长发育、增强靶腺的分泌活动,因此又被称为"促激素"。关于"促激素"将分别在甲状腺、肾上腺皮质和性腺分泌活动中介绍,这里将主要介绍生长素、催乳素和促黑激素。

(一)生长素

生长素(GH)是人体分泌量较多的一种蛋白质激素,有较强的特异性,除猴的 GH 外,其他哺乳动物垂体内提取的 GH 对人体不能产生生物效应。

1. 生长素的作用

(1)促生长 机体的生长发育受多种激素的影响,生长素起关键作用。它对机体各器官组织的生长均有影响,尤其是对骨骼、肌肉及内脏器官的作用更为显著。实验观察,幼年动物摘除垂体后,其生长发育停止,若及时补充生长素,则可恢复生长。人在幼年时期,如果垂体功能低下缺乏生长素,使生长发育迟缓,成年后身材矮小,但智力正常,临床上称为侏儒症;相反,如果在幼年时期或青春发育时期,垂体功能亢进导致生长素过多,则生长发育过度,成年后身材异常高大,临床上称为巨人症;成年后如果生长素过多(如垂体瘤),因成年人骨骺已钙化闭合,长骨不再生长,生长素只能刺激肢端短骨、颜面部骨及软组织增生,临床表现为手足粗大,鼻宽唇厚、下颌突出及肝、肾等内脏增大,称为肢端肥大症。生长素的促生长作用是它可以促进骨、软骨、肌肉及其他组织细胞的分裂增殖与骨化和蛋白质的合成,从而加速骨骼、肌肉及脏器的生长。

(2)促代谢　生长素能够促进蛋白质的合成、升高血糖和加速脂肪分解。①蛋白质代谢:促进血液中的氨基酸进入细胞内,为细胞合成蛋白质提供充足的原料,并可加强 DNA、RNA 的合成,从而促进蛋白质的合成。②糖代谢:够抑制外周组织摄取和利用葡萄糖,从而使血糖升高,因此,生长素分泌过多可导致垂体性糖尿病。③脂肪代谢:加速体内脂肪的分解(肢体组织尤为明显)及脂肪酸的氧化,为生长的需要提供更多的能量,当人体处于幼年生长速度较快的阶段,常常会让人感觉到孩子突然变得"又瘦又高";由于脂肪分解提供了能量,所以糖的利用减少了,生长素过多也可产生"垂体性糖尿"。

2. 生长素分泌的调节

(1)反馈调节　血液中的生长素含量可对下丘脑和腺垂体产生负反馈调节作用,血液中生长素水平降低时,下丘脑分泌的生长素释放激素增加,而分泌生长素释放抑制激素减少,反之。

(2)睡眠　人在觉醒状态下生长素分泌水平较低;进入慢波睡眠后,生长素分泌明显增多,转入异相睡眠后,生长素分泌又减少。生长素除促进机体的生长发育外,还有利于体力的恢复,因此要保证足够的睡眠时间和睡眠质量。

(3)代谢因素　血液中糖、氨基酸、脂肪酸均能影响生长素的分泌,但以低血糖对生长素分泌的刺激最强。

(4)激素的作用　某些激素如甲状腺激素、雌激素、雄激素(睾酮)可以促进生长素的分泌。

(二)催乳素

催乳素(PRL)的作用非常广泛,对乳腺、性腺的发育及分泌都发挥着重要的作用;还参与对应激反应和免疫方面的调节。

1. 对乳腺的作用

PRL 可促进乳腺的发育、维持泌乳功能,并因此而得名。但在女性生命的不同时期,其作用有所不同。在女性青春期乳腺的发育中,除催乳素外,还受多种激素(雌激素、孕激素、生长素、糖皮质激素、甲状腺激素)的共同作用。在妊娠期,催乳素、雌激素和孕激素的分泌水平均明显提高,使乳腺进一步发育,并具有泌乳能力,但此时并不促进泌乳。由于血液中高浓度的雌激素和孕激素与催乳素竞争受体,抑制了催乳素的泌乳作用,因此妊娠期间妇女并不出现乳汁的分泌。分娩后,血液中雌激素与孕激素水平大幅度降低,催乳素才发挥其启动和维持分泌乳汁的功能。

2. 对性腺的作用

催乳素可与黄体生成素配合,促进黄体的形成并维持孕激素的分泌。在女性,随着卵泡的发育成熟,卵泡内 PRL 的含量逐渐增加,与颗粒细胞上的 PRL 受体结合后,使 LH 发挥其促进排卵、黄体生成以及促进雌激素、孕激素的分泌作用。在男性,催乳素可促进前列腺、精囊的生长,还可增强 LH 对间质细胞的作用,使睾酮合成增加。

3. 在应激反应中的作用

在应激状态下,血液中的催乳素浓度升高,而且往往与促肾上腺皮质激素、生长素等激素浓度同时增加,共同参与人体内的应激反应。

PRL 的分泌受下丘脑促垂体区释放的催乳素释放因子(PRF)和催乳素释放抑制因子(PIF)双重调控,前者可促进 PRL 的分泌,后者可抑制 PRL 的分泌。平时以催乳素释放抑制因子的抑制作用为主,授乳时,婴儿吮吸乳头,可反射性促使催乳素大量分泌。

(三)促黑(素细胞)激素

促黑激素(MSH)的靶细胞为黑素细胞,使其合成黑色素。人体内的黑素细胞主要分布于皮肤、毛发、眼球的虹膜及视网膜色素细胞层等部位。MSH 的主要作用是使黑素细胞内的酪氨酸酶激活,使酪氨酸转化成黑色素,使皮肤、毛发、虹膜、视网膜等部位颜色加深。

腺垂体分泌 MSH 受下丘脑促垂体区释放的促黑激素释放因子(MRF)和促黑激素释放抑制因子(MIF)双重调控,前者可促进 MSH 的分泌,后者可抑制 MSH 的分泌。平时以促黑激素释放抑制因子的抑制作用占优势。

三、神经垂体释放的激素

神经垂体不含腺细胞,不能合成激素。但神经垂体内贮存、释放由下丘脑视上核、室旁核分泌的血管升压素(VP)和催产素(OXT)。视上核主要分泌的是血管升压素,室旁核主要分泌的是催产素,二者的化学结构相似,并在功能上有一定的交叉。

(一)血管升压素

生理剂量的血管升压素(VP)可促进肾脏远曲小管、集合管内水的重吸收,而发挥抗利尿作用,因此又称其为抗利尿激素(ADH)。在机体脱水和失血等情况下,VP 的释放量明显增加,一方面 VP 与远曲小管、集合管上的 V_2 受体结合,促进水的重吸收;另一方面 VP 又可与血管平滑肌上的 V_1 受体结合,才表现出缩血管的作用,对维持血压有一定的意义。

(二)催产素

催产素(OXT)的作用主要表现在分娩时刺激子宫平滑肌收缩和哺乳期促进乳汁排出。

1. 对乳腺的作用

催产素是促进乳汁排出的关键物质。哺乳期乳腺可不断地分泌乳汁,贮存于腺泡腔内。当婴儿吸吮乳头时,可引起典型的神经-内分泌反射,即射乳反射。其主要过程是:吸吮乳头的感觉信息经传入神经传至下丘脑,兴奋催产素神经元,神经冲动沿下丘脑-垂体束传至神经垂体,使催产素释放入血;催产素促使乳腺腺泡周围的肌上皮细胞收缩,腺泡内压力增高,挤压乳汁经输乳管从乳头射出。

2. 对子宫的作用

催产素可加强子宫平滑肌的收缩,但表现为对非孕子宫的作用较弱,而对妊娠子宫的作用较强。因此,催产素对子宫的作用的作用与子宫的功能状态有关。催产素引起子宫收缩的机制是促使细胞外液中的 Ca^{2+} 进入子宫平滑肌细胞内,使胞质中的 Ca^{2+} 浓度升高,肌细胞收缩增强。小剂量的催产素使子宫平滑肌出现节律性收缩,而大剂量催产素可使子宫平滑肌出现强直收缩。

在分娩过程中,胎儿头部刺激子宫颈可反射性引起催产素的分泌和释放,并通过正反馈调节,使子宫平滑肌收缩逐渐增强,有利于分娩过程的进行。

第三节　甲状腺和甲状旁腺

一、甲状腺的形态和结构

甲状腺(thyroid gland)是人体内最大的内分泌腺,略呈"H"形,由左右两个侧叶和中间的甲状腺峡组成。侧叶呈锥体形,贴附在喉和气管上段的前外侧面,上端达甲状软骨中部,下端可达第6气管软骨环高度。甲状腺峡位于第2～4气管软骨环高度,约有2/3的人,由峡向上伸出一个锥状叶,多偏向左侧,长短不一,长者可达舌骨(图12-5、图12-6)。甲状腺质地柔软,血供丰富,表面包有致密结缔组织构成的甲状腺被囊,囊外有颈深筋膜包绕。甲状腺借筋膜形成的韧带固定于喉和气管壁上,因此吞咽时甲状腺可随喉上、下移动。

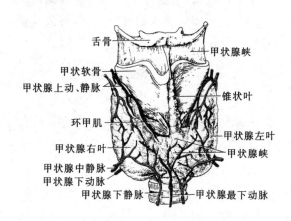

图12-5　甲状腺(正面观)

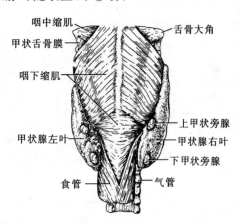

图12-6　甲状腺(背面观)和甲状旁腺

甲状腺表面的被膜伸入实质内,将甲状腺分成许多大小不等的小叶,每个小叶内含有20～40个甲状腺滤泡。滤泡之间为结缔组织、毛细血管和滤泡旁细胞构成的间质(图12-7)。

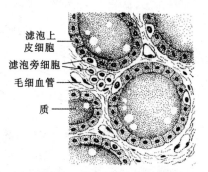

图12-7　甲状腺组织结构

甲状腺滤泡(thyroid follicle)大小不等,呈圆形、卵圆形或不规则形。滤泡由单层立方的滤泡上皮细胞(follicular epithelial cell)围成,滤泡腔内充满透明的胶质,HE染色切片上呈嗜酸性。滤泡因功能状态不同而有大小、形态差异。当功能活跃时,滤泡上皮细胞增高呈低柱状,腔内胶质减少;反之,细胞降低呈扁平状,腔内胶质增多。滤泡上皮细胞合成和分泌甲状腺素。甲状腺素能促进机体的新陈代谢,提高神经兴奋性,促进生长发育。甲状腺素对婴幼儿的骨骼发育和中枢神经系统发育影响显著。

滤泡旁细胞(parafollicular cell)数量少,位于甲状腺滤泡之间和滤泡上皮细胞之间,单个或成群分布于血管附近,体积较滤泡上皮细胞大,在 HE 染色切片中胞质着色较淡。滤泡旁细胞分泌降钙素,可使血钙浓度降低。

二、甲状腺激素的合成、贮存和生理作用

(一)甲状腺激素的合成

甲状腺激素主要有甲状腺素,又称四碘甲腺原氨酸(T_4)和三碘甲腺原氨酸(T_3)两种,它们是一组含碘的酪氨酸。甲状腺分泌的激素主要是 T_4,约占总量的 90%,而 T_3 分泌量较少。其中 T_4 在血浆中的浓度高,但活性弱;而 T_3 在血浆中的浓度低,但活性强。T_4 合在外周组织脱碘可转变为 T_3。合成甲状腺激素的原料是碘和酪氨酸,所需的碘来自食物,人体每天从食物中摄取的碘约 1/3 被甲状腺摄取。合成甲状腺激素的过程包括以下三个步骤(图 12-8)。

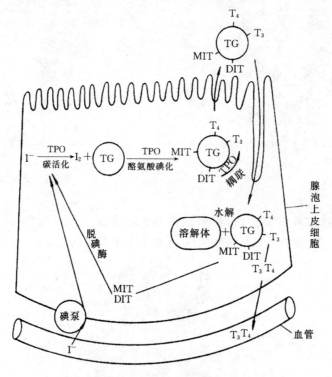

MIT:一碘酪氨酸残基 DIT:二碘酪氨酸残基

图 12-8 甲状腺激素合成、贮存和释放示意图

1. 聚碘

是合成甲状腺激素的第一个重要环节,甲状腺腺泡上皮细胞对血浆中 I^- 的摄取是逆着电-化学梯度转运的过程,此过程可能是通过甲状腺上皮细胞膜的基底面 Na^+-I^- 转运体介导的

继发性主动转运完成的。临床上常采用放射性碘示踪法检测甲状腺的功能。

2. 碘的活化

是指摄入腺泡上皮细胞内的 I⁻ 在过氧化酶(TPO)的催化下活化。活化的形式可能是 I^0（碘原子）、I_2（碘分子）或者与过氧化酶形成某种复合物,活化的形式尚不确定。由于硫氧嘧啶和硫脲类药物能抑制 TPO 活性,可阻断甲状腺激素的合成,临床上可用此类药物治疗甲状腺功能亢进。

3. 酪氨酸的碘化

是由活化的碘取代酪氨酸残基苯环上的氢的过程称为酪氨酸碘化。碘化后的酪氨酸生成一碘酪氨酸(MIT)和二碘酪氨酸(DIT);两个分子的 DIT 偶联,生成 T_4;一分子的 MIT 和一分子的 DIT 偶联,生成 T_3。

(二)甲状腺激素贮存、释放、运输与分解

甲状腺激素合成后,以甲状腺球蛋白的形式贮存在腺泡腔内,其贮存量非常大,可供人体利用 50~120 天。在适宜刺激下,甲状腺球蛋白通过入胞的形式进入腺泡上皮细胞,蛋白水解酶将 T_3、T_4 从甲状腺球蛋白分子中水解下来,T_4、T_3 以出胞的方式释放入血。其中 99% 以上的 T_4、T_3 与血浆中的某些蛋白质结合,游离的 T_3 为 0.4%,T_4 仅为 0.04%,只有游离型的 T_3、T_4 可以进入组织细胞发挥作用,而结合型的 T_3、T_4 不能产生作用,但二者之间可以互相转换,使游离性保持一定的浓度。故临床上可通过检测血液中血中 T_3、T_4 的含量确定甲状腺的功能。T_3、T_4 主要在肝、肾、垂体、骨骼肌等部位在脱碘酶的作用下,以脱碘的方式降解而失活。

(三)甲状腺激素的生理作用

1. 甲状腺激素对代谢的调节作用

(1)能量代谢　甲状腺激素可以提高人体内绝大多数组织的耗氧量和产热量,对心、肝、骨骼肌和肾脏的作用最明显。甲状腺分泌过多的患者(甲状腺功能亢进)基础代谢率(BMR)可增高 60%~80%,因此患者常伴有体温升高、喜凉恶热,多汗等临床表现;而甲状腺功能减退的患者(甲状腺功能低下)基础代谢率可降低 30%~50%,因此患者常出现体温降低、喜热恶凉等临床表现。

(2)物质代谢

①蛋白质代谢甲状腺激素对蛋白质代谢可表现出双向性。生理剂量的 T_3、T_4 可促进蛋白质的合成,但大剂量的 T_3、T_4 可以促进蛋白质的分解。临床上,甲状腺功能亢进的患者,由于蛋白质分解增加(主要是骨和骨骼肌组织),可表现出消瘦和肌无力;而成年甲状腺功能低下的患者,由于蛋白质合成减少,组织间隙中的黏蛋白增多并结合大量的无机盐和水,导致皮下形成一种指压而不凹的黏液性水肿。

②糖代谢甲状腺激素一方面可促进小肠黏膜对葡萄糖的吸收,促进糖元的分解,抑制糖原的合成,使血糖升高;另一方面可增强外周组织对糖的利用,使血糖降低。因此,甲状腺功能亢进的患者进食后血糖会迅速上升,甚至出现糖尿,但很快血糖又迅速降低。

③脂肪代谢甲状腺激素可加速脂肪酸氧化,促进胆固醇的分解。因此,甲状腺功能亢进的患者,其血液中胆固醇含量常低于正常。

2. 甲状腺激素对生长发育的影响

甲状腺激素可以促进机体生长发育,特别是婴儿期最明显。甲状腺激素对垂体分泌的生长素有允许,缺乏甲状腺激素,生长素的合成、分泌也会减少。因此,胚胎时期缺碘而导致甲状腺激素合成不足或是先天性甲状腺功能低下的婴幼儿,可表现出脑与长骨生长发育明显障碍,而出现智力低下、身材矮小,临床上称其为呆小症。对于呆小症的治疗最好在出生后四个月内补充甲状腺激素,以后再补充甲状腺激素也很难逆转。

3. 对神经系统的影响

甲状腺激素不仅仅能够促进神经系统的发育、成熟,还能提高交感神经系统的兴奋性。因此,甲状腺功能亢进的患者,中枢神经系统的兴奋性明显增高,常表现烦燥不安、喜怒无常、失眠多梦,注意力不易集中及肌肉震颤等症状;而甲状腺功能低下的患者,中枢神经系统的兴奋性降低,则有记忆力减退、行动迟缓、表情淡漠、嗜睡等症状。

4. 对心血管活动的影响

(1)对心脏的影响　甲状腺激素可增加心肌细胞膜上 β 受体的数目,也可促使肌质网释放 Ca^{2+},增加心肌细胞内 Ca^{2+} 浓度,进而使心率加快,心肌收缩力增强,心输出量增多。因此,甲状腺功能亢进的患者可因心脏做功量增加,而出现心动过速、心肌肥大严重者可导致心力衰竭。

(2)对血管的影响　甲状腺激素可以直接或间接引起血管平滑肌舒张,外周阻力降低。结果使收缩压升高,舒张压降低。因此,甲状腺功能亢进的患者可表现脉压加大。

三、甲状旁腺

(一)甲状旁腺的结构

甲状旁腺(parathyroid gland)一般有上下两对,棕黄色,扁椭圆形,黄豆大小,位于甲状腺左右侧叶的背面。

甲状旁腺表面被覆结缔组织被膜,被膜伸入实质,连同血管、神经构成间质。实质细胞呈索团状,分为主细胞和嗜酸性细胞两种(图12-9)。

主细胞数量较多,胞体较小,呈圆形或多边形,核圆,居中,HE 染色胞质着色浅。主细胞分泌甲状旁腺激素,可使血钙升高。甲状旁腺激素和降钙素共同调节血钙的平衡。

嗜酸性细胞数量较少,单个或成群存在于主细胞之间,体积较主细胞大,核较小,染色深,胞质呈强嗜酸性染色。此细胞的功能不明。

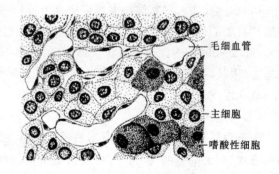

毛细血管

主细胞

嗜酸性细胞

图12-9　甲状旁腺组织结构

(二)甲状旁腺激素的生理作用

甲状旁腺激素是由甲状旁腺主细胞合成、分泌的激素,是调节钙磷代谢最重要的激素。它通过以下途径升高血钙,降低血磷。

1. 对肾脏的作用

PTH 与肾远曲小管对钙的重吸收,减少尿中钙的排出,维持血钙的浓度;同时 PTH 可抑制近端小管对磷的重吸收,增加尿磷的排出,使血磷减少。

PTH 对肾的另一个作用是激活 1,25 -羟化酶,此酶可将维生素 D_3 转化成活性强的 1,25 二羟维生素 D_3。人体内的维生素 D_3 除来自食物外,还有一部分是皮肤中的 7 -脱氢胆固醇经日光紫外线照射转化而来。但来自食物和皮肤内生成的维生素 D_3 活性较低,必须先在肝内进行一次羟化变成 $25-OH-D_3$,再在肾内进行另一次羟化,变成 $1,25-(OH)_2-D_3$,才具有活性。1,25 二羟维生素 D_3 的作用主要是促进小肠上皮细胞对钙的吸收,使血钙升高;同时调节骨钙动员和骨盐沉积,是骨的更新重建的重要因素。临床上,如果缺乏维生素 D_3,对儿童可引发佝偻病,对成年人可引发骨软化症。

2. 对骨的作用

体内 99% 以上的钙贮存于骨组织中。骨组织中的钙与血浆中游离的钙可相互转换,维持动态平衡。PTH 可动员骨钙入血,使血钙浓度升高。

一定的血钙浓度,对维持神经、肌肉的兴奋性是十分重要的。甲状腺手术时,若不慎将甲状旁腺切除,将使患者血钙浓度明显降低,导致神经、肌肉兴奋性异常升高,引起手足搐搦,严重时可因呼吸肌痉挛而窒息。

(三)降钙素的生理作用

降钙素(CT)是甲状腺 C 细胞分泌的激素,与 PTH 作用相反,可以使血钙浓度降低。

1. 对骨的作用

CT 可抑制破骨细胞的活动和溶骨过程,同时使成骨活动增强、骨组织中的钙磷沉积增多,因此,CT 是使血中钙、磷降低的激素。

2. 对肾的作用

CT 可减少肾小管对钙、磷、钠、氯等离子的重吸收,使这些离子随尿液排出增多。

第四节　肾上腺

一、肾上腺的结构

肾上腺(adrenal gland)呈灰黄色,位于腹膜后间隙内,附于肾上端的内上方,左右各一(图 12-10)。左侧略大呈半月形,右侧近似三角形。肾上腺虽然和肾一起包在肾筋膜内,但其有独立的被膜,不会随肾下垂。

肾上腺表面包以结缔组织被膜。肾上腺实质由周边的皮质和中央的髓质两部分构成,间质由结缔组织及血管、神经等构成。

(一)皮质

肾上腺皮质约占肾上腺体积的 80%～90%,由皮质细胞、血窦和少量结缔组织组成。根据皮质细胞的形态和排列特征,可将皮质由外向内分为三个带,即球状带、束状带和网状带(图 12-11)。

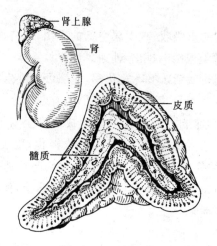

图 12-10　肾上腺

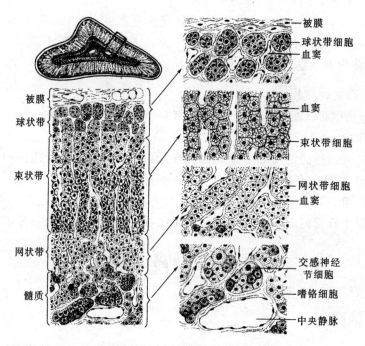

图 12-11　肾上腺组织结构

1. 球状带

球状带(zonaglomerulosa)位于被膜下方,较薄,约占皮质体积的 15%。细胞排列成球形或椭圆形,细胞较少,呈低柱状或多边形,核小染色深,胞质弱嗜碱性,含少量脂滴。细胞团之间为结缔组织和窦状毛细血管。球状带细胞分泌盐皮质激素,主要是醛固酮。

2. 束状带

束状带(zonafasciculata)位于球状带的深面,是皮质中最厚的部分,约占皮质体积的 78%。束状带细胞较大,呈多边形,胞核大而圆,着色浅。细胞排列成单行或双行细胞索,索间有少量结缔组织和窦状毛细血管。束状带细胞分泌糖皮质激素,主要为皮质醇。

3. 网状带

网状带(zonareticularis)位于皮质最内层,约占皮质总体积的 7%,细胞较小,核也小,着色深,胞质呈嗜酸性。细胞索相互吻合成网,网间有少量结缔组织和窦状毛细血管。网状带细胞主要分泌雄激素,也分泌少量雌激素。

(二)髓质

髓质位于肾上腺的中央,约占肾上腺体积的 10%～20%,主要由排列成索或团的髓质细胞组成,其间为窦状毛细血管和少量结缔组织,髓质中央有中央静脉。髓质细胞体积较大,圆形或多边形,核大而圆,胞质染色淡。如用含铬盐的固定液固定标本,胞质内可见黄褐色的嗜铬颗粒,因而髓质细胞又称嗜铬细胞。根据颗粒内所含物质的差别,嗜铬细胞分为两种:一种为肾上腺素细胞,数量多,占人肾上腺髓质细胞的 80% 以上,分泌肾上腺素;另一种为去甲肾上腺素细胞,数量较少,占人肾上腺髓质细胞的 20%,分泌去甲肾上腺素。肾上腺素使心肌收缩力增强,心率加快,心脏和骨骼肌的血管扩张;去甲肾上腺素使血压增高,心脏、脑和骨骼肌内的血流加速。

二、肾上腺的生理功能

肾上腺皮质由球状带、束状带和网状带三层不同的细胞组成。球状带分泌的激素主要调节人体内的水盐代谢的调节,称为盐皮质激素,主要是醛固酮;束状带分泌糖皮质激素,主要是皮质醇;网状带分泌性激素,主要是雄激素,也有少量雌激素。

(一)糖皮质激素的生理作用

人体内的糖皮质激素主要是皮质醇,分泌量最大(200mg/d)、作用最强。血液中的皮质醇有游离型与结合型两种,二者之间可互相转换、维持动态平衡。

1. 糖皮质激素对物质代谢的作用

(1)糖代谢　糖皮质激素可促进糖异生及肝糖原的合成、贮存,抑制外周组织(如肌肉、脂肪等)对糖的利用,因而使血糖升高;如果糖皮质激素分泌过多,则出现高血糖,甚至出现糖尿。

(2)蛋白质代谢　糖皮质激素可以促进肝外组织(主要是肌肉组织)蛋白质的分解,并抑制肝外组织对氨基酸的摄取,减少蛋白质的合成;加速氨基酸进入肝脏,成为糖异生的原料。临床上,肾上腺皮质分泌过多或长期大量使用糖皮质激素的患者,可导致体内蛋白质分解增强、合成减少,表现为生长停滞、骨质疏松、肌肉消瘦、皮肤变薄、伤口愈合延迟等症状。

(3)脂肪代谢　糖皮质激素可促进脂肪分解。肾上腺皮质分泌过多时,由于机体各部位对糖皮质激素的敏感性不同,皮质醇使四肢脂肪减少,躯干和面部脂肪增多,导致体内脂肪重新分布。表现为面圆、背厚、躯干肥胖而四肢消瘦的特殊体形,临床称其为"向心性肥胖"。

(4)水盐代谢　糖皮质激素具有较弱的贮 Na^+ 排 K^+ 作用;可降低入球小动脉的阻力,使肾小球血浆流量增加,最终增加肾小球滤过率,有利于水的排出。肾上腺皮质功能减退的患者常伴有机体内水排出障碍,严重时可出现"水中毒",若及时补充适量糖皮质激素,症状可缓解。

2. 糖皮质激素在应激反应中的作用

当人体突然受到创伤、手术、感染、疼痛、饥饿、严寒、恐惧、紧张、焦虑等不同伤害刺激时,血液中的促肾上腺皮质激素(ACTH)的浓度都会急剧升高,短时间内糖皮质激素分泌也快速增多,此现象称为应激反应。引起应激反应的各种刺激,称为应激刺激。在应激反应中,除了

ACTH 和糖皮质激素分泌增加外,其他激素如生长素、醛固酮、抗利尿激素、催乳素的分泌也增加,交感-肾上腺髓质系统活动也增强,表明应激反应是多种激素参与的非特异性全身反应。实验中可以观察到:切除肾上腺髓质的动物能够抵抗应激刺激,而不出现严重的不良后果;而切除肾上腺皮质的动物,给予一定剂量的糖皮质激素,在安静环境下,动物可正常生存,但是突然受到上述外界应激刺激时,则很容易引起动物的死亡。由此认为,在人体的应激反应中,主要是 ACTH 和糖皮质激素发挥作用;糖皮质激素可以提高机体对伤害性刺激的抵抗能力,维持机体生存是必需的。

糖皮质激素在应激反应中对人体有利的原因有以下几点:

①快速升高血液中氨基酸和脂肪酸的含量为糖异生提供充足的原料,以满足人体各组织在应激状态下对能量的需求;②大量的氨基酸可用于合成新的功能蛋白(如酶、受体和通道等)这对细胞的生存和新细胞的生成起着重要的作用;③通过允许作用增强儿茶酚胺对血管的调节作用,从而维持动脉血压的稳定。以上作用都成为机体渡过"难关"的基础。

3. 糖皮质激素对其他组织器官的作用

(1)血细胞　糖皮质激素能加强骨髓的造血功能,使血液中的红细胞和血小板数量增加;还可以使附着在血小板管壁上的粒细胞进入血液循环,使血液中的中性粒细胞增加。糖皮质激素能抑制淋巴细胞中 DNA 的合成,导致淋巴细胞数量减少、淋巴组织萎缩。

(2)心血管系统　糖皮质激素是维持正常血压必不可少的物质。这是因为糖皮质激素:①能够增加血管平滑肌上的儿茶酚胺受体的数量和信息的传递过程,提高血管平滑肌对儿茶酚胺的敏感性(允许作用),使血管壁的紧张性增加;②可抑制具有舒血管作用的前列腺素的形成;③可降低毛细血管壁的通透性,保持正常的血容量;④可对离体心脏有强心作用。

(3)神经系统　糖皮质激素可提高中枢神经系统的兴奋性。因此,肾上腺皮质功能亢进的患者,可表现为思维和注意力不集中、烦躁不安和失眠等症状。

(4)消化系统　糖皮质激素可增加胃酸和胃蛋白酶的分泌,使胃黏膜的保护作用及修复功能减弱。因此,长期大量应用糖皮质激素,可以诱发和加剧胃溃疡病;应激反应中也可伴随发生应激性溃疡。

(二)肾上腺髓质的生理功能

肾上腺髓质可合成、分泌肾上腺素(epinephrine,E)和去甲肾上腺素(norepinephrine,NE),二者均属于儿茶酚胺类化合物。正常情况下,肾上腺分泌肾上腺素和去甲肾上腺素的比例大约是 4:1,即以分泌肾上腺素为主。

肾上腺髓质激素的作用已在本教材有关章节中做以介绍,现列表归纳总结(表 12-2)。

表 12-2　肾上腺素与去甲肾上腺素的主要生理作用

部位及作用	肾上腺素	去甲肾上腺素
心脏	心率加快,收缩力明显增强心输出量明显增加	心率减慢(减压反射的作用)
血管	皮肤、胃肠、肾血管收缩;冠状动脉、骨骼肌血管舒张	全身血管均收缩
血压	升高(心输出量增加)	明显升高(外周阻力增大)
支气管平滑肌	舒张	舒张,但作用较弱
代谢	增强	增强,但作用较弱

第五节　胰岛

一、胰岛素及其生理作用

胰岛素是由胰岛 B 细胞分泌的,胰岛素的半衰期为 5 分钟,主要在肝脏内失活。我国科学家于 1965 年在世界上首先用化学方法人工合成了具有高度生物活性的胰岛素,接下来又对胰岛素的空间结构与功能的关系进行研究,并取得重大突破。

胰岛素是调节营养物质代谢(以促进合成代谢为主)的重要激素之一,对机体能源物质的贮存、利用和人体的生长发育起着重要作用。

1. 对糖代谢

胰岛素可促进全身组织对葡萄糖的摄取和利用。糖尿病患者虽然血糖浓度高,但无法摄入细胞内,给细胞补充足够的"能源",因此会引发如肌无力、疲乏等诸多症状;胰岛素可加速肝糖原、肌糖原的的合成,促进葡萄糖转变为脂肪;另一方面,胰岛素还能够抑制糖原的分解和糖异生。因此,胰岛素可以降低血糖浓度。临床上,如胰岛功能障碍使胰岛素合成分泌不足时,表现为血糖浓度升高,一旦血糖浓度超过肾糖阈,滤过到肾小管中的部分葡萄糖会随尿液排出,发生糖尿病;如果糖尿病患者使用胰岛素治疗,如果用药过量,可引起低血糖,甚至出现低血糖性休克。因此,糖尿病患者在使用胰岛素治疗时,要经常检测血糖浓度,使用适量的胰岛素,更好地控制血糖浓度。

2. 对脂肪代谢

胰岛素能够促进脂肪的合成与贮存,同时还抑制脂肪的分解。因此,胰岛素缺乏可使体内脂肪的贮存减少、分解增加,一方面使患者表现出消瘦、体重明显降低,另一方面使血脂升高,易引发动脉硬化及心、脑血管方面的严重疾病。由于脂肪酸分解增多,产生大量的酮体,可导致酮症酸中毒,甚至出现昏迷。

3. 对蛋白质代谢

胰岛素既能够促进细胞对血液中氨基酸的摄取及蛋白质的合成,又能够抑制蛋白质的分解,因此有利于机体的生长。如果胰岛素缺乏,可使体内蛋白质减少,如肌蛋白质减少可表现肌无力;骨蛋白减少可表现骨质疏松、易骨折;胶原蛋白合成减少则表现为伤口不易愈合等症状,如果是幼儿发生胰岛素缺乏还可导致生长发育迟缓等现象。

二、胰高血糖素的生理作用

胰高血糖素是由胰岛 A 细胞分泌的,是动员体内供能物质的重要激素之一。

肝是胰高血素的主要靶细胞。与胰岛素的作用相反,胰高血糖素是促进分解代谢的激素。

1. 对糖代谢

胰高血糖素促进糖原分解及糖异生的作用极强,因升血糖的效果很明显。

2. 对脂肪代谢

能活化脂肪组织中的脂肪酶,加速贮存脂肪的分解及脂肪酸的氧化,使血液中酮体增多。

3. 对蛋白质代谢

能促进蛋白质的分解和抑制蛋白质的合成,使组织蛋白质含量下降;同时还可使氨基酸迅速进入肝细胞内,脱去氨基,为糖异生提供原料。

第六节　松果体

松果体(pineal body)呈扁圆锥形,位于背侧丘脑的后上方,以细柄连于第三脑室顶的后部(图 12-12),灰红色,是间脑的一部分,故又称脑上腺。儿童时期较发达,7 岁以后开始退化。成年以后,不断有钙盐沉积,而形成一些大小不等的颗粒,称脑砂。

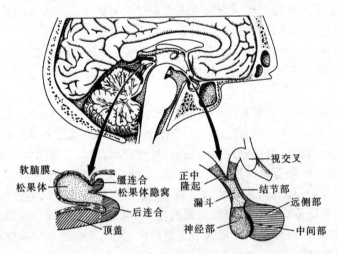

软脑膜　松果体　缰连合　松果体隐窝　后连合　顶盖

视交叉　正中隆起　漏斗　神经部　结节部　远侧部　中间部

图 12-12　松果体和垂体

松果体表面包以结缔组织被膜,被膜伴随血管伸入腺实质,将实质分为许多小叶。小叶主要由松果体细胞、神经胶质细胞和无髓神经纤维组成。松果体细胞在 HE 染色切片中,胞体呈圆形或不规则形,核大,胞质少,弱嗜碱性。在镀银染色切片中,可见细胞具有突起,短而细的突起终止在邻近细胞之间,长而粗的突起多终止在血管周围(图 12-13)。松果体细胞分泌褪黑素,褪黑素参与调节机体的昼夜生物节律、睡眠、情绪、性成熟等生理活动。

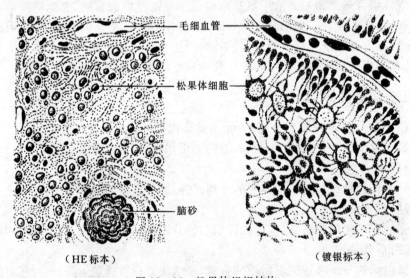

毛细血管　松果体细胞　脑砂

（HE 标本）　　　　　　　　　　（镀银标本）

图 12-13　松果体组织结构

学而思

简述甲状腺、甲状旁腺、肾上腺、垂体的位置、形态、微细结构及其所分泌激素的生理功能。

（马丽娟　王珏　唐红）

第十三章　感觉器官的结构与功能

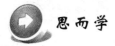 思而学

何谓近视眼、远视眼、老花眼和青光眼？成因是什么？

能感受一定刺激产生神经冲动的结构称感受器（receptor）。一般感受器由感觉神经末梢构成，广泛分布于全身各部的器官和组织内，如皮肤、骨、关节、肌、内脏和心血管等器官内的触觉、压觉、痛觉、温度觉、本体觉等感受器。特殊感受器由感觉细胞构成，仅存在于头部的某些器官内，如眼、耳、舌、鼻等器官内的视觉、听觉、味觉、嗅觉等感受器。

眼和耳是专门感受特定刺激的器官，除包含特殊感受器外，还有为感受刺激功能服务的附属结构。这类由特殊感受器及其附属结构组成，专门感受特定刺激的器官称为感觉器（sensory organs）。

第一节　视器

眼（eye）即视器（visual organ），由眼球和眼副器构成，大部分位于眶内。眼球可将光波的刺激转化为神经冲动，经视觉传导通路传到大脑皮质视觉中枢，产生视觉。眼副器位于眼球周围，对眼球起支持、保护和运动的作用（图 13-1）。

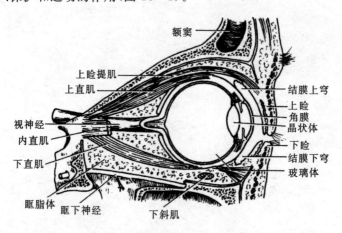

图 13-1　眼（左侧，矢状切面）

一、眼球

眼球（eyeball）为视器的主要部分，近似球体，向后借视神经连于间脑的视交叉。眼球前面的正中点称前极，后面正中点称后极。前后极的连线称眼轴。经瞳孔中央到视网膜黄斑中央

凹的连线与视线方向一致,称视轴。眼球由眼球壁和眼球内容物组成(图13-2)。

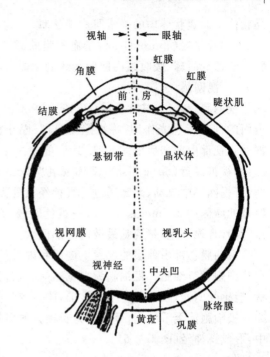

(一)眼球壁

眼球壁从外至内依次分为纤维膜、血管膜和视网膜三层。

1. 纤维膜

纤维膜又称外膜,由致密结缔组织构成,位于眼球壁的外层,具有支持和保护作用。纤维膜包括角膜和巩膜两部分。

(1)角膜(cornea) 占纤维膜的前1/6,无色透明,无血管但有丰富的感觉神经末梢。角膜曲度较大,外凸内凹,富有弹性,具有屈光作用。

(2)巩膜(sclea) 占纤维膜的后5/6,厚而坚韧,呈乳白色,不透明。前连角膜,后与视神经的硬膜鞘相延续。在角膜与巩膜交界处的深面有一环形的细管,称巩膜静脉窦(sinus venous sclerae)(图13-2),是房水流归静脉的通道。

图13-2 右眼球水平切面

2. 血管膜

血管膜又称中膜、葡萄膜或色素膜。血管膜位于纤维膜的内面,富含血管和色素细胞,虹膜的颜色取决于色素的多少,有种族差异。自前向后由虹膜、睫状体和脉络膜组成(图13-3)。

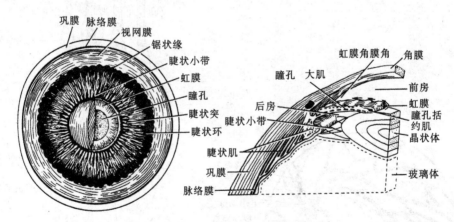

图13-3 眼球切面(局部放大)

(1)虹膜(iris) 位于血管膜最前部,呈冠状位的圆盘状。中央的圆孔称瞳孔(pupil)。活体上可透过角膜看到虹膜和瞳孔。虹膜内有两种平滑肌,环绕瞳孔周缘的为瞳孔括约肌,可缩小瞳孔;呈放射状排列的为瞳孔开大肌,可开大瞳孔。

(2)睫状体(ciliary body) 是血管膜的肥厚部分,位于巩膜前方的内面,能产生房水。前部有向内突出呈辐射状排列的皱襞,称睫状突;后部平坦,称睫状环。睫状突借睫状小带连在晶状体上。睫状体内的平滑肌称睫状肌。

（3）脉络膜（choroid）　位于血管膜的后 2/3,柔软光滑并有弹性,富含血管和色素。脉络膜具有营养眼球、吸收眼内散射光线的功能,并在调解眼内压方面起重要作用。

3. 视网膜

视网膜（retina）又称内膜（图 13-4）,位于眼球血管膜的内面。其中,位于睫状体和虹膜内面的部分无感光作用,称视网膜盲部;贴于脉络膜内面的部分有感光作用,称视网膜视部。视网膜视部由前向后依次变厚,其后部中央偏鼻侧有白色盘状隆起,是视神经集中穿出的部位,称视神经盘（optic disc）,又称视乳头（optic papilla）。乳头边缘隆起,中央凹陷称视盘陷凹,有视网膜中央动、静脉通过。视神经盘处无视细胞,无感光作用,故称生理性盲点。在视神经盘的颞侧约 3.5mm 稍下方有一黄色区域,称黄斑（macula lutea）,其中央凹陷,称中央凹,无血管,富含视细胞,是视觉最敏锐的部位。

视网膜视部由外层的色素上皮层和内层的神经层构成。神经层由外向内排列有视细胞、双极细胞和节细胞。视细胞为视觉感受器,包括视杆细胞和视锥细胞两种,视杆细胞呈细长杆状,能感受弱光;视锥细胞呈圆锥形,能感受强光和辨别颜色。视细胞将光波转换为神经冲动,经双极细胞传至节细胞,节细胞为长轴突的多极神经元,其轴突沿视网膜内面向视神经盘处集中,形成视神经（图 13-5）。

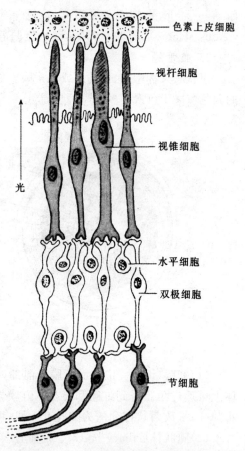

色素上皮细胞

视杆细胞

视锥细胞

光

水平细胞

双极细胞

节细胞

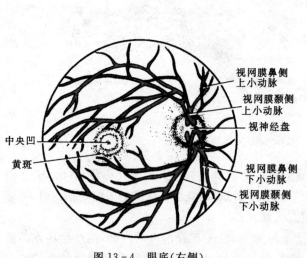

中央凹

黄斑

视网膜鼻侧上小动脉

视网膜颞侧上小动脉

视神经盘

视网膜鼻侧下小动脉

视网膜颞侧下小动脉

图 13-4　眼底（右侧）　　　　图 13-5　视网膜神经细胞示意图

(二)眼球内容物

眼球内容物包括房水、晶状体和玻璃体,均无色透明,它们与角膜共同组成眼的屈光系统。

1. 眼房和房水

(1)眼房(chambers of eyeball)(图 13 - 2、图 13 - 3) 位于角膜和晶状体之间的间隙,被虹膜分隔成较大的前房和较小的后房。前房和后房之间通过瞳孔相通。在前房周边,虹膜与角膜交界处的环形区域,称虹膜角膜角或前房角。

(2)房水(aqueous humor) 为充满于眼房的无色透明液体,由睫状体的血液渗出和非色素上皮细胞分泌而成。房水具有屈光作用,并可营养晶状体和角膜以及维持眼压。房水产生后充填于眼后房,经瞳孔至眼前房,再经虹膜角膜角进入巩膜静脉窦,最后汇入眼上、下静脉。房水的产生和回流保持动态平衡,在虹膜与晶状体黏连或前房角狭窄等情况下,房水回流受阻,引起眼内压增高,导致视力受损,称青光眼。

2. 晶状体

晶状体(liens)(图 13 - 2、图 13 - 3)位于虹膜和玻璃体之间,为富有弹性的无色透明体,呈双凸透镜状,前面较平,后面较凸,由平行排列的晶状体纤维所构成。晶状体内无血管和神经,靠房水供给营养,晶状体外包同样透明的晶状体囊。晶状体周缘借睫状小带与睫状体相连,睫状小带由透明坚硬无弹性的纤维交织而成。晶状体若因疾病或创伤而致透明度降低甚至混浊则形成白内障。

在眼的屈光系统中,晶状体是唯一可调节的装置,其屈度可随睫状肌的舒缩而变化。视近物时,睫状肌收缩,睫状体向前内移位,睫状小带松弛,从而减弱对晶状体的牵拉,晶状体通过自身的弹性变厚,屈光度增强,使进入眼内的光线刚好能聚焦于视网膜上;视远物时,睫状肌舒张,睫状体向后外移位,睫状小带拉紧,从而加强对晶状体的牵拉使其变薄,屈光度降低,将远物近平行的光线投射至视网膜上。晶状体改变屈度的能力随年龄的增长而逐渐减弱。

3. 玻璃体

玻璃体(vitreous body)(图 13 - 2、图 13 - 3)位于晶状体、睫状体与视网膜之间,为无色透明的胶状体,表面被覆着玻璃体膜。玻璃体有支撑视网膜的作用。

二、眼副器

眼副器包括眼睑、结膜、泪器、眼球外肌、眶脂体和眶筋膜等,对眼球起遮盖、保护和运动等作用。

(一)眼睑

眼睑(eyelid)(图 13 - 1)为薄板状结构,位于眼球前方,分为上睑和下睑,上下睑之间的裂隙称睑裂。睑裂两端成锐角,分别称内眦和外眦。眼睑的游离缘称睑缘。睑缘上长有睫毛,有防止灰尘进入眼内和减弱强光照射的作用。在上下睑缘近内侧端各有一个小隆起称泪乳头。睑缘处的皮脂腺称睑缘腺,开口于睫毛毛囊。

眼睑由外向内有 5 层结构(图 13 - 6),依次为皮肤、皮下组织、肌层、睑板和睑结膜。眼睑的皮肤较薄,皮下组织疏松,易发生水肿。肌层主要为眼轮匝肌,收缩时使眼睑闭合。睑板由致密结缔组织构成,硬如软骨,对眼睑具有支撑作用。睑板内有许多与睑缘垂直的睑板腺,开口于睑缘,具有润滑睑缘和防止泪液外溢的作用。

(二)结膜

结膜(conjunctiva)(图 13-7)是一层富含血管、光滑而透明的薄膜。按所在部位可分为两部分:睑结膜衬覆于眼睑的内面;球结膜覆盖于巩膜的前部,其在近角膜缘处移行为角膜上皮。睑结膜与球结膜相互移行的返折处称结膜穹隆。当眼睑闭合时,结膜形成的囊状间隙称结膜囊,此囊通过睑裂与外界相通。

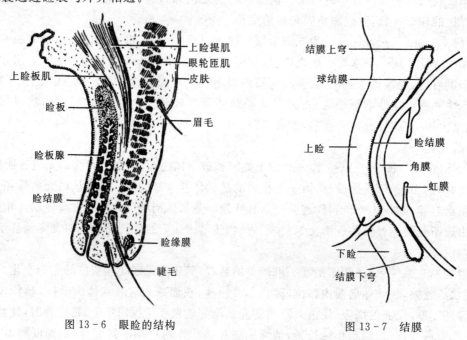

图 13-6　眼睑的结构　　　　　　　　图 13-7　结膜

(三)泪器

泪器(lacrimal apparatus)由泪腺和泪道构成(图 13-8)。泪道包括泪点、泪小管、泪囊和鼻泪管。

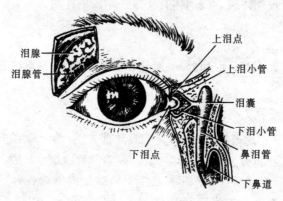

图 13-8　泪器

1. 泪腺

泪腺(lacrimal gland)位于泪腺窝内,有 10～20 条排泄管开口于结膜上穹的外侧部。泪腺不断分泌泪液,通过眨眼涂布于眼球表面,以湿润和清洁角膜。

2. 泪道

(1)泪点 为泪乳头顶部的小孔,是泪小管的入口。

(2)泪小管 分上泪小管和下泪小管,位于眼睑内侧部的皮下,起于泪点,先分别向上、下行,然后几乎成直角转向内侧汇合在一起,开口于泪囊上部。

(3)泪囊 位于泪囊窝内,为一膜性囊,上端为盲端,其外侧接纳泪小管,下端移行为鼻泪管。

(4)鼻泪管 为骨鼻泪管内衬黏膜围成的管道,上部接泪囊,下部在鼻腔外侧壁黏膜的深面,开口于下鼻道外侧壁的前部。

(四)眼球外肌

眼球外肌(extraocular muscles)是指位于眼球周围的骨骼肌,包括上睑提肌、内直肌、外直肌、上直肌、下直肌、上斜肌和下斜肌(图 13-9)。各直肌和上斜肌共同起自视神经孔周围的总腱环。下斜肌起于眶下壁的前内侧部。

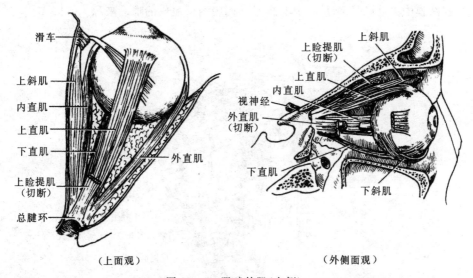

图 13-9 眼球外肌(右侧)

上睑提肌起自视神经管前上方眶壁,在上直肌上方沿眶上壁向前走行,以腱膜止于上睑,此肌收缩可提上睑,开大睑裂。4 条直肌和 2 条斜肌都止于巩膜,收缩时能使眼球向不同方向转动(图 13-10)。内、外、上、下直肌分别止于眼球前部的内侧、外侧、内上面和内下面,收缩

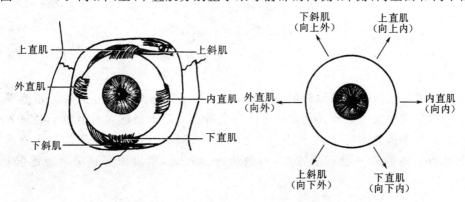

图 13-10 眼球外肌作用示意图(右侧)

时使眼球前极分别转向内侧、外侧、内上方和内下方。上斜肌在上直肌和内直肌之间向前行，以细腱穿过眶内侧壁前上方的滑车，然后转向后外，止于眼球上面的后外侧部，收缩时使眼球前极转向外下方。下斜肌沿眶下壁行向后外，止于眼球下面的后外侧部，收缩时使眼球前极转向外上方。眼球向各方向灵活转动是双眼各条眼球外肌共同参与、协同作用的结果。

三、眼的血管

(一)眼的动脉

分布于视器的动脉主要为眼动脉。眼动脉在颅腔内起自颈内动脉，经视神经管入眶，在眶内发出分支，分布于眼球和眼副器(图13-11)。眼动脉的重要分支是视网膜中央动脉和脉络膜动脉等。视网膜中央动脉在眼球后方经视神经穿入，沿视神经中轴行至视神经盘，分为四支：视网膜鼻侧上小动脉、视网膜鼻侧下小动脉、视网膜颞侧上小动脉、视网膜颞侧下小动脉，分布于视网膜周边。视网膜中央动脉是终动脉，其分支是视网膜内层血供的唯一来源。

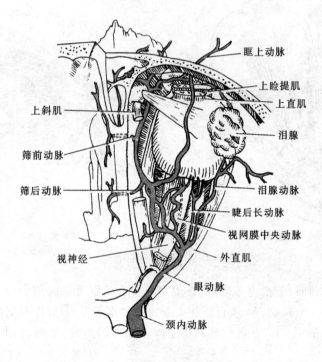

图13-11 眼的动脉

(二)眼的静脉

眼的静脉主要包括眼上静脉和眼下静脉，其收集范围与眼动脉分支的分布范围一致，其中包括与视网膜中央动脉及其分支伴行的同名静脉。眼上静脉向后经眶上裂进入颅腔，汇入海绵窦。眼下静脉向后分为两支，一支汇入眼上静脉，另一支经眶下裂进入翼腭窝，汇入翼静脉丛等。眼的静脉没有静脉瓣，与内眦静脉相通，所以面部感染可经眼静脉侵入颅内。

第二节　前庭蜗器

前庭蜗器(vestibulocochlear organ)即耳(ear),由外耳、中耳和内耳组成(图13-12),前两者传导声波,后者为听觉感受器(听器)和位觉感受器(蜗器)的所在部位。听器和蜗器在结构上关系密切,听器感受声波的刺激,蜗器感受头部位置变动、重力变化和运动速度等的刺激。

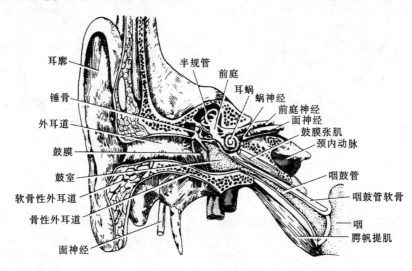

图13-12　耳全貌模式图

一、外耳

外耳由耳廓、外耳道和鼓膜构成(图13-13)。

(一)耳廓

耳廓(auricle)(图13-13)位于头部两侧,以弹性软骨为支架,外包薄层皮肤,皮下组织少,血管神经丰富。耳廓下部向下垂的柔软部分称耳垂,仅由皮肤和皮下组织构成,是临床常用的采血部位。

(二)外耳道

外耳道(external acoustic meatus)为长约2.5～3.5cm的盲管,外口称外耳门,底为鼓膜。外耳道内侧2/3位于颞骨内,称骨性部;外侧1/3以软骨为支架,称软骨部,牵拉耳廓,软骨部可随之移动。外耳道为弯曲的管道,自外而内,先向前,再向后上,最后向前下。检查外耳道和鼓膜时,向后上方牵拉耳廓,可使外耳道变直。但婴幼儿的外耳道几乎全以软骨为支架,短而直,鼓膜近水平位,故检查时须向后下方牵拉耳廓。外耳道皮肤内有耵聍腺,结构类似大汗腺,分泌黄褐色黏稠物称耵聍,干燥后可形成痂块。外耳道皮下组织极少,皮肤与骨膜或软骨膜结合紧密,外耳道发生疖肿时,因张力较大而疼痛剧烈。

(三)鼓膜

鼓膜(tympank membrane)(图13-14)位于外耳道与鼓室之间,为椭圆形浅漏斗状的半透明薄膜,呈倾斜位,外面朝向外、前、下方。鼓膜中心向内凹陷,称鼓膜脐。鼓膜的上1/4区为松弛部,薄而松弛,呈淡红色;下 3/4 区为紧张部,坚实紧张,呈灰白色。紧张部前下方有一三角形反光区,称光锥,鼓膜内陷会导致光锥消失。

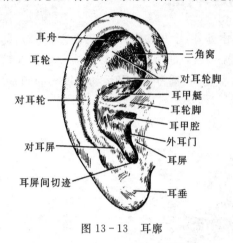

图 13-13 耳廓

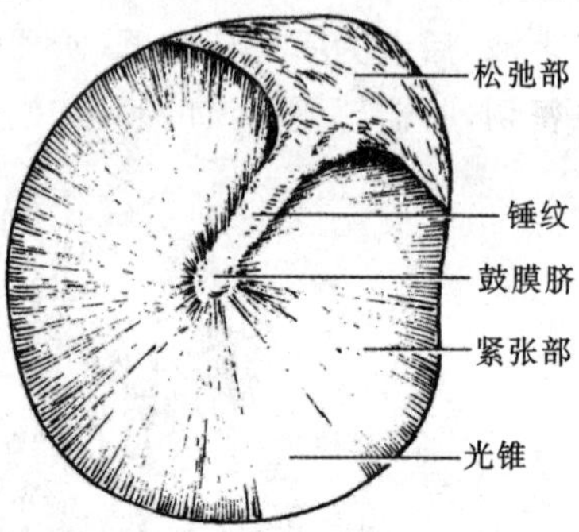

图 13-14 鼓膜(外面观)

二、中耳

中耳包括鼓室、咽鼓管、乳突小房和乳突窦。

(一)鼓室

鼓室(tympanic cavity)位于外耳道和内耳之间,是颞骨岩部内的一个不规则含气小腔。鼓室内有 3 块听小骨和 2 块听小骨肌。

1. 鼓室壁

鼓室有不规则的 6 个壁(图 13-15、图 13-16):

(1)上壁 又称盖壁,即鼓室盖,为一薄层骨板,借此与颅中窝分隔。

(2)下壁 又称颈静脉壁,借薄层骨板与颈内静脉起始部分隔。

(3)前壁 又称颈动脉壁,与颈动脉管相邻,上部有咽鼓管开口。

(4)后壁 又称乳突壁,上部有乳突窦的开口,由此经乳突窦与乳突小房相通。乳突窦口

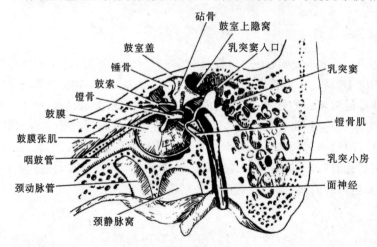

图 13-15 鼓室外侧壁

稍下方有一小的锥形突起,称锥隆起,内藏镫骨肌。

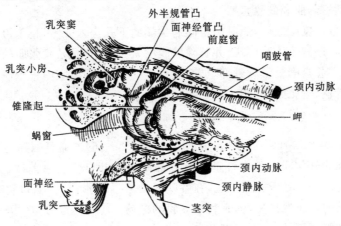

图 13-16　鼓室内侧壁

(5)外侧壁　又称鼓膜壁,主要由鼓膜构成,借鼓膜与外耳道分隔。

(6)内侧壁　又称迷路壁,即内耳的外侧壁。此壁的中部隆起,称岬。岬的后上方有一卵圆形孔,称前庭窗。前庭窗的后上方的弓形隆起,称面神经管凸,其深部有面神经管通过,管内走行面神经。岬的后下方有一圆孔,称蜗窗,被第二鼓膜所封闭。

2. 听小骨

听小骨(auditory ossicles)(图 13-17)包括由外向内排列的锤骨、砧骨和镫骨。

锤骨形如小锤,借锤骨柄附着于鼓膜脐,柄的上端有鼓膜张肌附着。镫骨形如马镫,镫骨底借韧带连于前庭窗的周边,封闭前庭窗。砧骨形如砧,与锤骨和镫骨分别形成砧锤关节和砧镫关节。

锤骨柄借锤骨柄连于鼓膜,镫骨底封闭前庭窗。锤骨、砧骨和镫骨在鼓膜与前庭窗之间以关节和韧带连结成听小骨链,似一弯曲的杠杆系统,将声波的振动从鼓膜传递到前庭窗。

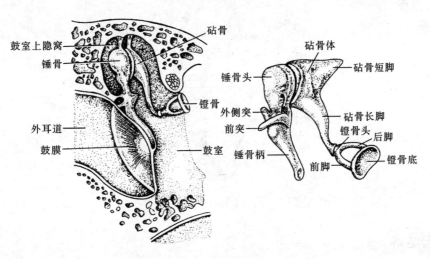

图 13-17　听小骨

3. 听小骨肌

听小骨肌包括镫骨肌和鼓膜张肌。

(1)镫骨肌 位于锥隆起内,肌腱经锥隆起尖端的下孔进入鼓室,止于镫骨。收缩时,镫骨底前部离开前庭窗,以减低迷路内压,并解除鼓膜的紧张状态,是鼓膜张肌的拮抗肌。

(2)鼓膜张肌 起自咽鼓管软骨部上壁、蝶骨大翼、肌腱到鼓室内止于锤骨柄上端,收缩时向前内侧牵拉锤骨柄,紧张鼓膜(图 13-15)。

(二)咽鼓管

咽鼓管(auditory tube)(图 13-12、图 13-15、图 13-16)连通鼻咽部与鼓室,可分为前内侧 2/3 的软骨部和后外侧 1/3 的骨性部。软骨部向后外开口于鼓室前壁,为咽鼓管鼓室口。咽鼓管咽口和软骨部平时处于关闭状态,在吞咽运动或尽力张口时,咽口暂时开放,咽鼓管的作用是使鼓膜内外的气压保持平衡,有利于鼓膜的振动。小儿咽鼓管宽、短,接近水平位,所以咽部感染可经咽鼓管侵入鼓室,引起中耳炎。

(三)乳突小房和乳突窦

乳突窦(mastoid antrum)是介于乳突小房(mostoid cells)和鼓室之间的腔隙,向前开口于鼓室后壁上部,向后与乳突小房相通连。乳突小房为颞骨乳突部内的许多含气小腔。各腔相互通连,内衬黏膜,并与乳突窦和鼓室内的黏膜相延续(图 13-15、图 13-16)。

三、内耳

内耳又称迷路,位于颞骨岩部的骨质内(图 13-18),介于鼓室内侧壁和内耳道底之间,是听觉和位觉感受器的载体。内耳形状不规则、构造复杂,可分为骨迷路和膜迷路两部分。骨迷路内充满外淋巴,膜迷路内充满内淋巴,内、外淋巴互不交通。

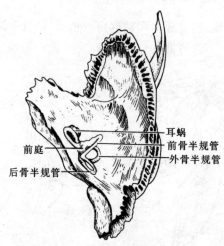

耳蜗
前骨半规管
外骨半规管
前庭
后骨半规管

图 13-18 内耳在颞骨岩部的投影

(一)骨迷路

骨迷路(图 13-19)是由骨密质围成的骨性隧道,从后外向前内沿着颞骨岩部的长轴排列,依次分为相互通连的骨半规管、前庭和耳蜗。

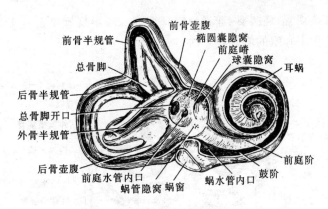

图 13-19　骨迷路

1. 骨半规管

骨半规管(bony semicircular canals)为 3 个半环形的骨性小管,位于 3 个互相垂直的面上,彼此互成直角排列。分别称为前骨半规管、外骨半规管和后骨半规管。每个半规管都有两个骨脚连于前庭,其中一个骨脚膨大称壶腹骨脚,脚上的膨大部分称骨壶腹;另一个骨脚细小称单骨脚。因前、后骨半规管的两个单骨脚合成一个总骨脚,故 3 个骨半规管共有 5 个骨脚连于前庭。

2. 前庭

前庭(vestibule)是骨迷路的中间部分,为一近似椭圆形的腔隙,前部较窄,有一孔通耳蜗,后部较宽与骨半规管的 5 个骨脚相通。

3. 耳蜗

耳蜗(cochlea)(图 13-21)位于前庭的前方,形如蜗牛壳,由蜗轴和环绕蜗轴的蜗螺旋管构成。耳蜗的尖称蜗顶,朝向前外,蜗底朝向内耳道底。蜗轴的骨松质内有蜗神经和血管穿行。蜗螺旋管是中空的螺旋状骨管,围绕蜗轴做两圈半旋转。在蜗底处,蜗螺旋管通向前庭,管腔较大;向蜗顶,管腔逐渐细小,以盲端终于蜗顶。在蜗螺旋管内自蜗轴伸出一螺旋形骨板,称骨螺旋板,此板不完全分隔蜗螺旋管。骨螺旋板的游离缘到蜗螺旋管的外侧壁有蜗管附着。骨螺旋管和蜗管将蜗螺旋管分隔为上、下两条蜗螺旋形管道,即朝向蜗顶的前庭阶和朝向蜗底的鼓阶,前庭阶和鼓阶借蜗顶的蜗孔相通。

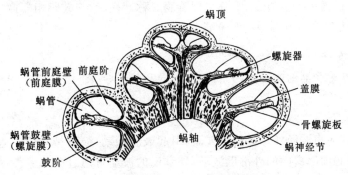

图 13-20　耳蜗轴切面

(二)膜迷路

膜迷路是套在骨迷路内密闭的膜性小管和小囊(图 13-21),借纤维束固定于骨迷路的壁上,由相互连通的膜半规管、椭圆囊、球囊和蜗管组成。膜半规管位于骨半规管内,椭圆囊、球囊位于前庭内,蜗管位于耳蜗的蜗螺旋管内。

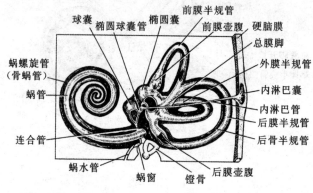

图 13-21　内耳模式图

1. 膜半规管

膜半规管(semicircular ducts)的形态与骨半规管相似,套于同名骨半规管内,其管径约为骨半规管的 1/4~1/3,分别称为前膜半规管、外膜半规管和后膜半规管。各膜半规管也有相应呈球形的膨大部分,称膜壶腹,壶腹壁上有隆起的壶腹嵴,是位觉感受器,3 个膜半规管内的壶腹嵴相互垂直,能感受头部旋转变速运动的刺激。

2. 椭圆囊和球囊

椭圆囊(utricle)位于前庭后上方,在椭圆囊的后壁上有 5 个孔与 3 个膜半规管相通。在椭圆囊壁内面有一斑块状隆起,称椭圆囊斑,是位觉感受器。球囊(saccule)位于椭圆囊的前下方,较椭圆囊小。在球囊的囊壁内,也有一斑块状的隆起,称球囊斑。球囊斑与椭圆囊斑位于相互垂直的两个平面上,二者可感受静止时的位置觉和直线变速运动刺激。

3. 蜗管

蜗管(cochlear duct)(图 13-21)介于骨螺旋板和蜗螺旋管外侧壁之间。一端在前庭,借细管与球囊相连;另一端在蜗顶,顶端为细小的盲管。在横断面上,蜗管呈三角形,其上壁为前庭膜,将前庭阶与蜗管分开;外侧壁为蜗螺旋管内表面骨膜的增厚部分,其上皮深面富含血管,称血管纹,与内淋巴液的产生有关;下壁为螺旋膜又称基底膜,与鼓阶相隔,在螺旋膜上有螺旋器又称 Corti 器,为感受声波刺激的听觉感受器。

(三)声波的传导

声波传入内耳感受器的途径有两条:空气传导和骨传导(图 13-22)。正常情况下以空气传导为主。

1. 空气传导

耳廓将收集到的声波经外耳道传到鼓膜,引起鼓膜振动,鼓膜带动听小骨链振动,经镫骨底传到前庭窗,引起前庭窗内的外淋巴波动,外淋巴的波动可通过前庭膜使内淋巴波动,也可直接使螺旋膜振动,从而刺激螺旋器使其产生神经冲动,经蜗神经传入中枢,产生听觉。

2. 骨传导

骨传导是指声波经颅骨和骨迷路直接传入内耳的过程。声波的冲击和鼓膜的振动可经颅骨和骨迷路传入内耳使内淋巴波动,从而刺激螺旋膜上的螺旋器产生神经冲动。骨传导的存在与否是鉴别传导性耳聋和神经性耳聋的有效方法。

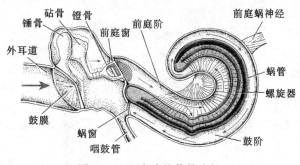

图 13-22 声波的传导途径

第三节　皮肤

皮肤(skin)是人体最大的器官,覆盖身体表面,总面积达 1.2~2m²,约占人体体重的 1/6。各处皮肤厚薄不一,手掌、足底等处较厚,而阴囊、腋窝、眼睑等处较薄。皮肤分为表皮和真皮两部分,借皮下组织与深部组织相连。从表皮衍生来的附属器官有毛发、指(趾)甲、皮脂腺、汗腺等结构,毛发和指(趾)甲是表皮角质化的特殊形式,皮脂腺和汗腺是分布在真皮内的腺体。皮肤内广泛地分布着血管网和神经末梢(图 13-23)。皮肤的颜色有种族差异,也有个体深浅差异,这主要取决于其体内黑色素和胡萝卜素的含量、表皮的厚薄程度以及真皮内血液供给的情况。皮肤具有屏障、吸收、调节体温及感觉等功能。

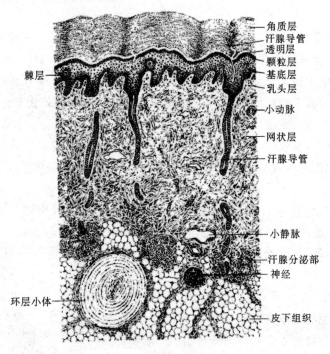

图 13-23 手掌皮肤(低倍)

一、表皮

表皮(epidermis)为皮肤的浅层,其表面可见许多皮沟。表皮由角化的复层扁平上皮构成,内含两类细胞:一类是角蛋白形成细胞,数量多,形态多样,构成表皮的主体;另一类是非角蛋白形成细胞,数量较少,散在分布于角蛋白形成细胞之间。

(一)角蛋白形成细胞

根据角蛋白形成细胞在表皮内的形态特点和位置,厚表皮从基底至表面有典型的五层结构(图 13 - 23、图 13 - 24)。

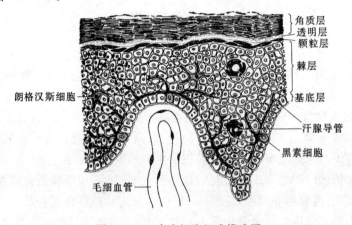

角质层
透明层
颗粒层
棘层
基底层
朗格汉斯细胞
汗腺导管
黑素细胞
毛细血管

图 13 - 24　表皮细胞组成模式图

1. 基底层

位于表皮的最深层,它由一层排列成栅栏状的矮柱状或立方形基底细胞组成,其胞核呈卵圆形,胞质嗜碱性,含丰富的游离核糖体和散在或成束排列的角蛋白丝。相邻细胞间有桥粒相连,基底面以半桥粒牢固连于基膜。基底细胞比较幼稚,分裂增殖能力活跃,新生细胞可不断向浅层移动,分化为其余各层的细胞并逐渐角化,基底细胞在皮肤创伤愈合中有重要的再生修复作用,故基底层又称生发层。

表皮中没有血管,基膜的通透性很强,有利于基底细胞从真皮摄取营养。在正常情况下,营养物质甚至细胞都能通过基膜进入表皮,游离神经末梢也通过基膜进入表皮细胞间。

2. 棘层

位于基底层浅面,由 4～10 层多边形细胞组成,因细胞表面伸出许多细而短的棘状小突,故名棘细胞。细胞胞体大,核圆形或椭圆形,位于细胞中央,胞质较丰富,呈弱碱性,含较多成束状分布的角蛋白丝,并附着于桥粒。相邻的棘细胞间以桥粒相连。

3. 颗粒层

位于棘层浅面,由 3～5 层扁平的细胞组成,细胞长轴平行于皮肤表面,胞核渐趋退化消失,胞质内除张力原纤维束密集于细胞的周边部外,胞体各处出现了强嗜碱性的透明角质颗粒,故名颗粒层。颗粒的主要成分为富含组氨酸的蛋白质。

4. 透明层

位于颗粒层浅面,由 2～3 层更扁平的细胞组成,仅在手掌和足跖的表皮中见到,在 HE 染色中呈均匀透明状,嗜酸性,胞核和细胞器退化消失,胞质内充满角蛋白丝。

5. 角质层

位于表皮最浅层,其厚度随部位不同而异,此层由许多层扁平的角质细胞叠积而成,细胞核和细胞器完全退化、消失,胞质内充满角蛋白,浅层细胞不时剥脱为角质鳞片。表皮的角化是角蛋白形成细胞不断增殖分化,并向表层逐渐推移的结果,也是细胞内角蛋白逐渐形成的过程。人类的表皮细胞大约 3～4 周更新一次。

(二)非角蛋白形成细胞

非角蛋白形成细胞包括黑素细胞、朗格汉斯细胞和梅克尔细胞三种。

1. 黑素细胞

黑素细胞(melanocyte)散在于基底细胞之间,细胞体积大,表面有许多细长突起,胞质内有许多高尔基复合体形成的长圆形小体,称黑素体,内含酪氨酸酶,能将酪氨酸转化为黑色素。黑素体充满黑色素后改称黑素颗粒,经细胞突起末端排放到邻近的基底细胞或棘细胞内。肤色的深浅主要取决于黑素细胞合成黑色素的能力与黑素颗粒的分布。黑素颗粒能吸收紫外线,对表皮深层的幼稚细胞起保护作用(图 13 - 25)。

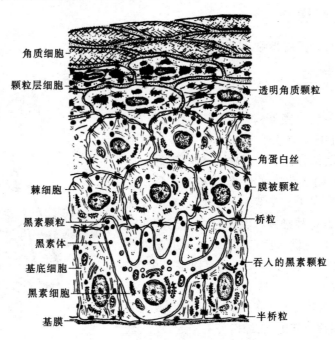

图 13 - 25　黑素细胞超微结构模式

2. 朗格汉斯细胞

朗格汉斯细胞(Langerhans cell)主要散在于棘层内,是一种具有树枝状突起的细胞。胞体圆形,属于单核吞噬细胞系统,参与免疫应答。此细胞在对抗侵入皮肤的病原生物和监视表皮细胞癌变方面重要作用,是皮肤免疫防御中的重要细胞。

3. 梅克尔细胞

梅克尔细胞(Merkel cell)位于有毛皮肤表皮的基底细胞间,呈扁平状,有短小的指状突起,HE 染色不易辨别,功能尚不清楚。

二、真皮

真皮(dermis)位于表皮的深面,由致密结缔组织构成,分为两层(图 13 - 23、图 13 - 27)。

(一)乳头层

乳头层借基膜与表皮相连,并突向表皮的生发层形成真皮乳头,其推起表皮,显出皮嵴,嵴与嵴之间以皮沟分界,肉眼可见。手指末节掌侧面和足趾末节跖侧面的皮肤,都有定型的嵴纹,特称之为指(趾)纹。乳头的形成增加了表皮与真皮的接触面,有利于两者的连接和物质的新陈代谢。真皮乳头分两种:内含丰富毛细血管者,称血管乳头;内含游离神经末梢和触觉小体者,称神经乳头。

(二)网状层

网状层位于乳头层深面,是真皮的主要组成部分,其内的胶原纤维粗大并交织成网,还有许多弹性纤维穿行其中,使皮肤具有较大的韧性和弹性。此层内还有较大的血管、淋巴管、神经纤维以及环层小体、毛囊、皮脂腺、汗腺等。

三、皮肤的附属结构

皮肤附属器包括毛、皮脂腺、汗腺、指(趾)甲,均由表皮衍生而来(图 13 - 26)。

(一)毛

人体皮肤除手掌、足底外,其余体表均有毛分布。毛分毛干、毛根、毛球等部分。露出体表的部分称毛干,包埋于皮肤内的部分称毛根,包在毛根周围的上皮和结缔组织形成的鞘状结构称毛囊,毛根和毛囊末端形成的膨大称毛球,是毛和毛囊的生长点。毛球基部内陷,结缔组织和血管神经突入其中,称毛乳头,其对毛的生长起诱导作用并供给营养。毛球处的上皮内含黑素细胞,黑素颗粒注入毛根和毛干而使毛呈黑色。毛和毛囊斜长在皮肤内,与皮肤表面呈钝角的一侧,有一束平滑肌连于毛囊和真皮乳头之间称竖毛肌或立毛肌。竖毛肌受交感神经支配,收缩时使毛竖起,皮肤呈现鸡皮疙瘩样外观(图 13 - 26)。

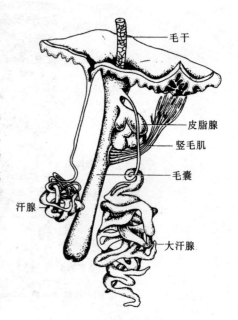

图 13 - 26　皮肤附属器示意图

(二)皮脂腺

为分支泡状腺,位于毛囊与竖毛肌之间,导管短,开口于毛囊,有的也直接开口于皮肤表面(图 13 - 27)。分泌部由数层细胞组成,胞质中充满大小不等的脂滴,胞核固缩溶解。在近导管处,细胞解体,连同脂滴一起排入毛囊上部或直接排到皮肤表面,成为皮脂,皮脂对毛和皮肤有润滑作用。竖毛肌收缩有助于皮脂的排出。皮脂腺的分泌受性激素调节,在青春期活跃。

(三)汗腺

为单曲管状腺,开口于皮肤表面,由分泌部和导管组成(图 13 - 28)。汗腺分为小汗腺和大汗腺两种。

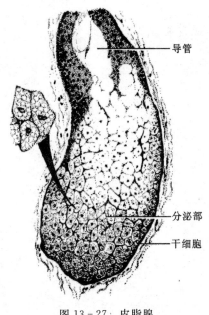

图 13 - 27　皮脂腺

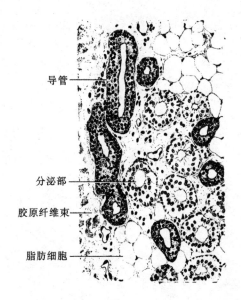

图 13 - 28　汗腺

1. 小汗腺

遍布全身,分泌部位于真皮深层和皮下组织内,由单层锥体细胞围成。导管细长由两层立方细胞构成,从真皮深部蜿蜒上行,穿过表皮而开口于体表。

2. 大汗腺

主要分布于腋窝、会阴、肛门周围等处,分泌部粗大,盘曲成团,导管开口于毛囊,分泌物较黏稠,经细菌分解后产生特殊的气味,称狐臭。大汗腺在青春期发达,分泌旺盛。

(四)指(趾)甲

由多层紧密排列的角质细胞构成,呈扁平板状(图 13 - 29)。露在外者为甲体,包埋于皮肤内者为甲根,甲体深面的皮肤为甲床。甲根附着处的甲床特别厚,是甲的生长点,称甲母质。甲体周缘的皮肤称甲襞,甲体与甲襞之间称甲沟。

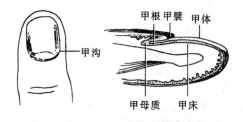

图 13 - 29　指甲纵切面

学而思

简述眼和耳的组成及功能,房水的产生及循环途径,视神经盘、黄斑的位置。

（马丽娟）

第十四章　人体胚胎学概论

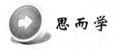 思而学

人体胚胎是如何形成的？根据你的知识储备和了解,试描述受精过程。

胚胎学是研究从受精卵发育为新生个体的过程及其机理的科学,研究内容包括生殖细胞发生、受精、胚胎发育、胚胎与母体关系、先天性畸形等。人胚胎在母体子宫中的发育经历 38 周(约 266 天),可分为两个时期:①胚期:从受精卵形成到第 8 周末,包括受精、卵裂、胚层形成和器官原基的建立,至第 8 周末初具人形;②胎期:从第 9 周至出生,此期中,胎儿逐渐长大,各器官、系统继续发育,多数器官出现不同程度的功能活动。个体出生后,许多器官的结构和功能还远未发育完善,还要经历相当长时期的继续生长和发育方能成熟。本章主要叙述前八周人胚的发育及胚胎与母体的关系。

第一节　胚胎的早期发育

一、生殖细胞的成熟

(一)精子的成熟和获能
男性睾丸曲精小管内的精原细胞,从青春期开始,有一部分在垂体促性腺激素的作用下,经过 2～3 次有丝分裂后,演变成初级精母细胞,其染色体组型为 46,XY。1 个初级精母细胞经第一次成熟分裂形成两个次级精母细胞,其染色体组型为 23,X 或 23,Y(二倍体)。每个次级精母细胞迅速进入第二次成熟分裂形成 2 个精子细胞,其染色体组型为 23,X 或 23,Y(单倍体)。精子细胞经过复杂的形态变化形成蝌蚪状精子,其中染色体组型半数为 23,X,半数为 23,Y(图 14－1)。它们具有定向运动的能力和使卵子受精的潜力,由于精子头部外表面被一层来自精液的糖蛋白所覆盖,阻止了顶体酶的释放,因而此时的精子不具备穿过卵细胞周围的放射冠和透明带的能力。当精子通过子宫和输卵管时,精子头部外表面的糖蛋白被去除,从而使精子获得了使卵子受精的能力,此现象称获能(capacitation)。精子在女性生殖管道内的受精能力一般可维持 24 小时。

(二)卵子的发生和排卵
从卵巢排出的次级卵母细胞处于第二次减数分裂的中期,进入并停留在输卵管壶腹部。当与精子相遇时,因受到精子穿入其内的激发,次级卵母细胞才完成第二次减数分裂。若未受

精,次级卵母细胞在排卵后 12～24 小时退化(图 14-1)。

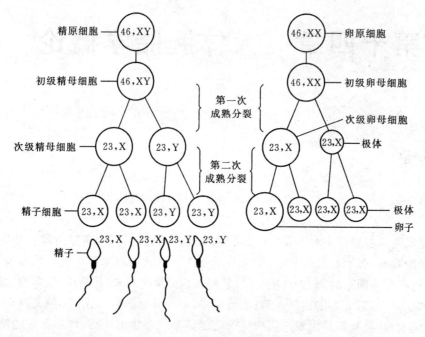

图 14-1　精子和卵子发生示意图

二、受精

受精(fertiliation)是指精子与卵子结合形成受精卵的过程,一般发生在输卵管壶腹部。

(一)受精的必备条件

1. 卵细胞在排卵前必须处于第二次成熟分裂中期。

2. 精子必须成熟和获能。

3. 精子发育必须正常和有足够的数量　正常成年男性一次可射出 3～5mL 精液,每毫升精液含精子约 1 亿个左右。当精子数量每毫升低于 500 万个时可造成男性不育;若精液中形态异常的精子较多超过 20% 或活动能力明显减弱,亦可引起男性不育。

4. 精子与卵子必须在限定的时间内相遇,精子在女性的生殖管道内只能存活 24 小时,卵子在排出后 12～24 小时后死亡,其余时间精子和卵子即使相遇也不能受精。

5. 男女生殖管道必须畅通。

以上是受精的必备条件,目前许多人工避孕方法都是根据上述原理设计的,其目的是干扰精子与卵子的发生或阻止精子与卵子相遇,从而达到避孕目的。

(二)受精的过程

1. 当大量获能的精子接触到卵子周围的放射冠时,即开始释放顶体酶,溶解放射冠和透明带。

2. 精子部的细胞膜与卵细胞膜融合,随即精子的细胞核及细胞质进入卵子内,精子与卵子的细胞膜融合为一体。精卵结合后,卵子浅层胞质内的皮质颗粒立即释放酶类,使透明带结构发生变化,从而阻止了其他精子穿越透明带,这一过程称透明带反应(zona reaction)。这一反应保证了正常的单精受精。

3. 卵子迅速完成第二次减数分裂。

4. 雄原核和雌原核逐渐在细胞中部靠拢,核膜消失,染色体混合,形成二倍体的受精卵(图 14 - 2)。

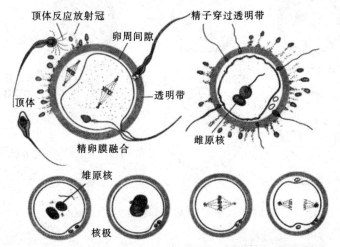

图 14 - 2　受精过程示意图

（三）受精的意义

1. 精子与卵子的结合,恢复了细胞的二倍体核型;同时,来自双亲的遗传物质随机组合,加之生殖细胞在减数分裂时曾发生染色体联合和片断交换,因而由受精卵发育而来的新个体既维持了双亲的遗传特点,又具有与亲代不完全相同的性状。

2. 决定新个体的遗传性别。带有 Y 染色体的精子与卵子结合,发育为男性;带有 X 染色体的精子与卵子结合,则发育为女性。

3. 精子进入卵子,使原本相对静止的卵子转入旺盛的能量代谢与生化合成,受精卵开始进行细胞分裂,启动了胚胎发育的进程。

三、卵裂和胚泡形成

（一）卵裂

受精卵进行的有丝分裂称卵裂(cleavage),卵裂产生的子细胞称卵裂球(blastomete)。因受精卵外表面仍包有透明带,多次卵裂后,致使细胞数目增加而胞体越来越小。受精后第 3 天,卵裂球数达 12～16 个,共同组成一个实心胚,外观如桑椹,故称桑椹胚(morula)。在卵裂的同时,由于输卵管平滑肌的节律性收缩和管壁上皮细胞纤毛的摆动,受精卵逐渐向子宫方向移动,并由输卵管进入子宫腔。

（二）胚泡形成

桑椹胚的细胞在子宫腔内继续分裂,当卵裂球数达到 100 个左右时,细胞间出现若干小腔隙,它们逐渐汇合成一个大腔隙,腔内充满液体。此时透明带开始溶解,胚呈现为囊泡状,故称胚泡(blastocyst)。胚泡中心为胚泡腔(blastocoele)。胚泡壁由单层细胞构成,与吸收营养有关,称滋养层(trophoblast)。位于胚泡腔内一侧的一群细胞,称内细胞群(inner cell mass)。胚泡于受精后的第 4 天形成并进入子宫腔(图 14 - 3)。

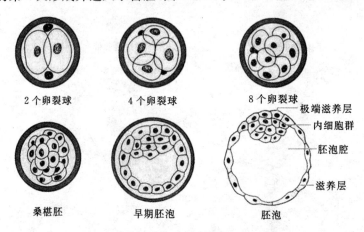

图 14 - 3 卵裂、桑椹胚和胚泡形成示意图

四、植入与蜕膜

(一)植入

1. 植入的过程

胚泡埋入子宫内膜的过程称植入。植入约于受精后第 5~6 天开始,于第 11~12 天完成。植入时,透明带已完全溶解消失,内细胞群侧的滋养层首先与子宫内膜接触,分泌蛋白水解酶,在内膜溶蚀出一个缺口,然后胚泡陷入缺口,逐渐包埋其中(图 14 - 4、图 14 - 5)。在植入过程中,与内膜接触的滋养层细胞迅速增殖,滋养层增厚并分化为内、外两层。外层细胞互相融合,细胞间界线消失,称合体滋养层(syncytiotrophoblast);内层细胞界限清楚,由单层立方细胞组成,称细胞滋养层(cytotrophoblast)。细胞滋养层的细胞通过分裂使细胞数目不断增多,并补充、融入合体滋养层。胚泡全部植入子宫内膜后,缺口修复,植入完成。此时,胚泡的整个滋养层均分化为两层,并迅速增厚。

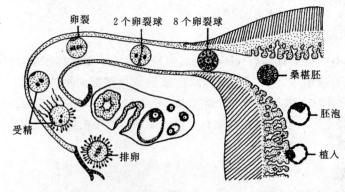

图 14 - 4 排卵、受精、卵裂和植入示意图

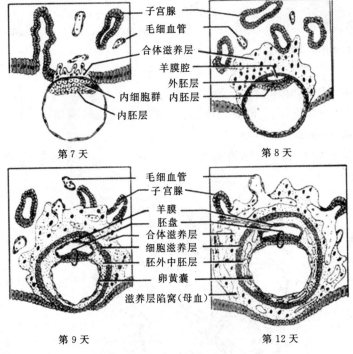

子宫腺
毛细血管
合体滋养层
羊膜腔
外胚层
内细胞群 内胚层
内胚层

第 7 天　　　　第 8 天

毛细血管
子宫腺
羊膜
胚盘
合体滋养层
细胞滋养层
胚外中胚层
卵黄囊
滋养层陷窝(母血)

第 9 天　　　　第 12 天

图 14 - 5　植入过程

2. 植入条件

植入需具备一定条件,如需在激素(雌、孕激素)协同调节下进行;子宫内环境必须正常;胚泡及时进入子宫腔、透明带及时溶解消失;子宫内膜发育阶段要与胚胎发育同步等,若上述条件之一不正常,植入将告失败。常用的避孕方法如口服避孕药、在宫腔放置节育环等便是根据这一原理人为地干扰植入而达到避孕目的。

3. 植入部位

胚泡的植入部位通常在子宫的体部和底部,最多见于后壁。若植入位于近子宫颈处,在此形成的胎盘,称前置胎盘(placenta previa),分娩时胎盘可堵塞产道,导致胎儿娩出困难。若植入在子宫以外部位,称宫外孕(ectopic pregnancy),常发生在输卵管等处(图 14 - 6)。

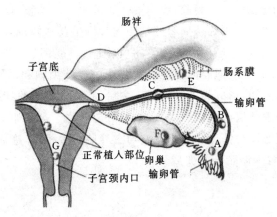

肠袢
子宫底
肠系膜
C E
D
输卵管
B
G F A
正常植入部位卵巢
子宫颈内口 输卵管

图 14 - 6　正常与异常植入部位

(二)蜕膜

植入后的子宫内膜改称蜕膜(decidua)。根据蜕膜与胚的位置关系,将其分为三部分:

1. 基蜕膜(decidua basalis)

位于胚泡深面,它随着胚泡的发育而不断扩大,将来参与胎盘的构成。

2. 包蜕膜(decidtla capsularis)

是覆盖在胚泡表面的蜕膜,它随着胚体的长大将逐渐与壁蜕膜相贴,使子宫腔消失。

3. 壁蜕膜(decidua parietalis)

是子宫其余部分的蜕膜,它与胚泡暂无直接联系,壁蜕膜与包蜕膜之间为子宫腔(图 14 - 7)。

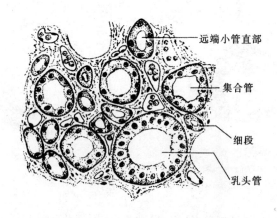

图 14 - 7　植入部位与蜕膜

五、胚层的形成和分化

(一)二胚层形成期

在第 2 周胚泡植入过程中,内细胞群的细胞增殖分化,逐渐形成圆盘状的胚盘(embryonic disc),由两个胚层组成,也称二胚层胚盘。邻近滋养层的一层柱状细胞为外胚层(ectoderm)也称上胚层,靠近胚泡腔侧的一层立方细胞为内胚层(endoderm)也称下胚层。之后,在外胚层与滋养层之间出现一个腔隙,为羊膜腔,腔内液体为羊水。由羊膜包绕羊膜腔形成的囊称羊膜囊,外胚层构成羊膜囊的底。内胚层周缘的细胞向腹侧生长延伸,形成由单层扁平上皮细胞围成的另一个囊,即卵黄囊,内胚层构成卵黄囊的顶(图 14 - 8、图14 - 9)。羊膜囊和卵黄囊对胚盘起保护和营养作用。此时胚泡腔内出现松散分布的星状细胞和细胞外基质,充填于细胞滋养层、卵黄囊和羊膜囊之间,形成胚外中胚层。之后,胚外中胚层的细胞间出现一些腔隙,腔隙逐渐汇合增大,在胚外中胚层内形成一个大腔,称胚外体腔。随着胚外体腔的扩大,二胚层胚盘、卵黄囊和羊膜囊仅通过少部分胚外中胚层与滋养层直接相连,这部分胚外中胚层称体蒂(图 14 - 10)。体蒂将发育为脐带的主要成分。

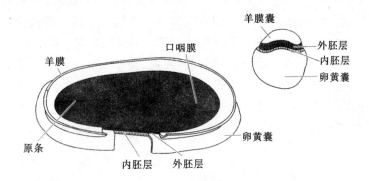

图 14-8　第二周末胚盘结构示意图

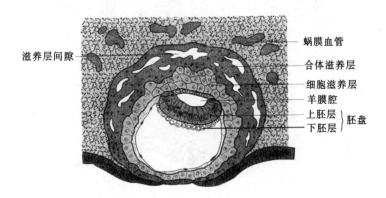

图 14-9　二胚层胚盘与胚外中胚层形成

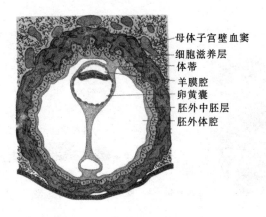

图 14-10　第二周末胚层剖面结构图

(二)三胚层形成期

第 3 周初,部分外胚层细胞增殖较快,在外胚层正中线的一侧形成一条增厚区,称原条(primitive streak)。原条的头端略膨大,为原结。继而在原条的中线出现浅沟,原结的中心出现浅凹,分别称原沟和原凹。原沟深部的一部分细胞在上、下两胚层之间扩展迁移,形成一个夹层,称胚内中胚层,即中胚层(mesoderm),从而在第 3 周末,三胚层胚盘形成。原条的出现使胚盘能区分出头尾端、左右侧,出现原条的一端即为胚盘的尾端。由于头端大,尾端小,此时的胚盘呈梨形。从原凹向头端增生迁移的细胞,在内、外胚层之间形成一条单独的细胞索,称脊索(notochord),它在胚胎早期起支架作用。在脊索的头侧和原条的尾侧,各有一个无中胚层的小区,区内的内、外胚层直接相贴,呈薄膜状,分别称口咽膜和泄殖腔膜(图 14 - 11、图 14 - 12)。随着胚盘的发育,脊索向头端生长,原条相对缩短,最终消失。

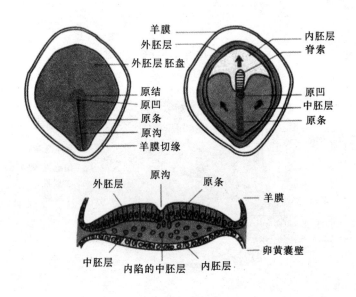

图 14 - 11　第 16 天胚盘

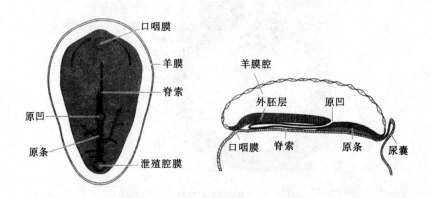

图 14 - 12　原条、中胚层和脊索的形成

(三)胚层的分化

第4~8周,三个胚层逐渐分化形成各种器官的原基(图14-13)。

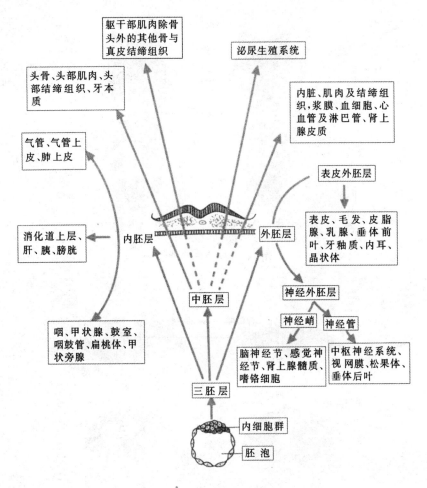

图14-13　三胚层的分化

1. 外胚层的分化

脊索形成后,诱导其背侧中线的外胚层增厚呈板状,称神经板(neural plate)。神经板随脊索的生长而增长,且头侧宽于尾侧。继而神经板中央沿长轴向脊索方向凹陷,形成神经沟(neural groove),沟两侧边缘隆起称神经褶(neural fold)。两侧神经褶在神经沟中段靠拢并愈合,之后,这种愈合逐渐向头尾两端进展,最后在头尾两端各形成一开口,分别称前神经孔和后神经孔,它们在第4周愈合,从而使神经沟完全封闭为神经管(neural tube)(图14-14)。神经管是中枢神经系统的原基,将分化为脑、脊髓、松果体、神经垂体和视网膜等。如果前、后神经孔未愈合,将会分别导致无脑畸形和脊髓裂。在神经沟闭合为神经管的过程中,神经板外侧缘的一些细胞迁移到神经管背侧并形成一条纵行细胞索,此细胞索很快分裂为两条,分别位于神经管的左右背外侧,称神经嵴(neural crest)(图14-15)。神经嵴是周围神经系统的原基,将分化为脑神经节、脊神经节、内脏神经节及周围神经,神经嵴细胞还能远距离迁徙,形成肾上腺髓质等结构。其余的表面外胚层将分化为皮肤表皮及其附属器、牙釉质、角膜上皮、晶状体、内耳膜迷路、腺垂体以及口腔、鼻腔与肛门的上皮等。

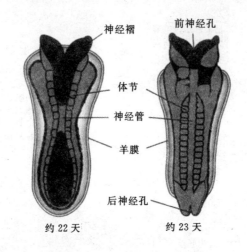

图 14 - 14　神经管的形成

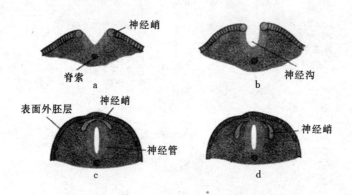

图 14 - 15　神经管和神经嵴的形成

2. 中胚层的分化

脊索两旁的中胚层细胞增殖较快,从内向外依次分化为轴旁中胚层、间介中胚层和侧中胚层。中胚层的细胞通常先形成间充质,然后分化为结缔组织、肌组织和血管等(图14-16)。

(1)轴旁中胚层(paraxial mesoderm)　紧邻脊索两侧的中胚层细胞迅速增殖,形成一对纵行的细胞索,即轴旁中胚层。它随即裂为块状细胞团,称体节。体节左右成对,从颈部向尾部依次形成,并逐渐增多,至第5周,体节全部形成,共42～44对。体节将主要分化为背侧的皮肤真皮、骨骼肌和中轴骨骼(如脊柱);而脊索的大部份将退化消失,仅在脊柱的椎间盘内残留为髓核。

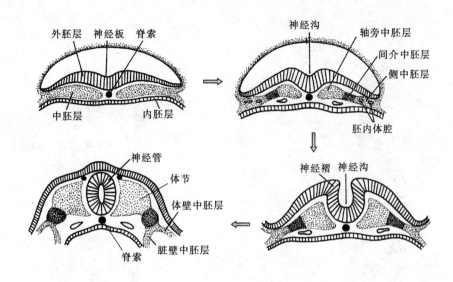

图 14-16 中胚层的早期分化

（2）间介中胚层（intermediate mesoderm） 位于轴旁中胚层与侧中胚层之间,分化为泌尿、生殖系统的主要器官。

（3）侧中胚层（lateral mesoderm） 是中胚层最外侧的部份。其内部先出现一些小的腔隙,然后融合为一个大的胚内体腔,并与胚外体腔相通,从而使侧中胚层分为两层:与外胚层相贴的为体壁中胚层（parietal mesoderm）,将分化为胸腹部和四肢的皮肤真皮、骨骼肌、骨骼和血管等;与内胚层相贴的为脏壁中胚层（visceral mesoderm）,覆盖于由内胚层演化形成的原始消化管的外面,将分化为消化、呼吸系统的肌组织、血管、结缔组织和间皮等。胚内体腔从头端到尾端将分化为心包腔、胸膜腔和腹膜腔。

3. 内胚层的分化

内胚层被包入胚体形成原始消化管,将分化为消化管、消化腺,以及呼吸道、肺、膀胱、中耳、甲状腺、甲状旁腺、胸腺等器官的上皮组织。

六、胚体形成

伴随三胚层的分化,胚盘边缘向腹侧卷折形成头褶、尾褶和左右侧褶,扁平形胚盘逐渐变为圆柱形的胚体。圆柱形胚体形成的结果是,胚体凸入羊膜腔,浸泡于羊水中;体蒂和卵黄囊于胚体腹侧中心合并,外包羊膜,形成原始脐带;口咽膜和泄殖腔膜分别转到胚体头和尾的腹侧;外胚层包于胚体外表;内胚层卷折到胚体内部,形成头尾方向的原始消化管,原始消化管中段腹侧与卵黄囊相通（二者相连的一段卵黄囊已缩窄,称卵黄蒂）,头端由口咽膜封闭,尾端由泄殖腔膜封闭。至第 8 周末,胚体外表已可见眼、耳和鼻的原基及发育中的四肢,初具人形（图14-17、图 14-18）。

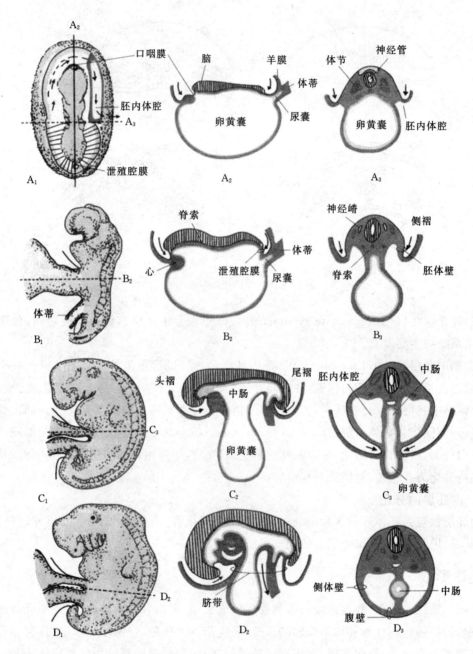

图 14 - 17 胚体外形的建立

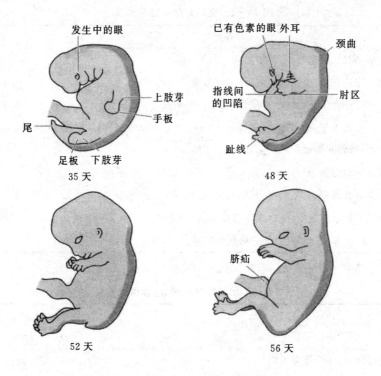

图 14-18　第 5～8 周时人胚外形

七、胚胎各期外形特征和胚胎龄的推算

胚胎龄的推算通常有两种方式。一是通过月经龄,二是通过受精龄。临床上常以月经龄推算胚胎龄,即从孕妇末次月经的第 1 天算起,至胎儿娩出共约 40 周。但由于妇女的月经周期常受环境变化的影响,故胚胎龄的推算难免有误差。胚胎学家则常用受精龄,即从受精之日为起点推算胚胎龄。受精一般发生在末次月经第 1 天之后的 2 周左右,故从受精到胎儿娩出约经 38 周。胚胎学家根据大量胚胎标本的观察研究,总结归纳出各期胚胎的外形特征和长度,以此作为推算胚胎龄的依据。如第 1～3 周,主要根据胚的发育状况和胚盘的结构;第 4～5 周,常利用体节数及鳃弓与眼耳鼻等原基的出现情况;第 6～8 周,则依据四肢与颜面的发育特征(表 14-1)。胎龄的推算,主要根据颜面、皮肤、毛发、四肢、外生殖器等的发育状况,并参照身长、足长和体重等(表 14-2)。胚胎长度的测量标准有三种:①最长值(greatestlength, GL),多用于测量第 1～3 周的胚;②顶臀长(crown-rump length,CRL),又称坐高,用于测量第 4 周及以后的胚胎;③顶跟长(crown heal length,CHL),又称立高,常用于测量胎儿(图 14-19)。

表 14-1　胚的外形特征与长度

胚龄(周)	外形特征	长度(mm)
1	受精、卵裂、胚泡形成,开始植入	
2	植入完成,二胚层胚盘形成,绒毛膜形成	0.1～0.4(GL)
3	三胚层胚盘形成,脊索、神经管形成,体节初现	0.5～1.5(GL)
4	胚体逐渐形成,脑泡形成,鳃弓1～2对,体节3～29对,眼、耳、鼻原基初现,脐带和胎盘形成	1.5～5.0(GL)
5	胚体弯向腹侧,鳃弓5对,体节42～44对,肢芽出现,手板明显	4～8(GL)
6	肢芽分为两节,足板明显,耳郭突出现,视网膜出现色素	7～12(GL)
7	手足板相继出现指(趾),颜面形成,乳腺嵴出现	10～21(GL)
8	指(趾)明显,眼睑开裂,尿生殖膜和肛膜破裂,外阴可见,性别不辨	19～35(GL)

注:此表主要参照 Jirasek(1983)

表 14-2　胎儿的外形特征、长度与体重

胚龄(周)	外形特征	坐高(CRL)(mm)	足长(mm)	体重(g)
9	眼睑闭合,外阴性别不辨	50	7	8
10	指甲发生	61	9	14
12	性别可辨,胎头大,颈明显	87	14	45
14	头竖起,下肢发育好,趾甲发生	120	20(22,0)	110
16	耳竖直,皮肤很薄,肌肉发育	140	27(26,3)	200
18	胎脂出现	160	33(32,9)	320
20	头和体部出现胎毛	190	39(37,9)	460
22	皮肤红而皱	210	45(43,2)	630
24	指甲全出现,眉毛出现,胎体瘦,无皮下脂肪	230	50(49,8)	820
26	眼睑部分,睫毛出现,皮下脂肪少	250	55(54,9)	1000
28	眼张开,头发出现,皮肤略皱,早产可存活	270	59(61,9)	1300
30	趾甲全出现	280	63(63,4)	1700
32	指甲平齐指尖,皮肤浅红光滑	300	68(67,4)	2100
36	趾甲平齐趾尖,肢体弯曲,胎体丰满	340	79(73,4)	2900
38	四肢变圆,头发长,胸部发育好,乳腺略突出	360	83(77,4)	3400

注:足按括号内数据是应用 B 型超声检查中国人好胎儿足长所得均数、其他数据参照 Moore(1988)

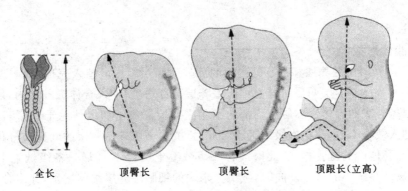

全长　　　　　顶臀长　　　　顶臀长　　　顶跟长(立高)

图 14-19　胚胎长度测量法示意图

第二节　胎膜和胎盘

　　胎膜和胎盘是对胚胎起保护、营养、呼吸、排泄等作用的附属结构,不参与胚胎本体的形成,有的结构还具有内分泌功能。胎儿娩出后,胎膜、胎盘与子宫分离并被排出体外,称为衣胞(afterbirth)。

一、胎膜

　　胎膜(fetal menbrane)包括绒毛膜、羊膜、卵黄囊、尿囊和脐带(图 14-20)。

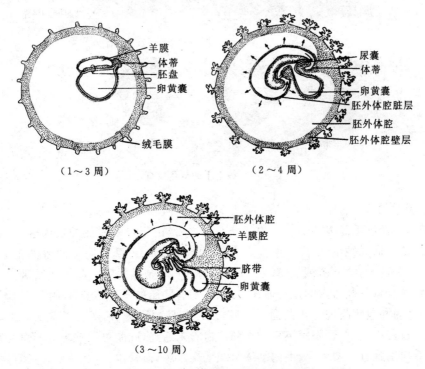

（1～3 周）　　　　　　　　（2～4 周）

（3～10 周）

图 14-20　人胎膜与胚胎关系示意图

(一)绒毛膜

1. 绒毛膜的形成

绒毛膜(chorion)由滋养层和衬于其内面的胚外中胚层组成。植入完成后,滋养层已分化为细胞滋养层和合体滋养层两层。继之细胞滋养层局部增殖,伸入合体滋养层内,形成许多绒毛状突起,这样,外表的合体滋养层和内部的细胞滋养层构成了初级绒毛干。第三周时,胚外中胚层逐渐伸入绒毛干内,改称次级绒毛干。此后,绒毛干胚外中胚层的间充质分化为结缔组织和血管,并与胚体内的血管相通,此时改称三级绒毛干(图 14-21)。各级绒毛干的表面都发出分支,形成许多细小的绒毛。同时,绒毛干末端的细胞滋养层细胞增殖,穿出合体滋养层,伸达蜕膜组织,将绒毛干固着于蜕膜上。原滋养层陷窝演变为绒毛干之间的绒毛间隙,间隙内充满来自子宫螺旋动脉的母体血,绒毛浸浴其内,胚胎通过绒毛汲取母血中的营养物质并排出代谢产物。绒毛膜包在胚胎及其他附属结构的最外面,直接与子宫蜕膜接触。大量绒毛的发育使绒毛膜与子宫蜕膜的接触面增大,有利于胚胎与母体间的物质交换。

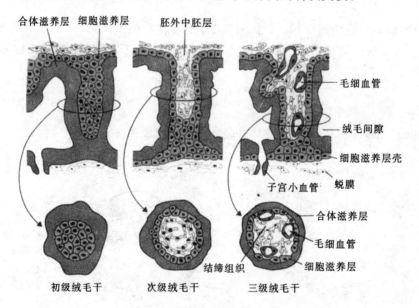

图 14-21 绒毛干的分化发育

2. 绒毛膜的演变

胚胎早期,整个绒毛膜表面的绒毛均匀分布。之后,由于包蜕膜侧的血供匮乏,绒毛逐渐退化、消失,形成表面无绒毛的平滑绒毛膜(smooth chorion)。基蜕膜侧的血供充足,该处绒毛反复分支,生长茂密,称丛密绒毛膜(villous chorion),它与基蜕膜一起组成胎盘。丛密绒毛膜内的血管通过脐带与胚体内的血管通连。此后,随着胚胎的发育增长及羊膜腔的不断扩大,羊膜、平滑绒毛膜和包蜕膜进一步凸向子宫腔,最终与壁蜕膜融合,子宫腔消失(图 14-22)。在绒毛膜发育过程中,若血管发育不良或与胚体血管未通连,胚胎可因缺乏营养而发育迟缓或死亡。如滋养层细胞过度增生,绒毛内结缔组织变性水肿,血管消失,胚胎发育受阻,绒毛呈水泡状或葡萄状,称水泡状胎块或葡萄胎。如滋养层细胞癌变,则称绒毛膜上皮癌。

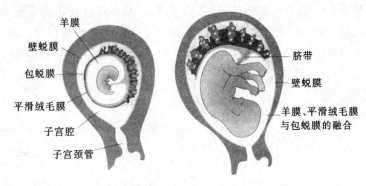

羊膜

壁蜕膜

包蜕膜

平滑绒毛膜

子宫腔

子宫颈管

脐带

壁蜕膜

羊膜、平滑绒毛膜
与包蜕膜的融合

图 14-22 胎儿、胎盘、蜕膜与子宫的关系

(二)羊膜

羊膜(amnion)为半透明薄膜,羊膜腔内充满羊水(amniotic fluid),胚胎浸泡在羊水中生长发育。羊膜最初附着于胚盘的边缘,与外胚层连续。随着胚体形成、羊膜腔扩大和胚体凸入羊膜腔内,羊膜在胚胎的腹侧包裹体蒂,形成原始脐带。羊膜腔的扩大逐渐使羊膜与绒毛膜相贴,胚外体腔消失。妊娠早期的羊水呈无色透明状,由羊膜不断分泌和吸收。妊娠中期以后,胎儿开始吞咽羊水,其消化、泌尿系统的排泄物及脱落的上皮细胞也进入羊水,羊水变得浑浊。羊膜和羊水在胚胎发育中对胚胎起着重要的保护作用,如胚胎在羊水中可较自由地活动,有利于骨骼和肌肉发育,防止胚胎局部黏连或受外力的压迫与震荡等。临产时,羊水的排出还具扩张宫颈与冲洗产道的作用。随着胚胎长大,羊水也相应增多,足月分娩时约有 1000～1500mL。羊水过少(500mL 以下),易发生羊膜与胎儿黏连,影响正常发育;羊水过多(2000mL 以上),也可影响胎儿正常发育。羊水含量不正常,还与某些先天性畸形有关,如胎儿无肾或尿道闭锁可致羊水过少;无脑畸形或消化管闭锁可致羊水过多。穿刺抽取羊水,进行细胞染色体检查、DNA 分析或测定羊水中某些物质的含量,可以早期诊断某些先天性异常。

(三)卵黄囊

卵黄囊(yolk sac)位于原始消化管腹侧。鸟类胚胎的卵黄囊贮有大量卵黄,为胚胎发育提供营养。人胚胎的卵黄囊内没有卵黄,其出现也是种系发生和进化过程的重演。人胚胎卵黄囊被包入脐带后,与原始消化管相连的卵黄蒂于第 6 周闭锁。卵黄囊也逐渐退化。但人类的造血干细胞来自卵黄囊壁的胚外中胚层,而卵黄囊的内胚层是原始生殖细胞的产生地,后者由此迁移至生殖嵴。

(四)尿囊

尿囊(allantois)是从卵黄囊尾侧向体蒂内伸出的一个盲管,随着胚体尾端的卷折而开口于原始消化管尾段的腹侧。当原始消化管演化出膀胱时,尿囊成为从膀胱顶部至脐内的一条细管,称脐尿管,最终,脐尿管将闭锁成为脐中韧带。尿囊壁的胚外中胚层中形成的尿囊动脉和尿囊静脉,将演变为脐带内的脐动脉和脐静脉。

(五)脐带

脐带(umbilical cord)是连于胚胎脐部与胎盘间的索状结构。脐带外覆羊膜,内含黏液性结缔组织。结缔组织内除有闭锁的卵黄囊和脐尿管外,还有脐动脉和脐静脉。脐血管连接胚胎血管和胎盘绒毛血管。脐动脉有两条,因其长于脐带,故呈螺旋状走行。脐动脉将胚胎血液运送至胎盘绒毛血管,与绒毛间隙内的母体血进行物质交换。脐静脉仅有一条,将吸纳了丰富营养和氧的血液送回胚胎。胎儿出生时,脐带长 40～60cm,粗 1.5～2cm。脐带过短,胎儿娩出时易引起胎盘过早剥离,造成出血过多;脐带过长,易缠绕胎儿四肢或颈部,可致局部发育不良,甚至造成胎儿窒息死亡。

二、胎盘

(一)胎盘的结构

胎盘(placenta)是由胎儿的丛密绒毛膜与母体的基蜕膜共同组成的圆盘形结构。足月胎儿的胎盘重约 500g,直径 15～20cm,中央厚,周边薄,平均厚约 2.5cm。胎盘的胎儿面光滑,覆有羊膜,脐带附于中央或稍偏,透过羊膜可见呈放射状走行的脐血管分支。胎盘的母体面粗糙,为剥离后的基蜕膜。在胎盘垂直切面上,可见羊膜下方为绒毛膜的结缔组织,脐血管的分支行于其中。绒毛膜发出 40～60 根绒毛干,绒毛干又发出许多细小绒毛,绒毛干的末端以细胞滋养层壳固着于基蜕膜。脐血管的分支沿绒毛干进入绒毛内,形成毛细血管。绒毛干之间为绒毛间隙,有基蜕膜构成的短隔伸人其内,称胎盘隔(placental septum)。胎盘隔将胎盘分隔为 15～30 个胎盘小叶,每个小叶含 1～4 根绒毛干及其分支。子宫螺旋动脉与子宫静脉的分支开口于绒毛间隙,故绒毛间隙内充满母体血液,绒毛浸泡其中(图 14 - 23)。

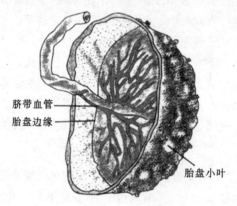

脐带血管
胎盘边缘
胎盘小叶

图 14 - 23　胎盘的外形

(二)胎盘的血液循环和胎盘膜

胎盘内有母体和胎儿两套血液循环系统。母体动脉血从子宫螺旋动脉流入绒毛间隙,在此与绒毛毛细血管中的胎儿血进行物质交换后,再经子宫静脉流回母体。胎儿静脉性质的血经脐动脉及其分支,流入绒毛毛细血管,与绒毛间隙内的母体血进行物质交换,从而成为动脉性质的血,后经脐静脉回流到胎儿。母体和胎儿的血液在各自的封闭管道内循环,互不相混,但可进行物质交换。胎儿血与母体血在胎盘内进行物质交换所通过的结构,称胎盘膜或胎盘屏障。早期胎盘膜由合体滋养层、细胞滋养层和基膜、薄层绒毛结缔组织、毛细血管基膜和内皮组成。发育后期,由于细胞滋养层在许多部位消失以及合体滋养层在一些部位仅为一薄层胞质,故胎盘膜变薄,胎血与母血间仅隔以绒毛毛细血管内皮和薄层合体滋养层及两者的基膜,更有利于物质交换(图 14 - 24)。

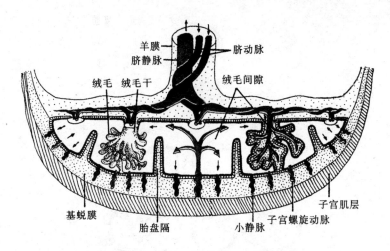

图 14-24 胎盘的结构与血液循环模式

(三)胎盘的功能

1. 物质交换

是胎盘的主要功能,胎儿通过胎盘从母血中获得营养和 O_2,排出代谢产物和 CO_2。因此胎盘具有相当于成体的小肠、肺和肾的功能。由于某些药物、病毒和激素可以通过胎盘膜,影响胎儿发育,故孕妇用药需慎重,并应预防感染。

2. 内分泌功能

胎盘的合体滋养层能分泌数种激素,对维持妊娠起重要作用。主要为:

(1)人绒毛膜促性腺激素(human chorionic gonadotropin,HCG) 其作用与黄体生成素类似,促进母体黄体的生长发育,以维持妊娠。HCG 在妊娠第二周开始分泌,第八周达高峰.以后逐渐下降。

(2)人胎盘催乳素 既能促使母体乳腺生长发育,又可促进胎儿的生长发育。人胎盘催乳素于妊娠第二月开始分泌,第八周达高峰,直到分娩。

(3)孕激素和雌激素 于妊娠第四月开始分泌,以后逐渐增多。母体卵巢的黄体退化后,胎盘的这两种激素起着继续维持妊娠的作用。

第三节 双胎、多胎和联胎

一、双胎

凡一次分娩产出两个胎儿者称为双胎,又称孪生(twins),双胎的发生率约占新生儿的1%。双胎有两种,即单卵孪生和双卵孪生。

(一)单卵孪生

单卵孪生即由一个受精卵发育为两个胚胎,这种孪生儿的遗传基因完全一样,因此性别一致,相貌、体态和生理特征等也极相似。单卵孪生的成因包括以下几个方面(图 14-25)。

1. 从受精卵发育出两个胚泡,它们分别植入,两个胎儿有各自的羊膜腔和胎盘。

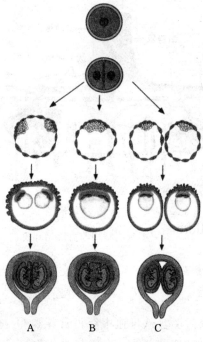

图 14-25 单卵孪生形成示意图

2. 一个胚泡内出现两个内细胞群，各发育为一个胚胎，他们位于各自的羊膜腔内，但共享一个胎盘。

3. 一个胚盘上出现两个原条与脊索，诱导形成两个神经管，发育为两个胚胎，孪生儿同位于一个羊膜腔内，也共享一个胎盘。

(二)双卵孪生

双卵孪生即双胎来自两个受精卵，两个受精卵各自发育为胎儿。双卵孪生占双胎的大多数。它们有各自的胎膜与胎盘，性别相同或不同，相貌和生理特性的差异如同一般兄弟姐妹，仅是同龄而已。

二、多胎

凡一次分娩产出两个以上新生儿为多胎(multiple birth)。多胎的原因可以是单卵性、多卵性或混合性，常为混合性多胎。多胎发生率低，三胎约万分之一，四胎约百万分之一；四胎以上更为罕见，多不易存活。

三、联胎

在单卵孪生中，当一个胚盘出现两个原条并分别发育为两个胚胎时，若两原条靠得较近，胚体形成时发生局部联接，则导致联体双胎(conjoined twins)。联体双胎有对称型和不对称型两类。对称型指两个胚胎一样大小，根据联接的部位分为头联体、臀联体、胸腹联体等(图14-26)。不对称型联体双胎是指两个胚胎一大一小，小者常发育不全，形成寄生胎；如果小而发育不全的胚胎被包裹在大的胎体内则称胎中胎。

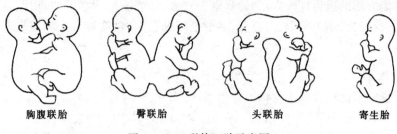

胸腹联胎　　　　臀联胎　　　　头联胎　　　　寄生胎

图 14 - 26　联体双胎示意图

第四节　先天性畸形

先天性畸形（congenital malformation）的狭义概念是指胎儿出生时，整个身体或一部分的外形、内脏结构畸形或发育异常，它们大多形成于胚胎发育早期，即妊娠后的两个月以内。胚胎发育中、后期所发生的异常不是形态结构的异常，主要是生理功能和精神行为方面的异常。目前广义的先天性畸形概念是指胎儿出生时的各种结构畸形、功能缺陷、代谢以及行为发育的异常。

一、先天性畸形的分类

先天性畸形主要包括以下几类：①器官缺损（如缺肢、单侧肾等）；②器官发育受阻（如隐睾、无脑儿、房间隔缺损、婴儿型子宫等）；③器官发育过度（如多指、多趾等）；④器官移位（如内脏移位）；⑤器官各部合并不全（如唇裂、腭裂等）；⑥胚胎性器官残留（如回肠憩室）；⑦染色体畸变（如先天性愚型、先天性睾丸发育不全、真两性畸形等）。

二、先天性畸形的原因

先天性畸形的发生原因包括遗传和环境两方面。近年来，随着工业的发展和环境污染日趋严重，先天性畸形的发生率有逐渐上升的趋势。在各种导致先天性畸形的原因中，约 25% 为遗传因素，10% 为环境因素，65% 为环境和基因相互作用或原因不明。

(一)遗传因素

遗传因素引起的畸形一般可分为两类：

1. 染色体畸变（chromosome aberration）

包括染色体数目的变化和染色体结构的改变。这类改变可由亲代遗传，也可由生殖细胞的异常发育引起。染色体数目减少表现为单体型。常染色体的单体型胚胎几乎不能存活；性染色体的单体型胚胎的成活率仅有 3%，且有畸形，如先天性卵巢发育不全，即 Turner 综合征（45，XO）。染色体数目的增多表现为三体型，如先天愚型（Down syndrome）为 21 号染色体的三体型所引起；性染色体三体型（47，XXY）可引起先天性睾丸发育不全，即 Klinefelter 综合征。染色体的结构畸变，包括染色体断裂、缺失、易位和倒位等，如 5 号染色体短臂末端断裂缺失，可引起猫叫综合征（cat's cry syndrome）。

2. 基因突变（gene mutation）

指 DNA 分子碱基组成或排列顺序的改变，其染色体外形未见异常。基因突变主要引起微观结构或功能方面的遗传性疾病,如镰状细胞贫血、苯丙酮酸尿症等,可引起的畸形有软骨发育不全、肾上腺肥大、小头畸形、多囊肾、多发性结肠息肉、皮肤松垂症和雄激素不敏感综合征等。

(二)环境因素

引起先天性畸形的环境因素统称致畸因子(teratogen),归纳起来可分为:

1. 生物性致畸因子

已经确定的有风疹病毒、巨细胞病毒、单纯疱疹病毒、弓形虫、梅毒螺旋体等。它们或是穿过胎盘膜直接作用于胚体,或是作用于母体,引起母体发热、缺氧、脱水和酸中毒等,干扰胎盘的功能,破坏胎盘膜,从而间接地影响胚胎发育。如风疹病毒可引起心脏畸形、先天性白内障、先天性耳聋等。

2. 物理性致畸因子

各种射线、机械性压迫和损伤等对人类胚胎有致畸作用。高温、严寒、微波等对动物确有致畸作用,但对人类有无致畸作用尚在探讨中。

3. 致畸性药物

包括抗肿瘤、抗惊厥、抗生素、抗凝血、激素等种类的药物。如抗肿瘤药氨甲蝶呤可引起无脑畸形、小头畸形及四肢畸形;大量链霉素可引起先天性耳聋;长期服用性激素可导致胎儿生殖系统畸形;抗凝血剂香豆素在妊娠早期应用可引起胎儿鼻发育异常。

4. 致畸性化学因子

随着现代工业的高速发展,化学污染日趋严重。工业"三废"、农药、食品添加剂和防腐剂中均含有致畸因子。对人类有致畸作用的化学因子有多环芳香烃类化合物、亚硝基化合物、烷基和苯类化合物、含磷农药及重金属等。

5. 其他致畸因子

吸烟、酗酒、缺氧和严重营养不良均有致畸作用。流行病学的调查结果显示,吸烟者所生的新生儿平均体重明显低于不吸烟者,吸烟越多,其新生儿体重越轻。香烟中的尼古丁可使子宫内血管血流缓慢,导致胎儿供氧不足,吸烟所产生的其他有害物质,如氰酸盐可影响胎儿的正常发育。吸烟严重还可导致流产。过量饮酒也可引起胎儿多种畸形,称胎儿酒精综合征,表现为发育迟缓、小头、小眼等。

(三)遗传因素与环境因素的相互作用

在进行流行病学的调查中发现,在同样条件下,同时怀孕的孕妇在同一次风疹的流行中都受到了感染,但其所生新生儿中,有的完全正常,而有的却出现了畸形。也就是说,在畸形的发生过程中,遗传因素与环境因素是相互作用的,胚胎的遗传特性,即基因型可决定并影响胚胎对环境致畸因子的易感程度。对致畸因子易感程度的种间差异明显。例如,人类和其他灵长类动物对反应停非常敏感,可引起大量残肢畸形,但反应停对其他哺乳动物几乎无致畸作用。在遗传因素和环境因素相互作用引起的先天性畸形中,衡量遗传因素所起作用的指标称为遗传度。遗传度越高,说明遗传因素在畸形发生中的作用越大,如先天性心脏畸形的遗传度为35%,腭裂的遗传度为76%,脊柱裂的遗传度为60%。

三、致畸敏感期

胚胎发育是连续的过程,处于不同发育阶段的胚胎对致畸因子作用的敏感程度不同。受到致畸因子作用后,最易发生畸形的发育时期称致畸敏感期(susceptible period)。这一时期的孕期保健最为重要。在胚期前两周受到致畸因子作用后,胚通常死亡而很少发展为畸形。胚期第3～8周,胚体内细胞增殖分化活跃,最易受致畸因子的干扰而发生畸形,所以处于致畸敏感期。由于各器官的发生与分化时间不同,故致畸敏感期也不尽相同(图14-27)。在胎期,胎儿受致畸因子作用后,也会发生畸形,但多属微观结构异常和功能缺陷,一般不出现宏观形态的畸形。

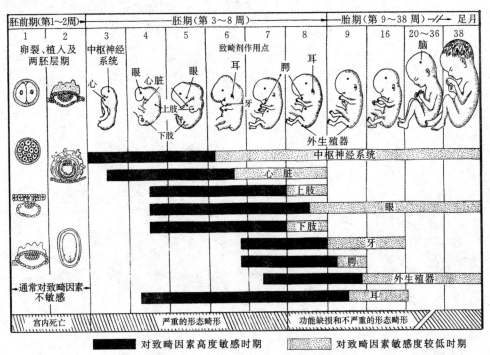

图 14-27 人体主要器官的致畸敏感期

四、先天性畸形的预防和产前检查

所有夫妇都希望有健康的后代,因此,先天性畸形的预防格外重要。在婚前应进行遗传咨询,对不适宜生育的夫妇可建议采取如他精授精等生殖工程学措施。在妊娠期间要避免接触上述各种环境致畸因素,要进行妊娠监护,对有遗传性疾病家族史的夫妇尤其要进行产前检查,尽早发现畸形胚胎,以便采取相应对策。常用的产前检查方法有:

(一)羊水检查可在妊娠15周以后进行,用羊膜穿刺法取羊水。可做羊水细胞的染色体组型检查和DNA分析,也可做羊水化学成分的检测,如开放性的神经管畸形,其羊水含乙酰胆碱酯酶同工酶和甲胎蛋白的含量高于正常数十倍。

(二)绒毛膜活检在妊娠第8周即可进行,检查绒毛膜细胞的染色体组型,也可做DNA分析。

(三)仪器检查B型超声波扫描,因其简便安全,已成为常规的产前检查方法,不仅能诊断胎儿外部畸形,还可检查出某些内脏畸形。胎儿镜是用光导纤维制成的内窥镜,可直接观察胎儿外部形态,还可采集胎儿血液、皮肤等样本做进一步检查。

学而思

简述内胚层、中胚层及外胚层分化形成的主要组织和器官。

（孙凤侠　马丽娟　陈曦）

参考文献

[1] 俞月萍,张琦.人体机能学.第 2 版.杭州:浙江科学技术出版社,2012.

[2] 朱大年,王庭槐.生理学.第 8 版.北京:人民卫生出版社,2013.

[3] 姚泰.生理学.第 2 版.北京:人民卫生出版社,2010.

[4] 白波,高明灿.生理学.第 6 版.北京:人民卫生出版社,2010.

[5] 彭波.生理学.第 6 版.北京:人民卫生出版社,2010.

[6] 杨智昉.正常人体学.上海:上海科学技术出版社,2013.

[7] 朱大年.生理学.第 7 版.北京:人民卫生出版社,2008.

[8] 王光亮.生理学.上海:第二军医大学出版社,2012.

[9] 田仁.生理学.第 1 版.西安:第四军医大学出版社,2011.

[10] 王光亮.生理学基础.武汉:华中科技大学出版社,2011.

[11] 王光亮.生理学(第二版).武汉:华中科技大学出版社,2013.

[12] 周裔春.生理学.北京:科学出版社,2013.